Thieme

Das ERCP-Buch

Lehrbuch und Atlas

Michael Keymling
Bernd M. Kohler
Heinrich J. Lübke

677 Abbildungen

Georg Thieme Verlag
Stuttgart · New York

Impressum

Bibliografische Information
der Deutschen Nationalbibliothek

Die Deutsche Nationalbibliothek verzeichnet diese Publikation in der Deutschen Nationalbibliografie; detaillierte bibliografische Daten sind im Internet über http://dnb.d-nb.de abrufbar.

Wichtiger Hinweis: Wie jede Wissenschaft ist die Medizin ständigen Entwicklungen unterworfen. Forschung und klinische Erfahrung erweitern unsere Erkenntnisse, insbesondere was Behandlung und medikamentöse Therapie anbelangt. Soweit in diesem Werk eine Dosierung oder eine Applikation erwähnt wird, darf der Leser zwar darauf vertrauen, dass Autoren, Herausgeber und Verlag große Sorgfalt darauf verwandt haben, dass diese Angabe **dem Wissensstand bei Fertigstellung des Werkes** entspricht.
Für Angaben über Dosierungsanweisungen und Applikationsformen kann vom Verlag jedoch keine Gewähr übernommen werden. **Jeder Benutzer ist angehalten**, durch sorgfältige Prüfung der Beipackzettel der verwendeten Präparate und gegebenenfalls nach Konsultation eines Spezialisten festzustellen, ob die dort gegebene Empfehlung für Dosierungen oder die Beachtung von Kontraindikationen gegenüber der Angabe in diesem Buch abweicht. Eine solche Prüfung ist besonders wichtig bei selten verwendeten Präparaten oder solchen, die neu auf den Markt gebracht worden sind. **Jede Dosierung oder Applikation erfolgt auf eigene Gefahr des Benutzers.** Autoren und Verlag appellieren an jeden Benutzer, ihm etwa auffallende Ungenauigkeiten dem Verlag mitzuteilen.

Rüdigerstraße 14
70469 Stuttgart
Deutschland
Telefon:+49/(0)711/89 31-0
Unsere Homepage: www.thieme.de

Zeichnungen: Karin Baum, Paphos, Zypern
und Adrian Cornford, Reinheim-Zeilhardt
Umschlaggestaltung: Thieme Verlagsgruppe
Redaktion: Brigitte Söllner, Erlangen
Satz: Druckhaus Götz GmbH, 71636 Ludwigsburg
gesetzt in 3B2, Version 9.1, Unicode
Druck: L.E.G.O. s.p.A. in Lavis (TN)

ISBN 978-3-13-149301-9 1 2 3 4 5 6

Auch erhältlich als E-Book:
eISBN (PDF) 978-3-13-171221-9

Widmung

für

Christina

Gabriele

Loan

Geleitwort

Ludwig Demling gilt als Vater und Motor der Endoskopie in Deutschland und hat mit der „Erlanger Schule“ nicht nur die Diagnostik und Therapie von Erkrankungen der Verdauungsorgane revolutioniert, sondern auch maßgeblich zu deren Weiterentwicklungen beigetragen. Als einer seiner Schüler habe ich sie in diesen spannenden Jahren mitverfolgen und zum Teil auch aktiv mitgestalten dürfen. Die ERCP, parallel in Japan und Deutschland eingeführt, ermöglichte in diesem Kontext einen entscheidenden Durchbruch, da zum ersten Mal Gallen- und Pankreasgänge sichtbar gemacht und damit absolutes Neuland betreten werden konnte; schon kurze Zeit später ließen sich bereits auf Grund pathophysiologischer und technischer Konzepte therapeutische Konsequenzen aus diesen diagnostischen Erkenntnissen ziehen, die dramatische Veränderungen zur Folge haben sollten. Ich habe kurz nach der Geburtsstunde der endoskopischen Papillotomie das ungläubige Staunen und auch die eher ablehnende Haltung der damaligen Chirurgen miterlebt, die bereits sehr früh in die Entwicklung einbezogen wurden. Heute ist die EPT Standard, hat so manche chirurgische Intervention ersetzt und erlaubt viele therapeutische Eingriffe, die so nie vorstellbar waren. Sie ist daher auch eine der **Königsdisziplinen** der Endoskopie, setzt sie doch persönliches Geschick, besondere manuelle Fertigkeiten, aber auch klinische Expertise und große Erfahrung des Untersuchers in der Behandlung von Krankheitsbildern des biliopankreatischen Systems voraus. Mit der Einführung der MRCP kam ein drastischer Einbruch für die diagnostische Variante der ERCP, sehr zu Recht, da die Komplikationsrate dieses invasiven Eingriffs nicht unbeträchtlich ist. Umso wichtiger wurde und wird in Zukunft für den Lernenden, diese Technik nicht nur an Modellen zu üben, sondern vor allem durch sehr erfahrene Gastroenterologen mit großer endoskopischer Expertise demonstriert und gelehrt zu bekommen. Dabei sind Seminare und Kurse mit Live-Untersuchungen vor Ort ein sehr probates Mittel, wie sie schon regelmäßig bereits in den frühen Erlanger Zeiten mit extrem großem Zuspruch organisiert und mittlerweile besonders in den drei von den Autoren geleiteten Zentren mit großem Erfolg durchgeführt werden (viele namhafte in- und ausländische Endoskopiker haben ihre Anfangserfahrungen in Erlangen gemacht!!).

So haben sich auch die Herausgeber dieses großartigen ERCP-Buches jahrelang der Pflicht gestellt und sich der Mühe unterzogen, für die nachwachsende Generation solche Trainings-Kurse anzubieten, in denen die jungen Ärztinnen und Ärzte aktuelle Techniken demonstriert bekamen und erlernen konnten und in jedem Jahr auch auf neueste Entwicklungen kritisch hingewiesen werden. Die jahrelange Erfahrung der Herausgeber wird in dieser ausgezeichneten Zusammenschau des außerordentlich komplexen Themas an jeder Stelle deutlich, wobei vor allem der Bezug zur Klinik mit immer wieder eingestreuten Fallbeispielen besticht. Die ERCP ist ja nicht nur einfach eine Technik; sie gehört in den Kontext eines klinischen Bildes, das dem Untersucher vertraut sein muss, will er die richtige Indikation zum Eingriff stellen und die dem individuellen Fall angemessene Vorgehensweise wählen. Das Buch ist didaktisch sehr exemplarisch aufgebaut und liest sich leicht und flüssig. Es beleuchtet und erklärt alle Facetten rund um die ERCP einschließlich seltener Befunde, macht durch „Merke“, „Cave“ und „Fazit“-Einschübe auf besonders Wichtiges aufmerksam, bietet ein sehr gutes Bildmaterial und verfügt über ein aktuelles Literaturverzeichnis. Durch heute mögliche videotechnische Dokumentationen wird dieses Buch mit bildhaften Sequenzen zu Problemen und besonderen Fällen angereichert.

Ein solch umfassendes und vollständiges Buch war nötig und kommt zum richtigen Zeitpunkt, droht doch die rasche technische Entwicklung Bewährtes in den Hintergrund zu drängen. Ich wünsche diesem Buch eine weite Verbreitung, kann mir durchaus vorstellen, dass es ein „Klassiker“ wird und freue mich besonders darüber, dass auch „Erlanger und Ludwigshafener“ Gedankengut und Erfahrungen (BMK) in dieses Buch eingeflossen sind.

Prof. Dr. J. F. Riemann — Ludwigshafen, im Mai 2012

Vorwort

Die ERCP wurde als endoskopische Intervention zur Darstellung der Gallenwege und des Pankreasganges vor über 40 Jahren in die klinische Gastroenterologie eingeführt und hat seitdem einen festen Platz in der Diagnostik und Therapie von Erkrankungen des biliopankreatischen Systems. Namhafte internationale Gastroenterologen, besonders aber auch Kollegen aus dem deutschen Sprachraum, haben die Methode weiterentwickelt und um zahlreiche Interventionsmöglichkeiten ergänzt, sodass die Belastung für die oft multimorbiden Patienten deutlich reduziert werden konnte. War die Methode zu Beginn der 1970er Jahre durch die Fiberoptiken noch wesentlich ein Geheimnis des Untersuchers, so ist durch die Videotechnik und die damit mögliche Teilnahme aller am Geschehen beteiligten Personen die ERCP zunehmend zu einer Teamaufgabe geworden. Bis heute gilt die ERCP aufgrund des hohen technischen Anspruchs und der Vielfältigkeit als „Königsdisziplin“ der gastroenterologischen Endoskopie. Die differenzierte Technik sowie die möglichen – selten sehr schweren – Komplikationen erfordern eine sorgsame Einarbeitung und Schulung des Anfängers wie auch des Fortgeschrittenen. Mit dem Erfolg von Kernspintomografie und Endosonografie in der Darstellung des biliopankreatischen Systems hat die Zahl rein diagnostisch begründeter ERCPs und damit die Gesamtzahl drastisch abgenommen, was neue Herausforderungen bezüglich der Schulung angehender Gastroenterologen erforderte. Effektive Schulungskonzepte gewinnen daher zunehmend an Bedeutung.

Die Herausgeber des vorliegenden Buches haben sich seit über 10 Jahren in regelmäßigen, mehrfach jährlich stattfindenden ERCP-Kursen diesem Problem gewidmet und im Dialog untereinander sowie mit den Kursteilnehmern umfangreiche Erfahrungen hinsichtlich der Schwierigkeiten und Fragen des Anfängers sowie der Probleme des bereits Fortgeschrittenen gesammelt. Inhalt und Didaktik der ERCP-Schulungen konnten darauf abgestimmt werden.

Gleichzeitig wurden an den von den Herausgebern geleiteten gastroenterologischen endoskopischen Abteilungen der Kliniken in Berlin-Zehlendorf, Bruchsal, Meiningen und Bad Hersfeld über viele Jahre Befunde und Krankheitsverläufe in Bild und Film dokumentiert und archiviert, sodass auch zahlreiche Raritäten erfasst werden konnten. Der lange Zeitraum spiegelt daher auch die technischen Entwicklungen in der endoskopischen und radiologischen Bilddokumentation wider, weshalb unterschiedliche Bildqualitäten nicht vermeidbar sind.

Das vorliegende Buch ist auf der Basis langjähriger persönlicher Erfahrungen mit der Methode der ERCP sowie vieler Diskussionen mit den Kursteilnehmern entstanden. Nachvollziehbarerweise erhebt es nicht den Anspruch auf Vollständigkeit bezüglich jeder möglichen technischen Variante und bleibt, insbesondere auch in der Darstellung komplementärer Untersuchungsmethoden nur begrenzt. Die Literatur der gastroenterologischen Endoskopie lebt von vielfältigen Kasuistiken, technischen Hinweisen und Studien mit begrenzten Kollektiven, die in dem vorliegenden Werk ebenfalls integriert und diskutiert werden.

Ziel des Buches ist es, dem Leser, der am Anfang der klinischen Gastroenterologie steht, einen breiten Überblick über die allgemeine und spezielle Technik, die Indikationen und Risiken dieser faszinierenden Methode zu geben und zu einem verantwortungsvollen und behutsamen Umgang damit anzuleiten. Der erfahrene Endoskopiker wird zusätzlich Anregungen zu Problemlösungen finden.

Die beiliegende DVD zeigt anhand zahlreicher Kasuistiken die technische Durchführung der ERCP, die möglichen Probleme und Schwierigkeiten, Tipps und Komplikationen sowie endoskopische Therapiemöglichkeiten.

Der schnelle Fortgang technischer Entwicklungen führt zu Neubewertungen bestimmter Verfahren, sodass das Studium der einschlägigen Fachliteratur und der Besuch von Seminaren und Kongressen für den regelmäßigen Gedankenaustausch und die eigene Weiterentwicklung hilfreich sind.

Die Ergebnisse der Arbeit in der gastroenterologischen Endoskopie sind nicht der Erfolg Einzelner, sondern das Resultat gut abgestimmter Teamarbeit. Die engagierte, wie geduldig und zuverlässige Arbeit der ärztlichen Kollegen, Endoskopieschwestern und -pfleger sowie der Kollegen in den radiologischen Abteilungen unserer Kliniken war daher wichtige Grundlage für das vorliegende Werk. Ihnen sei an dieser Stelle ausdrücklich gedankt.

Ganz besonders danken wir auch dem Thieme Verlag, hier vor allem Frau Dr. Heike Tegude und Herrn Dr. Alexander Brands, die uns die Möglichkeit gaben, dieses großzügig ausgestattete ERCP-Buch zu erstellen, und uns dabei mit fachkundigem Rat begleiteten.

Wir wünschen dem Leser eine erkenntnisreiche Lektüre zur eigenen Wissensvermehrung sowie eine jederzeit glückliche und sichere Hand zum Wohle der Patienten.

Bad Hersfeld, Bruchsal und Berlin 2012

Michael Keymling   Bernd M. Kohler   Heinrich J. Lübke

Anschriften

Keymling, Michael, Priv.-Doz. Dr. med.
Klinik für Gastroenterologie und Hepatologie
Klinikum Bad Hersfeld
Seilerweg 29
36251 Bad Hersfeld

Kohler, Bernd M., Prof. Dr. med.
Medizinische Klinik
Fürst-Stirum-Klinik Bruchsal
Gutleutstr. 1 – 14
76646 Bruchsal

Lübke, Heinrich J., Prof. Dr. med.
Klinik Innere Medizin II –
Gastroenterologie und Diabetologie
Helios Klinikum Emil von Behring
Walterhöferstr. 11
14165 Berlin

Abkürzungen

AIH	Autoimmunhepatitis
AIP	autoimmune Pankreatitis
AMA	antimitochondriale Antikörper
ANA	antinukleärer Antikörper
ANCA-2	Anti-Neutrophil Cytoplasmic Antibody
AP	alkalische Phosphatase
APC	Argon-Plasma-Koagulation
arP	akut rezidivierende Pankreatitis
BV	Bildverstärker
CAII	Karboanhydrase-Antikörper
CCC	cholangiozelluläres Karzinom
CDKN2A	Cyclin-Dependent Kinase Inhibitor 2A
CEUS	"Contrast Enhanced" endoskopischer Ultraschall,
CFTR	Cystic Fibrosis Transmembrane Conductance Regulator
CMV-AG/AK	Cytomegalievirus-Antigen/Antikörper
cP	chronische Pankreatitis
CT	Computertomografie
DHC	Ductus hepatocholedochus
EBS	endoskopische Ballonsphinkteroplastie
EHL	elektrohydraulische Lithotripsie
EPT	endoskopische Papillotomie
ERC	endoskopisch retrograde Cholangiografie
ERCP	endoskopisch retrograde Cholangiopankreatikografie
ERP	endoskopisch retrograde Pankreatikografie
EST	endoskopische Sphinterotomie
ESWL	extrakorporale Stoßwellenlithotripsie
EUS	endoskopische Ultraschall-Untersuchung
EUS-CD	EUS-gestützte Cholangiodrainage
EUS-PD	EUS-gestützte Pankreasdrainage
FAP	familiäre adenomatöse Polyposis
FD	Flachdetektor
FNP	Feinnadelpunktion
GPT	Glutamat-Pyruvat-Transaminase
HASTE	Half-Fourier Acquisition Single-Shot Turbo-Spin-Echo
HLA	Human Leukocyte Antigen
HNPCC	hereditäres non-polypöses Kolonkarzinom
IDCP	idiopathische gangzentrierte Pankreatitis
IgG	Immunglobulin G
INR	International Normalized Ratio
IPMN	intraduktale papilläre muzinöse Neoplasie
KM	Kontrastmittel
LPSP	lymphoplasmozytäre sklerosierende Pankreatitis
MIP	maximum intensity projection
MRCP	Magnetresonanz-Cholangiopankreatikografie
MRP	Magnetresonanz-Pankreatikografie
MRT	Magnetresonanztomografie
MZT	muzinös-zystische Tumoren
NPV	Negative Predicted Value
ÖGD	Ösophagogastroduodenoskopie
PAA	Peressigsäure
p-ANCA	perinukleärer antineutrophiler zytoplasmatischer Antikörper
PBC	primäre biliäre Zirrhose
PEP	Post-ERCP-Pankreatitis
Pp	postprandial
PPPD	Pylorus Preserving Pancreatic-Duodenectomy
PPV	Positive Predicted Value
PSC	primär sklerosierende Cholangitis
PTC	perkutane transhepatische Cholangiografie
PTCD	perkutane transhepatische Cholangiodrainage
RARE	Half-Fourier Rapid Acquisition with Relaxation Enhancement
SGOT	Serumglutamatoxalazetattransaminase
SGPT	Serumglutamatpyruvattransaminase
SIRS	systemisches inflammatorisches Response-Syndrom
SLA	soluble Liver Antigen
SMA	Antikörper gegen glatte Muskulatur
SMA	seröses mikrozystisches Adenom
SOD	Sphinkter-Oddi-Dysfunktion
SOIA	seröses oligozystisch schlecht demarkiertes Adenom
SSC	sekundär sklerosierenden Cholangitis
STK11	Serin/Threonin-Kinase 11
TPS-ES	transpankreatische endoskopische Sphinkterotomie
TSE	Turbo-Spin-Echosequenzen
UDCA	Ursodesoxycholsäure
US	Ultraschall
VHL-CN	von Hippel-Lindau-assoziiertes zystisches Neoplasma

Inhaltsverzeichnis

Inhaltsverzeichnis der DVD

1 Indikationen und Kontraindikationen

Heinrich J. Lübke

Die endoskopische retrograde Cholangiopankreatikografie (ERCP) hat die Abklärung und Therapie von Erkrankungen des biliopankreatischen Systems zum Ziel. Eine adäquate Patientenselektion, der Einsatz eher risikoarmer bildgebender Verfahren (endoskopischer Ultraschall, Magnetresonanz-Cholangiopankreatikografie), um eine unnötige diagnostische ERCP zu vermeiden, und eine konsequente atraumatische Technik der Kanülierung von beiden Gangsystemen sind wichtig zur Begrenzung des Risikos befürchteter Komplikationen.

Merke **M!**

Vor der ERCP muss die Frage beantwortet werden, ob und wie aussagekräftig das klinische Problem durch eine alternative Untersuchungsmethode oder durch ein anderes komplementäres bildgebendes Verfahren geklärt werden kann.

1.1 Hintergrund

Die Entwicklung der ERCP ist in den letzten 30 Jahren einen langen Weg gegangen: Die ersten 10 Jahre der Begeisterung haben manche Fehler hervorgebracht, die Hygienestandards waren sehr lückenhaft, die Indikation war möglicherweise zu weit gestellt. Die nächsten 10 Jahre zeigten eine fast unbegrenzte Palette an diagnostischen Möglichkeiten und Perspektiven für die Behandlung von Gallenwegserkrankungen, die sich als weniger invasiv als ein chirurgischer Eingriff erwiesen. Auch die Therapie der Pankreatitis schien vielversprechend und möglich. Im letzten Jahrzehnt haben sich dieses Bild und dieser Anspruch nochmals gewandelt: Die Erfahrung von Begrenzungen in der Diagnostik und Therapie, der Blick für die Risiken und Nebenwirkungen der Methode, der enorme Fortschritt der minimal invasiven Chirurgie sowie die verbesserten Möglichkeiten der anderen Diagnosewege haben die ERCP zu einem vorwiegend interventionellen minimal invasiven therapeutischen Verfahren gemacht [15] (▶ Tab. 1.1). Diese Ausrichtung wurde in dem Maße möglich, wie sich alternative und komplementäre Methoden (endoskopische Ultraschall-Untersuchung [EUS], Computertomografie [CT], Magnetresonanztomografie [MRT] und Magnetresonanz-Cholangiopankreatikografie [MRCP]) zum festen diagnostischen Rüstzeug unentbehrlich gemacht und heute weit verbreitet haben (s. Kap. 6).

Tab. 1.1 Indikationen der diagnostischen und therapeutischen ERCP.

Spektrum der ERCP-Indikationen

Gallengangserkrankungen
• Ikterus mit Abklärung einer Obstruktion
  ○ Steinentfernung
  ○ Palliation bei Stenosen
  ○ präoperative Vorbereitung Hilusstenosen
• akute Cholangitis
• Gallenwegserkrankung ohne Klärung durch Bildgebung
• Gallelecks

Pankreaserkrankungen
• rezidivierende akute Pankreatitis unklarer Ursache (autoimmune Pankreatitis?)
• schwere akute biliäre Pankreatitis (?)
• Pankreasgangfisteln und -lecks
• chronische Pankreatitis
  ○ Ikterus, Schmerz
  ○ präoperative Therapieplanung

Erweiterte endoskopische Therapie • endoskopische Papillotomie (Galle- und/oder Pankreassphinkter) • endoskopische Drainage/Stenting von Gallengang oder Pankreasgang
Erweiterte endoskopische Diagnostik (Gewebe oder Flüssigkeit) • Biopsie, Zytologie • Gewinnung von Galle (Mikrobiologie) oder Pankreassekret • transpapilläre Miniendoskopie (Cholangioskopie, Pankreatoskopie) • Papillenmanometrie

Komplikationen können bei dem komplexen Verfahren der ERCP nicht komplett vermieden werden. Schwere Komplikationen, die bei weniger als 1% aller Untersuchungen vorkommen, führen wegen längerfristigen Klinikaufenthalten oder eines fatalen Ausgangs häufig zu gutachterlichen oder gerichtlichen Auseinandersetzungen, da für viele Patienten oder für die Angehörigen die besonderen Abläufe und Konsequenzen bei diesem vermeintlich einfachen endoskopischen Eingriff nicht verstehbar und nachvollziehbar sind. Diese juristischen Wege, die in Einzelfällen gegangen werden (s. u.) oder die dem mit der ERCP vertrauten Arzt heute drohen können, haben unseren Blick für die klare Indikation der ERCP geschärft! Sie haben aber auch die Anforderung an das fachliche Können klarer definiert und sie fordern dazu auf, die Grenzen des technisch Machbaren und die der eigenen Kompetenz zu beschreiben (▶ Tab. 1.2).

Merke **M!**

ERCP ist am gefährlichsten für diejenigen Patienten, die sie, d. h. die ERCP, am wenigsten benötigen (Peter Cotton [8]).

Tab. 1.2 Mögliche Grenzen der Indikationen für die ERCP – besondere Abschätzung des verfahrensimmanenten ERCP-Risikos.

Abwägung: Risiko – Nutzen
Grenzindikation • unklare abdominelle Beschwerden – **ohne** Objektivbefund oder Labor • unspezifische Laborkonstellation bei Cholezystolithiasis (s. Kap. 6)
Technisch schwierige Verfahren • Vorschnitttechniken (Nadelmesser, Precut) • endoskopisch retrograde Pankreatikografie (ERP) bei Minorpapille • perkutane transhepatische Cholangiografie (PTC) und kombinierte Verfahren
Seltene klinische Indikationen • Papillektomie • „schwieriger" Gallengangsstein • Interventionen am Pankreasgang

Die potenziellen Indikationen zur ERCP ergeben sich aus klinischen und/oder laborchemischen Konstellationen, aus sonografischen oder vorausgegangenen endoskopischen Untersuchungen (▶ Tab. 1.3, ▶ Tab. 1.4, ▶ Abb. 1.1). In der Routine- und Primärdiagnostik stellt sich heute vorrangig die Frage, mit welchen anderen diagnostischen Mitteln die Klärung dieser Befunde erreicht werden kann und ob die ERCP als direkter diagnostischer Weg gerechtfertigt ist.

Die Beantwortung dieser Frage hängt prinzipiell ab von der Dringlichkeit der Klärung und der erforderlichen Therapie, außerdem

- von der Erfahrung der Untersucher,
- von der Frequenz seltener Verfahren und ERCP-Techniken,
- von der Verfügbarkeit und der Expertise im Angebot der alternativen diagnostischen Verfahren.

Tab. 1.3 Mögliche ERC-Indikationen: Ergebnis verschiedener Informationen [22].

Klinik und Labor	Beispiele
Verschlussikterus	Choledocholithiasis, Gallengangsstriktur, Z. n. Cholezystektomie, Pankreaskopftumor
Cholestase	Cholangiolithiasis, primär sklerosierende Cholangitis, Kompression bei intrahepatischen Metastasen, AIDS-Cholangiopathie, Z. n. Lungentransplantation, Anomalien
Schmerzen im Oberbauch	Cholangitis, Sphincter-Oddi-Dsyfunktion
Fieber bei Gallenwegserkrankung	Cholangitis bei Striktur, Caroli-Syndrom, primär sklerosierende Cholangitis
Sonografie	**Beispiele**
Dilatation	Konkremente, Tumorobstruktion, Papillenstenose, Choledochuszysten
Ektasie (umschrieben)	Caroli-Syndrom, Gallengangszysten
Gallenwege unregelmäßig	Steine, Aerobilie, bakterielle/parasitäre Cholangitis (Mikrosporidien, Kryptosporidien, Zytomegalievirus)
Gallengangsstenose	Striktur, Tumoren, Kopfpankreatitis
Duodenoskopie	**Beispiele**
pathologische Papille	Papillentumor, Impression (Kompression des Duodenums, großes Divertikel)
Haemosuccus pancreaticus	Arrosion/Aneurysma der A. lienalis, akute Pankreatitis
Hämobilie	nach Leber-PE, Gallengangsvarizen, hepatozelluläres Karzinom
Schleimexkretion	muzinöse Tumoren des Pankreas/Gallengangs

Tab. 1.4 Mögliche ERP-Indikationen: Ergebnis verschiedener Informationen [22].

Klinik, Sonografie, Labor	Beispiele
akute Pankreatitis	Therapie von Gallengangskonkrementen, Papillenstenose, Pancreas divisum, Duodenaldivertikel
chronische rezidivierende Pankreatitis	Gangveränderungen, obstruktive Pankreatitis, Konkremente
Pankreaszysten	z. B. transpapilläre Drainage
Pankreastumor	duktales Pankreaskarzinom, -zystadom, Filiae
präoperativ	Gangmorphologie, traumatische Fistel u. ä.

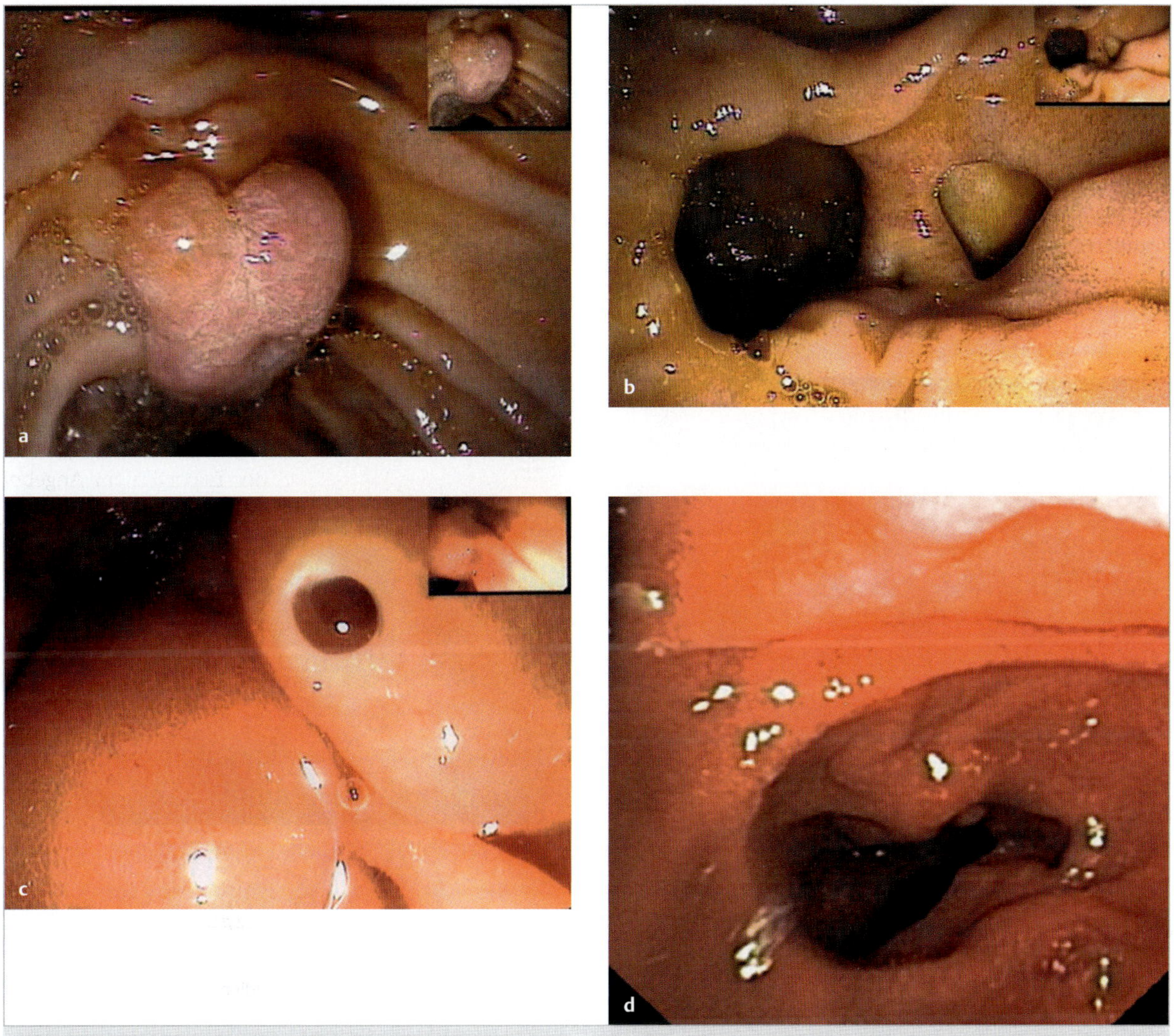

Abb. 1.1 a – d Makroskopisch auffallende peripapilläre Region.
a Großes Papillenadenom.
b Großes „Pantalon“-Divertikel.
c „Fischmaulpapille“ bei intraduktalem papillär muzinösem Tumor (IPMT).
d Relative Duodenalstenose bei Pancreas anulare.

1.2 Problem der Expertise für alternative oder komplementäre Verfahren

Vor wenigen Jahren war die endoskopische Ultraschall-Untersuchung (EUS) nicht flächendeckend etabliert und die technischen Voraussetzungen wie praktischen Erfahrungen in der Durchführung der MRT/MRCP waren nicht optimal. Diese Argumente können heute nicht mehr ins Feld geführt werden, um die Unterlassung dieser diagnostischen Schritte zu rechtfertigen.

Die EUS hat eine beträchtlich flache Lernkurve, Training und Ausbildung sind deutlich schwieriger als bei den übrigen endoskopischen Techniken. All das führt erst spät in der Ausbildung zu qualitativ belastbaren Untersuchungsbefunden.

Fazit

Solange an der eigenen Klinik die Technik nicht vorgehalten wird oder die gewünschte Sicherheit und Befundqualität nicht erreicht sind, müssen Kooperationen mit Experten gesucht werden, um im Zweifelsfall verbindliche Befunde zu erhalten.

In der MRCP-Diagnostik werden die besten Resultate erzielt, wenn der Befund in enger Kooperation zwischen Radiologen und Gastroenterologen gemeinsam aus der Fragestellung entwickelt wird. Beide Fachbereiche müssen sich klar werden, dass aufgrund langjähriger Erfahrung in der Interpretation von röntgenmorphologischen Substraten und in der Auswertung von Schnittbildverfahren die Beiträge der Partner unentbehrlich sind. „Die Kompetenzen müssen gebündelt und das Know-how verschiedener Disziplinen zusammengeführt werden, wie sich das in vielen Bereichen der Medizin abzeichnet" (Riemann [35]). Die Einführung der MRCP in qualitativ guter Durchführung und Technik hat das Spektrum der ERCP-Indikationen deutlich verändert [18].

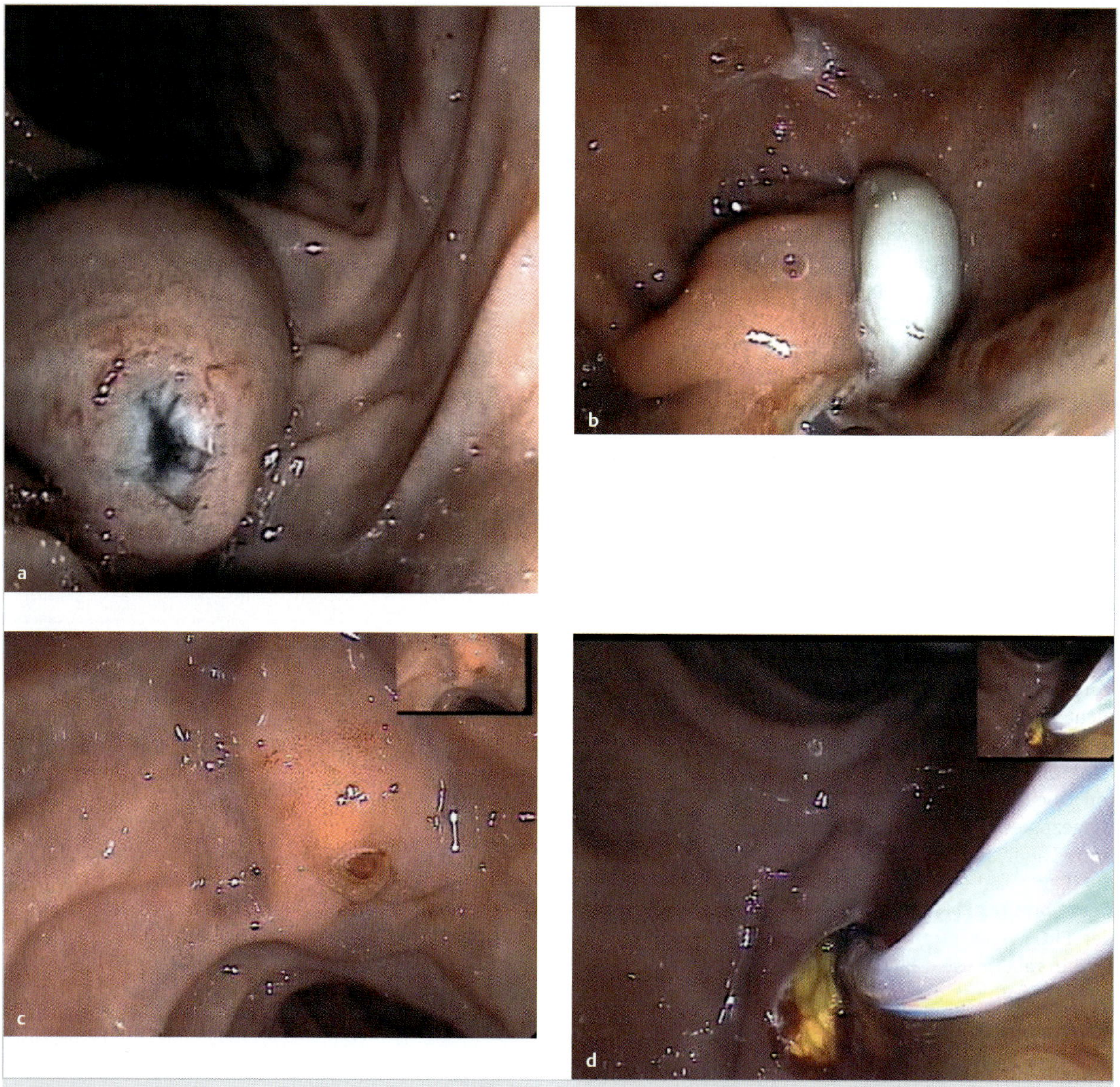

Abb. 1.2 a – d Eingeklemmter Papillenstein bei septischer Cholangitis.
a Sicht auf die Papille.
b Nach Einführen des Katheters entleert sich „rahmiger" Eiter.
c Im dilatierten Porus wird die Oberfläche des Konkrements erkennbar, das Papillotom kann exakt positioniert werden.
d Nach Papillotomie wird das Konkrement herausluxiert, Reste werden mit dem Ballon extrahiert (nicht im Bild).

Fazit

Der ERCP-erfahrene Gastroenterologe sollte optimalerweise auch bestens vertraut sein mit der Durchführung und Befundung der EUS des biliopankreatischen Systems. Er sollte CT-Kenntnisse erwerben und sollte mit radiologischer Unterstützung (und mit seiner Erfahrung in der Röntgenmorphologie des Pankreas- und Gallengangssystems) die MRCP-Befund eigenständig zu beurteilen lernen.

Unstrittig ist der primäre Einsatz der ERCP, wenn der klinische Verlauf, Labor und Ultraschalluntersuchung das Bild einer durch Obstruktion bedingten Cholangitis oder Cholangiosepsis nahelegen (▶ Abb. 1.2). Die Beseitigung dieses Abflusshindernisses (Steinextraktion, Stent bei Stenose) ist entscheidend für den Behandlungsverlauf und deshalb ohne Verzug und ohne weitere Diagnostik erforderlich.

Die alleinige diagnostische ERCP hat heute kaum eine Bedeutung bei der akuten oder chronischen Pankreatitis. Bei der rezidivierenden Pankreatitis wird die Indikation einer erweiterten ERCP-Untersuchung diskutiert, wenn CT oder MRCP nicht richtungsweisend sind (s. Kap. 9).

1.3 Diskussion der Indikation zur ERCP/EPT bei akuter biliärer Pankreatitis

Rund 50 – 60 % aller akuten Pankreatitiden sind biliärer Genese. Die Mehrheit der Gallengangssteine, die zu einer Kolik geführt und eine biliäre Pankreatitis ausgelöst haben, passieren die Papille spontan. 20 – 30 % der Patienten mit biliärer Pankreatitis haben jedoch persistierende, nicht spontan abgehende Steine im Ductus hepatocholedochus. Der sonografische Nachweis von Gallenblasenkonkrementen, Gallengangssteinen oder einem dilatierten Ductus choledochus wird zur Diagnosestellung herangezogen. Ein 3-fach erhöhter GOT-Wert gilt als der beste Laborparameter zum Nachweis der biliären Genese der Pankreatitis [7, 41] (s. Kap. 6). Die Bedeutung und Notwendigkeit invasiver diagnostischer Verfahren wie der ERC werden kontrovers diskutiert [16, 31, 37, 39]. Einige randomisierte prospektive Studien suggerieren, dass die frühe Diagnostik und die endoskopische Therapie des Steinleidens eine Reduktion der Morbidität bewirken und eine Progression der Pankreatitis in einen schwereren Verlauf verhindern. Das hat dazu geführt, dass alle Patienten mit vermuteter biliärer Pankreatitis einer frühen ERC zugeführt werden. Insbesondere die Kritiker weisen darauf hin, dass der überwiegende Teil dieser Patienten unnötig einem diagnostischen invasiven Risiko ausgesetzt wird.

Tab. 1.5 Klinik bei symptomatischer Choledocholithiasis (akute Cholangitis) (nach [6, 12, 45]).

Symptom	Häufigkeit
Schmerzen	75 %
Fieber	69 %
Ikterus	69 %
Bewusstseinsstörung	7 – 28 %
Schmerzen allein	12 %
Fieber allein	8 %
Ikterus allein	7 %
Schmerzen, Fieber, Ikterus („Charcotsche Trias")	**50 – 70 %**

Tab. 1.6 Diagnosekriterien für die „akute Cholangitis" (Tokyo Guidelines [45]).

Kategorien der Cholangitis-Kriterien	
A Klinik und Symptome	1. Anamnese für Gallenwegserkrankung 2. Fieber und/oder Schüttelfrost 3. Ikterus 4. Schmerzen (rechter Oberbauch)
B Labor	5. inflammatorische Antwort* 6. pathologische „Leberwerte"**
C Bildgebung	7. Gallenwegserweiterung; Hinweise für Genese (Striktur, Stent, Stein)
Verdachtsdiagnose	≥ 2 Befunde von A
definitive Diagnose	I. Charcotsche Trias (2 + 3 + 4) II. ≥ 2 Befunde von A + beide Befunde in B + Befund in C

* Leukozytose, Erhöhung von CRP, evtl. Prokalzitonin
** Erhöhung von alkalischer Phosphatase, γ-GT, GOT, GPT

Unwidersprochen ist der Vorteil des frühen endoskopischen Gallengangsdrainageeingriffs bei Patienten mit akuter Cholangitis [25]. Die sog. Charcotsche Trias, die als Kriterium der Cholangitis herangezogen wird, wird jedoch nur in den seltensten Fällen komplett registriert (▶ Tab. 1.5) [3, 6, 12]. Die Selektion der Patienten mit einer „akuten Cholangitis" sollte deshalb mithilfe von per Konsensus definierten Diagnosekriterien versucht werden (Tokyo Guidelines 2007 [45]) (▶ Tab. 1.6).

Allgemein akzeptiert wird die Auffassung, dass Patienten mit vorhersehbarer **milder** Form einer akuten biliären Pankreatitis ohne Zeichen von akuter Cholangitis von einer frühen ERCP nicht profitieren [2]. Kontrovers wird die Frage dennoch diskutiert, ob Patienten mit vorhersehbarer **schwerer** akuter biliärer Pankreatitis ohne akute Cholangitis einer frühen ERCP zugeführt werden sollten [27, 23, 41]. Dabei wird das Kriterium einer schweren akuten biliären Pankreatitis mit einem Glasgow-Score ≥ 3 oder mit einem APACHE-II-Score ≥ 6 festgelegt. Noch im Jahr 2005 definierten die britischen Leitlinien für die akute Pankreatitis, dass alle Patienten mit prognostiziertem schwerem Verlauf (unabhängig vom Nachweis einer akuten Cholangitis) einer frühen ERCP unterzogen werden sollten [46].

Allerdings empfehlen die neueren Richtlinien des American College of Gastroenterology, dass die Früh-ERCP nur bei Patienten mit akuter Cholangitis und schwerer akuter Pankreatitis mit Organversagen vorgenommen werden sollte [2]. Die im Jahr 2007 erschienenen Richtlinien der American Gastroenterology Society stellen fest, dass die Früh-ERCP bei Patienten mit vermuteter schwerer Form der akuten Pankreatitis ohne Zeichen der akuten Cholangitis kontrovers betrachtet wird und die verfügbaren Daten nicht einheitlich sind, um dieses Vorgehen zu rechtfertigen [1, 14, 40]. In einer im Jahr 2008 erschienen Metaanalyse wurde nochmals nachgewiesen, dass die Früh-ERCP bei Patienten mit prognostizierter milder oder schwerer Form der akuten biliären Pankreatitis ohne akute Cholangitis nicht zu einer Reduktion von Gesamtkomplikationen und Mortalität bei diesen Patienten führt [30]. Die Interpretation der Ergebnisse ist abhängig von den Einschlusskriterien in die Metaanalyse. Die zuletzt genannte Arbeit steht im Widerspruch zu früheren Cochrane-Analysen [1, 40]. Insgesamt fehlen noch eindeutige Daten für die Patienten in der Subgruppe mit vorhersehbarer schwerer akuter biliärer Pankreatitis. Die Betrachtung aller Studien wird dadurch erschwert, dass Patienten mit akuter Cholangitis (mit exakter oder wenig genauer Definition) eingeschlossen wurden und dass der Beginn der Erkrankung nicht ausreichend klar definiert wurde [13, 19, 20, 24, 26, 28, 33, 31, 38, 42, 43, 44].

Wenn Gallenblasensteine vorliegen, kommt es bei Patienten häufig zu einem Rezidiv der biliären Pankreatitis. Nach Abklingen der Entzündungsphase sollte die Cholezystektomie erfolgen. Bei milden Verlaufsformen der Pankreatitis kann das noch im Verlauf desselben stationären Aufenthaltes geschehen. Bei schwerer Pankreatitis wird in unserer Klinik die Cholezystektomie elektiv im Intervall nach Rückbildung der pankreatitischen Transsudate durchgeführt. In ausgewählten Fällen erfolgt allein die Papillotomie, um das Rezidivrisiko einer Pankreatitis oder einer Cholangitis zu senken. Dabei sind der Allgemeinzustand des Patienten, die Prognose, das Alter und das Risiko der Operation entscheidend [4, 30]. Andere mögliche Komplikationen des Gallenblasensteinleidens (Cholezystitis, Hydrops) sind damit nicht zu umgehen.

Folgerung der Autoren: Die Cholezystektomie sollte bei allen Patienten nach Steinentfernung und mit der Gallenblase in situ diskutiert werden. **Bei Hochbetagten erfordert das eine individuelle Entscheidung!**

Fazit

Das Beispiel „biliäre Pankreatitis“ macht die Schwierigkeiten und Anforderungen an eine klare Indikationsstellung deutlich. Die Früh-ERCP bei Patienten mit prognostizierter milder oder schwerer Form der akuten biliären Pankreatitis ohne akute Cholangitis wird nicht empfohlen, da sie nicht zu einer Reduktion von Gesamtkomplikationen und Mortalität führt. Residualsteine im Gallengang sollten mit komplementären Diagnoseverfahren (Sonografie, endoskopischer Ultraschall, MRCP) bewiesen oder ausgeschlossen werden, die Intervention mit ERCP sollte dann unter optimalen Bedingungen erfolgen [29].

1.4 Rechtsprechung und Begutachtung im Hinblick auf die Sorgfalt bei der Indikationsstellung

Die gutachterliche Beurteilung von Komplikationen im Rahmen der ERCP ist systematisch wenig untersucht. Allgemein werden bei jeder Überprüfung von endoskopischen Komplikationen folgende Fragen gestellt:

1. War die Indikation für das Verfahren korrekt?
2. War die Durchführung leitliniengerecht und die angewandte Technik adäquat (Verhältnis von Erfahrung des Untersuchers zu Risikoimmanenz des Eingriffs; Vermeidungsstrategie von Komplikationen; Berücksichtigung von Allergien; Reaktionen des Patienten während der Untersuchung)?
3. War die Aufklärung umfassend, zeitgerecht und angemessen und wurde sie vom Patienten verstanden; wurden die spezifischen Risiken angesprochen und nicht verharmlost?
4. Liegt die Dokumentation der umfassenden Aufklärung und des Untersuchungsablaufs vor?
5. War die postinterventionelle Überwachung angemessen und lückenlos?
6. War das Komplikationsmanagement zeitnah, angemessen und interdisziplinär; wurden die Frühsymptome der Komplikation richtig gewürdigt und daraus die richtigen diagnostischen Schritte veranlasst?

Cotton [8] untersuchte 59 gutachterliche Verfahren und Anschuldigungen über Fehler im Rahmen der ERCP. Dabei wurden 15 Todesfälle bewertet. Die Hälfte der Patienten hatte eine Pankreatitis, 16 eine Perforation nach EPT (8 davon nach Nadelmesservorschnitt oder Precut), 10 eine schwere Gallenwegsinfektion. In 48 dieser 59 Fälle wurde der Vorwurf einer fehlenden oder nicht klar abgesicherten Indikation erhoben, danach waren die unsachgemäße Durchführung, die unzulängliche Überwachung und erst dann die unvollständige oder fehlende Aufklärung Gegenstand für schuldhaftes Verhalten. Eine unterlassene oder verspätete Durchführung der ERCP wurde in dieser Aufstellung dagegen nur zweimal vorgeworfen! Aus diesen Mitteilungen kann geschlossen werden, dass die klare Indikation und gute technische Durchführung die besten Voraussetzungen sind, um für den Patienten einen hohen therapeutischen Nutzen und im Falle von Komplikationen für den Arzt eine juristisch belastbare Ausgangssituation zu schaffen [8, 10, 11].

Merke M!

Nach Auffassung der Juristen stellt ein „überflüssiger", d. h. nicht indizierter Eingriff **grundsätzlich einen Behandlungsfehler** dar. Jeder Heileingriff und jede Heilbehandlung muss – von Besonderheiten, etwa bei kosmetischen Eingriffen, abgesehen – medizinisch indiziert sein" (siehe Beispiel Gutachterurteil).

Beispiel für eine gutachterliche Stellungnahme und Leserbrief

ERCP unter Propofol bei fraglicher Indikation (Abdruck aus: Endo heute 2009; 22: 256 – 258)**:**

W. Rösch[1], K. Deppert[2]

[1] Steinbacher Hohl 32, 60 488 Frankfurt am Main

[2] Vors. Richterin am BGH a. D. Gutachter- und Schlichtungsstelle für ärztl. Behandlungen bei der Landesärztekammer Hessen, Im Vogelsgesang 3, 60488 Frankfurt am Main

▸ **Zusammenfassung:** Einer ERCP als invasives Untersuchungsverfahren sollte eine MRCP vorausgehen. Die Indikation zur ERCP muss streng gestellt werden und bedarf wegen möglicher Komplikationen einer klaren Indikationsstellung. Beim Einsatz von Propofol zur Sedierung müssen die S 3-Leitlinien der DGVS Beachtung finden.

▸ **Hintergrund:** Eine invasive Diagnostik – und dies gilt für alle endoskopischen Untersuchungsverfahren – setzt eine strenge Indikationsstellung voraus. Dies gilt in besonderem Maße für die endoskopisch retrograde Cholangiopankreatikografie (ERCP). Zum einen weist diese ein deutlich erhöhtes Komplikationsrisiko in Verbindung mit der endoskopischen Sphinkterotomie (EST) auf, zum anderen existiert mit der Magnetresonanztomografie (MRT-MRCP) ein weniger belastendes Alternativverfahren.

Im Folgenden soll auf diese Problematik anhand eines komplikationsträchtigen Falles eingegangen werden. Der Patient beanstandet die Behandlung durch 2 Ärzte eines gastroenterologischen Zentrums. Unter anderem erhebt er den Vorwurf, eine Indikation zu der bei ihm durchgeführten ERCP sei nicht gegeben gewesen und er sei vor dem Eingriff nicht ausreichend aufgeklärt worden.

Kasuistik

Der 56-jährige, mit 120 kg deutlich übergewichtige Patient suchte wegen seit 18 Monaten bestehender anfallsartig auftretender Oberbauchschmerzen mit Ausstrahlung in den Rücken ein gastroenterologisches Zentrum auf. Er gab an, die Beschwerden krampfartiger Natur seien fast ausschließlich abends und nachts aufgetreten und mit Übelkeit und Erbrechen verbunden gewesen; nach dem Erbrechen hätten sie schlagartig nachgelassen, Buscopan bessere die Symptomatik. Anlässlich eines stationären Aufenthaltes vor 6 Monaten in einem kommunalen Krankenhaus wurde die Diagnose einer H.-pylori-positiven Pangastritis gestellt. Weder bei der Oberbauchsonografie noch bei einer MRCP hatten sich Hinweise auf eine Cholezystolithiasis oder eine Choledocholithiasis ergeben; auch eine Cholezystitis konnte ausgeschlossen werden. Eine H.-pylori-Eradikation brachte keine Besserung der Beschwerden, sämtliche Laboruntersuchungen waren unauffällig.
In dem gastroenterologischen Zentrum fanden sich 6 Monate nach der Entlassung aus dem kommunalen Krankenhaus bei der Sonografie des Abdomens intraluminal echogenes Material mit dorsaler Schallverstärkung (2 Steine) und eine mit 4 mm leicht verdickte Wand. Der Ductus hepatocholedochus war mit bis zu 9,5 mm leicht erweitert. Sämtliche Laborparameter einschließlich Bilirubin, alkalischer Phosphatase und γ-GT befanden sich im Normbereich.
Aus diagnostischen wie auch therapeutischen Gründen wurde die Indikation zu einer ERCP gestellt. Nach Darstellung der beteiligten Ärzte wurde der Patient über diese Untersuchung eingehend sowohl mündlich als auch schriftlich aufgeklärt und unter dem Aspekt eines therapeutischen Splittings darauf hingewiesen, dass er sich nach einer endoskopischen Sphinkterotomie mit Steinextraktion in seinem Heimatkrankenhaus einer elektiven Cholezystektomie unterziehen müsse, da in dem Institut keine chirurgische Abteilung existiere.
Über die ERCP findet sich folgender Befund: „Nach vorheriger Aufklärung des Patienten wurde unter Monitoring von Blutdruck, peripherer Sauerstoffsättigung und EKG eine Sedierung mit Propofol eingeleitet. Während der Sondierung der Papilla Vateri kam es zu einem Abfall der Sauerstoffsättigung auf minimal 30 – 35 %. Deshalb musste die Untersuchung abgebrochen werden. Es erfolgten nach Gabe von 100 % Sauerstoff die Einlage eines Guedel-Tubus und die assistierte Beatmung mit Ambu-Beutel. Hierunter kam es zu einer raschen Normalisierung der peripheren Sauerstoffsättigung auf Werte von über 95 %. Trotz Spontanatmung und adäquat reagierender Pupillen erwachte der Patient nicht, stattdessen traten Strecksynergismen an beiden oberen Extremitäten auf. Deshalb wurde bei eingeschränkten Schutzreflexen und zum Ausschluss einer Aspiration eine bronchoskopische endonasale Intubation durchgeführt und der Patient auf die Intensivstation verlegt."
Nach Angaben der Ärzte seien während der ERCP 2 intensivmedizinisch erfahrene Ärzte entsprechend den S 3-Leitlinien der DGVS anwesend gewesen. Eine CT-

Untersuchung habe keinen Hinweis auf frische Blutung oder Ischämiezeichen ergeben, desgleichen eine Kontroll-CT am darauffolgenden Tage. Nach 48 Stunden habe der Patient extubiert werden können. Bis auf eine Taubheit der Zungenspitze, wohl in Folge eines Zungenbisses, sei kein weiteres neurologisches Defizit festzustellen gewesen. Als Ursache für den Abfall der Sauerstoffsättigung komme am ehesten ein Zurückfallen der Zunge unter der Propofol-Sedierung in Betracht, da es nach Einlage eines Guedel-Tubus rasch zu einer Spontanatmung gekommen sei. Dafür spreche auch ein anamnestisch anzunehmendes Schlaf-Apnoe-Syndrom. Bei einer Kontroll-Sonografie am Entlassungstag wurde die Weite des Ductus hepatocholedochus mit 8 mm bestimmt.
6 Monate später klagt der Patient immer noch über ein Taubheitsgefühl der Zungenspitze sowie der Zehen beidseits.

Gutachterliche Stellungnahme
Nachdem bei der sonografischen Untersuchung wie auch bei der MRCP in dem kommunalen Krankenhaus kein pathologischer Befund erhoben werden konnte und die Sanierung der H.-pylori-Infektion keine Besserung des Beschwerdebildes erbracht hatte, war mit dem positiven Ultraschallbefund von 2 Gallenblasensteinen im gastroenterologischen Zentrum die Ursache der rezidivierenden Koliken eigentlich gefunden. Der mit knapp 10 mm geringfügig erweiterte Ductus choledochus war für die behandelnden Ärzte wohl die Indikation zur Durchführung einer ERCP, obwohl keine Erhöhung der Cholestaseparameter bestand. Vielleicht hat man auch von einer Wiederholung der MRCP abgesehen, die 6 Monate zuvor ja als unauffällig beurteilt worden war, obwohl die Möglichkeit einer erneuten MRCP im Zentrum gegeben war. Die geringfügige Erweiterung des Gallengangs ist durch das bestehende Gallensteinleiden erklärt, da es hierbei nicht selten zu einer passageren sekundären Papillenstenose kommt, die nach Sanierung des Grundleidens durch Cholezystektomie wieder verschwindet. Der Abfall der Sauerstoffsättigung von 98% nach Gabe von 200 mg Propofol auf 35% wurde möglicherweise erst (zu) spät registriert; ob bereits bei Einleitung der Sedierung Sauerstoff gegeben wurde, wie es die S 3-Leitlinien der DGVS vorsehen, geht aus dem Untersuchungsprotokoll nicht hervor, auch nicht, ob vor der Einlage eines Guedel-Tubus ein Esmarchscher Handgriff praktiziert wurde. Es waren zwar 2 intensivmedizinisch erfahrene Ärzte anwesend, die endonasale Intubation erfolgte in der Endoskopie-Abteilung durch einen herbeigerufenen Anästhesisten. Berücksichtigt man die Tatsache, dass bei dem Patienten ein Schlaf-Apnoe-Syndrom bekannt war, also eine ASA-III-Klassifikation vorlag, wäre es, den Leitlinien folgend, sicher sinnvoll gewesen, die Sedierung primär durch einen Facharzt für Anästhesie vornehmen zu lassen.

▸ **Zusammengefasst kommt der Gutachter zu folgenden Feststellungen:** Mit dem Nachweis von 2 Gallenblasensteinen war die Ursache der rezidivierenden Oberbauchkoliken gefunden. Eine Indikation zur Durchführung einer ERCP war bei unauffälligen Cholestaseparametern nicht gegeben. Die reversible geringfügige Erweiterung des Ductus hepatocholedochus auf 9,5 mm, später 8 mm kann durch eine sekundäre Papillenstenose (reversibel) im Rahmen der Grundkrankheit Cholezystolithiasis erklärt werden.
Die primäre Intention, beim Nachweis einer Choledocholithiasis ein therapeutisches Splitting vorzunehmen (über das der Patient im Übrigen nicht aufgeklärt wurde), ist nur noch bedingt aktuell, da im Rahmen einer hier nicht möglichen laparoskopischen elektiven Cholezystektomie eine Steinentfernung über den Ductus cysticus fast immer möglich ist.
Bei fehlender Indikation zur Durchführung einer ERCP sind die Sekundärfolgen der Propofolgabe von untergeordneter Bedeutung. Das Management nach Abfall der Sauerstoffsättigung auf 35% war mit der Gabe von10 Litern Sauerstoff zunächst nicht optimal, wenn nicht der zurückgefallene Zungengrund durch Vorziehen des Unterkiefers korrigiert wird. Erst nach Intubation durch einen Anästhesisten konnte die propofolbedingte Sauerstoffunterversorgung adäquat korrigiert werden. Bei dem bekannten Schlaf-Apnoe-Syndrom hätte primär ein Anästhesist hinzugezogen werden müssen, wie dies die entsprechenden Leitlinien auch vorsehen. Festzuhalten bleibt aber auch, dass die von dem Patienten geklagten Ausfallserscheinungen wenig glaubhaft erscheinen. Man kann sich zwar eine verminderte Akren-Perfusion im Rahmen des Abfalls der Sauerstoffsättigung vorstellen, doch dürfte dies keine bleibenden Schäden hervorrufen. Legt man andererseits den Homunculus zugrunde, kann es sich nicht um eine zentrale Schädigung handeln, wenn Zungenspitze und Zehen beidseits als gefühllos angegeben werden.

Juristische Stellungnahme
Nach der gutachterlichen Stellungnahme war eine Indikation für die Durchführung der ERCP nicht gegeben, weil mit dem positiven Ultraschallbefund von 2 Gallenblasensteinen im gastroenterologischen Zentrum die Ursache der rezidivierenden Koliken gefunden war und die reversible geringfügige Erweiterung des Ductus hepatocholedochus auf 9,5 mm, später 8 mm durch eine sekundäre Papillenstenose (reversibel) im Rahmen der Grundkrankheit Cholezystolithiasis ausreichend erklärt war. Damit ist den beteiligten Ärzten ein Behandlungsfehler unterlaufen.
So wie das Absehen von einer medizinisch gebotenen Maßnahme einen ärztlichen Behandlungsfehler begründet (BGH, Urteil vom 6. 5. 2003, NJW 2003, 2311), stellt ein überflüssiger Eingriff grundsätzlich einen Behandlungsfehler dar. Jeder Heileingriff und jede Heilbehandlung muss – von Besonderheiten, etwa bei kosmetischen Eingriffen, abgesehen – medizinisch indiziert sein (Uhlenbruck/Laufs, in: Laufs/Uhlenbruck, Handbuch des Arztrechts, 3. Aufl. § 51 Rn. 1 f.), wobei bei zwar indizierten, aber weniger dringlichen Eingriffen erhöhte Anforderungen an die Aufklärung zu stellen sind (vgl. BGH, Urteil vom 7. 4. 1992, NJW 1992, 2354). Die Ärzte sind daher für die Komplikationen der nicht notwendi-

gen Maßnahme verantwortlich, unabhängig davon, ob sie lege artis durchgeführt wurde. Auch die unter Zugrundelegung der Darstellung der Ärzte ausreichende Aufklärung des Patienten vermochte die überflüssige Vornahme der ERCP nicht zu rechtfertigen. Die behandelnden Ärzte des gastroenterologischen Zentrums haben für die vorübergehenden Beschwerden und eventuellen Dauerschäden des Patienten einzustehen, auch wenn diese als schicksalhafte, als solche von den Ärzten unverschuldet herbeigeführte Folgen der ERCP anzusehen sind.

Hinzu kommt, dass es angesichts des den Ärzten bekannten Schlaf-Apnoe-Syndroms des Patienten geboten gewesen wäre, von Anfang an, den Leitlinien entsprechend, einen Anästhesisten hinzuzuziehen, und ferner, dass das Management nach Abfall der Sauerstoffsättigung zunächst nicht fachgerecht gewesen ist. Diese Fehler stellen einen eigenständigen Haftungsgrund für die dem Patienten hierdurch entstandenen Komplikationen dar. Selbst wenn aber bei der anästhesiologischen Begleitung des Eingriffs dem ärztlichen Standard gemäß verfahren worden wäre, sind auch diese gesundheitlichen Erschwernisse durch die Vornahme der ERCP, eines nicht indizierten und damit rechtswidrigen Eingriffs, bedingt.

Prof. Dr. med. W. Rösch
ehem. Chefarzt der Medizinischen Klinik Krankenhaus Nordwest der Stiftung Hospital z. hl. Geist
Steinbacher Hohl 32
60 488 Frankfurt
Telefon: 0 69/76 60 78
Fax: 0 69/76 75 29 41

Leserbrief zum obenstehenden Artikel (Abdruck aus Endo heute 2010; 23: 168 – 169):

Sehr geehrter Herr Prof. Rösch,

als selbst interventionell tätiger Gastroenterologe erlaube ich mir, Ihnen nachfolgend meine Gedanken zu o. g. Artikel mitzuteilen. Sie stellen völlig zu Recht dar, dass die Indikation zu jeder ERCP streng gestellt und bei jeder Endoskopie die S 3-Leitlinie zur Sedierung der DGVS beachtet werden muss. Sie kommen in Ihrer medizinischen Begutachtung zu dem Schluss, dass die Indikation zur ERCP in diesem Fall nicht gegeben war und die Leitlinie nicht ausreichend beachtet wurde. Der geschilderte Fall enthält aber einige Besonderheiten, die ich gerne kommentieren möchte.

Der Patient gab rezidivierende Oberbauchschmerzen mit Übelkeit und Erbrechen an. Nachdem in einer auswärtigen Voruntersuchung weder in der Sonografie noch in der MRCP Auffälligkeiten gefunden worden waren, konnten bei der Untersuchung im gastroenterologischen Zentrum sonografisch 2 Gallenblasensteine gesehen werden. Zusätzlich war allerdings der DHC mit bis zu 9,5 mm erweitert.

Bei dieser Konstellation ist als Ursache der Beschwerden von Gallenkoliken auszugehen. Ungeklärt war noch die Frage, ob neben der gesicherten Cholezystolithiasis auch eine Choledocholithiasis, z. B. mit kleinem Ventilstein, vorlag. Da in einer vorangegangenen MRCP offensichtlich auch die Gallenblasensteine nicht entdeckt worden waren, ist sehr wohl nachvollziehbar, dass die behandelnden Kollegen auf eine Wiederholung dieser Untersuchung verzichtet haben. Nach der aktuellen Leitlinie zum Gallensteinleiden der DGVS [1] besteht bei rezidivierenden Koliken und mäßig erweitertem Gallengang ein mittleres Risiko für das Vorliegen einer Choledocholithiasis. Zur Klärung dieser Frage im vorliegenden Fall war nun zumindest die Indikation zu einer Endosonografie gegeben, die ja ebenfalls eine invasive Untersuchung darstellt und in Ihrer Stellungnahme gar nicht diskutiert wird. Ob bei einer Endosonografie es ebenfalls zu einem Sättigungsabfall gekommen wäre, bleibt natürlich spekulativ, da aber die Geräteposition zur Darstellung der Gallenwege der typischen ERCP sehr ähnlich ist und hierfür eine ähnliche Sedierungstiefe erreicht werden muss, kann dies zumindest nicht ausgeschlossen werden. Das deutlich niedrigere Risiko einer Endosonografie gegenüber der ERCP beruht im Wesentlichen auf einer niedrigeren Rate an postendoskopischen Pankreatitiden und nicht auf weniger Sedierungskomplikationen.

Dass die Gallengangserweiterung auf einer – nach Cholezystektomie reversiblen – sekundären Papillenstenose bei ausschließlich Gallenblasensteinen beruht, erscheint mir nicht wahrscheinlich. Zum einen erschließt sich mir nicht der ursächliche pathophysiologische Mechanismus dieser Erkrankung, zum anderen zeigt die klinische Beobachtung, dass nach Cholezystektomie die DHC-Weite generell eher zu- als abnimmt [2]. In den beobachteten Fällen der postoperativen Abnahme der DHC-Weite ist als Ursache eher der Spontanabgang von Mikrolithen aus dem Gallengang vorstellbar.

Die Ausführungen, dass das therapeutische Splitting in endoskopische Entfernung der Gallengangssteine und laparaskopische Cholezystektomie nur noch bedingt aktuell ist, da eine Steinentfernung aus dem DHC fast immer über den Ductus cysticus bei der laparoskopischen Cholezystektomie gelinge, sind zumindest diskussionswürdig. Natürlich ist es in spezialisierten Zentren zunehmend möglich, Gallengangssteine bei der laparoskopischen Cholezystektomie zu entfernen, dies stellt aber eine Erweiterung und Verlängerung des Eingriffes dar [3]. Eine intraoperative Cholangiografie ist bei der laparoskopischen Cholezystektomie nicht Standard und nach der Leitlinie der DGVS auch nur bei eindeutiger Indikation anzustreben, eine Steinextraktion gelingt zudem keineswegs immer und ist auch mit einer relevanten Morbidität korreliert [4]. Nach der derzeit gültigen Leitlinie wird das therapeutische Splitting als Standardtherapie bei gleichzeitigem Vorliegen von Gallenblasen- und Gallengangssteinen empfohlen [1]. Für Zentren mit hoher Expertise ist als „Kann-Variante“ eine laparoskopische CHE mit Choledochusrevision genannt. Zum Management des Sedierungszwischenfalls selbst kann anhand der Angaben im Artikel natürlich nur unter Vorbehalt Stellung genommen werden. Die Einlage eines Guedel-Tubus stellt aber sicher eine geeignete

Maßnahme dar, eine Atemwegsverlegung durch den zurückgefallenen Zungengrund zu beseitigen, wenn die richtige Größe des Tubus gewählt wird. Dafür spricht auch die Angabe im Text, dass sich mit dem Ambu-Beutel anschließend rasch eine Normalisierung der Sauerstoffsättigung erreichen ließ. Ob zuvor der Esmarch-sche Handgriff angewendet wurde, sollte sich durch die Befragung der Beteiligten klären lassen. Die Aussage, dass bei Schlaf-Apnoe-Syndrom die Sedierung primär durch einen Anästhesisten hätte erfolgen müssen, ist m. E. nicht korrekt. Die Formulierung in der Sedierungsleitlinie [5] lautet, dass bei Patienten mit höherem Risikoprofil die Hinzuziehung eines Anästhesisten *erwogen* werden soll. Verpflichtend wäre die Anästhesie, wenn der Wortlaut wäre, dass bei höherem Risikoprofil ein Anästhesist zugezogen werden soll. Ob im konkreten Fall die Sedierung durch einen Anästhesisten erwogen wurde, lässt sich aus den Angaben im Artikel allerdings nicht beurteilen.
Noch eine Bemerkung zu Ihrer einleitenden Aussage in der Zusammenfassung, dass einer ERCP als invasivem Untersuchungsverfahren eine MRCP vorausgehen sollte: Diese generelle Darstellung muss differenzierter betrachtet werden. Bei z. B. eindeutigem sonografischem Nachweis einer Choledocholithiasis oder beim Vorliegen einer biliären Pankreatitis mit weitem Gallengang stellt eine MRCP sicher nur eine unnötige Verzögerung der Therapie und einen überflüssigen Ressourcenverbrauch dar.
Insgesamt halte ich Ihre Begutachtung in dieser Form für nicht gerechtfertigt. Im beschriebenen Fall bestand neben der gesicherten Cholezystolithiasis eine mittlere Wahrscheinlichkeit für das Vorliegen einer zusätzlichen Choledocholithiasis, die nach Leitlinie am besten durch eine Endosonografie, also eine invasive Untersuchung, weiter abzuklären war. Ob auch bei einer Endosonografie ein Sedierungszwischenfall aufgetreten wäre, bleibt natürlich spekulativ, erscheint aber nicht ganz unwahrscheinlich.
Das therapeutische Splitting bei gleichzeitigem Vorliegen von Gallengangs- und Gallenblasensteinen ist nach geltender Leitlinie das empfohlene Standardverfahren. Die Durchführung einer ERCP statt einer Endosonografie wäre dann korrekt gewesen, wenn die genannten Aspekte ausführlich mit dem Patienten besprochen waren und dieser unter dem Gesichtspunkt einer möglichen Intervention bei der ERCP diesem Vorgehen zugestimmt hätte. Ob dies bei der Patientenaufklärung so diskutiert wurde, lässt sich ohne Akteneinsicht nicht beurteilen.
Die generelle Durchführung der Sedierung durch einen Anästhesisten bei allen Patienten mit erhöhtem Risiko ist nicht durch die Sedierungsleitlinie gefordert und auch bei den personellen und finanziellen Bedingungen in den deutschen Kliniken und Praxen in keinster Weise realisierbar. Gleichwohl muss diese Möglichkeit bei jedem Einzelfall natürlich in Erwägung gezogen werden.

Dr. med. A. Bauer
Ltd. Oberarzt der inneren Abt. Krankenhaus Friedberg
Herrgottsruhstr. 3
86316 Friedberg

Literatur

[1] Lammert F et al. S3-Leitlinie der DGVS und der DGVC zur Diagnostik und Behandlung von Gallensteinen. Z. Gastroenterol 2007; 45: 971 – 1001
[2] Hunt S. Changes in bile duct diameter after cholecystecomy: a 5-year prospective study. Gastroenterology 1989; 97: 1458 – 1488
[3] Catheline JM et al. Laparoscopic ultrasound is a complement to cholangiography for the detection of choledocholithiasis at laparoscopic cholecystectomy. BJS 2002; 89: 1235 –1239
[4] Riciardi R et al. Effectiveness and long-term results of laparoscopic common on bile duct exploration. Surg Endosc 2003; 17: 19 – 22
[5] Riphaus A et al. S3-Leitlinie Sedierung in der gastrointestinalen Endoskopie. Z Gastroenterol 2008; 46: 1298 – 1330

Addendum

Eine telefonische Rücksprache mit dem Kläger, seinen aktuellen Gesundheitszustand betreffend, ergab folgende Situation: Nach einer laparoskopischen Cholezystektomie ist der Patient beschwerdefrei, der Choledochus ist nur noch 3 – 4 mm weit. Die Sensibilitätsausfälle im Bereich der Zungenspitze und in den Zehen beider Füße haben sich vollständig zurückgebildet. Somit kann davon ausgegangen werden, dass es sich nicht um zerebrale Ausfallerscheinungen, sondern um periphere Durchblutungsstörungen im Rahmen des Atemstillstands bzw. der Reanimationsmaßnahmen gehandelt hat. Eine Zentralisation des Kreislaufs bedingt periphere Ischämien, wie sie im Bereich der Extremitäten, im Gastrointestinaltrakt (ischämische Enterokolitis) und der Lunge, ja sogar in der Zungenspitze auftreten können (Hessisches Ärzteblatt 2012; 6: 391). Der Patient berichtete des weiteren, dass er von der Versicherung des Beklagten 12 000 Euro als Schmerzensgeld erhalten habe.

Persönlicher Kommentar der Buchverfasser

Das Beispiel mag verdeutlichen, wie unterschiedlich zwischen einzelnen Medizinern einerseits und zwischen Medizinern und Juristen andererseits die Herangehensweisen und die Beurteilungen einer „klaren Indikation" sind. Einzelbefunde und pathophysiologisches Verständnis (Interpretation von Schmerzen, Schwankungen der Gallengangsweite) können strittig in der klinischen Wertung und Erklärung sein. Auch in der Würdigung von (ir)realen Bedingungen der laparoskopischen Cholezystektomie mit Gallengangssteinentfernung muss der Gutachter in seiner Darstellung nicht akzeptabel erscheinen – dennoch bleibt die Feststellung einer nicht abgesicherten Indikation, da weder laborchemische noch (unvollständige) bildgebende Befunde die Durchführung der ERCP rechtfertigen. Extrapolationen von

Befunden (MRT hat Gallenblasensteine nicht nachgewiesen, also können Gangsteine vorhanden sein) oder die indirekte Annahme von (kaum beweisbaren) Mikrolithen als Ursache der Beschwerden reichen zur Absicherung der Indikation nicht aus.

Literatur

[1] Ayub K, Imada R, Slavin J. Endoscopic retrograde cholangiopancreatography in gallstone-associated acute pancreatitis. Cochrane Database Syst Rev 2004; 3: CD 003 630

[2] Banks PA, Freeman ML, the Practice Parameters Committee of the American College of Gastroenterology. Practice guidelines in acute pancreatitis. Am J Gastroenterol 2006; 101: 2379 - 2400

[3] Boey JH, Way LW. Acute cholangitis. Ann Surg 1980; 191: 264 - 270

[4] Campbell EJ, Montgomery DA, Mackay CJ. A national survey of current surgical treatment of acute gallstone disease. Surg Laparosc Endosc Percutan Tech 2008; 18: 242 - 247

[5] Catheline JM, Turner R, Paries J. Laparoscopic ultrasound is a complement to cholangiography for the detection of choledocholithiasis at laparoscopic cholecystectomy. BJS 2002; 89: 1235 - 1239

[6] Charcot M. De la fievre hepatique symptomatique. Comparison avec la fievre uroseptique. Paris: Bourneville et Sevestre; 1877

[7] Cohen S, Bacon BR, Berlin JA et al. National Institutes of Health State-of-the-Science Conference Statement: ERCP for diagnosis and therapy, January 14 - 16, 2002. Gastrointest Endosc 2002; 56: 803 - 809

[8] Cotton PB. ERCP is most dangerous for people who need it least. Gastrointest Endosc 2001; 54: 535 - 536

[9] Cotton PB. Analysis of 59 ERCP lawsuits; mainly about indications. Gastrointest Endosc 2006; 63: 378 - 382

[10] Cotton PB. It's not the precut; it's the why done and who by. Gastrointest Endosc 2010; 72: 1114

[11] Cotton PB. Twenty more ERCP lawsuits: why? Poor indications and communications. Gastrointest Endosc 2010; 72: 904

[12] Csendes A, Diaz JC, Burdiles P et al. Risk factors and classification of acute suppurative cholangitis. Br J Surg 1992; 79: 655 - 658

[13] Fölsch UR, Nitsche R, Lüdtke R et al. Early ERCP and papillotomy compared with conservative treatment for acute biliary pancreatitis. The German Study Group on Acute Biliary Pancreatitis. N Engl J Med 1997; 336: 237 - 242

[14] Forsmark CE, Baillie J, AGA Institute Clinical Practice and Economics Committee, AGA Institute Governing Board. AGA Institute technical review on acute pancreatitis. Gastroenterology 2007; 132: 2022 - 2044

[15] Haber GB, Sandha GS, Classen M. ERCP. In: Classen M, Tytgat GNJ, Lightdale CJ, eds. Gastroenterological Endoscopy. Stuttgart, New York: Thieme; 2010: 151 - 159

[16] Hirano T, Manabe T. A possible mechanism for gallstone pancreatitis: repeated short-term pancreaticobiliary duct obstruction with exocrine stimulation in rats. Proc Soc Exp Biol Med 1993; 202: 246 - 252

[17] Hunt S. Changes in bile duct diameter after cholecystecomy: a 5-year prospective study. Gastroenterology 1989; 97: 1485 - 1488

[18] Jenkins JT, Glass G, Ballantyne S et al. Effect of MRCP introduction on ERCP practice: are there implications for service and training? Gut 2006; 55: 1365 - 1366

[19] Kapetanos DJ. ERCP in acute biliary pancreatitis. World J Gastrointest Endosc 2010; 2: 25 - 28

[20] Kimura Y, Takada T, Kawarada Y et al. JPN guidelines for the management of acute pancreatitis: treatment of gallstone-induced acute pancreatitis. J Hepatobiliary Pancreat Surg 2006; 13: 56 - 60

[21] Lammert F, Neubrand MW, Bittner R et al. S 3-Leitlinie der DGVS und der DGVC zur Diagnostik und Behandlung von Gallensteinen. Z Gastroenterol 2007; 45: 971 - 1001

[22] Lembcke B. Die endoskopisch retrograde Cholangio-Pankreatikografie. In: Lembcke B, Wehrmann T, Hrsg. Die gastroenterologische Endoskopie. Hamburg: Einhorn Presse Verlag; 1999: 212 - 242

[23] Mergener K, Baillie J. Endoscopic treatment for acute biliary pancreatitis. When and in whom? Gastroenterol Clin North Am 1999; 28: 601 - 613

[24] Mofidi R, Madhavan KK, Garden OJ et al. An audit of the management of patients with acute pancreatitis against national standards of practice. Br J Surg 2007; 94: 844 - 848

[25] Nagino M, Takada T, Kawarada Y et al. Methods and timing of biliary drainage for acute cholangitis: Tokyo Guidelines. J Hepatobiliary Pancreat Surg 2007; 14: 68 - 77

[26] Neoptolemos JP, Carr-Locke DL, London NJ et al. Controlled trial of urgent endoscopic retrograde cholangiopancreatography and endoscopic sphincterotomy versus conservative treatment for acute pancreatitis due to gallstones. Lancet 1988; 2: 979 - 983

[27] Nitsche R, Fölsch UR. Role of ERCP and endoscopic sphincterotomy in acute pancreatitis. Baillière's Clin Gastroenterol 1999; 13: 331 - 334

[28] Oría A, Cimmino D, Ocampo C et al. Early endoscopic intervention versus early conservative management in patients with acute gallstone pancreatitis and biliopancreatic obstruction: a randomized clinical trial. Ann Surg 2007; 245: 10 - 17

[29] Petrov MS, Savides TJ. Systematic review of endoscopic ultrasonography versus endoscopic retrograde cholangiopancreatography for suspected choledocholithiasis. Br J Surg 2009; 96: 967 - 974

[30] Petrov MS, van Santvoort HC, Besselink MG et al. Early endoscopic retrograde cholangiopancreatography versus conservative management in acute biliary pancreatitis without cholangitis: a meta-analysis of randomized trials. Ann Surg 2008; 247: 250 - 257

[31] Pezzilli R. Endoscopic sphincterotomy in acute biliary pancreatitis: A question of anesthesiological risk. World J Gastrointest Endosc 2009; 1: 17 - 20

[32] Pezzilli R, Billi P, Barakat B et al. Effects of early ductal decompression in human biliary acute pancreatitis. Pancreas 1998; 16: 165 - 168

[33] Pezzilli R, Uomo G, Zerbi A et al. Diagnosis and treatment of acute pancreatitis: the position statement of the Italian Association for the Study of the Pancreas. Dig Liver Dis 2008; 40: 803 - 808

[34] Riciardi R, Islam S, Canete JJ et al. Effectiveness and long-term results of laparoscopic common bile duct exploration. Surg Endosc 2003; 17: 19 - 22

[35] Riemann JF. Geleitwort. In: Adamek HE, Lauenstein TC, Hrsg. MRT in der Gastroenterologie. Stuttgart: Thieme; 2010

[36] Riphaus A, Wehrmann T, Weber B et al. S 3-Leitlinie Sedierung in der gastrointestinalen Endoskopie. Z Gastroenterol 2008; 46: 1298 - 1330

[37] Rünzi M, Saluja A, Lerch MM et al. Early ductal decompression prevents the progression of biliary pancreatitis: an experimental study in the opossum. Gastroenterology 1993; 105: 157 - 164

[38] Sanjay P, Yeeting S, Whigham C et al. Management guidelines for gallstone pancreatitis. Are the targets achievable? JOP 2009; 10: 43 - 47

[39] Senninger N, Moody FG, Coelho JC et al. The role of biliary obstruction in the pathogenesis of acute pancreatitis in the opossum. Surgery 1986; 99: 688 - 693

[40] Sharma V, Howden C. Meta analysis of randomised controlled trials of endoscopic retrograde cholangiopancreatography and endoscopic sphincterotomy for the treatment of acute biliary pancreatitis. Am J Gastroenterol 1999; 94: 3211 - 3214

[41] Steinberg WM, Neoptolemos JP, Fölsch UR et al. Controversies in clinical pancreatology. The management of severe gallstone pancreatitis. Pancreas 2001; 22: 221 - 229

[42] UK guidelines for the management of acute pancreatitis. Gut 2005; 54 (Suppl. 3): 1 - 9

[43] Uomo G, Pezzilli R, Gabbrielli A et al. Diagnostic assessment and outcome of acute pancreatitis in Italy: results of a prospective multicentre study. ProInf-AISP: Progetto informatizzato pancreatite acuta, Associazione Italiana Studio Pancreas, phase II. Dig Liver Dis 2007; 39: 829 - 837

[44] Uy MC, Daez ML, Sy PP et al. Early ERCP in acute gallstone pancreatitis without cholangitis: a meta-analysis. JOP 2009; 10: 299 - 305

[45] Wada K, Takada T, Kawarada Y et al. Diagnostic criteria and severity assessment of acute cholangitis: Tokyo Guidelines. J Hepatobiliary Pancreat Surg 2007; 14: 52 - 58

[46] Working Party of the British Society of Gastroenterology, Association of Surgeons of Great Britain and Ireland, Pancreatic Society of Great Britain and Ireland, Association of Upper GI Surgeons of Great Britain and Ireland. UK guidelines for the management of acute pancreatitis. Gut 2005; 54 (Suppl. 3): 1 - 9

2 Instrumentarium und gesetzliche Bestimmungen

Bernd M. Kohler

2.1 Gerätekunde

2.1.1 Duodenoskop

Die ERCP wird gewöhnlich mit flexiblen **Seitblick-Videoendoskopen** durchgeführt, die den direkten Blick auf die Papille ermöglichen (▶ Abb. 2.1, ▶ Abb. 2.2). Hingegen ist bei Vorliegen eines Billroth-II- bzw. Roux-Y-Magens gelegentlich der Einsatz von Vorausblick-Endoskopen evtl. sogar mit einem sog. Kinderkoloskop sinnvoller.

Die Duodenoskope der 4 größten Hersteller (Olympus, Pentax, Fujinon, Storz) besitzen ähnliche Eigenschaften, sie unterscheiden sich nur unwesentlich in Länge, Durchmesser, Arbeitskanal bzw. optischer Auflösung (▶ Tab. 2.1).

Je nach Indikation stehen uns grundsätzlich 2 verschiedene Modelle zur Verfügung. Zum einen das diagnostische Endoskop mit einem Arbeitskanal von 2,0 – 3,2 mm und einem Durchmesser von 7,4 – 11,8 mm, zum anderen das therapeutische Duodenoskop mit einem Arbeitskanal bis 4,8 mm bei einem Endoskopdurchmesser bis 12,6 mm. Da heute die ERCP überwiegend mit therapeutischer Intention zum Einsatz kommt, wird überwiegend das etwas dickere Instrument gleich zu Beginn benutzt. Davon abzugrenzen sind die sog. Mother-Baby-Systeme zur transpapillären Cholangio- bzw. Pankreatikoskopie; hier beträgt der Durchmesser des Muttergerätes 14,8 mm.

Ein wesentliches Merkmal und eine wichtige Voraussetzung zur Durchführung einer ERCP stellt der sog. Albarranhebel dar. Im distalen Ende, parallel zur Optik, ist eine kleine Leitschiene (Albarranhebel) integriert, die vom Bedienungsteil des Endoskops mittels Seilzug präzise steuerbar ist. Hierdurch ist es möglich, das jeweilige endoskopische Zusatzinstrumentarium (z. B. Kontrastmittelkatheter, Papillotom, Prothese) in die jeweils gewünschte Position zu dirigieren (▶ Abb. 2.3).

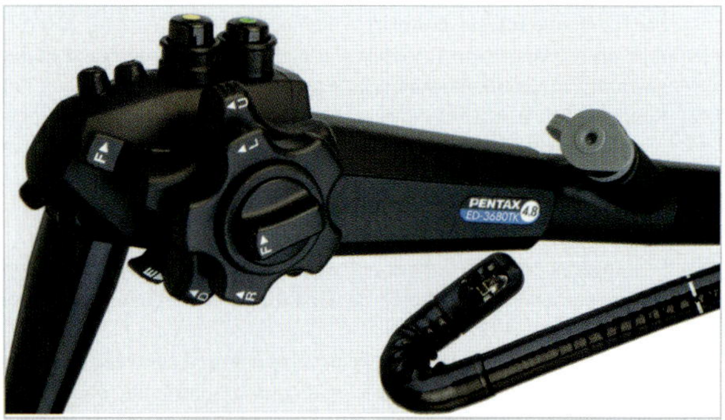

Abb. 2.1 Duodenoskop (Pentax).

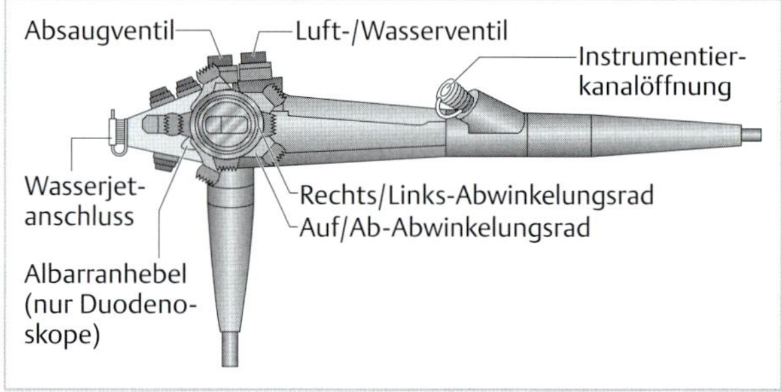

Abb. 2.2 Kontrollkörper des Duodenoskops.

Tab. 2.1 Duodenoskope.

	Pentax			Olympus		Fujinon	Storz		
Typ	ED 3280 K	ED 3470 TK	ED 3670 TK	TJF 145	TJF 160 VR	ED 530 XT	PKS 13 880	PKS 13 881	PKS 13 883
Blickwinkel (°)	100			100		100	140		
Einführungsschlauch (mm)	10,8	11,6	12,1	12,5	11,3	11,5	11,8	12,6	12,6
Arbeitskanal (mm)	3,2	4,2	4,8	4,2		4,2	3,2	3,8	4,2
Abwinkelung (°) auf/ab	115/90	120/90		120/90		130/90	120/90		
rechts/links	105/90		110/90	110/90		110/90	90/90		
Arbeitslänge (cm)	125			124		125	125		

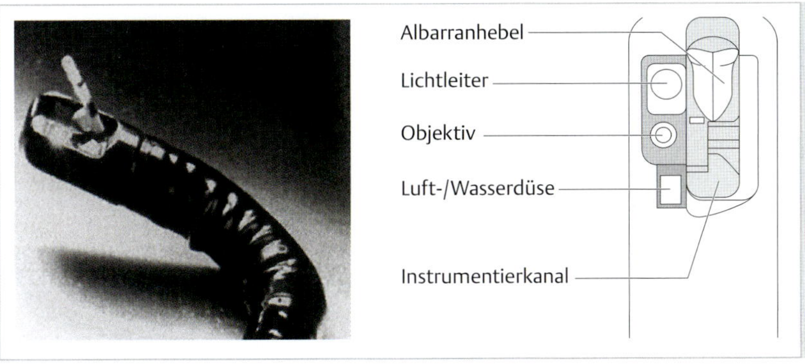

Abb. 2.3 Distales Ende des Duodenoskops mit Albarranhebel.

2.1.2 Cholangioskop und Pankreoskop

Die Cholangioskopie ist auf peroralem Wege oder – sofern diese Möglichkeit aufgrund topografischer oder krankheitsbedingter Ursachen nicht durchführbar ist – auch auf perkutanem Wege erreichbar [7, 15]. Früher wurden sog. Mother-Baby-Systeme eingesetzt, bestehend aus einem speziellen großlumigen Muttergerät (Durchmesser 14,8 mm, Arbeitskanal 5,5 mm) und einem besonderen, 4,4 mm im Durchmesser messenden Cholangioskop. Von Nachteil war hierbei der hohe Anschaffungspreis, da man 2 separate Endoskope, und das nur für diese relativ seltene Untersuchung, kaufen musste. Heute sind die Systeme erfreulicherweise deutlich kleiner und ohne Nachteil in puncto optischer Auflösung bzw. Möglichkeiten der intraduktalen endoskopischen Intervention wie Laser- oder elektrohydraulische Lithotripsie. Das Spektrum der kommerziell erhältlichen endoskopischen Systeme ist vielfältig mit z. T. sehr unterschiedlichen Vorgehensweisen. Allen diesen Endoskopen ist gemein, dass sie fiberoptische Einheiten sind. Chip-Endoskope gab es bisher nur als Prototypen und sie gelangten leider nicht zur Marktreife. Bis auf das SpyGlass-System von Boston sind für die perorale Cholangioskopie immer 2 erfahrene Untersucher notwendig.

Man kann im Wesentlichen 3 Systeme für die **perorale Cholangioskopie** unterscheiden:

▶ **1.** Die heute schmalen von den Endoskopie-Firmen Olympus sowie Pentax selbst entwickelten Miniendoskope, die über den Arbeitskanal eines therapeutischen Duodenoskops an die Papille herangeführt werden (▶ Abb. 2.4). Der Durchmesser dieser Einheiten variiert von 2,8 – 3,4 mm, die zur Intervention notwendigen Ar-

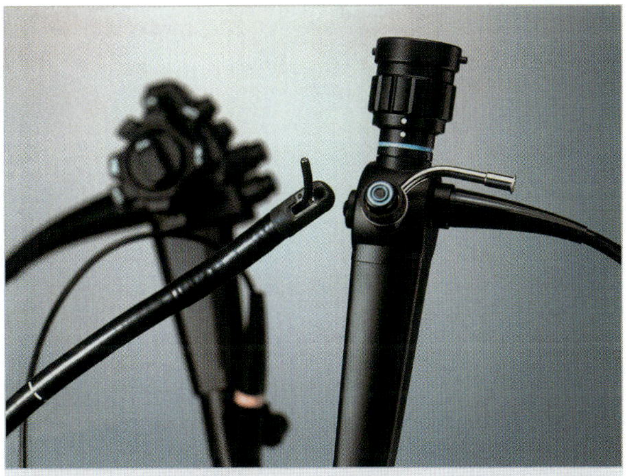

Abb. 2.4 Duodenoskop mit im Arbeitskanal eingeführtem Cholangioskop (Pentax).

Tab. 2.2 Cholangioskope: Systeme von Pentax und Olympus.

	Pentax			Olympus	
Typ	FCP-8P transpapillär	FCP-9P transpapillär	FCN-15X perkutan	CHF-BP 30 transpapillär	CHF-V perkutan
Durchmesser (mm)	2,8	3,1	4,9	3,4	5,2
Arbeitskanal (mm)	0,75	1,2	2,2	1,2	2
Arbeitslänge (m)	1,9	1,9	0,35	1,87	0,38
Gesamtlänge (m)	2,18	2,18	0,65	2,19	0,66
Abwinkelung (°)	90/90	90/90	180/130	160/130	160/130
Blickwinkel (°)	90	90	125	90	120
Tiefenschärfe (mm)	1 – 50	1 – 50	3 – 50	1 – 50	3 – 50
Besonderheiten					Videoskop NBI

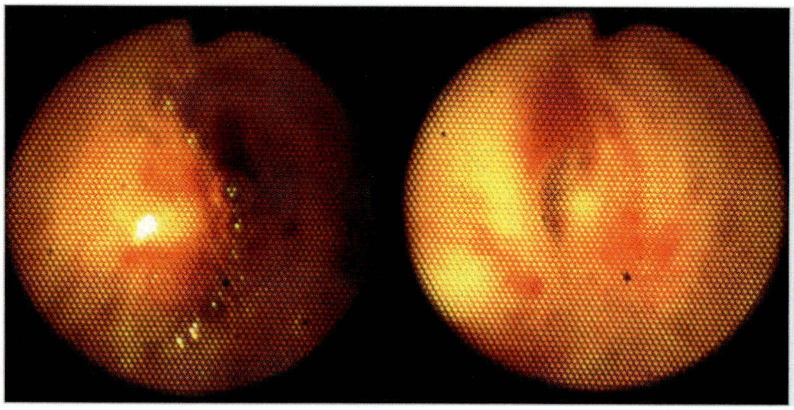

Abb. 2.5 Cholangioskopie: Blick auf ein zytologisch gesichertes Gallengangskarzinom.

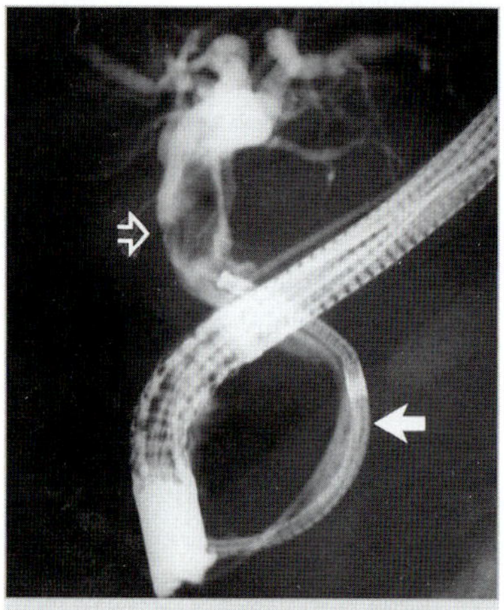

Abb. 2.6 Cholangioskop mit EHL-Sonde im Ductus choledochus bei Choledocholithiasis.

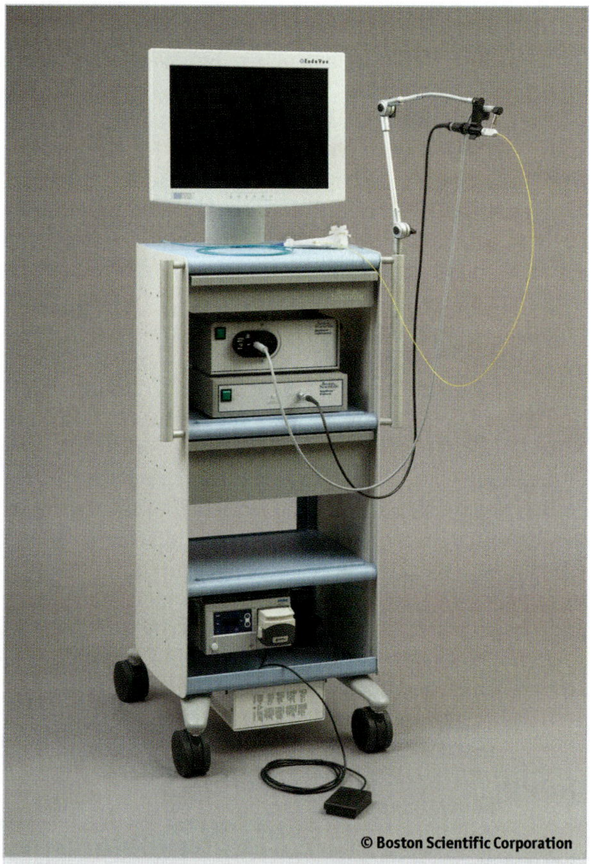

Abb. 2.7 SpyGlass-System: Gerätewagen mit Videomonitor, Lichtquelle, Kameraeinheit mit angeschlossenem Cholangioskopie-Katheter-System sowie Pumpe mit Fußschalter (Boston Scientific).

beitskanäle liegen zwischen 0,75 und 1,2 mm (▶ Tab. 2.2) (▶ Abb. 2.5, ▶ Abb. 2.6). Ein gravierender Nachteil liegt in der Fragilität dieser schmalen Fiberendoskope, die leicht durch zu starkes Abwinkeln des Albarranhebels bzw. beim Versuch der Papillenintubation beschädigt werden können. Die Untersuchung wird hierbei zu einer teuren Angelegenheit – deshalb Vorsicht!

▶ 2. Weniger bruchgefährdet bzw. reparaturanfällig bei etwa gleicher Effizienz sind die Systeme von Boston Scientific (SpyGlass) sowie von PolyDiagnost (PolyScope) die Endoskopiehersteller-unabhängige Entwicklungen darstellen. Von daher können diese Minisysteme bei allen auf dem Markt befindlichen Duodenoskopen, gleichgültig welcher Hersteller, eingesetzt werden.

- Das SpyGlass-System der Firma Boston Scientific setzt sich aus mehreren Komponenten zusammen: einer 300-Watt-Lichtquelle, einer Kamera mit CCD-Chip, einem Okular als Verbindung zwischen Fiberoptik und der Videokamera, einem Videomonitor, einer Pumpe mit Fußschalter, dem Cholangioskop und einem Gerätewagen, in dem alle diese Elemente integriert sind (▶ Abb. 2.7). Das eigentliche Minicholangioskop besteht aus einem 3,3 mm dünnen vierlumigen Katheter, der einen 1 mm feinen Kanal für die Fiberglasoptik, 2 schmale Kanäle zur Spülung und einen weiteren 1,2 mm im Durchmesser messenden Arbeitskanal ent-

Tab. 2.3 Cholangioskop: SpyGlass-System von Boston Scientific.

Optisches System	Bildleitsystem:	6000 Pixel
(SpyGlass Fibre Optic Probe)	Blickwinkel:	70°
Katheter-Abmessungen (SpyScope 10 F Catheter)	Außendurchmesser: 4 Lumenkatheter:	3,3 mm (10 F) 1,2 mm Arbeitskanal 1 mm Kanal für Optik 2 separate Spülkanäle

Tab. 2.4 Cholangioskop: PolyScope-ERCP-Jumbo-Baby von PolyDiagnost.

Optisches System	Bildleitsystem: Blickwinkel:	10 000 Pixel 70°
Katheter-Abmessungen	Außendurchmesser: Arbeitskanal: Arbeitslänge des Scope-Katheters: Länge des optischen Systems: Abwinkelung 1-seitig:	2,65 mm (8 F) 1,2 mm 1,85 m 3 m > 180°

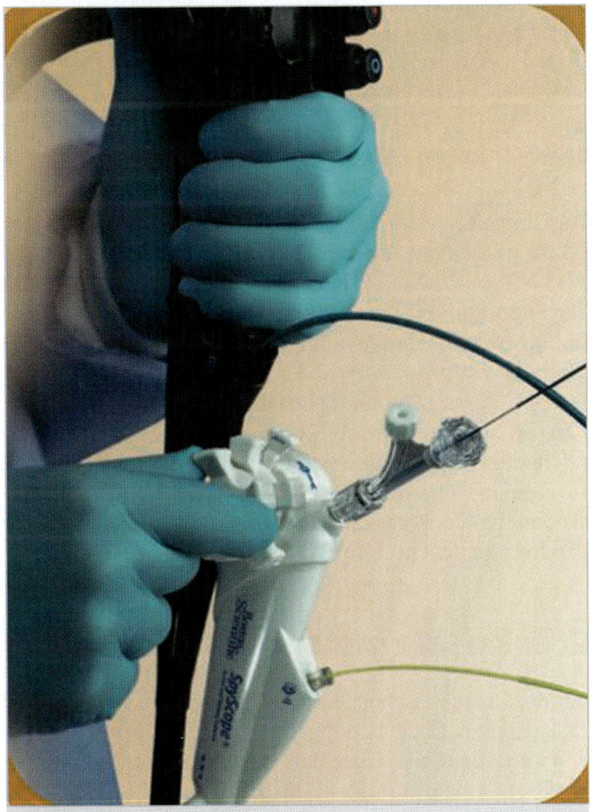

Abb. 2.8 SpyGlass-Handgriff mit eingeführtem 4-lumigem Katheter (Boston Scientific).

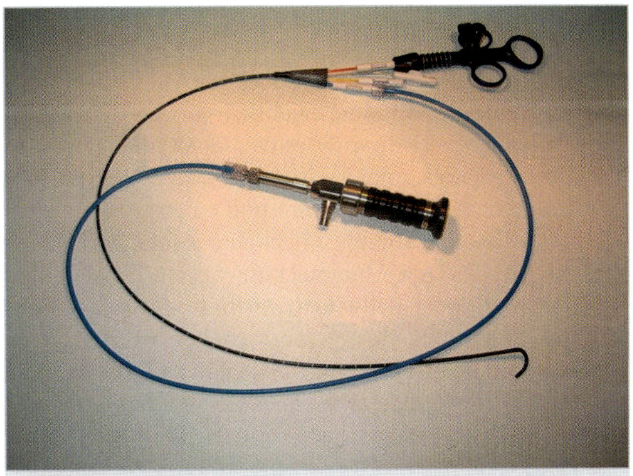

Abb. 2.9 Cholangioskop PolyScope (PolyDiagnost).

hält (▶ Tab. 2.3). Über diesen Arbeitskanal können sowohl mittels kleiner Biopsiezangen Gewebeproben aus dem biliopankreatischen Gangsystem entnommen als auch therapeutische Interventionen wie die elektrohydraulische Lithotripsie (EHL) oder Laserlithotripsie vorgenommen werden. Das distale Ende ist über einen speziellen Handgriff, der am Duodenoskop befestigt wird, in 4 Richtungen abwinkelbar (▶ Abb. 2.8). Sowohl der Katheter, die fiberoptische Einheit als auch der Handgriff werden bisher nur als Einwegprodukte verkauft und sind nicht resterilisierbar, was die Untersuchung nicht unwesentlich verteuert. Im Gegensatz zu den anderen Systemen kann die SpyGlass-Untersuchung jedoch von einem einzigen Endoskopiker alleine durchgeführt werden, da sich das kombinierte fiberoptische Kathetersystem leicht über den Albarranhebel nach intraduktal vorschieben lässt [4].

- Das hochflexible steuerbare Miniendoskop der Firma PolyDiagnost enthält eine Optik mit ca. 10 000 Pixeln, die von einem sterilen Katheter geschützt, bei einem Außendurchmesser von 2,65 mm (8 French), auch mit einem diagnostischen Duodenoskop verwendet werden kann (▶ Abb. 2.9). Über den 1,2 mm messenden Arbeitskanal können spezielle 3 French zarte Körbchen, Biopsiezangen sowie Zytologiebürsten eingeführt werden (▶ Tab. 2.4). Gleichfalls besteht die Möglichkeit, mit besonderen Lasersonden intraduktal therapeutisch zu

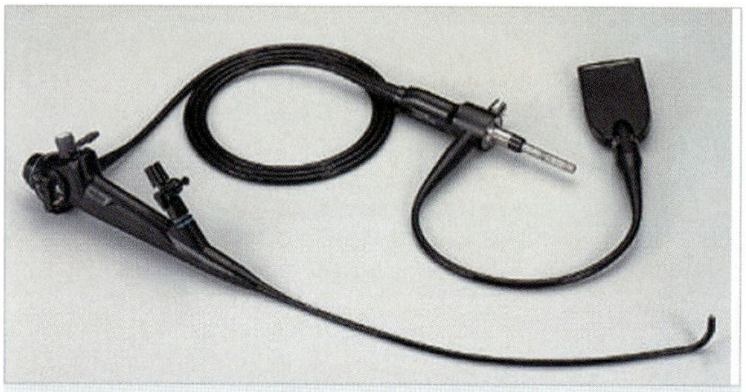

Abb. 2.10 Perkutanes Videocholangioskop CHF-V (Olympus).

agieren. Im Vergleich zu den Cholangioskopen der Firma Olympus sowie Pentax erscheint jedoch die Ausleuchtung des DHC, insbesondere bei dilatiertem Gang schwächer zu sein, darüber hinaus ist das distale Ende kaum abwinkelbar, was eine effektive intraduktale Untersuchung insgesamt erschwert.

▸ **3.** Schließlich sei abschließend auf die Möglichkeit hingewiesen, mit ultradünnen, eigentlich für die transnasale Endoskopie entwickelten Systemen die Gallengänge zu inspizieren. Diese miniaturisierten Videosysteme mit einem Durchmesser unter 6 mm und einem Arbeitskanal von 2 mm können zumindest nach den bisher, wenn auch kleinen publizierten Untersuchungsserien über einen Führungsdraht oder Ballonkatheter mit oder ohne Overtube bis in den Gallengang vorgeschoben werden. Nach primärer Papillotomie, Legen eines Pilotdrahtes bzw. besser eines Ballonkatheters wird das Duodenoskop unter endoskopisch radiologischer Kontrolle entfernt. Über den noch liegenden, als Führungsschiene fungierenden Katheter wird anschließend das Miniendoskop – wenn erfolgreich – bis in den Ductus choledochus vorbewegt. Eigene Erfahrungen liegen hierzu nicht vor, sodass wir nur auf die Literatur verweisen können [5, 11, 18]. Probleme sind zum einen die instabile Schienung des Miniendoskops während der Passage nach postbulbär (Schlingenbildung des Drahtes im Magen), zum anderen die in Einzelfällen schwierige Intubation transpapillär, da die Möglichkeit einer zusätzlichen Schienung mittels Albarranhebel fehlt.

Die Endoskopiesysteme, die im Rahmen der **perkutanen Cholangioskopie** eingesetzt werden, sind modifizierte Bronchoskope bzw. urologische Endoskope. Olympus bietet hier ein exzellentes Videoendoskop (CHF-V) an mit einem Durchmesser von 5,2 mm bei einer Arbeitslänge von 38 cm und einem Arbeitskanal von 2 mm. Der Blickwinkel umfasst 120°, die Abwinkelung wird mit 160° bzw. 130° angegeben. Analog zu den bewährten prograden Videoeinheiten besitzt dieses moderne Videocholangioskop gleichfalls die NBI-Option (▸ Abb. 2.10, ▸ Abb. 2.11).

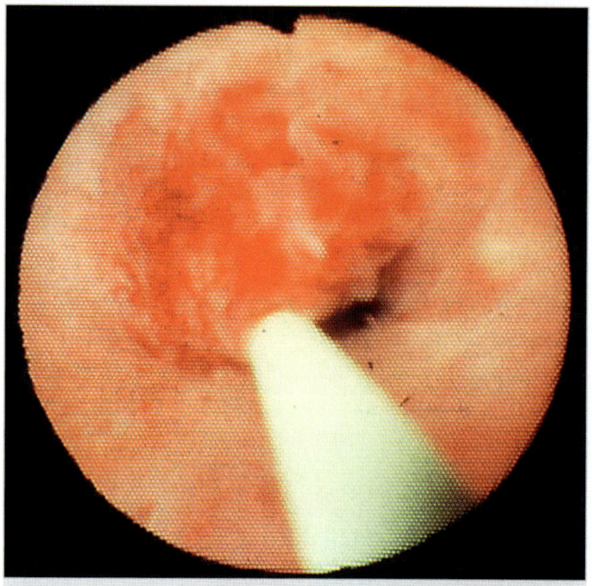

Abb. 2.11 Perkutane Cholangioskopie: Lokalrezidiv bei Zustand nach Whipple-Operation wegen eines Pankreaskopfkarzinoms.

Das fiberoptische System von Pentax (FCN-15X) hat einen Durchmesser von 4,9 mm bei einer Arbeitslänge von 35 cm und einem Arbeitskanal von 2,2 mm (▸ Tab. 2.2).

Die Endoskopiesysteme, die im Rahmen der **Pankreoskopie** eingesetzt werden, sind identisch mit denen für die Cholangioskopie. Aufgrund ihres etwas geringeren Durchmessers scheinen besonders hier die Techniken von Boston Scientific bzw. PolyDiagnost geeignet. Bei ausreichender Papillotomie und dilatiertem Ductus pancreaticus gelingt es jedoch auch mit den üblichen Cholangioskopen den Pankreasgang zu intubieren. Indikationen zur Pankreoskopie sind hingegen weitaus seltener [14].

2.2 Zusatzinstrumente

Bei der diagnostischen und ganz besonders bei der therapeutischen ERCP benötigen wir ein breites Spektrum von verschiedenen, über den Albarranhebel des Duodenoskops einzuführenden Instrumenten (▸ Abb. 2.12). Diese „Werkzeuge" sind primär steril verpackt und überwiegend nur einmal einsetzbar („single use"). Werden sie resterilisiert, haftet der Anwender.

2.2.1 Kontrastmittelkatheter

Der Standardkatheter mit einer Länge von 200 – 210 mm besteht aus Teflon, hat einen Außendurchmesser von 5 French und besitzt eine röntgenpositive Spitze. Das Lumen ist gewöhnlich für einen 0,035 Inch Führungs-

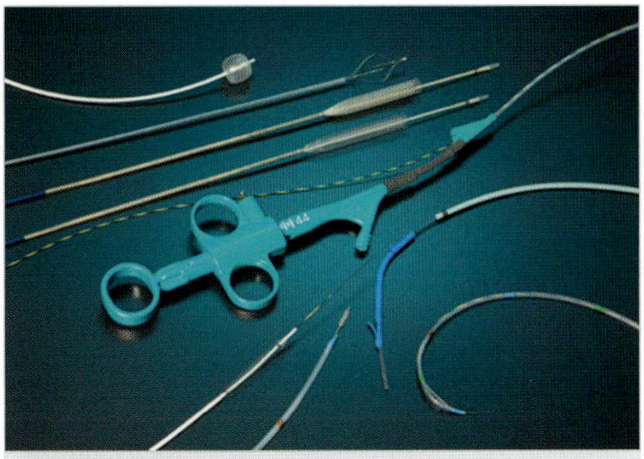

Abb. 2.12 ERCP-Instrumentarium.

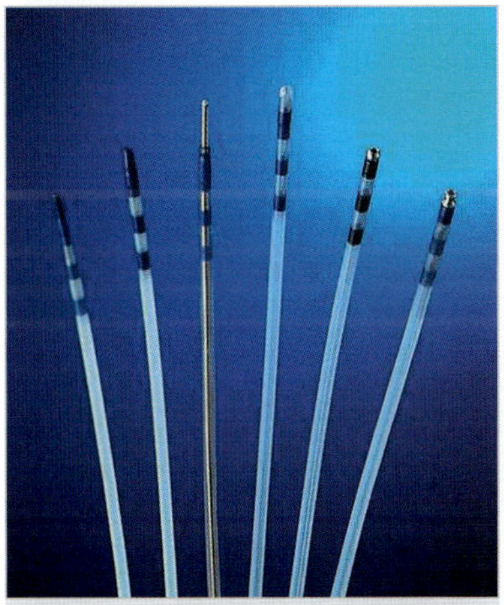

Abb. 2.13 Kontrastmittelkatheter mit unterschiedlichen Spitzen (Olympus).

draht passierbar. Diese Kontrastmittelkatheter werden heute in einer Vielzahl von Variationen angeboten. Insbesondere bei der Konfiguration der Spitze stehen vielfältige Modifikationen zur Verfügung, wie filiforme Spitze (4,5 French), extra verjüngte Spitze (3 – 4 French), nur für 0,025 Inch bzw. 0,018 Inch Drähte passierbar, Kugelspitze, Metallspitze, vorgebogene Spitze (▶ Abb. 2.13). In Einzelfällen bei atypisch gelegener Papille oder zur Intubation des rechten oder linken Ductus hepaticus, kann der an der Spitze abwinkelbare spezielle Kontrastmittelkatheter hilfreich sein (▶ Abb. 2.14).

Besondere Vorsicht gilt jedoch bei der Verwendung von Kathetern mit extra stark verjüngter Spitze bzw. Metallnadelspitze, denn hier kommt es leicht zur Verletzung der Papille oder zur submukösen Kontrastmittelinjektion mit der Folge eines Papillenödems und möglicher konsekutiver Pankreatitis. Diese Katheter, die gerade noch

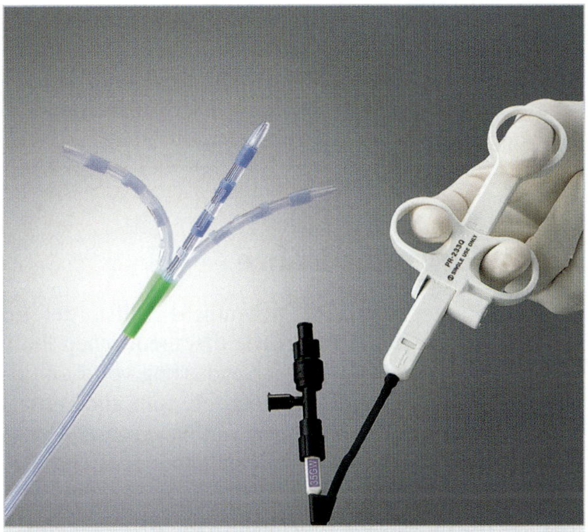

Abb. 2.14 Abwinkelbarer Kontrastmittelkatheter (SwingTip, Olympus).

für einen 0,018-Inch-Draht passierbar sind, sollten eigentlich nur beim Pancreas divisum zur Intubation der Minorpapille eingesetzt werden.

Die Kontrastmittelkatheter werden ein- oder zweilumig angeboten je nach Indikation bzw. therapeutischer Zielsetzung. Für besonders schwierige Situationen gibt es auch an der Spitze dirigierbare, nach 2 Seiten abwinkelbare Systeme. Beim einlumigen Kontrastmittelkatheter mit proximalem Y-Anschluss kann über den seitlichen Ansatz Kontrastmittel appliziert werden oder es besteht die Möglichkeit, zum Sondieren der Papille über die zentrale Öffnung einen Führungsdraht vorzuschieben.

Ein zweilumiger Kontrastmittelkatheter kann – vor allem bei komplizierten Papillen – sowohl in diagnostischer Hinsicht als auch bei therapeutischen Interventionen sehr hilfreich sein. Bei nur mit einem Draht zu intubierender Papillenöffnung lässt sich anschließend bei liegendem Draht über das zweite Lumen leicht Kontrastmittel applizieren und dadurch eine komplette Gangdarstellung erreichen. Bei therapeutischer Indikation kann bei liegendem Draht der Kontrastmittelkatheter entfernt und in Seldinger-Technik das Papillotom problemlos über den liegenden Draht in die Papille vorgeschoben werden.

Merke **M!**

Der erfahrene Untersucher benötigt normalerweise nur 2 – 3 verschiedene Katheter, deren Möglichkeiten und Risiken er aus der täglichen Praxis heraus beurteilen kann. Das Vorhalten des gesamten Spektrums von verschiedenen Kathetern erscheint wenig sinnvoll, insbesondere weil zur Frage, welcher Katheter bei welcher Situation einzusetzen ist, keine entsprechenden Studien vorliegen. Hierbei ist weniger die Konfiguration des Katheters als die Erfahrung des Endoskopikers ausschlaggebend für den Erfolg der Untersuchung.

2.2.2 Führungsdrähte

Führungsdrähte sind ganz wesentliche Hilfsmittel im Rahmen der diagnostischen sowie therapeutischen ERCP [13]. Sie dienen zum einen der Sondierung von funktionellen und morphologischen Stenosen, zum anderen als Führungsschiene beim Wechseln von weiteren endoskopischen Systemen wie z. B. dem Papillotom oder von Prothesen. Ihre Länge variiert je nach System von 260 – 480 mm, der Durchmesser liegt zwischen 0,018 und 0,038 Inch, die Spitze ist meist flexibel, gerade oder vorgebogen.

Bestanden früher die Katheter aus einem Stahldraht ohne oder mit Teflonbeschichtung, so werden heute überwiegend sog. Nitinoldrähte eingesetzt. Der Kern besteht aus knickstabilem radiologisch sichtbarem Nitinol, umhüllt von einer nicht stromleitenden Kunststoffbeschichtung (Teflon, Polyurethan, PTFE) und zusätzlich komplett oder nur im Bereich des distalen Endes von einem besonders hydrophilen Polymer [8, 10]. Die Spitzen sind entweder gerade oder gekrümmt konfiguriert und können zur besseren radiologischen Identifikation Platin enthalten. Aufgrund der farblich unterschiedlichen Außenhaut kann der Draht bei endoskopischen Manövern ohne radiologische Durchleuchtung rein optisch exakt kontrolliert werden, die meist zusätzlich in den Draht eingebrachte radiologisch sichtbare Markierung erleichtert zusätzlich das Ausmessen von Stenosen (► Abb. 2.15).

Neben diesen bewährten, wenn auch aufgrund ihrer Länge gelegentlich etwas schwierig zu handhabenden Führungsdrähten hat die Industrie alternativ sog. **Kurzdrahtsysteme** entwickelt. Das V-System von Olympus ist hierbei nicht nur sehr effektiv, sondern auch sehr einfach. Es kann jedoch als Kurzdrahtmethode bisher ausschließlich mit dem neueren Duodenoskop TJF-160 VR eingesetzt werden. Dieses Duodenoskop besitzt zum einen eine im Albarranhebel gelegene tiefe, speziell V-förmige Kerbe, zum anderen kann der Albarranhebel maximal abgewinkelt werden. Hierdurch ist es möglich, den einmal im Gallengang platzierten speziellen 2,7 m langen Terumodraht („linear guide“) sicher zu fixieren. Er wird quasi eingeklemmt, sodass anschließend problemlos das notwendige Instrumentarium wie Papillotom, Ballonkatheter usw. gewechselt werden kann (► Abb. 2.16).

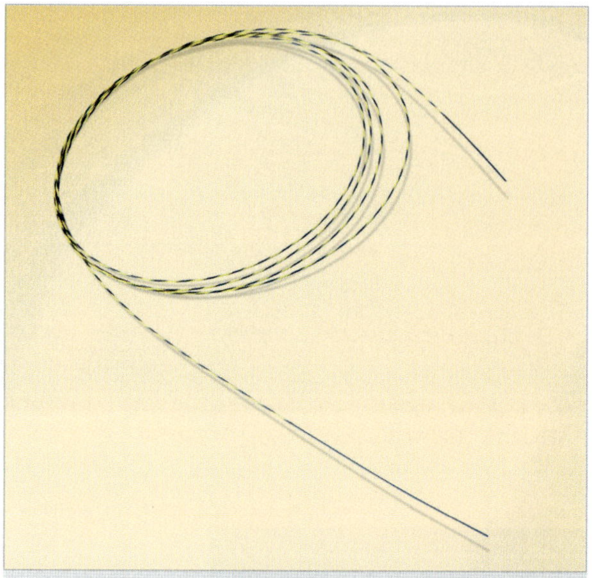

Abb. 2.15 Führungsdraht (Hydra Jagwire, Boston Scientific).

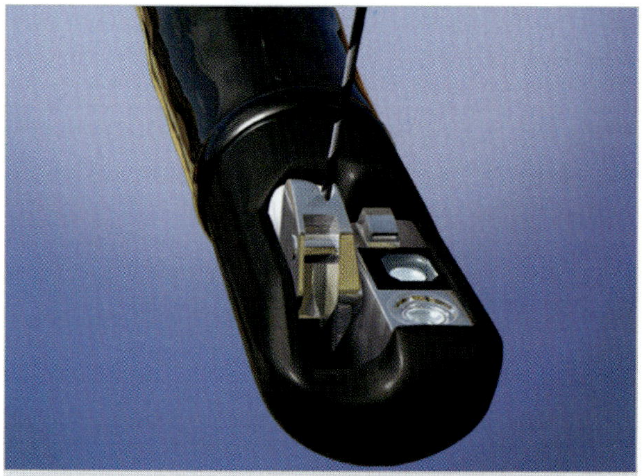

Abb. 2.16 Distales Ende des Duodenoskops TJF-160 (Olympus).

Beim Fusion-System der Firma Cook erfolgt der Austausch des jeweils benötigten Instrumentariums ebenfalls über einen liegenden, hier 185 cm langen Kurzdraht. Zu diesem System gehört ein spezieller zweilumiger Kontrastmittelkatheter, bei dem die Wand des Führungsdrahtlumens besonders dünn ist. Zum Wechseln des Zubehörs wird der Kontrastmittelkatheter durch einfaches Aufreißen des Lumens von dem im Arbeitskanal verbleibenden Draht getrennt und entfernt.

Eine weitere Besonderheit des Fusion-Zubehörsets ist, dass der Draht nur in den distalen 10 cm im Kanal der jeweiligen Komponente läuft. Nach 10 cm tritt er aus dem Lumen wieder aus und läuft anschließend parallel neben dem Zubehör im Arbeitskanal des Duodenoskops, das

System ist also nur im distalen Bereich zweilumig. Beim Instrumentenwechsel muss das Zubehör daher nur im distalen Ende vom Draht separiert werden. Besonders beim Legen von mehreren Stents besitzt dieses System eindeutige Vorteile, da der Draht konstant auch nach Platzieren des ersten Stents intraduktal im Gallengang verbleibt und nicht für die zweite Prothese komplett neu eingeführt werden muss.

Das Rapid Exchange Biliary-System von Boston Scientific ist in etwa vergleichbar mit dem oben genannten Set. Es besteht aus einem speziellen Aufsatz, der an der Instrumentenkanalöffnung fixiert wird und den Draht stabilisieren soll, außerdem aus einem extra Führungskatheter, dessen Kanal für den Draht in der Länge schon eröffnet ist, sowie einem besonderen 2,6 m langen Führungsdraht

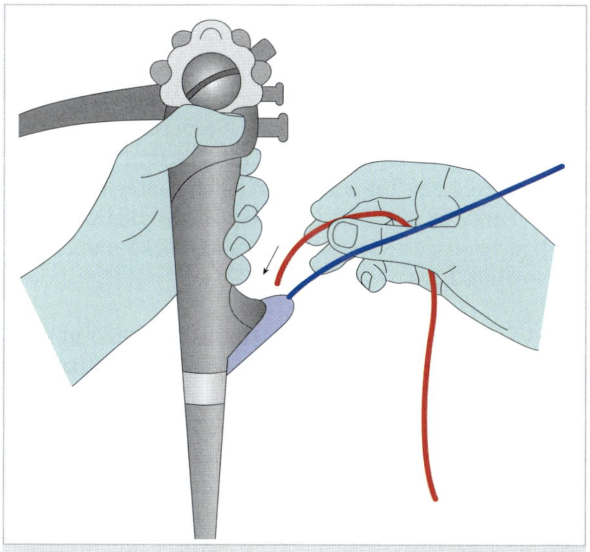

Abb. 2.17 Kurzdrahtsystem von Boston Scientific. Blau: Führungsdraht, rot: KM-Katheter.

(Jagwire). Auch hier verläuft der Draht bis auf die distalen Zentimeter außerhalb parallel zum jeweiligen Zubehör im Arbeitskanal (▶ Abb. 2.17, ▶ Abb. 2.18).

Alle diese sog. Kurzdrahtsysteme sind zweifellos sehr effektiv: Sie erleichtern die Arbeit beim Wechsel des jeweils notwendigen Sets, die Gefahr einer Dislokation des Drahtes ist geringer und vor allem die Durchleuchtungszeit ist kürzer.

Von Nachteil sind die fehlende Kompatibilität der verschiedenen Systeme – man ist quasi an einen Hersteller gebunden – und der Preis, der etwa doppelt so hoch ist wie bei den zum Teil resterilisierbaren Einzelkomponenten.

2.2.3 Ballon-, Dilatationskatheter, Bougies

Ballonkatheter dienen im Wesentlichen zur Steinextraktion aus dem Gallengang, zur selektiven Gangdarstellung von peripheren Ästen, die sich mit dem üblichen Kontrastmittelkatheter aufgrund ungenügender Kontrastmittelanfüllung nicht anfärben, sowie insbesondere zur Kontrastierung von poststenotisch lokalisierten Gallen- bzw. Pankreasgängen.

Der Durchmesser der entfalteten Ballons variiert zwischen 8,5 und 20 mm. Bei einzelnen Systemen lässt sich die Untersuchung mit einem Ballonkatheter stufenweise von 8,5 mm bis zum maximalen Durchmesser von 15 mm in einem Arbeitsgang durchführen. Der Ballon kann entweder ausschließlich radiologisch kontrolliert oder über einen Führungsdraht platziert werden. Bei den neuartigen dreilumigen Systemen besteht zusätzlich die Möglichkeit, bei liegendem Führungsdraht über das zweite Lumen Kontrastmittel zu injizieren, das dritte Lumen dient dazu, den Ballon zu füllen bzw. zu entleeren (▶ Abb. 2.19).

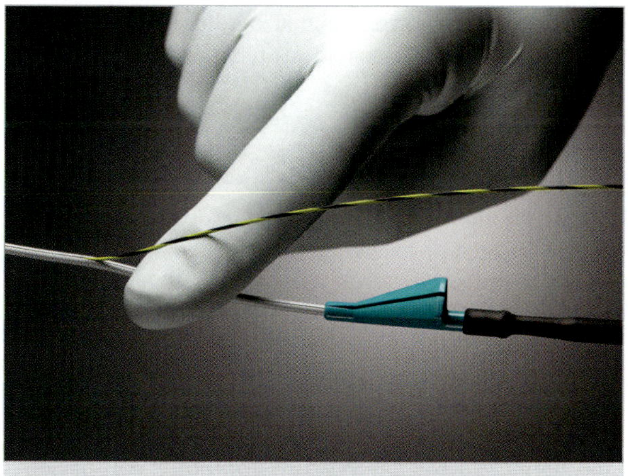

Abb. 2.18 Der Führungsdraht wird vom Katheter herausgelöst (Kurzdrahtsystem von Boston Scientific).

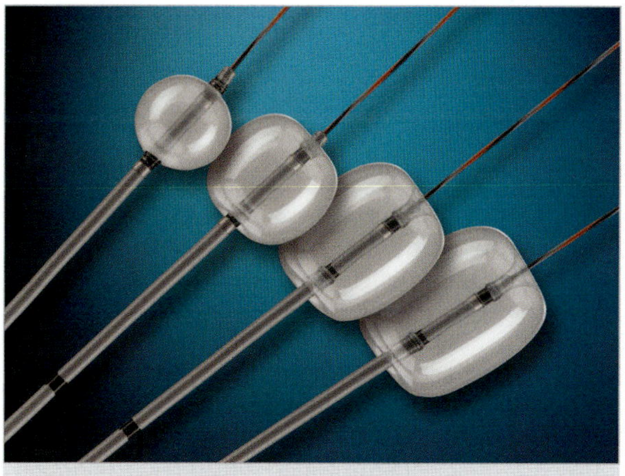

Abb. 2.19 Ballonkatheter (Cook Endoscopy).

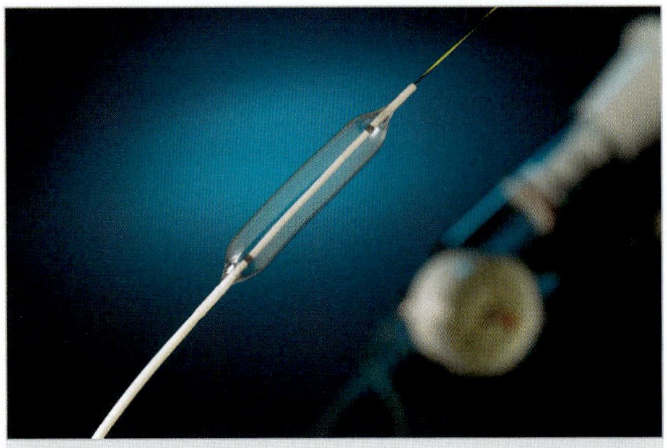

Abb. 2.20 Dilatationskatheter (Hurricane, Boston Scientific).

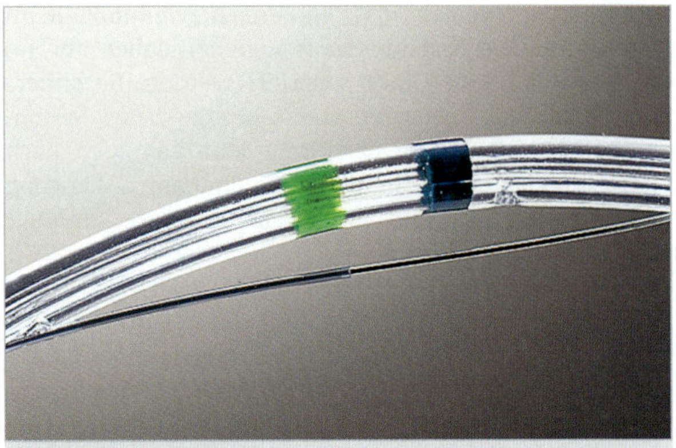

Abb. 2.21 Papillotom mit Kunststoffumhüllung des proximalen Drahtbereiches (Olympus).

Dilatationskatheter kommen besonders bei benignen Stenosen wie bei der primär sklerosierenden Cholangitis (PSC), seltener bei malignen Prozessen zum Einsatz. Die Systeme werden gleichfalls über einen Führungsdraht positioniert und anschließend unter radiologischer Kontrolle mit Flüssigkeit mittels Druckspritze manometrisch kontrolliert entfaltet. Die Durchmesser reichen je nach Katheter von 4 – 10 mm, die Ballonlänge beträgt 2 – 4 cm (▸ Abb. 2.20).

Maligne, insbesondere distal gelegene Gallengangsstenosen wie auch Pankreasgangstenosen sind einfacher mittels **Bougies** zu behandeln, die ebenfalls über einen – wenn möglich – steifen Führungsdraht vorgeschoben werden. Bei diesem Manöver ist es besonders wichtig, initial den Draht und anschließend den Bougie mithilfe des Albarranhebels dicht an der Papille zu halten, damit das System aufgrund des Stenosewiderstandes nicht wieder ins Duodenum zurückspringt. Neben Bougies mit fester Größe von 4 – 10 French gibt es auch mehrstufige Bougies mit sukzessiv ansteigenden Durchmessern von 4 – 7 French, 5 – 8 French sowie 8 – 10 French.

2.2.4 Papillotom, Precut, Nadelmesser

Das Instrumentarium zur Durchführung der Papillotomie hat sich vom Grundprinzip her nur wenig gegenüber dem ursprünglichen sog. Demling-Classen-Papillotom (Erlanger-Papillotom) verändert, das erstmals 1973 am Patienten eingesetzt wurde.

Es besteht aus einem monofilen Stahl- oder Nitinoldraht, der von einem Teflonkatheter umhüllt ist. Das distale Drahtende verlässt den Teflonschlauch je nach Konfiguration 0,5 – 2 cm entfernt von der Teflonspitze und mündet ca. 1 – 4 cm weiter oberhalb wieder in den Teflonschlauch ein. Durch Zug am Handgriff wird die Katheterspitze gebeugt und man erhält somit nach Intubation der Papille den notwendigen direkten Kontakt des Schneidedrahtes mit dem Papillendach. Bei einzelnen Papillotomen ist der proximale Drahtbereich zusätzlich kunststoffumhüllt, um das Endoskop sowie die Duodenalwand vor dem direkten Kontakt mit dem Schneidedraht zu schützen (▸ Abb. 2.21). Die Hersteller bieten unterschiedliche Papillotome an, die sich in puncto Schneidedrahtlänge, Konfiguration der Spitze sowie Kaliberdicke unterscheiden (▸ Abb. 2.22).

Eine Verbesserung zum ursprünglichen Papillotom stellt zweifellos das sog. **Doppellumen-Führungsdrahtpapillotom** dar, das es auch als dreilumige Variante gibt.

Beim doppellumigen Papillotom kann über den zentral innen verlaufenden Kanal Kontrastmittel oder ein Führungsdraht zur besseren Kanülierung platziert werden. Das Kontrastmittel tritt nicht im Bereich der Austrittsstelle des Drahtes, sondern exakt an der distalen Katheterspitze aus. Beim dreilumigen Papillotom besteht die Möglichkeit, bei komplizierten Papillen selektiv primär den gewünschten Gang mittels flexiblem Führungsdraht zu intubieren und anschließend bei liegendem Katheter den Gang zu intubieren und mittels Kontrastmittel vollständig darzustellen.

Merke M!

Tipps für die Auswahl eines Standardpapillotoms:

- Führungsdrahtpapillotom
- verjüngte Spitze
- Nasenlänge 5 mm
- monofiler Draht
- Schneidedrahtlänge 25 mm

Eine Variante stellt das **Precut-Papillotom** dar, bei dem die teflonisolierte Nasenspitze maximal 1 mm beträgt oder der Draht direkt am distalen Ende des Papillotoms beginnt.

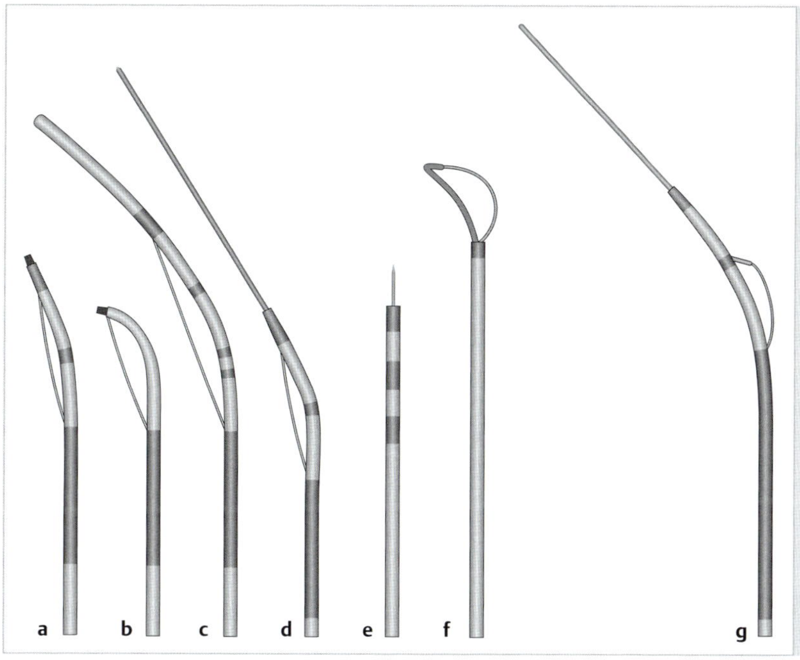

Abb. 2.22 a – g Verschiedene Papillotome (Quelle: [16]).
a Erlanger-Papillotom.
b „Precut"-Papillotom.
c Papillotom mit langer Nase.
d Doppellumen-Papillotom mit Führungsdraht.
e Nadelmesser.
f Billroth-II-Papillotom.
g Doppellumiges Billroth-II-Papillotom mit Führungsdraht.

Beim **Nadelmesser** (Needle Knife), das zur Punktion (Fistulotomie) oder Inzision des Papillendaches eingesetzt wird, tritt der Diathermiedraht in Verlängerung des Teflonkatheters am distalen Ende aus. Die Länge des ausgefahrenen Drahtes ist je nach Befund durch Zug am Handgriff variierbar.

Komplett anders sind die **Billroth-II-Papillotome**, die sog. „Push-Type"-Papillotome, konfiguriert. Man unterscheidet hierbei im Wesentlichen 3 Modelle. Das wohl am häufigsten eingesetzte zweilumige Billroth-II-Papillotom (früher auch als Cremer-Papillotom bezeichnet) besteht aus einem geraden Teflonkatheter, bei dem der Schneidedraht 1 cm von der distalen Spitze entfernt austritt, um nach ca. 1 – 2 cm wieder im Katheter zu verschwinden. Vor allem die Möglichkeit, über den zentralen Kanal Kontrastmittel sowie einen Führungsdraht vorzuschieben, erleichtert die Papillenintubation wesentlich, so dass dieses Modell primär zum Einsatz kommen sollte.

Die beiden weiteren alternativen Systeme sind das Soehendra-Papillotom sowie das sehr selten eingesetzte Haifischflossen-Papillotom. Bei diesen Varianten wird durch Vorschieben des am Handgriff fixierten Drahtes der Schneidedraht zu einem Bogen gespannt bzw. beim Haifischflossen-Papillotom aufgestellt, wodurch er direkten Kontakt mit dem Papillendach erhält (▶ Abb. 2.22).

2.2.5 Steinextraktionskörbe und Lithotripter

Körbchen (Dormia-Körbchen) dienen im Wesentlichen zur Extraktion von Gallengangskonkrementen. Man unterscheidet die einfachen Steinextraktionskörbe (▶ Abb. 2.23) von den besonders bei größeren Steinen einzusetzenden mechanischen Lithotriptern (▶ Abb. 2.24).

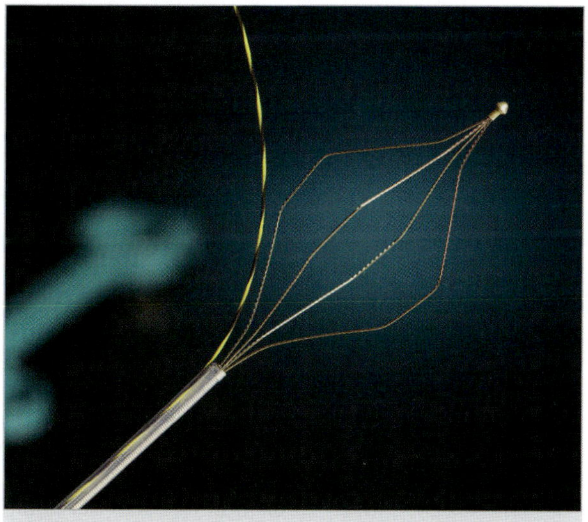

Abb. 2.23 Steinextraktionskorb mit Führungsdraht (Boston Scientific).

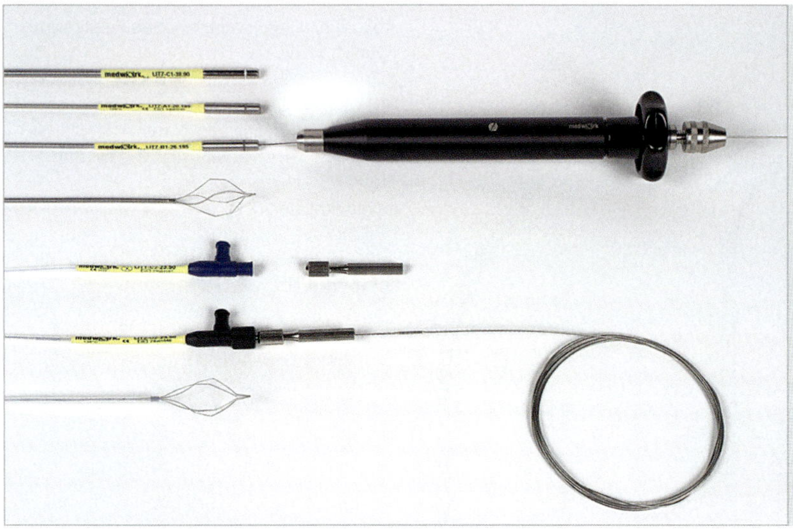

Abb. 2.24 Mechanischer Lithotripter (Medwork).

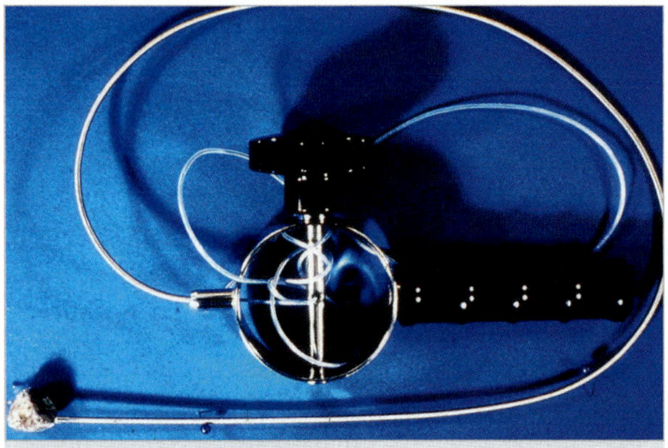

Abb. 2.25 Notfall-Lithotripter.

Alle diese Systeme gibt es in vielfältigen Variationen: 2 – 6 cm Länge, 1,5 – 3 cm Körbchendurchmesser, mit/ohne Führungsdraht, drehbar, 4-, 6- oder 8-armig, mono- bzw. polyfil geflochten.

Bei der mechanischen Lithotripsie wird der Stein mit einem besonders stabilen Korb eingefangen und in der Papille stabilisiert. Anschließend wird nach Entfernen der schützenden Teflonhülle über einen liegenden Stahldraht eine Metallspirale in den Arbeitskanal eingeführt und das proximale Ende des Stahldrahtes im Handgriff fixiert. Durch langsames Drehen am Handgriff wird der Lithotripterkorb schließlich nach und nach vorsichtig in die Metallspirale hineingezogen, bis der Stein in kleinere Fragmente zerbricht. In Einzelfällen kann der Stein derart hart sein, dass die Kraft, die man mit diesem Verfahren aufbringen kann, nicht ausreicht, um den Stein zu zerkleinern. Hierfür bieten einzelne Hersteller einen sog. **Notfall-Lithotripter** an (▸ Abb. 2.25). Bei dieser Technik wird das Endoskop nach Einfangen des Steines bei liegendem Stahldraht vom Patienten entfernt. Anschließend, nach Wechsel auf eine besonders stabile Spirale und Fixierung an einer mechanischen Kurbel, gelingt es dann doch meist, auch besonders harte Steine zu zerbrechen.

Merke **M!**

Die Entscheidung, welches System bzw. welche Korbgröße man einsetzt, ist immer abhängig vom Lokalbefund: Steingröße, Papillenöffnung oder zusätzliche Choledochusenge.

2.3 Röntgentechnik – Strahlenschutz

Die ERCP als kombiniertes endoskopisch-radiologisches Verfahren wird entweder in der jeweiligen Röntgenabteilung durchgeführt oder sinnvoller in einem Raum der endoskopischen Abteilung, der dann aber auch als Gefahrenbereich entsprechend den Richtlinien baulich modifiziert und von außen gekennzeichnet ist. Ziel sollte es sein, dass die Röntgeneinheit integraler Bestandteil des gastroenterologischen Bereiches ist. Überzeugende Argumente wie flexibler und schneller durchführbare Untersuchungen ohne zeitaufwendige komplizierte Absprache bzw. Planung mit dem Röntgeninstitut, die Verfügbarkeit aller notwendigen Instrumentarien vor Ort im eigenen ERCP-Raum sowie die Möglichkeit der raschen gegenseitigen ärztlichen und pflegerischen Unterstützung bei komplizierten Eingriffen sprechen aus langer Erfahrung eindeutig für dieses Konzept.

Der ERCP-Raum, der zudem im Sinne eines Multifunktionsraumes genutzt werden kann, sollte eine ausreichende Größe besitzen (mindestens 30 – 35 m^2), um

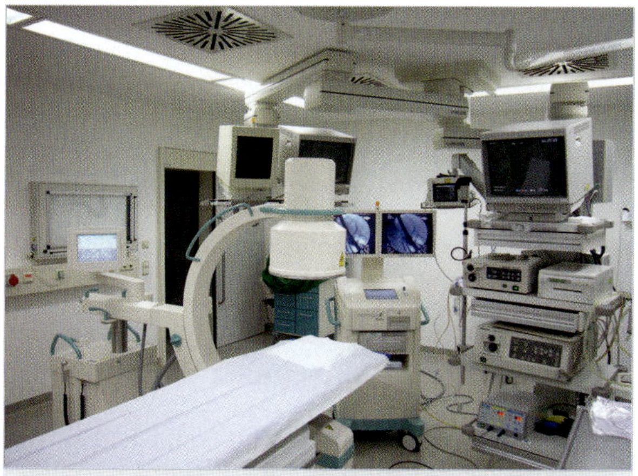

Abb. 2.26 ERCP-Raum mit C-Bogen.

neben dem umfassenden radiologischen und endoskopischen Equipment auch ausreichend Platz für das ärztliche und assistierende Personal zu gewähren (► Abb. 2.26).

2.3.1 Radiologisches Equipment

Neben den bekannten fest installierten Röntgensystemen setzen sich zunehmend sog. **mobile C-Bögen** in der Endoskopie durch. Diese modernen mobilen Röntgenanlagen bestehen in der Regel aus einem Fahrstativ und einem Monitorwagen, die über ein Daten- und Versorgungskabel miteinander verbunden werden. Der Generator und der Bildverstärker oder Flachdetektor befinden sich am Fahrstativ. Beide Komponenten sind durch einen C-förmigen Träger miteinander verbunden. Diese Bauform verleiht der mobilen Röntgenanlage auch seinen Namen: C-Bogen.

Die mobilen Röntgenanlagen bieten mittlerweile eine Funktionalität, die nahezu mit denen einer fest installierten Anlage vergleichbar ist. Die Bedienung der Anlage kann sowohl am Fahrstativ als auch am Monitorwagen erfolgen. ► Abb. 2.27 und ► Abb. 2.28 zeigen jeweils eine mobile Röntgenanlage mit einem Bildverstärker und einem Flachdetektor.

Die zur Durchleuchtung notwendige Röntgenstrahlung wird in der Röntgenröhre des Generators erzeugt. Die Generatorleistung aktueller mobiler Röntgenanlagen bewegt sich zwischen etwa 2 kW und 20 kW. Die höheren Leistungen gewährleisten eine bessere Durchdringung des Patienten und werden durch den Einsatz von Drehanoden in den Generatoren ermöglicht. Bei einigen mobilen Röntgenanlagen hält ein aktives Kühlsystem den Generator auch bei längeren Durchleuchtungszeiten innerhalb der Betriebstemperatur. Damit wird ein temperaturbedingtes Abschalten der Anlage verhindert, was die Sicherheit für den Patienten erhöht.

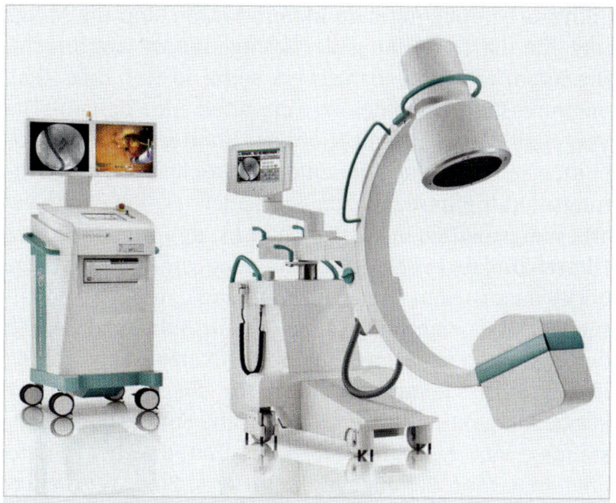

Abb. 2.27 Moderner digitaler C-Bogen mit Bildverstärker (Ziehm Imaging).

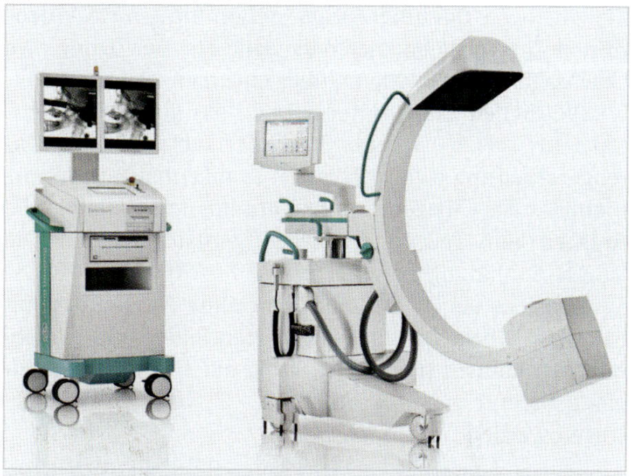

Abb. 2.28 Moderner digitaler C-Bogen mit Flachdetektor (Ziehm Imaging).

Das eigentliche Röntgenbild wird im Detektor am oberen Ende des C-Bogens erzeugt. Hierbei unterscheidet man zwischen herkömmlichen Bildverstärkern und einem Flachdetektor. Im Bildverstärker wird die ankommende Röntgenstrahlung in Elektronen umgewandelt, die dann über eine Elektronenoptik beschleunigt werden. Am fluoreszierenden Ausgangsfenster des Bildverstärkers werden die Elektronen in ein sichtbares Bild umgewandelt, das von einer hochauflösenden CCD-Kamera aufgenommen und digitalisiert wird. Im Flachdetektor hingegen wird das Röntgenbild ohne Elektronenoptik und ohne CCD-Kamera über eine Szintillatorschicht und Photodioden direkt digitalisiert. Die jeweils digitalen Röntgenbilder werden am Bildschirm der Röntgenanlage dargestellt und können im Bildspeicher archiviert werden.

Im und am Monitorwagen erfolgen die Steuerung der mobilen Röntgenanlage, die Bildspeicherung und die

Bildverarbeitung. Auf dem Monitorwagen sind die Monitore für die Darstellung der Röntgenbilder angebracht. Die Kapazität des Bildspeichers sollte in der Lage sein, mehrere Tausend Bilder zu verwalten. Um dynamische Vorgänge wie die Applikation von Kontrastmittel zu dokumentieren, werden in einem speziellen Durchleuchtungsmodus Filmsequenzen aufgezeichnet. Neue Bildverarbeitungsmethoden ermöglichen es, mit verschiedenen Filtertechniken bei niedriger Röntgendosis kontrastreiche Bilder darzustellen. Moderne Röntgengeräte verfügen zusätzlich über eine Pulstechnik, die in Abhängigkeit von der Applikation anstelle von permanenter Strahlung eine gepulste Röntgenstrahlung für die Bilddarstellung verwendet. Diese Technik ermöglicht eine scharfe Darstellung von bewegten Objekten und darüber hinaus eine Reduktion der abgegebenen Dosis. Eine weitere Reduzierung der Röntgendosis wird durch die automatische Dosisleistungsregelung erreicht, die automatisch die optimale Dosis für das darzustellende Objekt einstellt.

Zur analogen **Dokumentation** stehen integrierte Videoprinter für Thermopapier oder Folie zur Verfügung. Die Übertragung von Bilddaten über eine digitale Schnittstelle (DICOM) an Laserprinter oder in ein digitales Patientenarchiv (PACS) ist heute Stand der Technik in der Datenverarbeitung eines modernen Krankenhauses. Um die Mobilität des C-Bogens optimal auszunutzen, können die Anlagen zum Teil mit WLAN ausgerüstet werden. Die WLAN-Anbindung ermöglicht den Zugriff auf ein PACS-System oder ein DICOM-Netzwerk ohne Anschluss eines Netzwerkkabels. Die abgespeicherten Bilder und Filmsequenzen können schließlich direkt auf transportable digitale Datenträger (z. B. USB-Stick, CD-ROM, DVD) übertragen werden.

Die Untersuchung kann in Begleitung eines zweiten Arztes, der das Röntgengerät bedient, durchgeführt werden oder aber der Endoskopiker ist auch für die Röntgendokumentation verantwortlich und betätigt mittels Fußschalter auch die Röntgeneinheit. Unabhängig hiervon sollte für alle Beteiligten sowohl das radiologische als auch das endoskopische Monitorbild ergonomisch akzeptabel einsehbar sein (▶ Abb. 2.29).

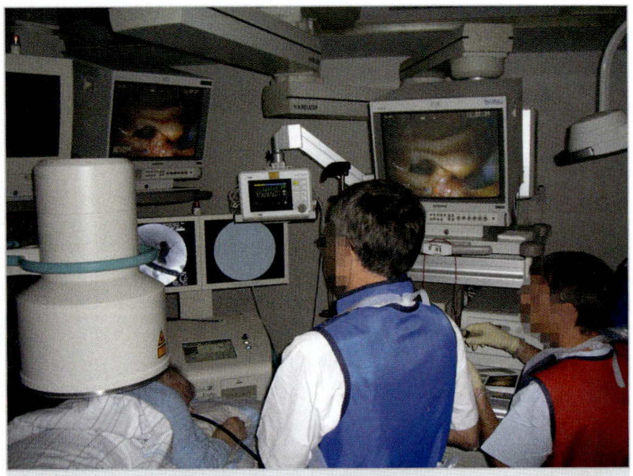

Abb. 2.29 Bei der ERCP-Untersuchung müssen die radiologischen und endoskopischen Monitorbilder gut einsehbar sein.

Merke **M!**

Grundsätzlich sind für Röntgengeräte, die in der Endoskopie eingesetzt werden, folgende Leistungsmerkmale wünschenswert:

1. eine Generatorleistung beginnend von 2 kW (mobile C-Bögen) bis ca. 80 kW bei fest installierten Anlagen
2. gepulste Durchleuchtung
3. umfassender Bildverstärker (z. B. 31 cm) oder leistungsstarker Flachdetektor (30 × 30 cm)
4. digitale Bildverarbeitung
5. ausreichende Speicherkapazität
6. automatische Dosisleistungsregulierung
7. Kühlsystem bei längeren Durchleuchtungszeiten
8. Grauwertauflösung bei mindestens 1024 Graustufen
9. automatisches Organprogramm abgestimmt auf die Endoskopie und damit auf die Weichteildarstellung

2.3.2 Röntgenverordnung

Entsprechend der Röntgenverordnung sind nach § 36 alle Mitarbeiter, die einer Strahlenexposition ausgesetzt sind, jährlich über den Schutz vor Röntgenstrahlung zu unterweisen.

Schutzmaßnahmen vor Röntgenstrahlung für strahlenexponiertes Personal wie ausreichende Schutzkittel mit entsprechendem Bleigleichwert, Schilddrüsenschutz, Röntgenschutzbrille, Minimierung der Expositionszeit, Bewahrung des größtmöglichen Abstandes sowie das Tragen der Röntgenplakette bzw. eines zusätzlichen Stabdosimeters zur Überwachung der Personendosis sind unbedingt einzuhalten (§ 31 RöV).

Die durch eine Röntgenuntersuchung bedingte Strahlenexposition der Patienten ist durch Begrenzung der Durchleuchtungszeit, exaktes Einblenden des Feldes sowie präzise Positionierung des Bildverstärkers und der Bildröhre soweit wie möglich einzuschränken (§ 25 und 26 RöV). Zusätzliche Schutzmaßnahmen wie Abdeckung nicht untersuchungsrelevanter Organe wie Gonaden und soweit möglich Ovarien sind zu beachten.

Die in der Neufassung vom 04. 10. 2011 gültige Röntgenverordnung zur Durchführung von Röntgenuntersuchungen enthält weitere Kernpunkte, die im Folgenden auszugsweise wiedergegeben werden [17]:

- rechtfertigende Indikation als Voraussetzung für die Anwendung von Röntgenstrahlen an Menschen in der Heilkunde (§ 23)

- Befragung gebärfähiger Frauen über eine eventuell bestehende Schwangerschaft und Dokumentation der Befragung (§ 23)
- Zulässigkeit und Voraussetzungen der Teleradiologie (§ 3/4)
- Mitwirkung eines Medizinphysik-Experten (Dipl.-Physiker) bei der Untersuchung und Behandlung von Menschen mit Röntgenstrahlen (§ 27)
- Aktualisierung der Fachkunde im Strahlenschutz alle 5 Jahre (§ 18)
- Dokumentation der Strahlenexposition des Patienten mit Dosiserfassung, der rechtfertigenden Indikation und des Befundes (§ 28)
- Bereithaltung und Anbietung von Röntgenpässen (§ 28)
- detaillierte Bestimmungen zur Anwendung von Röntgenstrahlen in der medizinischen Forschung einschließlich Genehmigungspflicht (§ 28 b, c)
- Absenkung der Dosisgrenzwerte für die Bevölkerung und für beruflich strahlenexponierte Personen (§ 31, 32)
- spezielle Grenzwerte zum Schutz des ungeborenen Kindes bei beruflicher Strahlenexposition der Mutter (§ 31 a/4)
- spezielle Grenzwerte zum Schutz des ungeborenen Kindes bei schwangeren Patientinnen (§ 25/4)

Einige Punkte im Einzelnen:

Rechtfertigende Indikation (§ 23)

(1) Röntgenstrahlung darf unmittelbar am Menschen in Ausübung der Heilkunde oder Zahnheilkunde nur angewendet werden, wenn eine Person nach § 24 Abs. 1 Nr. 1 oder 2 (**Personen, die als Ärzte approbiert sind und die erforderliche Fachkunde im Strahlenschutz besitzen**) hierfür die rechtfertigende Indikation gestellt hat. Die rechtfertigende Indikation erfordert die Feststellung, dass der gesundheitliche Nutzen der Anwendung am Menschen gegenüber dem Strahlenrisiko überwiegt. Andere Verfahren mit vergleichbarem gesundheitlichem Nutzen, die mit keiner oder einer geringeren Strahlenexposition verbunden sind, sind bei der Abwägung zu berücksichtigen. Eine rechtfertigende Indikation nach Satz 1 ist auch dann zu stellen, wenn die Anforderung eines überweisenden Arztes vorliegt. Die rechtfertigende Indikation darf nur gestellt werden, wenn der die rechtfertigende Indikation stellende Arzt den Patienten vor Ort persönlich untersuchen kann, es sei denn, es liegt ein Anwendungsfall des § 3 Abs. 4 vor. § 28 a bleibt unberührt.
(2) Der die rechtfertigende Indikation stellende Arzt hat vor der Anwendung, erforderlichenfalls in Zusammenarbeit mit dem überweisenden Arzt, die verfügbaren Informationen über bisherige medizinische Erkenntnisse heranzuziehen, um jede unnötige Strahlenexposition zu vermeiden. Patienten sind über frühere medizinische Anwendungen von ionisierender Strahlung, die für die vorgesehene Anwendung von Bedeutung sind, zu befragen.
(3) Vor einer Anwendung von Röntgenstrahlung in der Heilkunde oder Zahnheilkunde hat der anwendende Arzt gebärfähige Frauen, erforderlichenfalls in Zusammenarbeit mit dem überweisenden Arzt, zu befragen, ob eine Schwangerschaft besteht oder bestehen könnte. Bei bestehender oder nicht auszuschließender Schwangerschaft ist die Dringlichkeit der Anwendung besonders zu prüfen.

Besondere Schutz-, Aufklärungs- und Aufzeichnungspflichten (§ 28 c)

Die Durchleuchtungszeit sollte im ERCP-Befund angegeben werden.

Aufzeichnungspflichten, Röntgenpass (§ 28)

Bei Röntgenuntersuchungen sind Röntgenpässe bereitzuhalten und der untersuchten Person anzubieten.

Aufbewahrungspflicht (§ 28 Abs. 3)

Aufzeichnungen über Röntgenbehandlungen sind 30 Jahre lang, Röntgenbilder und Untersuchungsprotokolle 10 Jahre lang aufzubewahren.

Fachkunde (§ 18 a)

(1) Die erforderliche Fachkunde im Strahlenschutz wird in der Regel durch eine für den jeweiligen Anwendungsbereich geeignete Ausbildung, praktische Erfahrung und die erfolgreiche Teilnahme an von der zuständigen Stelle anerkannten Kursen erworben.

(2) Die Fachkunde im Strahlenschutz muss mindestens alle fünf Jahre durch eine erfolgreiche Teilnahme an einem von der zuständigen Stelle anerkannten Kurs oder anderen von der zuständigen Stelle als geeignet anerkannten Fortbildungsmaßnahmen aktualisiert werden.

In den Richtlinien „Fachkunde und Kenntnisse im Strahlenschutz …" [17] wird dieses genauer erläutert.

Entsprechend dieser gesetzlichen Vorgaben muss ein in der Röntgendiagnostik (z. B. ERCP) tätiger Arzt eine spezielle Sachkunde sich aneignen und bestimmte Strahlenschutzkurse zum Erwerb der Fachkunde belegen.

In § 4.1 der Richtlinie **Fachkunde** und Kenntnisse im Strahlenschutz bei dem Betrieb von Röntgeneinrichtungen in der Medizin und Zahnmedizin vom 22. Dezember 2005 heißt es: „Die erforderliche Fachkunde im Strahlenschutz wird in der Regel durch eine für den jeweiligen Anwendungsbereich geeignete Ausbildung, praktische Erfahrung (Sachkunde) und die erfolgreiche Teilnahme an von den zuständigen Stellen anerkannten Kursen erworben".

Der Absatz 4.1.1 zur **Sachkunde** lautet: „Die Sachkunde umfasst theoretisches Wissen und praktische Erfahrung bei der Anwendung von Röntgenstrahlung am Menschen in dem jeweiligen medizinischen Anwendungsgebiet. Die Sachkunde ist unter ständiger Aufsicht einer Person mit der erforderlichen Fachkunde im Strahlenschutz und in einer Einrichtung (z. B. Klinik, Arztpraxis) innerhalb Deutschlands zu erwerben ...".

Hierbei wird für die „Röntgendiagnostik in einem sonstigen begrenzten Anwendungsbereich" (Tab. 4.2.1 Nummer 4 der Richtlinie), z. B. durchleuchtungsgestützte Endoskopie gefordert: 100 unter Aufsicht eines fachkundigen Arztes selbstständig durchgeführte und befundete Untersuchungen während einer mindestens sechsmonatigen Ausbildungsdauer (Abs. 4.2.1).

Konkret: Mindestens 100 Röntgenuntersuchungen während 6 Monaten oder länger in Anwesenheit eines Kollegen, der die entsprechende Fachkunde besitzt.

Neben dieser Sachkunde sind folgende Strahlenschutzkurse zur Erlangung der Fachkunde im Strahlenschutz zu absolvieren:

1. Kenntniskurs (8 h – vor Beginn einer Tätigkeit mit Röntgenstrahlung)
2. Grundkurs Strahlenschutz (mindestens 24 h)
3. Spezialkurs Strahlenschutz (mindestens 20 h)
4. Spezialkurs Interventionsradiologie (mindestens 4 h)

Nach Erwerb der Fachkunde muss diese mindestens alle 5 Jahre durch einen achtstündigen Aktualisierungskurs ergänzt werden. Dies sind die gesetzlichen Bestimmungen.

2.4 Hygienerichtlinien

Die ERCP geht im Vergleich zu anderen endoskopischen Verfahren, insbesondere bei interventionellen Maßnahmen, mit einem erhöhten Infektionsrisiko für den Patienten einher. Umso wichtiger ist hierbei auf das absolut korrekte Einhalten der entsprechenden Hygienerichtlinien zu achten.

Dies gilt insbesondere für die Vorbereitung der Untersuchung, die Durchführung der Endoskopie und ganz speziell für die anschließende Reinigung, Desinfektion und Sterilisation des Instrumentariums (▶ Abb. 2.30). Die Verantwortung für die Patientensicherheit liegt hierbei ganz besonders beim Endoskopiker.

Die hygienischen Probleme wurden erstmalig Anfang der 90er Jahre durch spektakuläre Fallberichte über Hepatitisinfektionen, Campylobacter-Übertragungen sowie tödliche septischen Komplikationen erkannt, was zu systematischen Untersuchungen und schließlich zur Umsetzung entsprechender hygienischer Maßnahmen führte. Insbesondere die Ergebnisse der prospektiv an 25 Kliniken und 30 Praxen durchgeführten HYGEA-Studie, bei der sich herausstellte, dass ca. 50 % der überprüften Instrumente hygienisch zu beanstanden waren, demonstrierten die Problematik der Hygiene in der Endoskopie [2].

2.4.1 Infektionsrisiko

Das Spektrum der publizierten Keimübertragungen ist beträchtlich mit zum Teil sehr unterschiedlichen Infektionswegen (▶ Tab. 2.5). Durch Endoskope und endoskopi-

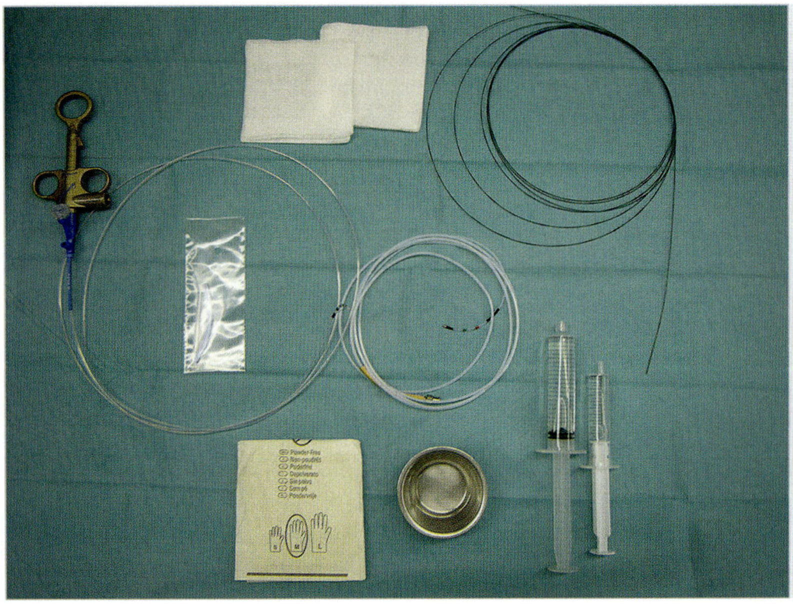

Abb. 2.30 ERCP-Untersuchungstisch mit sterilem Instrumentarium.

Tab. 2.5 Infektionswege mit Mikroorganismen.

Übertragungsweg	Erreger
aerogen	Mycobacterium tuberculosis
Speichel	HBV, HCV, HIV
Schleim	Helicobacter pylori
Stuhl	Salmonellen, HAV, Kryptosporidien
Blut	HBV, HCV, HIV

sches Zusatzinstrumentarium können Viren (z. B. Hepatitis B, Hepatitis C, HIV), Bakterien (z. B. Salmonellen, Mykobakterien, Pseudomonaden, Helicobacter pylori), Protozoen (z. B. Kryptosporidien), Pilze und Würmer (z. B. Strongyloides) übertragen werden [1, 12].

Das Risiko einer Übertragung Prionen-assoziierter Erkrankungen durch endoskopische Eingriffe ist aufgrund der geringen Prävalenz der Erkrankung nicht quantifizierbar. Entsprechende Fälle sind bisher nicht beschrieben. Besteht der Verdacht, können spezielle Leihgeräte von den Endoskopiefirmen angefordert oder alternativ können diese Patienten in der Neurologischen Klinik der Universitätsklinik Göttingen (Referenzzentrum für Prionen-Erkrankungen) vorgestellt werden.

Das Infektionsrisiko für Patienten hängt zum einen von der Art der endoskopischen Maßnahmen (diagnostische oder therapeutische Intervention) und zum anderen von patientenbezogenen Besonderheiten (Herzklappenfehler, Klappenersatz) ab. Auch die technische und hygienische Güte des Gerätes sowie die Kompetenz und Erfahrung des Untersuchers spielen hierbei eine Rolle.

Merke M!

Die Hauptrisiken für eine Infektionsübertragung ergeben sich somit aus der technischen Konstruktion der Geräte, der Art des Zubehörs, falschem Sicherheitsbewusstsein des Personals sowie durch Nichtbeachtung der hygienischen Vorschriften.

Die Infektion kann verursacht sein
- durch endogene Verschleppung körpereigener Mikroorganismen,
- durch Übertragen von Mikroorganismen via Endoskop/-zubehör von einem anderen Patienten oder
- durch sekundäre Kontamination des Systems im Rahmen der Desinfektion oder Aufbereitung [9].

2.4.2 Praxis der Geräteaufbereitung

Im April 2002 wurden vom Robert-Koch-Institut 2 neue umfassende Empfehlungen „Zur Aufbereitung flexibler Endoskope, zur Aufbereitung von endoskopischen Zusatzinstrumenten und zu baulichen Voraussetzungen für Endoskopieeinrichtungen" publiziert [6].

Grundsätzlich werden vollautomatische Waschmaschinen (▶ Abb. 2.31) empfohlen, obwohl auch die rein manuelle Reinigung bei exakter Einhaltung der Vorschriften eine ebenso hygienische Aufbereitung darstellt. Die Waschmaschinen als geschlossenes System sind jedoch in der täglichen Praxis sicherer, der Aufbereitungszyklus ist standardisiert und bietet hinsichtlich Patienten- und Personalschutz die größte Sicherheit (Nachteil: hoher Anschaffungspreis, enorme Energiekosten und Ausgaben für Desinfektionsmittel).

▶ Tab. 2.6 zeigt die verschiedenen Aufbereitungsverfahren bei manueller bzw. maschineller Vorgehensweise.

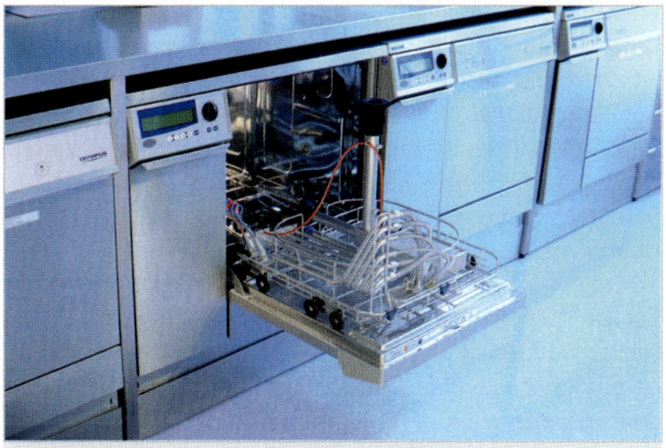

Abb. 2.31 Waschmaschine ETD-3 (Olympus).

Tab. 2.6 Aufbereitungsverfahren für Endoskope [6].

	Manuell ggf. teilmaschinell	Maschinell
Vorreinigung	Abwischen des Endoskops Durchspülen der Kanäle im Untersuchungsraum	
manuelle Reinigung	„Bürstenreinigung"	
Reinigungsspülung	manuell im Aufbereitungsraum luftblasenfreies Einlegen und Durchspülen mit Desinfektionslösung	Waschmaschine
Schlussspülung	manuell im Aufbereitungsraum	Waschmaschine
Trocknung	manuell im Aufbereitungsraum	Waschmaschine

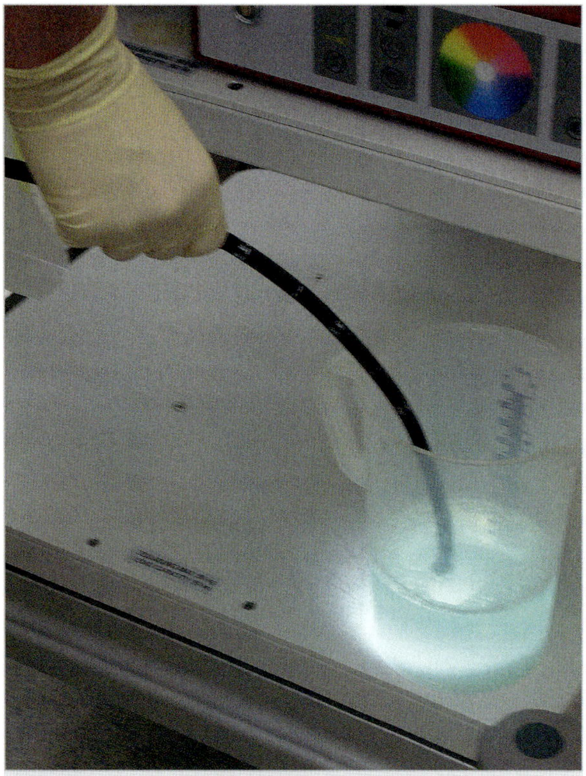

Abb. 2.32 Durchsaugen und Spülen der Instrumente direkt nach der Untersuchung.

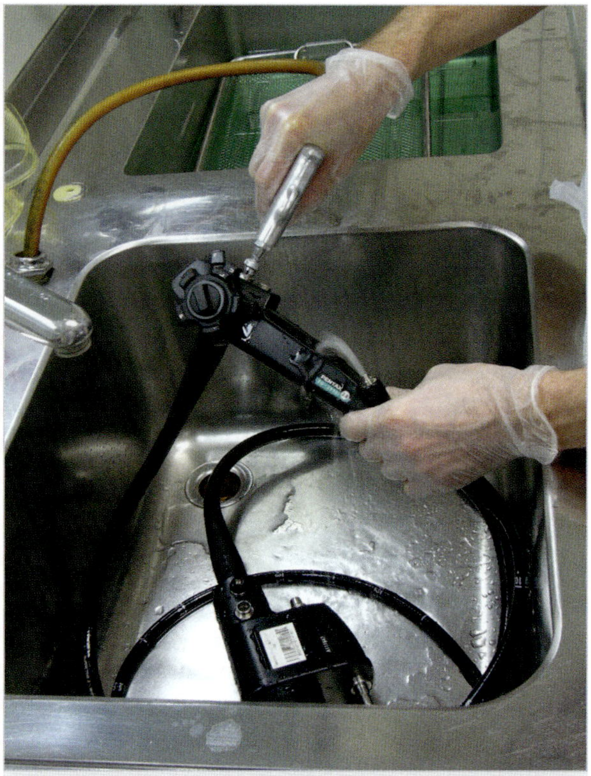

Abb. 2.33 Manuelle Reinigung des Endoskops.

Vorreinigung beinhaltet: Direkt nach Beendigung der Untersuchung das Endoskop mit einem Einwegtuch abwischen und anschließend das distale Ende in ein Gefäß mit Reinigungslösung eintauchen, abwechselnd das Absaug- und Luftventil betätigen und die Endoskopiekanäle durchsaugen (▶ Abb. 2.32). Abschließend die Kanäle mit Luft leer saugen und das Endoskop in den Aufbereitungsraum bringen.

Vor der obligaten intensiven manuellen Reinigung den Dichtigkeitstest durchführen. Die **manuelle Reinigung** ist ein zentraler Punkt in der Aufbereitung flexibler Endoskope, die auch beim Einsatz von vollautomatischen Waschmaschinen diesen vorgeschaltet sein muss (▶ Abb. 2.33). Nur was sauber ist, kann auch desinfiziert werden (▶ Abb. 2.34)!

Als **Reinigungslösung** für die Vorreinigung und manuelle Reinigung sollen die von den Endoskopherstellern empfohlenen Chemikalien eingesetzt werden, überwiegend oberflächenaktive nicht schäumende Substanzen (Tenside), enzymatische Reiniger oder nachgewiesenermaßen kombiniert reinigende und desinfizierende Lösungen. Aldehyde können zur Fixierung von Eiweiß führen, ihr Einsatz bei der Reinigung wird daher nicht empfohlen. Sämtliche Teile des Endoskops sind zu behandeln: Au-

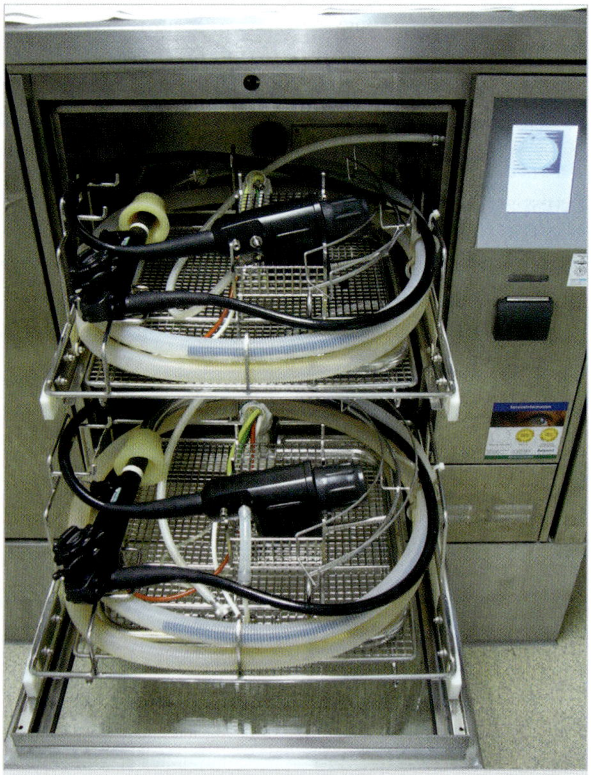

Abb. 2.34 Waschmaschine mit Endoskopen.

ßenmantel, Kanal- und Ventilöffnungen, Steuerungsteile, Albarranhebel, alle zugänglichen Kanalsysteme.

Bei der abschließenden **Desinfektion** werden noch anhaftende Mikroorganismen mit Ausnahme bakterieller Sporen soweit abgetötet bzw. inaktiviert, dass von dem desinfizierten Endoskop bei Kontakt mit der Haut oder Schleimhaut keine Infektionsgefahr ausgehen kann.

Zur Desinfektion flexibler Endoskope und endoskopischen Zusatzinstrumentariums werden aufgrund der breiten und guten Wirksamkeit bisher fast ausschließlich aldehydische Lösungen verwendet. Weitere Substanzen werden erprobt, hierbei dürfen grundsätzlich nur Desinfektionsmittel mit nachgewiesener antibakterieller, antiviraler und fungizider Wirksamkeit zum Einsatz kommen.

Als Alternative zu aldehydischen Lösungen kommt zunehmend die Peressigsäure (PAA) zum Einsatz. Insbesondere im europäischen Ausland, z. B. in Italien und in Frankreich, wird in den Waschmaschinen ausschließlich Peressigsäure verwendet, Glutaraldehyd ist hier gesetzlich aufgrund der Arbeitsschutzrisiken verboten. Vorteile der Peressigsäure sind zum einen das umfassende Wirkungsspektrum einschließlich der Inaktivierung von bakteriellen Sporen, sie verhindert die Biofilmbildung und führt seltener zu allergischen Gesundheitsproblemen beim Endoskopiepersonal. Darüber hinaus benötigen die Waschmaschinen wegen der hervorragenden Desinfektionsleistung der Peressigsäure niedrigere Prozesstemperaturen von nur 35 °C, was den gesamten Arbeitszyklus um 10 – 25 % verkürzen soll. Von Nachteil ist der zwei- bis dreimal höhere Preis im Vergleich zu aldehydischen Lösungen [3].

Peressigsäure wird von verschiedenen Chemieherstellern angeboten, ebenso enthalten die meisten Waschmaschinen PAA-Zyklen als Option. Vor dem Einsatz von Peressigsäure bzw. dem Umrüsten einer Waschmaschine sollten unbedingt die technischen Einzelheiten mit den beteiligten Firmen geklärt werden.

Im geschlossenen System der Waschmaschine erfolgt nun das **Nachspülen** mit sterilem Wasser und abschließend die **Trocknung** des Endoskops. Anschließend werden die Endoskope in speziellen Endoskopieschränken aufgehängt (▶ Abb. 2.35).

Bei manueller oder teilmaschineller Aufbereitung sind alle Kanäle des Endoskops vor der Lagerung mit Luft (Druckluft bis maximal 0,5 bar) trocken zu blasen. Die zusätzliche Spülung mit 70 % Isopropanol vor der Trocknung kann das Desinfektionsergebnis verbessern, ist jedoch nicht verbindlich vorgeschrieben, beim Einsatz der Waschmaschine ist dies überflüssig.

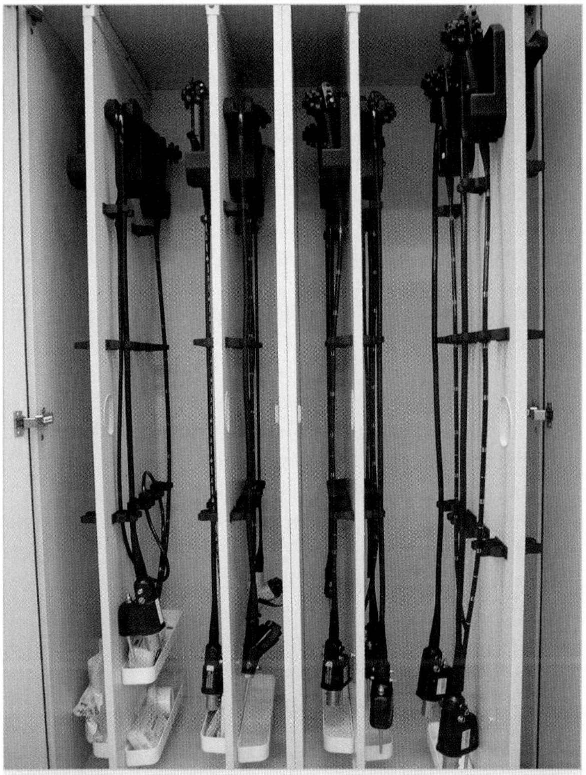

Abb. 2.35 Endoskopschrank.

Nach den RKI-Richtlinien zur Durchführung der Aufbereitung flexibler Endoskope wird eine **„rückverfolgende Dokumentation der Aufbereitung“** verlangt. Ziel ist es, bei einer möglicherweise durch die endoskopische Untersuchung verursachten Infektion eines Patienten die Aufbereitung analysieren zu können.

Dieses Protokoll sollte die Seriennummer der Waschmaschine sowie des aufbereiteten Endoskops, den Namen der Person, die das Endoskop vorgereinigt und in die Waschmaschine eingelegt hat, sowie die jeweiligen Patientendaten und die Prozessparameter des Reinigungsvorganges enthalten. Dies kann handschriftlich erfolgen, besser natürlich durch Papierausdruck oder optimal durch automatische Eingabe in das jeweilige EDV-gestützte Befundsystem. Die neueren Waschmaschinen enthalten alle diese Dokumentationsmöglichkeiten.

Für das endoskopische **Zusatzinstrumentarium** gelten ähnliche sterile Bedingungen wie für die Aufbereitung von Endoskopen. Endoskopisches Zubehör, das bei therapeutischen Eingriffen an Gallengängen und am Pankreas verwendet wird und die Mukosa penetriert (z. B. Biopsiezange, Papillotom und Schlinge), muss im Rahmen der Aufbereitung sterilisiert werden. Sterilisation bedeutet das Abtöten bzw. die Inaktivierung sämtlicher Mikroorganismen, inklusive bekannter Sporen.

Injektionsnadeln sind grundsätzlich als **Einwegprodukte** einzusetzen, da eine Aufbereitung von mit Blut kontaminierten Injektionsnadeln technisch schwierig ist und ein hohes Verletzungs- und Infektionsrisiko in sich birgt. Auch Ballonkatheter sollten als Einwegartikel eingesetzt werden, da deren Aufbereitung und Sterilisation – falls überhaupt möglich – als sehr schwierig gilt.

Bei Einwegprodukten liegt die Verantwortung beim Hersteller. **Werden Einmalartikel (sog. „single use") wieder aufbereitet, wird der Anwender haftungsrechtlich zum Hersteller!**

Grundsätzlich geht heute, wie in den USA, die Tendenz in Richtung Einwegprodukte, nicht nur bei Ballonkathetern und Injektionsnadeln, sondern auch bei Papillotomen, Führungsdrähten und Prothesen-Sets. Einwegprodukte sind hygienisch sicherer, unser Assistenzpersonal wird entlastet und diese Systeme sind aufgrund der erhöhten Stückzahlen darüber hinaus deutlich kostengünstiger geworden.

2.4.3 Weitere Maßnahmen

Die Empfehlungen der Kommission für Krankenhaushygiene und Infektionsprävention beim Robert-Koch-Institut enthalten noch weitere wichtige Punkte, die beachtet werden müssen:

1. **Apparative Ausstattung und personelle Anforderungen:**
   - nach Möglichkeit getrennte Aufbereitungsräume für Untersuchungen des oberen und unteren GI-Traktes
   - qualifiziertes Endoskopiepflegepersonal (Fachweiterbildung „Endoskopie")
   - regelmäßige hygiene- und fachspezifische Schulungen
   - dokumentierter Hygieneplan für die jeweilige Einrichtung
2. **Qualitätssicherung**
   - regelmäßige mikrobiologische Kontrolle der Endoskope
3. **Maßnahmen zum Schutz des Personals**
   - Schutz vor Kontamination (Einmalhandschuhe, Bereichskleidung, ggf. Mund-Nasenschutz sowie Schutzbrille)
   - Schutz vor Verletzungen
   - Infektionsschutz durch Impfungen (Hepatitis-B-Impfung)
   - Reduzierung der Aldehydbelastung.

Merke M!

Die Einhaltung dieser Hygienestandards ist nicht Aufgabe nur des Assistenzpersonals, sondern liegt in der Verantwortung des endoskopierenden Arztes.
Hygiene ist integraler Bestandteil des Qualitätsmanagements in der Gastroenterologie.

Literatur

[1] Aumeran C, Poincloux L, Souweine B et al. Multidrug-resistant Klebsiella pneumoniae outbreak after endoscopic retrograde cholangiopancreatography. Endoscopy 2010; 42: 895 – 899

[2] Bader L, Blumenstock G, Birkner B et al. HYGEA (Hygiene in der Gastroenterologie – Endoskop-Aufbereitung): Studie zur Qualität der Aufbereitung von flexiblen Endoskopen in Klinik und Praxis. Z Gastroenterol 2002; 40: 157 – 170

[3] Beilenhoff U, Neumann CS, Rey JF et al. ESGE-ESGENA guideline: Cleaning and disinfection in gastrointestinal endoscopy. Update 2008. Endoscopy 2008; 40: 939 – 957

[4] Chen YK, Pleskow DK. SpyGlass single-operator peroral cholangiopancreatoscopy system for the diagnosis and therapy of bile-duct discorders: a clinical feasibility study (with video). Gastrointest Endosc 2007; 65: 832 – 841

[5] Choi HJ, Moon JH, Ko BM et al. Overtube-balloon-assisted direct peroral cholangioscopy by using an ultra-slim upper endoscope (with videos). Gastrointest Endosc 2009; 69: 935 – 940

[6] Empfehlung der Kommission für Krankenhaushygiene und Infektionsprävention beim Robert Koch-Institut (RKI). Anforderungen an die Hygiene bei der Aufbereitung flexibler Endoskope und endoskopischen Zusatzinstrumentariums. Bundesgesundheitsbl – Gesundheitsforsch – Gesundheitsschutz 2002; 45: 395 – 411

[7] Judah JR, Draganov PV. Intraductal biliary and pancreatic endoscopy: An expanding scope of possibility. World J Gastroenterology 2008; 14: 3129 – 3136

[8] Laasch HU, Tringali A, Wilbraham L et al. Comparison of standard and steerable catheters for bile duct cannulation in ERCP. Endoscopy 2003; 35: 669 – 674

[9] Leiß O, Beilenhoff U, Bader L et al. Leitlinien zur Aufbereitung flexibler Endoskope und endoskopischen Zusatzinstrumentariums im internationalen Vergleich. Z Gastroenterol 2002; 40: 531 – 542

[10] McCarthy JH, Miller GL, Laurence BH. Cannulation of the biliary tree, cystic duct, and gallbladder using a hydrophilic polymer-coated steerable guide wire. Gastrointest Endosc 1990; 36: 386 – 389

[11] Moon JH, Ko BM, Choi HJ et al. Intraductal balloon-guided direct peroral cholangioscopy with an ultraslim upper endoscope (with videos). Gastrointest Endosc 2009; 70: 297 – 302

[12] Muscarella LF. Investigation and prevention of infectious outbreaks during endoscopic retrograde cholangiopancreatography. Endoscopy 2010; 42: 957 – 959

[13] Neuhaus H. Performance, length, and cost of endoscopic retrograde cholangiopancreatography guide wires: which is the best mix of features? Endoscopy 2006; 38: 1146 – 1148

[14] Riemann JF, Kohler B, Weber J. Differentialindikationen zur peroralen Pankreatikoskopie. Z Gastroenterol 1991; 29: 134 – 136

[15] Shim CS, Neuhaus H, Tamada K. Direct Cholangioscopy. Endoscopy 2003; 35: 752 – 758

[16] Soehendra N, Binmoeller KF, Seifert H et al. Praxis der therapeutischen Endoskopie. Stuttgart: Thieme; 1997

[17] Verordnung über den Schutz vor Schäden durch Röntgenstrahlen (Röntgenverordnung-RöV) in der Fassung der Bekanntmachung vom 30. April 2003 (BGBl. I S. 604), geändert durch Artikel 2 der Verordnung vom 04. Oktober 2011 (BGBl. I S. 2000)

[18] Waxman I, Dillon T, Chmura K et al. Feasibility of a novel system for intraductal balloon-anchored direct peroral cholangioscopy and endotherapy with an ultraslim endoscope (with videos). Gastrointest Endosc 2010; 72: 1052 – 1056

3 Vorbereitung und Durchführung der Untersuchung

Bernd M. Kohler

3.1 Patientenaufklärung und Vorbereitung

Die Patientenaufklärung vor einer ERCP entspricht derjenigen bei der gastroenterologischen Endoskopie. Der Patient ist bei elektiven Eingriffen mindestens 24 Stunden vor der geplanten Untersuchung ausführlich über den Untersuchungsablauf sowie die möglichen Komplikationen verbal und schriftlich aufzuklären, abschließend ist von ihm und vom informierenden Arzt ein entsprechender Aufklärungsbogen gegenzuzeichnen. Das schriftlich gegebene Einverständnis ersetzt nicht das persönliche ärztliche Gespräch, das individuell auf die Situation des Patienten abgestimmt sein sollte [12]. Es ist darauf hinzuweisen und sicherzustellen, dass der Patient nach der Prämedikation am selben Tag nicht selbstständig Auto fahren bzw. an Maschinen arbeiten oder wichtige Verhandlungen führen darf (posttherapeutische Sicherungsaufklärung).

Der Aufklärungsbogen sollte – sofern bekannt – durch Komplikationszahlen der jeweiligen Klinik oder sogar des entsprechenden Untersuchers ergänzt werden [4]. Weiterhin ist der Patient auch über Alternativmethoden zu informieren, beispielsweise die Magnetresonanz-Cholangiopankreatikografie (MRCP) oder die endoskopische Ultraschall-Untersuchung (EUS), die bei nicht eindeutigen Vorbefunden bzw. Indikationen dann primär vor einer ERCP einzusetzen sind. Auch vor Wiederholungsuntersuchungen ist aus juristischer Sicht eine nochmalige komplette Aufklärung zu empfehlen.

Im Rahmen des Aufklärungsgesprächs ist der Patient nach gerinnungshemmenden Medikamenten, insbesondere explizit nach den modernen oralen Antikoagulanzien (Dabigatran, Rivaroxaban, Apixaban usw.), die nicht durch den Quickwert erfasst werden, zu befragen. Cumarinderivate sind selbstverständlich rechtzeitig abzusetzen oder der Quickwert muss auf mindestens 50% (INR 1,5) angehoben werden; die Thrombozyten sollten minimal 50 000 Thrombozyten/mm^3 betragen. Für die neuen oralen Thrombin- bzw. Faktor-Xa-Inhibitoren gilt eine mindestens 24-stündige Therapiepause vor einer endoskopischen Intervention. Nach den aktuellen Leitlinien kann auch unter Acetylsalicylsäure bzw. Clopidogrel papillotomiert werden [9]. Bei Einnahme von beiden Substanzen muss die Indikation zur ERCP mit anschließender endoskopischer Intervention jedoch außerordentlich kritisch und individuell überdacht werden, da das Blutungsrisiko in diesem Fall deutlich erhöht ist. Wenn möglich, sollte zumindest eines der Präparate zeitgerecht abgesetzt werden [3, 14, 27].

Es ist selbstverständlich, dass sich der Untersucher vor Beginn der ERCP über den Befund der Ultraschalldiagnostik oder eines anderen bildgebenden Verfahrens informiert.

Ebenso sollte vor der eigentlichen ERCP-Untersuchung primär der obere Gastrointestinaltrakt mit einer prograden Optik untersucht werden, um anatomische Varianten, pathologische Befunde oder postoperative Zustände exakt zu diagnostizieren und dadurch mögliche Komplikationen zu vermeiden. Die Inspektion des oberen Gastrointestinaltrakts ist mittels Duodenoskop nur eingeschränkt möglich.

Bei Patienten mit Zeichen einer Cholangitis, insbesondere klinischen Symptomen wie Fieber, ist eine präoperative Antibiotikagabe mit einem gallegängigen Antibiotikum zu empfehlen.

Merke **M!**

- Patientenaufklärung (schriftlich und mündlich)
- Gerinnungsstatus, Cholestasewerte, Lipase
- Ultraschallbefund oder CT
- Ösophagogastroduodenoskopie (ÖGD)!
- bei Cholangitis Antibiotikagabe

3.2 Antibiotikaprophylaxe

3.2.1 Periinterventionelle Antibiotikagabe

Eine routinemäßige Antibiotikagabe vor einer diagnostischen bzw. therapeutischen ERCP ist nicht gerechtfertigt. Bei Patienten mit biliärer Obstruktion wird hingegen trotz uneinheitlicher Datenlage überwiegend eine Antibiotikaprophylaxe empfohlen. Eine hierzu veröffentliche Metaanalyse von 5 randomisierten placebokontrollierten Studien ergab zwar, dass die Bakteriämie durch Antibiotikagabe deutlich gesenkt werden kann, dies jedoch keinen Einfluss auf die Sepsis- bzw. Cholangitisgefahr hatte (relatives Risiko 0,91) [11]. Dennoch sprechen sich die deutschen von der DGVS formulierten und die sehr differenzierten amerikanischen Leitlinien für eine Antibiotikaprophylaxe bei biliärer Obstruktion aus [1, 22]. Dies gilt prophylaktisch vor der ERCP, wenn aufgrund der Befunde eine ausreichende Sanierung der Gallengangsverlegung vermutlich nicht erreicht werden kann, wie beispielsweise bei Hilusstenosen oder einer primär sklerosierenden Cholangitis (PSC); ebenso bei nachgewiesenen

Pankreaszysten sowie bei einem geplanten transpapillären oder transmuralen Drainageversuch. Außerdem wird die Antibiotikagabe empfohlen, wenn trotz endoskopischer Intervention keine suffiziente Gallenwegsdrainierung gelingt [2, 6]. Neben Acylaminopenicillinen (z. B. Mezlocillin 3 × 2 – 4 g) sind Fluorochinolone (z. B. Ciprofloxacin 2 × 200 mg) sowie Ureidopenicilline (z. B. 4 g Piperacillin/0,5 g Tazobactam) in Studien erfolgreich getestet worden.

Merke **M!**

Periinterventionelle Antibiotikagabe:

- prophylaktisch:
  - bei biliärer Obstruktion, die vermutlich nicht ausreichend zu beseitigen ist
  - bei größeren Pankreaszysten, -pseudozysten
  - vor einer geplanten internen Pankreaszystendrainage
- postinterventionell:
  - nach inkompletter endoskopischer Sanierung einer nachgewiesenen Gallengangsobstruktion (PSC, großer Stein, periphere Gallengangsstenosen)

3.2.2 Endokarditisprophylaxe

Eine Endokarditisprophylaxe bei entsprechenden Risikopatienten galt bis vor Kurzem als gesichert und damit als absolut verbindlich. Umso überraschender korrigierten die 2007 publizierten Empfehlungen der amerikanischen Kardiologengesellschaft dieses komplett – quasi ein Paradigmenwechsel: Man muss nicht, man kann eine Antibiotikaprophylaxe durchführen [29]. Die Autoren dieser sehr umfassenden kritischen Analyse stellten fest: Die Datenlage ist uneinheitlich, z. T. widersprüchlich. Der Beweis, dass eine prophylaktische Antibiotikagabe das Risiko einer Endokarditis reduziert, konnte bisher durch keine

Tab. 3.1 Endokarditisprophylaxe bei Hochrisikogruppen [15].

Eine Endokarditisprophylaxe ist indiziert bei Patienten mit

- Klappenersatz
- rekonstruierten Klappen mit alloprothetischem Material in den ersten 6 Monaten nach der Operation
- überstandener Endokarditis
- angeborenen Herzfehlern
  - zyanotischen Herzfehlern
  - operierten Herzfehlern mit Implantation von Conduits oder residuellen Defekten
- Herztransplantation und kardialer Valvulopathie

Studie erbracht werden. Im Gegenteil, die generelle Antibiotikagabe bei Patienten mit Herzklappenerkrankungen scheint mehr Patienten durch unerwünschte Arzneimittelnebenwirkungen zu schaden als Patienten vor einer bakteriellen Endokarditis zu schützen. Auch die Deutsche Gesellschaft für Kardiologie übernahm weitgehend diese Auffassung und die Empfehlungen der amerikanischen Kollegen (▶ Tab. 3.1), veröffentlichte sie jedoch als vorsichtiges Positionspapier und nicht als eindeutige Leitlinie (▶ Abb. 3.1) [15].

Auch wenn die amerikanischen Kardiologen die aktuelle Datenlage einleuchtend analysierten, sind viele Gastroenterologen nicht komplett überzeugt von den sich daraus ergebenden starren Empfehlungen. Auch in der Präambel des Positionspapiers der Deutschen Gesellschaft für Kardiologie und der Paul-Ehrlich-Gesellschaft für Chemotherapie wird festgestellt, dass diese Analysen nicht die ärztliche Evaluation des individuellen Patienten und die Anpassung der Diagnostik und Therapie an dessen spezifische Situation ersetzen können. Somit sollte die Frage einer Endokarditisprophylaxe individuell entschieden werden, wobei offensichtlich eine einmalige Antibiotikagabe ausreichen dürfte [21] (▶ Tab. 3.2).

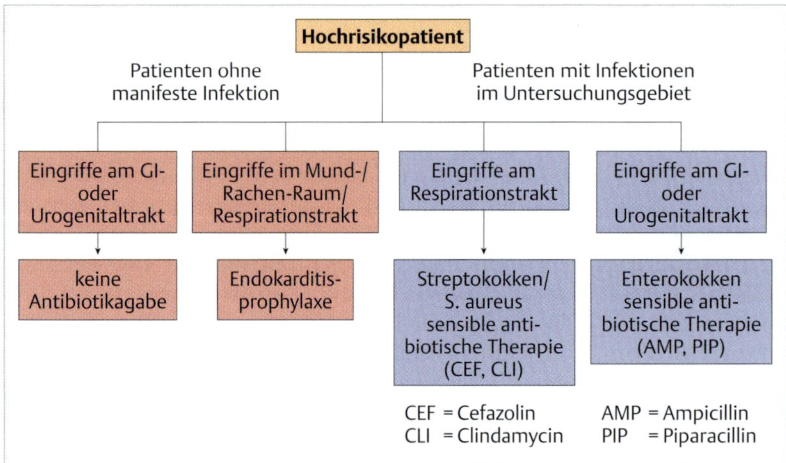

Abb. 3.1 Algorithmus zur Endokarditisprophylaxe [15].

Tab. 3.2 Endokarditisprophylaxe – Empfehlungen zur medikamentöse Therapie [15, 29].

Situation	Antibiotikum	Einzeldosis 30 – 60 min vor dem Eingriff
orale Einnahme	Amoxicillin	2 g p. o.
orale Einnahme nicht möglich	Ampicillin	2 g i. v.
Penicillin- oder Ampicillin-Allergie orale Einnahme	Clindamycin	600 mg p. o.
Penicillin- oder Ampicillin-Allergie orale Einnahme nicht möglich	Clindamycin	600 mg i. v.
nur einmalige Antibiotikagabe!		

3.3 Sedierung

Die ERCP wird heute generell beim sedierten Patienten durchgeführt. Die korrekte Sedierung trägt sowohl für den Patienten als auch für den Untersucher erheblich zum Untersuchungskomfort bei und schafft insbesondere bei komplexen therapeutischen Interventionen oftmals erst die Voraussetzung für die Durchführung einer erfolgreichen und risikoarmen ERCP [20]. Die Sedierung ist meist tiefer als bei anderen endoskopischen Verfahren. Deshalb ist die Medikamentengabe individuell dem klinischen Bild, dem Risikoprofil des Patienten und den Vitalparametern anzupassen und exakt zu kontrollieren.

3.3.1 Voraussetzungen

Voraussetzungen sind neben einem sicheren venösen Zugang die Überwachung der Sauerstoffsättigung mittels Pulsoxymeter sowie die automatische Blutdruckkontrolle bei Propofol-Gabe. Bei kardiovaskulären Risikopatienten ist ein permanentes EKG-Monitoring obligat.

Die Untersucher und das Endoskopiepersonal müssen in Reanimationsmaßnahmen geschult sein. Das hierzu notwendige Instrumentarium muss vor Ort verfügbar sein. Dies gilt ganz besonders für die Möglichkeit der Sauerstoffgabe und des Absaugens von Sekret. Ebenso müssen ein Intubationsbesteck und die entsprechenden medikamentösen Antidots (z. B. Flumazenil) in erreichbarer Nähe bereit liegen. Der Ablauf einer kardiopulmonalen Reanimation sollte jährlich ein- bis zweimal geübt werden.

> **Merke** M!
>
> Die unsachgemäße Sedierung ist ein wesentlicher Risikofaktor für das Auftreten von Komplikationen.

Der Untersucher muss über die pharmakologischen Eigenschaften der eingesetzten Präparate umfassende Kenntnisse besitzen und diese – speziell bei niereninsuffizienten oder ikterischen Patienten – besonders berücksichtigen.

3.3.2 Medikation

Wurden in der Vergangenheit Benzodiazepine (z. B. Midazolam) allein oder in Kombination mit Analgetika (z. B. Pethidin) eingesetzt, so verwendet man heute überwiegend Propofol aufgrund des schnellen Wirkungseintritts, der kurzen Halbwertszeit und der weitgehenden Amnesie [13, 17, 19].

Nach initialer gewichts- und ggf. komorbiditätsadaptierter intravenöser Bolusgabe von 40 – 60 mg Propofol folgen bedarfsadaptiert intermittierend weitere Propofol-Gaben von 10 – 20 mg zur Stabilisierung der gewünschten Sedierungstiefe. Optional kann zur Einleitung zusätzlich ein Benzodiazepin, beispielsweise Midazolam 3 mg, gegeben werden. Die in der Anästhesie übliche kontinuierliche – mittels Perfusor applizierte – Propofol-Gabe hat sich in der Endoskopie, speziell in der ERCP bisher kaum durchgesetzt. Hier gilt die beschriebene intermittierende oder repetitive Bolusinjektion heute als die Standardmethode für die Propofol-Anwendung (▸ Tab. 3.3) [8].

Propofol besitzt eine nur schmale therapeutische Breite, sodass schon bei geringer Überdosierung Hypoxien und vor allem Hypotonien auftreten können. Im Gegensatz zu den Benzodiazepinen existiert für Propofol kein Antidot. Bei Allergien gegen Hühnereiweiß, Sojaeiweiß oder Sulfit ist Propofol kontraindiziert. Besondere Vorsicht gilt in der Schwangerschaft. Da Propofol in geringen Mengen in die Muttermilch übertritt, sollte erst einige Stunden nach Beendigung der Propofol-Gabe das Stillen wieder aufgenommen werden [10].

> **Merke** M!
>
> **Bei der Sedierung mit Propofol beachten:**
> - Dosis: gewichts-, komorbiditätsadaptiert
> - Nebenwirkungen: Hypoxie, Hypotension
> - permanente Pulsoxymetrie, Blutdruckmonitoring
> - Vorsicht bei Schwangerschaft und in der Stillzeit

Tab. 3.3 Sedierende Präparate zur Prämedikation.

	Propofol	Midazolam	Pethidin
Dosierung	Bolus initial: 40 – 60 mg Bolus intermittierend: 10 – 20 mg	3 – 5 mg (meist in Kombination mit Pethidin)	25 – 50 mg (meist in Kombination mit Midazolam)
Wirkungseintritt	15 – 45 s	1 – 3 min	1 – 2 min
Eliminations-HWZ	1 h	2 – 3 h	3 – 7 h
Wirkungsdauer	4 – 8 min	15 – 80 min	2 – 3 h
Erholungszeit	10 – 20 min	20 – 45 min	60 – 120 min
Antidot	keines	Flumazenil	Naloxon

Tab. 3.4 ASA-Klassifikation zur Abschätzung des perioperativen Risikos (ASA = American Society of Anesthesiologists).

Stadium	Klinischer Befund
Grad I	normaler und somit gesunder Patient
Grad II	leichte Erkrankung ohne Leistungseinschränkung
Grad III	schwere Erkrankung mit Leistungseinschränkung
Grad IV	lebensbedrohliche Erkrankung
Grad V	moribund; Tod innerhalb von 24 Stunden zu erwarten

3.3.3 Überwachung

In den Leitlinien zur Sedierung in der gastrointestinalen Endoskopie der DGVS [20] wird bei prämedizierten Patienten eine zusätzliche, in der Patientenüberwachung speziell geschulte Person neben dem Untersucher und der assistierenden Schwester gefordert, die die Vitalfunktion des Patienten kontrolliert. Dies können bei einfacheren Untersuchungen und risikoarmen Patienten – entsprechend der Deutschen Gesellschaft für Anästhesie und Intensivmedizin (DGAI) – auch speziell ausgebildete Pflegekräfte sein [25], bei Patienten mit erhöhtem Risikoprofil (ASA III/IV; ▶ Tab. 3.4) oder komplexen, lang dauernden therapeutischen Eingriffen soll hingegen ein zweiter intensivmedizinisch erfahrener Arzt die Sedierung durchführen. Im Rahmen der therapeutischen ERCP ist somit die Mitwirkung eines zweiten Arztes anzustreben [28].

Leitlinie

Auszug aus der Leitlinie der DGVS (2008)
Bei einfachen endoskopischen Untersuchungen und risikoarmen Patienten soll die Sedierung durch den entsprechend qualifizierten Arzt eingeleitet werden und kann anschließend von einer entsprechend ausgebildeten und erfahrenen Person überwacht werden. Die die Sedierung überwachende Person darf in dieser Zeit keine anderen Aufgaben wahrnehmen. Propofol kann von einer entsprechend ausgebildeten und erfahrenen Person, die ausschließlich mit dieser Aufgabe betraut ist, auf ärztliche Anordnung während der Untersuchung verabreicht werden (Empfehlungsgrad A, Evidenzstärke 1b, starker Konsens).
Bei Patienten mit erhöhtem Risikoprofil oder komplexen, lang dauernden therapeutischen Eingriffen, die einer tieferen Sedierung bedürfen und dadurch mit einem erhöhten Sedierungsrisiko assoziiert sein können, soll ein zweiter, intensivmedizinisch erfahrener Arzt die Sedierung durchführen (Empfehlungsgrad A, Evidenzstärke 5, starker Konsens).

Fazit

Die Propofol-Sedierung erfordert zusätzliches qualifiziertes Personal. Dies ist mit der Geschäftsleitung zu verhandeln und letztlich bei den Kostenträgern durchzusetzen.

Nach Beendigung der Untersuchung ist der Patient konsequent, am besten in einem entsprechenden Aufwachraum mit Überwachungseinheit, durch qualifiziertes Personal bis zur Wachheit und Orientierung zu beobachten. Die Gabe eines Antidots (z. B. Flumazenil) ohne weitere Überwachung birgt die Gefahr, dass der Patient aufgrund der unterschiedlichen Halbwertszeiten der Präparate auf der Allgemeinstation später erneut unbemerkt respiratorisch insuffizient wird. Deshalb ist auch bei Anwendung von Antidots auf die konsequente Überwachung zu achten.

Erfolgt die ERCP ambulant, kann der Patient erst nach entsprechender Überwachungszeit in Begleitung einer informierten Person entlassen werden. Der Patient ist darauf hinzuweisen, dass er am Untersuchungstag nicht aktiv am Straßenverkehr teilnehmen darf, insbesondere kein Fahrzeug führen, keine komplizierten Maschinen bedienen sowie keine rechtlich bindende Entscheidung treffen darf. Dies sollte auch der Begleitperson mitgeteilt werden, um sedierungsbedingten Missverständnissen vorzubeugen.

Entsprechend den aktuellen Leitlinien [20] gilt dies nach wie vor auch für das Propofol, obwohl die Studienergebnisse auf eine deutlich kürzere Beeinträchtigung hinweisen [18].

3.4 Untersuchungsablauf

Vor Beginn der Untersuchung sind mehrere Voraussetzungen zu überprüfen: stabiler intravenöser Zugang, funktionsfähige Pulsoxymetrie, korrekt liegende Blutdruckmanschette mit automatischer Blutdruckmessung, insbesondere bei Propofol-Narkose, Möglichkeit der transnasalen O_2-Gabe sowie Möglichkeit der permanenten EKG-Überwachung bei Patienten mit kardialer Vorschädigung.

3.4.1 Lagerung

Nach Gabe der Prämedikation kann die Untersuchung beginnen. Der Patient liegt üblicherweise in Bauchlage, was das spätere Umlagern zur optimalen radiologischen Dokumentation erspart. Für den Anfänger oder bei besonders adipösen Patienten, bei schwieriger Intubation des Pharynx oder des Pylorus kann die Halblinksseitenlage den Beginn der Untersuchung erleichtern [24, 26]. Von Nachteil ist es später– bei liegendem Endoskop – dann jedoch, den Patienten auf den Bauch zu drehen. Wenn diese Position geplant ist, sollte man darauf achten, dass der linke Arm des Patienten gleich zu Anfang links hinter dem Rücken gelagert wird, sodass man später nicht den Arm unter dem Bauch des Patienten nach links durchziehen muss. Prinzipiell ist die ERCP auch in Rückenlage möglich, beispielsweise beim frisch operierten Patienten oder intraoperativ im OP.

3.4.2 Einführen des Duodenoskops

Das distale Ende des Duodenoskops wird dann in leicht abgewinkelter Form vorsichtig über die Zunge in die Speiseröhre vorgeführt. Im Ösophagus ist eine Orientierung mit der Seitblickoptik nahezu unmöglich, deshalb wird das Instrument quasi weiter „blind“ bis in den Magen vorgeschoben. Durch die vorausgegangene ÖGD ist der Untersucher über mögliche pathologische Befunde informiert. Im Magen orientiert man sich an der kleinen Kurvatur bis kurz vor den Pylorus, der optisch genau eingestellt wird (▶ Abb. 3.2) (s. DVD).

Jetzt erfolgt eines der schwierigsten Manöver: Pylorusöffnung bei etwa 4 – 6 Uhr Bildunterrand einstellen – unter vorsichtigem weiterem Vorschieben Begradigung der Gerätespitze (großes Rad gegen den Uhrzeigersinn nach unten drehen und kleines Rad mit dem Daumen fixieren, evtl. zusätzlich Seitwärtsbewegung der Endoskopspitze nach rechts) und Passage durch den Pylorus (▶ Abb. 3.3). Dann wird das Instrument unter Beobachtung der Kerckringschen Falten weiter über den Papillenbereich hinaus nach distal geführt. Danach ist es relativ einfach, das Gerät zu begradigen, indem man sich als Untersucher 90° nach rechts dreht und das Gerät etwas zurückzieht (großes Rad entgegen dem Uhrzeigersinn nach oben, das kleine Rad nach rechts arretieren). Durch Zurückziehen kommt es zur Begradigung des Instrumentes im Magen mit Auflösung der S-Form, die Spitze des Gerätes dreht sich nach innen und man erhält den direkten Blick auf die Papille, die auf der Plica longitudinalis unterhalb der Plica transversalis lokalisiert ist („kurzer Weg“) (▶ Abb. 3.4). Alternativ kann man natürlich auch das Gerät entsprechend der lokalen Situation ohne eigene Körperdrehung

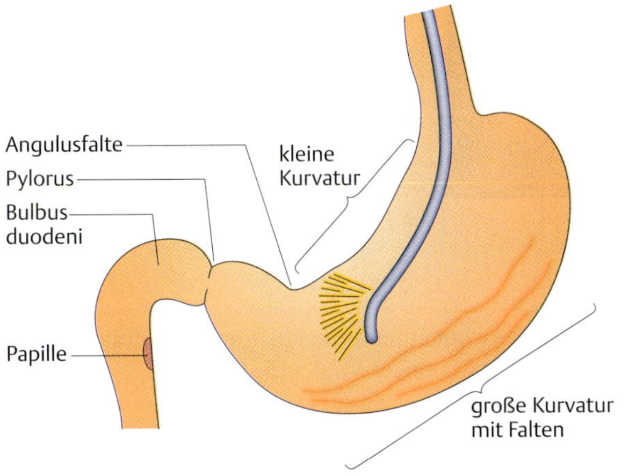

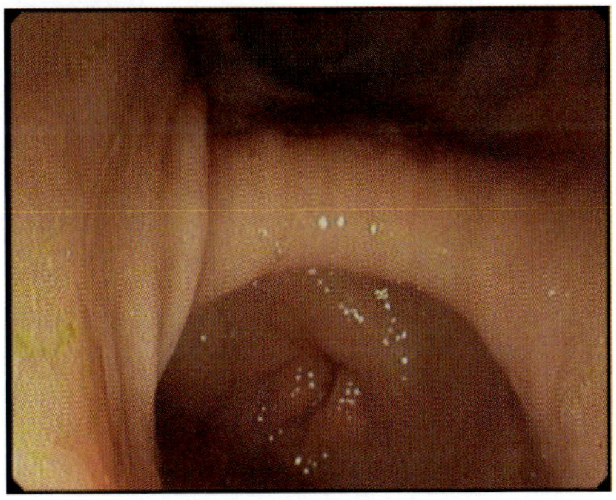

Abb. 3.2 Orientierung im Magen [16].

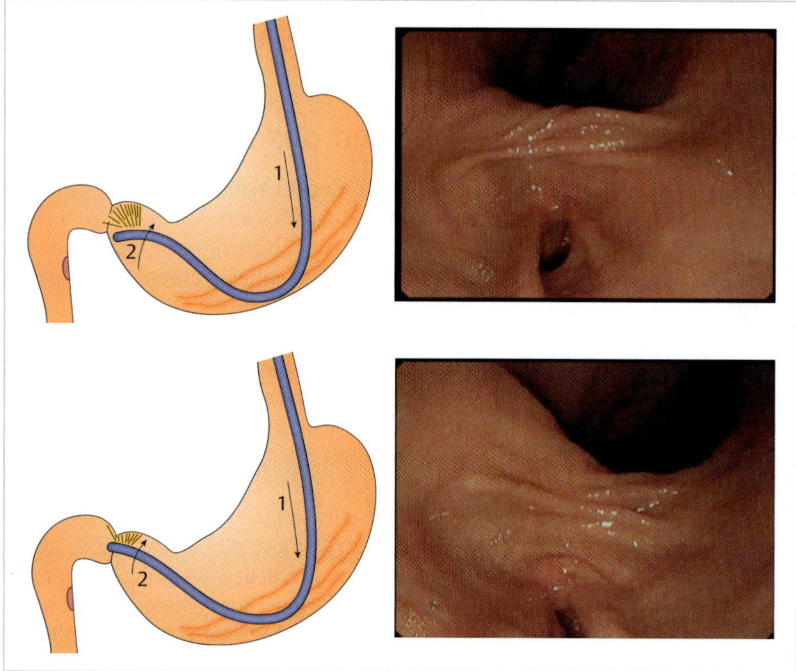

Abb. 3.3 Pylorupassage [16].

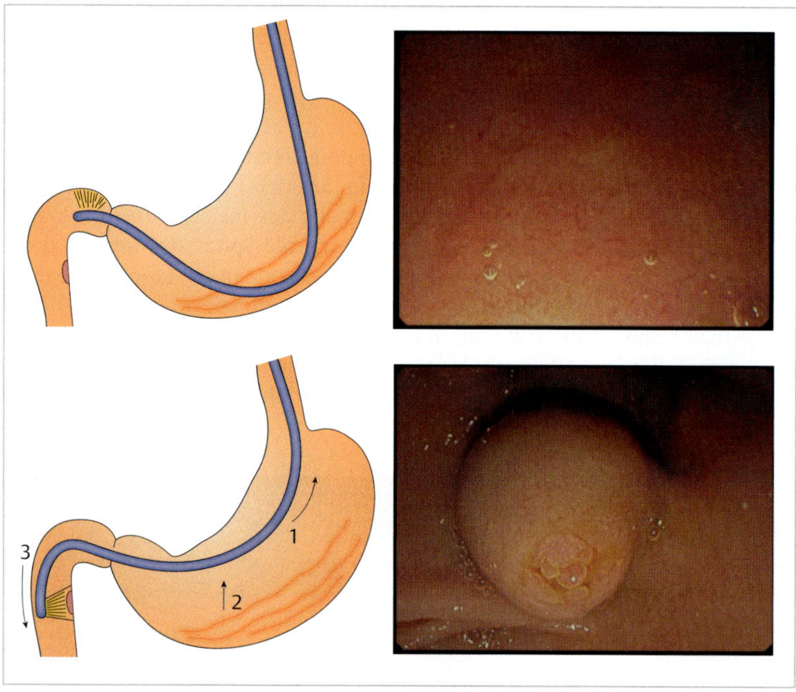

Abb. 3.4 Begradigung und Einstellung der Papille [16].

drehen bzw. zurückziehen. Nun wird, sofern nicht schon geschehen, der Patient komplett auf den Bauch gedreht, damit die Röntgenstrahlenachse sich korrekt senkrecht zur Längsachse des Patienten befindet. Gelingt die Einstellung der Papille in der beschriebenen Form nicht, muss unter kombinierter endoskopisch-radiologischer Kontrolle das Instrument entsprechend der Anatomie erneut vorgeschoben und die Position der Gerätespitze variiert werden („langer Weg") [5, 16, 23].

3.4.3 Vorschieben des Kontrastmittelkatheters

Durch Körperdrehung und geringes Bewegen des großen bzw. kleinen Rades sollte dann die Papille bei etwa 12 Uhr im oberen Teil des Bildes fixiert werden. Bei geschlossenem Albarranhebel wird der Kontrastmittelkatheter vorgeschoben, bis er an den Albarranhebel anstößt. Anschließend öffnet man unter vorsichtigem Weiterschieben des Katheters den Albarranhebel, bis die Katheterspitze in Richtung Papille erscheint.

Jetzt sollte zur Überprüfung, dass der Katheter korrekt mit Kontrastmittel (KM) gefüllt ist, etwas KM gespritzt werden. Bei versehentlicher Luftinjektion in den Pankreasgang sind schwerste Pankreatitiden beschrieben worden – eine Kontrolle verhindert derartige Probleme. Anschließend erfolgt die Sondierung der Papille (▶ Abb. 3.5).

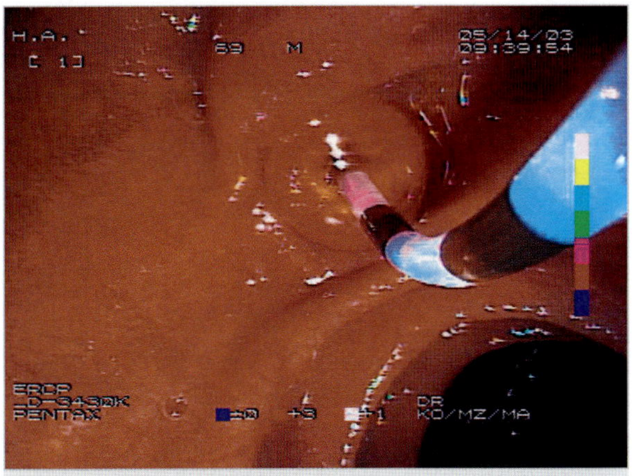

Abb. 3.5 Sondierung der Papille.

Patientenaufkleber	Datum: Pflegekraft: Arzt:
Untersuchungsart	Viggo/ZVK ○
	Zahnprothese ○ Brille ○ Hörgerät ○

Sedierung/Narkose

Dormicum	mg	Dolantin	mg	Infusion	ml
Propofol	mg	Buscopan	mg	Sonstiges	
Indikation für Propofol					

Beginn der Untersuchung: Ende:

Uhrzeit	Puls	O_2-Sättigung	RR	Medikamente

Pflegebericht

Abb. 3.6 Überwachungsprotokoll für die interventionelle ERCP.

Patient muss nüchtern bleiben nein ○ ja ○ bis Uhr

Patient darf trinken: ab Uhr nein ○

Laborkontrolle:

○ Blutbild ○ Quick
○ Lipase ○
○ Leberwerte ○

Infusionen:

Antibiotika:

Kreislaufkontrolle: ja ○ nein ○

Sonstiges

ärztliche Nachuntersuchung auf Station:
nein ○
ja ○

Uhrzeit	Puls	O_2-Sättigung	RR	Pflegebericht

Verlegung
○ Station ○ DRK ○ Angehörige

Unterschrift

Untersucher Pflege

Abb. 3.7 Überwachungsprotokoll für Aufwachraum und Station.

3.5 Nachsorge und Kontrollen

Die Nachsorge nach der ERCP unterscheidet sich von der nach einer ÖGD in einigen Punkten:

- Nach der Prämedikation ist auf eine suffiziente Überwachung – wenn möglich – in einem Aufwachraum mit Videokontrolle und Monitorüberwachung zu achten.
- Nach interventionellen Maßnahmen oder schwierigen Untersuchungen sind kurzfristige Kontrollen der Lipase und evtl. des Blutbildes zu empfehlen, um Komplikationen rechtzeitig erfassen zu können.
- Die prophylaktische Gabe von Sandostatin (Octreotid) s. c. zur Verhinderung einer Pankreatitis ist umstritten, die Studienlage ist hier widersprüchlich. Eigene Erfahrungen sprechen jedoch für den gezielten Einsatz von Octreotid s. c. bei komplizierter Papillenkanülierung.
- Die neuen aktuellen europäischen Leitlinien empfehlen die rektale Gabe von 100 mg Diclofenac oder Indometacin direkt vor oder nach der ERCP (Empfehlungsgrad A) [7].

Treten postinterventionell erhöhte Temperaturen auf, sollte primär eine erneute Gallenwegsobstruktion ausgeschlossen werden (Gallengangsrezidivstein, Koagel auf der Papille nach Papillotomie, dislozierte nasobiliäre Sonde oder Stent). Zusätzlich ist eine umfassende antibiotische Therapie einzuleiten.

Bei operativ-endoskopischen Maßnahmen im Rahmen der ERCP ist es sinnvoll, einen standardisierten Überwachungsbogen anzulegen, der beispielsweise schon durch seine Farbe (rot) auf den Stationen Aufmerksamkeit erzeugt und den Stationsarzt daran erinnert, die angegebenen Empfehlungen und Kontrolluntersuchungen durchzuführen (► Abb. 3.6, ► Abb. 3.7). Idealerweise besucht der Untersucher am Nachmittag nochmals seinen Patienten, um den klinischen Befund und die aktuellen Laborwerte zu überprüfen.

Merke M!

Vorgehensweise bei Verdacht auf Perforation:
Besteht während der ERCP der Verdacht auf eine Perforation, sollte umgehend eine Gallenwegsdrainage (Plastikstent oder nasobiliäre Sonde) eingelegt und anschließend die Prozedur beendet werden
Bei jeder Komplikation muss der Patient unmittelbar hierüber und über die weiteren Schritte informiert werden.
Jeder Patient mit einer Perforation ist unmittelbar interdisziplinär zu betreuen. Das weitere Vorgehen muss von Gastroenterologen und Viszeralchirurgen gemeinsam mit dem Patienten beraten und getragen werden.
Eine erhöhte Lipase im Serum schließt eine Perforation nicht aus, da im Einzelfall eine Koinzidenz von post ERCP Pankreatitis und Perforation auftreten kann.

4.5 Alter des Patienten

Ein junges Patientenalter ist von einigen Autoren als Risikofaktor für das Auftreten einer Post-ERCP-Pankreatitis erkannt worden – andere Autoren sahen hier keinen Zusammenhang, sodass gegenwärtig nicht von einem generell erhöhten Risiko bei jungen Patienten ausgegangen werden kann.

Bei älteren Patienten (> 60 Jahre) und speziell solchen mit Komorbiditäten gibt es dennoch Hinweise darauf, dass besonders bei Prozeduren, die länger als 30 Minuten dauern, Myokardischämien vorkommen können [18, 34].

Leitlinie

Empfehlung in den S 3-Leitlinien [12]:
Bei älteren Patienten mit komplexen Eingriffen sollte immer eine zuverlässige Sedierung (Propofol, evtl. Narkose erfolgen).

Kasuistik

Eine 50-jährige Frau hat seit mehreren Jahren rechtsseitige Oberbauchschmerzen bei Zustand nach Cholezystektomie. In der Endosonografie besteht der Verdacht auf intraduktale Konkremente. Die ERC zeigt zunächst ein juxtapapilläres Duodenaldivertikel mit einer am Unterrand gelegenen Papille. Bei der ERC bestätigt sich der Verdacht auf präpapilläre Konkremente. Da der Verlauf der Plica nicht klar ist, wird nur eine 2 mm weite Papillotomie vorgenommen (▶ Abb. 4.3 a, b) und anschließend eine Passage mit dem Steinextraktionsballon durchgeführt. Unmittelbar danach zeigt sich ein ausgedehntes periduktales Kontrastmittelparavasat (▶ Abb. 4.3 c, d). Es wird sofort eine 5 cm lange 10-F-Plastikprothese eingelegt und die Untersuchung beendet.
Nach dem Erwachen ist die Patientin zunächst beschwerdefrei. Sie wird über den Sachverhalt aufgeklärt und auf Station überwacht. Nach ca. 1 Stunde beginnen heftige Oberbauchbeschwerden, weshalb zusammen mit dem Viszeralchirurgen die Indikation zur Laparotomie gestellt wird, bei der der Defekt erfolgreich übernäht werden kann.

Literatur

[1] Andriulli A. High dose of octreotide as a prophylaxis of post-ERCP pancreatitis. Gastrointest Endosc 2007; 66: 421
[2] Andriulli A, Leandro G, Federici T et al. Prophylactic administration of somatostatin or gabexate does not prevent pancreatitis after ERCP: an updated meta-analysis. Gastrointest Endosc 2007; 65: 624 – 632
[3] Budzyńska A, Marek T, Nowak A et al. A prospective, randomized, placebo-controlled trial of prednisone and allopurinol in the prevention of ERCP-induced pancreatitis. Endoscopy 2001; 33: 766 – 772
[4] Chan HH, Lai KH, Lin CK et al. Effect of somatostatin in the prevention of pancreatic complications after endoscopic retrograde cholangiopancreatography. J Chin Med Ass 2008; 71: 605 – 609
[5] Chen B, Fan T, Wang CH. A meta-analysis for the effect of prophylactic GTN on the incidence of post-ERCP pancreatitis and on the successful rate of cannulation of bile ducts. BMC Gastroenterol 2010; 10: 85
[6] Cheon YK, Cho KB, Watkins JL et al. Efficacy of diclofenac in the prevention of post-ERCP pancreatitis in predominantly high-risk patients: a randomized double-blind prospective trial. Gastrointest Endosc 2007; 66: 1126 – 1132
[7] Christensen M, Matzen P, Schulze S et al. Complications of ERCP: a prospective study. Gastrointest Endosc 2004; 60: 721 – 731
[8] Cotton PB, Lehman G, Vennes J et al. Endoscopic sphincterotomy complications and their management: an attempt at consensus. Gastrointest Endosc 1991; 37(3): 383 – 393
[9] Cotton PB. Towards safer endoscopic retrograde cholangiopancreatography (ERCP). Gut. 1994; 35(2): 284
[10] Cotton PB, Geenen JE, Sherman S et al. Endoscopic sphincterotomy for stones by experts is safe, even in younger patients with normal ducts. Ann Surg 1998; 227(2): 201 – 204
[11] Cotton PB, Connor P, Rawls E et al. Infection after ERCP, and antibiotic prophylaxis: a sequential quality-improvement approach over 11 years. Gastrointest Endosc 2008; 67: 471 – 475
[12] Dumonceau JM, Andriulli A, Deviere J et al. European Society of Gastrointestinal Endoscpy (ESGE) Guideline: Prophylaxis of post-ERCP pancreatitis. Endoscopy 2010; 42: 503 – 515
[13] Elmunzer BJ, Waljee AK, Elta GH et al. A meta-analysis of rectal NSAIDs in the prevention of post-ERCP pancreatitis. Gut 2008; 57: 1262 – 1267
[14] Elta GH. Temporary prophylactic pancreatic stents: which patients need them? Gastrointest Endosc 2008; 67: 262 – 263
[15] Enns R, Eloubeidi MA, Mergener K et al. ERCP-related perforations: risk factors and management. Endoscopy 2002; 34: 293 – 298
[16] Fatima J, Baron TH, Topazian MD et al. Pancreaticobiliary and duodenal perforations after periampullary endoscopic procedures: diagnosis and management. Arch Surg 2007; 142: 448 – 454
[17] Fazel A, Quadri A, Catalano MF et al. Does a pancreatic duct stent prevent post-ERCP pancreatitis? A prospective randomized study. Gastrointest Endosc 2003; 57: 291 – 294
[18] Fisher L, Fisher A, Thomson A. Cardiopulmonary complications of ERCP in older patients. Gastrointest Endosc 2006; 63: 948 – 955
[19] Freeman ML. Understanding risk factors and avoiding complications with endoscopic retrograde cholangiopancreatography. Curr Gastroenterol Rep 2003; 5: 145 – 153

[20] Freeman ML, Nelson DB, Sherman S et al. Complications of endoscopic biliary sphincterotomy. N Engl J Med 1996; 335: 909 – 918
[21] Freeman ML. Toward improving outcomes of ERCP. Gastrointest Endosc. 1998; 48(1): 96 – 102
[22] Halme L, Doepel M, von Numers H et al. Complications of diagnostc and therapeutic ERCP. Ann Chir Gynaecol 1999; 8: 127 – 131
[23] Jafri NS, Mahid SS, Idstein SR et al. Antibiotic prophylaxis is not protective in severe acute pancreatitis: a systematic review and meta-analysis. Am J Surg 2009; 197: 806 – 813
[24] Kapetanos D, Kokozidis G, Kinigopoulou P et al. The value of serum amylase and elastase measurements in the prediction of post-ERCP acute pancreatitis. Hepatogastroenterology 2007; 54: 556 – 560
[25] Khoshbaten M, Khorram H, Madad L et al. Role of diclofenac in reducing post-endoscopic retrograde cholangiopancreatography pancreatitis. J Gastroenterol Hepatol 2008; 23: e11-6
[26] Lee JG, Lee CE. Infection after ERCP, and antibiotic prophylaxis: a sequential quality-improvement approach over 11 years. Gastrointest Endosc 2008; 67: 476 – 477
[27] Masci E, Toti G, Mariani A et al. Complications of diagnostic and therapeutic ERCP: a prospective multicenter study. Am J Gastroenterol 2001; 96: 417 – 423
[28] Matull WR, Pereira SP, O'Donohue JW. Biochemical markers of acute pancreatitis. J Clin Pathol 2006; 59: 340 – 344
[29] Morgan KA, Fontenot BB, Ruddy JM et al. Endoscopic retrograde cholangiopancreatography gut perforations: When to wait! When to operate! Am Surg 2009; 75: 477 – 483
[30] Murray B, Carter R, Imrie C et al. Diclofenac reduces the incidence of acute pancreatitis after endoscopic retrograde cholangiopancreatography. Gastroenterology 2003; 124: 1786 – 1791
[31] Palanivelu C, Jategaonkar PA, Rangarajan M et al. Laparoscopic management of a retroperitoneal duodenal perforation following ERCP for periampullary cancer. JSLS 2008; 12: 399 – 402
[32] Perney P, Berthier E, Pageaux GP et al. Are drugs a risk factor of post-ERCP pancreatitis? Gastrointest Endosc 2003; 58: 696 – 700
[33] Preetha M, Chung YF, Chan WH et al. Surgical management of endoscopic retrograde cholangiopancreatography-related perforations. ANZ J Surg 2003; 73: 1011 – 1014
[34] Rastogi A, Campbell DR. ERCP in the elderly: how safe is it? (marathons, marathon ERCPs, and marathon ERCPs in the elderly). Gastrointest Endosc 2006; 63: 956 – 958
[35] Shao LM, Chen QY, Chen MY et al. Nitroglycerin in the prevention of post-ERCP pancreatitis: a meta-analysis. Dig Dis Sci 2010; 55: 1 – 7
[36] Stapfer M, Selby RR, Stain SC et al. Management of duodenal perforation after endoscopic retrograde cholangiopancreatography and sphincterotomy. Ann Surg 2000; 232: 191 – 198
[37] Stoker J, van Randen A, Laméris W et al. Imaging patients with acute abdominal pain. Radiology 2009; 253: 31 – 46
[38] Sudhindran S, Bromwich E, Edwards PR. Prospective randomized double-blind placebo-controlled trial of glyceryl trinitrate in endoscopic retrograde cholangiopancreatography-induced pancreatitis. Br J Surg 2001; 88: 1178 – 1182
[39] Vandervoort J, Soetikno RM, Tham TC et al. Risk factors for complications after performance of ERCP. Gastrointest Endosc 2002; 56(5): 652 – 656
[40] Zhang Y, Chen QB, Gao ZY et al. Meta-analysis: octreotide prevents post-ERCP pancreatitis, but only at sufficient doses. Aliment Pharmacol Ther 2009; 29: 1155 – 1164
[41] Zinsser E, Hoffmann A, Will U et al. Erfolgs- und Komplikationsraten der diagnostischen und der therapeutischen endoskopischen retrograden Cholangiopankreatiokgraphie – eine prospektive Studie. Z Gastroenterol 1999; 37: 707 – 713

5 Qualitätssicherung

Michael Keymling

Fragen der Qualitätssicherung sind in der Medizin von zunehmender Bedeutung und spielen besonders bei Untersuchungs- und Behandlungsverfahren, die mit einem möglichen Risiko für Patienten und Personal behaftet sind, eine wichtige Rolle.

Folgende Punkte sind für einen hohen Qualitätsstandard der ERCP unerlässlich:

- Patientenselektion
  - klare Indikationsstellung
  - ausführliche Aufklärung
  - gute Nachsorge inklusive sorgfältiger Befundbesprechung
- Personalqualifikation
  - Schulung, ausreichende Untersuchungszahlen
  - sorgfältige Dokumentation und Archivierung
- Struktur- und Prozessqualität
  - regelmäßige Weiterbildung für alle
  - Komplikationsmanagement
  - klare Kommunikationswege – auch zu anderen Abteilungen
- Gerätetechnik
  - adäquate Geräte
  - regelmäßige Überprüfung der Instrumente und Waschmaschinen
- Einhaltung von Standards
  - Beachtung der Vorschriften für Hygiene, Strahlenschutz, Medizinprodukte sowie der Leitlinien für die Patientensedierung und der Leitlinien der Fachgesellschaften

Wie in den Kapiteln 2.3 und 2.4 dieses Buches bereits ausführlich dargestellt, ist die sorgfältige Beachtung der Hygiene- und Strahlenschutzvorschriften in den jeweils gültigen Fassungen grundlegende Voraussetzung für einen adäquaten Qualitätsstandard. Regelmäßige Schulungen müssen das gesamte Personal einer Endoskopieabteilung auf dem aktuellen Wissensstand halten. Hohes Untersuchungsaufkommen und reduziertes Personal dürfen nicht zu Kompromissen führen.

Voraussetzungen für jede Untersuchung sind eine korrekte Indikation und die Aufklärung des Patienten. Außerdem muss das Medizin-Produkte-Gesetz beachtet werden, weil die Hersteller nur bei sachgemäßem Umgang mit ihrem Produkt haften. Verändert ein Untersucher ein Produkt oder verwendet er es nicht sachgemäß – dies gilt auch und besonders für den „off label use“ –, erlischt in aller Regel die Haftung des Herstellers, da der Anwender de jure zum Hersteller geworden ist.

5.1 Ausstattung des ERCP-Raumes

Die grundlegende Frage ist zunächst, wo die ERCP stattfinden soll. Da eine Röntgeneinrichtung benötigt wird, fordern viele Krankenhausbetreiber eine räumliche Kooperation mit der Abteilung für Radiologie. Ist das Durchleuchtungsaufkommen niedrig (< 200 pro Jahr), wird man dies wohl aus wirtschaftlichen Überlegungen nicht ausschlagen können. Ist die Zahl der endoskopischen Untersuchungen mit Röntgen (ERCP, PTCD, Stentimplantationen, Ileusdekompression, Jejunostomie, Ballonenteroskopie, Fisteldarstellungen) aber höher, so gibt es Argumente für ein eigenes Röntgengerät in der Endoskopieabteilung. Die zahlreichen Interventionen erfordern eine aufwendige Logistik, um alle eventuell erforderlichen Accessoires mitzuführen.

Die räumliche Trennung von der Endoskopie hat auch eine personelle Trennung zur Folge, sodass bei komplizierten Fällen nicht einfach weiteres endoskopisches Fachpersonal hinzugerufen werden kann. Die erforderliche interdisziplinäre Terminabsprache schafft bei hohem endoskopisch radiologischem Untersuchungsaufkommen Engpässe, die zu unnötigen Wartezeiten führen.

Die Frage, ob es eine eigene Röntgenanlage sein muss oder ob auch ein C-Bogen ausreichend ist, muss vor Ort geklärt werden. Moderne C-Bögen liefern hervorragende Bilder. Andererseits ist die Steuerbarkeit von Röntgeneinrichtung und Untersuchungstisch bei einer Röntgenanlage deutlich komfortabler und daher bei vielen komplexen Eingriffen wünschenswert.

Die Geräte sollten im Untersuchungsraum so aufgestellt sein, dass es möglichst keine Behinderung durch Kabel gibt. Endoskopie- und Röntgenmonitor sollten in einer Blickrichtung angebracht werden. Hierfür sowie auch aus hygienischen Gründen ist die Installation einer Deckenversorgungseinheit sehr zu empfehlen. Da komplexe Untersuchungen auch immer wieder eine Narkose notwendig machen, sollten beim Anbringen einer Deckenampel gleich die entsprechenden Anschlüsse für Gase und Absaugung mit berücksichtigt werden. Alles notwendige Zubehör sollte schnell erreichbar sein.

Wie in jedem Endoskopieraum sollte auch im ERCP-Raum ein Befundungsplatz vorhanden sein, an dem der Befund unmittelbar nach der Untersuchung erstellt werden und eine Bildbearbeitung erfolgen kann.

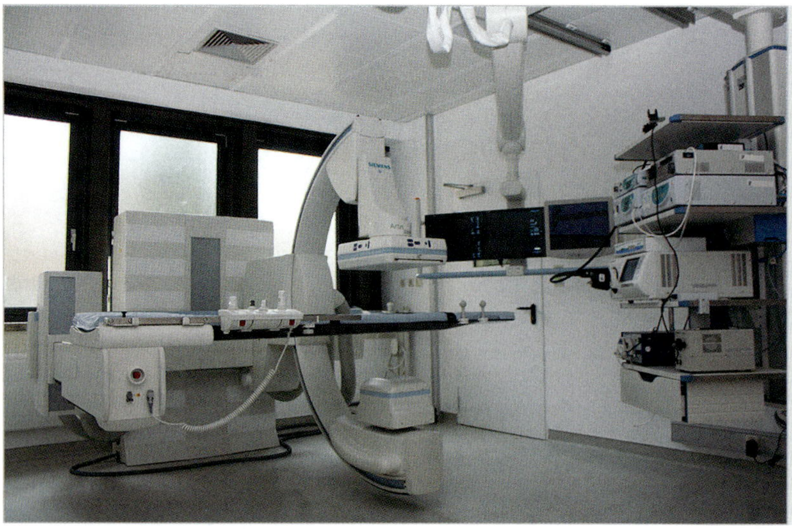

Abb. 5.1 Für die ERPC geeigneter Multifunktionsraum in der Endoskopie. Anschlüsse für die Narkosegase sind in die Endoskopieampel integriert.

► Abb. 5.1 zeigt einen modern eingerichteten Endoskopie-Raum mit Röntgeneinrichtung und auf einer Deckenampel aufgestellten Prozessoren, HF-Gerät, Pulsoxymeter, Absaugung und Spülpumpe. In der Ampel sind Anschlüsse für Sauerstoff, Narkosegase und Narkosegasabsaugung untergebracht.

In der Nähe des Untersuchungsraums sollte sich der Hygieneraum befinden. Ein Beispiel zeigt ► Abb. 5.2 a, b: Die im Transportwagen angelieferten Geräte werden einer Vorreinigung unterzogen und anschließend maschinell gereinigt. Der Vorgang wird über EDV überwacht und dokumentiert. Abschließend werden die Geräte in Endoskopieschränken hängend aufbewahrt.

5.2 Befunddokumentation

Die Notwendigkeit einer umfänglichen und reproduzierbaren Befunddokumentation wurde bereits besprochen. Der Befund ist bei eventuellen späteren Fragen eines der entscheidenden Dokumente und muss daher sorgfältig geschrieben und archiviert werden. Inhalte eines Befundes sollten sein:

- Identität des Patienten
- Einverständniserklärung
- Name von Untersucher und Assistenz
- Indikation
- Prämedikation, Monitoring von SpO_2 und Herzfrequenz, evtl. EKG
- individuelle Gerätenummer
- morphologische Beschreibung der Papille
- Beschreibung der dargestellten Gangstrukturen
- Interventionen
- Komplikationen
- Diagnose
- weitere Maßnahmen
- Kodierung der Prozeduren
- Durchleuchtungszeit
- Dauer der Untersuchung

5.3 Bilddokumentation

Bei der ERCP müssen die relevanten Organe – auch beim Normalbefund – in reproduzierbarer Qualität dargestellt und archiviert werden. Eine zunehmende Zahl von Kliniken hat EDV-Systeme in der Endoskopie etabliert, die neben einer Erleichterung bei Befundung und Archivierung die Möglichkeit zur Abspeicherung endoskopischer Bilder bieten. Daher sollten auch immer ein Bild von der Papille und Fotos der durchgeführten Prozeduren (Papillotomie, Steinextraktion, Stentimplantation etc.) archiviert werden.

Das Röntgenbild zu Beginn der Untersuchung gibt einen Gesamtüberblick und zeigt insbesondere Verkalkungen und Luftansammlung in den Gallenwegen. Die Anflutungsphase des Kontrastmittels wird dokumentiert, um zu verhindern, dass kleine Konkremente übersehen werden. Bei Vorliegen einer Stenose sollte diese behutsam gefüllt werden, um proximal der Stenose eine intrahepatische Überspritzung mit der Gefahr der Infektion zu vermeiden. Auch bei Vorliegen einer Fistel sollte behutsam gefüllt und der Verlauf durch eine gezielte Aufnahme dokumentiert werden. Eine bewusst unvollständige Füllung der Gangstrukturen mit Kontrastmittel muss im Befund vermerkt werden. Da aus Gründen des Strahlenschutzes die Zahl der erstellten Bilder begrenzt gehalten werden muss, sollte jedes erstellte Bild repräsentativ für eine Situation sein.

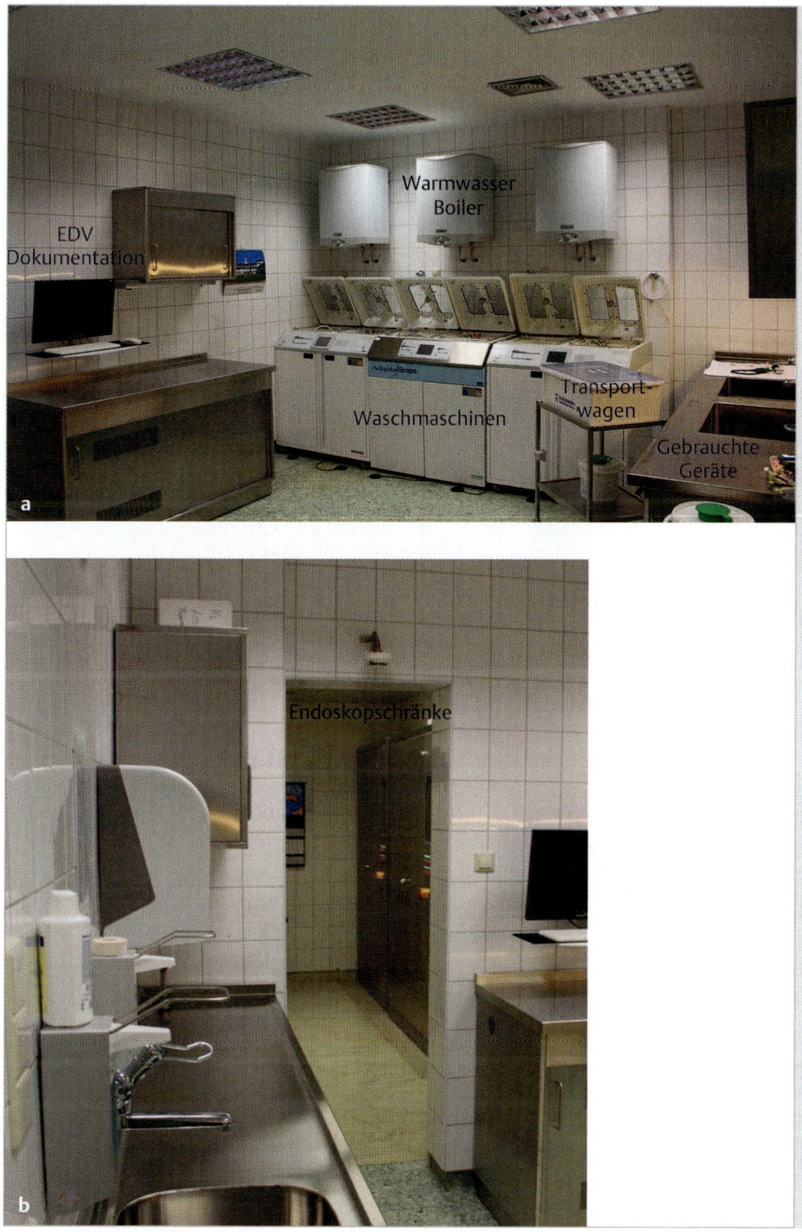

Abb. 5.2 a, b Hygieneraum.
a Equipment zur Vorreinigung, Waschmaschinen und integrierte EDV-Dokumentation der Reinigungsvorgänge.
b An den Hygieneraum angrenzende Endoskopieschränke zur Aufbewahrung der Geräte.

Merke **M!**

Eine umfänglich dokumentierte Untersuchung wird bei einem Gutachter auch immer den Eindruck eines sorgfältigen Untersuchers hinterlassen.

Die Befundung kann in herkömmlicher schriftlicher Weise erfolgen. Zunehmend setzen sich aber auch EDV-Dokumentationssysteme durch, die neben einer gut strukturierten Befundungsmaske den Vorteil einer elektronischen Bildarchivierung, editierbarer und damit statistisch auswertbarer Felder sowie der Möglichkeit einer täglichen Bild- und Befunddiskussion bieten. ▶ Abb. 5.3 zeigt die Maske eines Dokumentationssystems in der Endoskopie.

Mit Einführung des DRG-Systems als Grundlage für die Abrechnung stationärer Leistungen im Gesundheitswesen ist die Erfassung der DRG (Diagnosis Related Groups) und OPS (Operationen- und Prozedurenschlüssel) für die wirtschaftliche Situation jeder Krankenhausabteilung von existenzieller Bedeutung. Es müssen daher jedem Befund die entsprechenden Ziffern sorgfältig beigefügt werden. Dies geschieht entweder auf einem sepa-

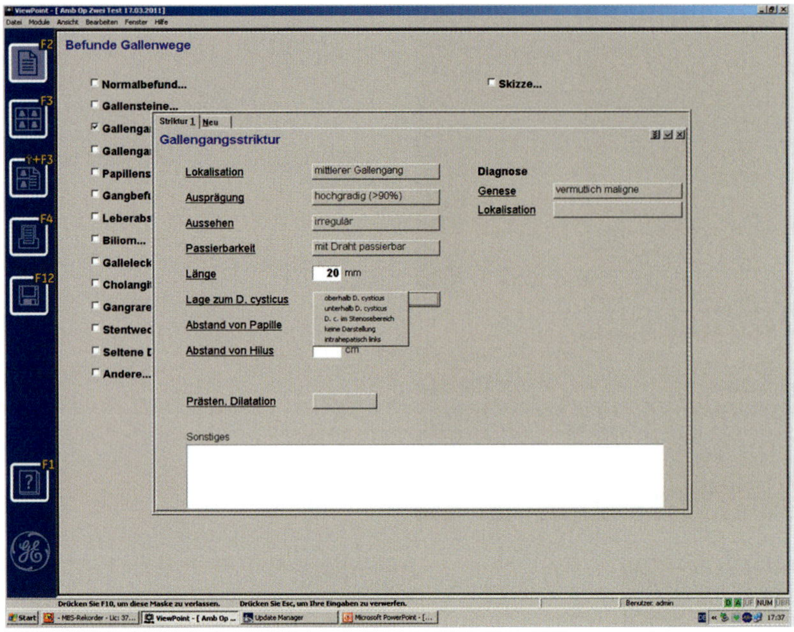

Abb. 5.3 Oberfläche eines EDV unterstützten Dokumentationssystems (Viewpoint) in der Endoskopie.

raten Blatt, das den Kodierassistenten zugeleitet wird, oder besser in den EDV-Systemen durch direkte Eingabe in den Befund. Die Ziffern werden dann bei Abschluss des Befundes automatisch an die elektronische Patientenakte übergeben. Insbesondere aufwendige Prozeduren sollten sorgfältig auf alle Möglichkeiten der Kodierung überprüft werden, damit die sehr spezielle gastroenterologisch endoskopische Leistung wirtschaftlich in optimaler Weise abgebildet wird. Es wird hier bewusst auf Beispiele verzichtet. Da sich die Kodierrichtlinien jährlich ändern, wird auf dieselben verwiesen. Elektronische Dokumentationssysteme werden meist jährlich durch ein Update an die aktuell gültige Version angepasst.

5.4 Ausbildung

Ärzte, Assistenz- und Hygienepersonal müssen durch eine entsprechende Ausbildung auf ihre Tätigkeit in der Endoskopie vorbereitet werden. Die gastroenterologische Endoskopie hat sich zu einem so differenzierten und speziellen Arbeitsgebiet entwickelt, dass die normale Ausbildung als Schwester oder Arzt nicht ausreicht, um die Tätigkeit aufzunehmen. Für Schwestern gibt es eine Zusatzqualifikation „Endoskopieschwester", die mindestens eine, am besten alle regelmäßig in der Endoskopie arbeitenden Assistenzen absolviert haben sollten. Im ärztlichen Bereich ist der Besuch von Endoskopieseminaren und endoskopischen Schulungen anzuraten. Eine kürzliche Auswertung von ERCP-Kursen konnte zeigen, dass die Teilnehmer nach dem Kurs deutlich erfolgreicher bei der Intubation der Papille waren als Nicht-Teilnehmer [6]. Sowohl im ärztlichen wie im pflegerischen Bereich ist eine Überwachung durch eine erfahrene Person während der Arbeit unerlässlich.

Die Frage, welche Kriterien an einen qualifizierten Kurs zu stellen sind, wird derzeit lebhaft diskutiert. Sicher sollten die Kurse eine ausreichende theoretische Unterweisung mit reichlich Zeit für praktische Übungen verknüpfen. Dies bedingt kleine Seminargruppen und einen relativ hohen Aufwand an Referenten und Übungsgerät. Wie eigene langjährige Erfahrungen mit einem eintägigen ERCP-Kurs mit 15 – 20 Teilnehmern, 4 elektronischen Simulatoren und einem mechanischen Modell sowie 3 Referenten/Tutoren belegen, resultiert diese Art der Fortbildung in einer konstant hohen Zufriedenheit der Kursteilnehmer. Die permanente Weiterentwicklung der Schulungsmedien und -materialen wird aber auch die Kursgestaltung beeinflussen, sodass für die Schulung Fortgeschrittener 2-tägige Seminare erforderlich sein werden. Die Zunahme von Material und der erforderlichen Referenten wird aber auch die Kosten deutlich erhöhen, was zu einem Rückgang der Akzeptanz führen kann, wenn nicht der Arbeitgeber seine Pflicht zur Qualitätssicherung im eigenen Krankenhaus erkennt und in die Mitarbeiterqualifikation investiert.

Verschiedene Schulungsmodelle sind auf dem Markt, die unterschiedliche Qualitäten haben. Ihre Vor- und Nachteile sind ▶ Tab. 5.1 zu entnehmen. Mechanische Modelle sind leicht transportabel, stabil, relativ preiswert und haben eine gute Variationsbreite, außerdem sind sie wiederholt einsetzbar [3, 4, 5, 9]. Der präparierte Schweine-

Tab. 5.1 Eigenschaften verschiedener ERCP-Simulatoren.

Modell	Mobil	Kosten	Variabilität	Motilität	Pyloruspassage
mechanisch	ja	gut	gut	nicht vorhanden	keine
Schweinemagen	ja	gut	befriedigend	nicht vorhanden	gut
narkotisiertes Tier	nein	sehr hoch	gering	vorhanden	gut
elektronisch	bedingt	hoch	gut	gut	befriedigend

magen ist gut transportabel, jedoch nur mit Einschränkungen überall einsetzbar, hat sich aber sehr bewährt [7, 8]. Die Variationsbreite ist bei diesem Modell eingeschränkt und es ist nach 1 – 2 ausführlichen Papillotomieversuchen nicht mehr zu gebrauchen. Beiden Modellen fehlen die Simulation der Darmmotilität, eine realitätsnahe Pyloruspassage sowie eine Simulation der Durchleuchtung. Die ERCP am narkotisierten Schwein hat die größte Realitätsnähe, das Modell ist aber nur sehr eingeschränkt transportierbar, hat keine Variationsbreite der Krankheitsbilder und keine Durchleuchtungssimulation. Eine reale Durchleuchtung kann jedoch mit entsprechendem Aufwand betrieben werden. Allerdings sind die Kosten hoch. Zudem ist diese Form der Schulung aus heutiger Sicht ethisch bedenklich, sodass angesichts der Alternativen darauf verzichtet werden sollte.

Die elektronische Simulation ist seit 1997 etabliert und wird vielfältig eingesetzt (► Abb. 5.4). Die Geräte sind relativ teuer, dafür aber auch für andere Endoskopietechniken verwendbar. Motilität und Durchleuchtung sind gut simuliert. Ein Computerprogramm speichert während der Untersuchung viele Parameter von der Dauer über Zahl der Papillenkontakte und Ganganfärbungen bis hin zur Durchleuchtungszeit, was zur Besprechung der durchgeführten Untersuchung mit dem Trainierenden genutzt werden kann [1, 2]. Jedoch entsprechen die Gestaltung von Papille, Duodenalschleimhaut und Pyloruspassage nicht der Realität. Ein weiterer Nachteil dieser Geräte ist, dass ihre Mobilität durch häufige Transportschäden der Elektronik eingeschränkt wird.

Die in der letzten Zeit zunehmende Zahl an Kursen und Simulationsmodellen weist auf die Bedeutung der Simulation für eine qualitätsvolle Ausbildung in der ERCP hin. Einige Kliniken haben in ihrer Endoskopieabteilung einen eigenen elektronischen Endoskopiesimulator, der den Weiterbildungsassistenten bei intensivem Gebrauch manuelle Sicherheit vor dem ersten Patientenkontakt gibt.

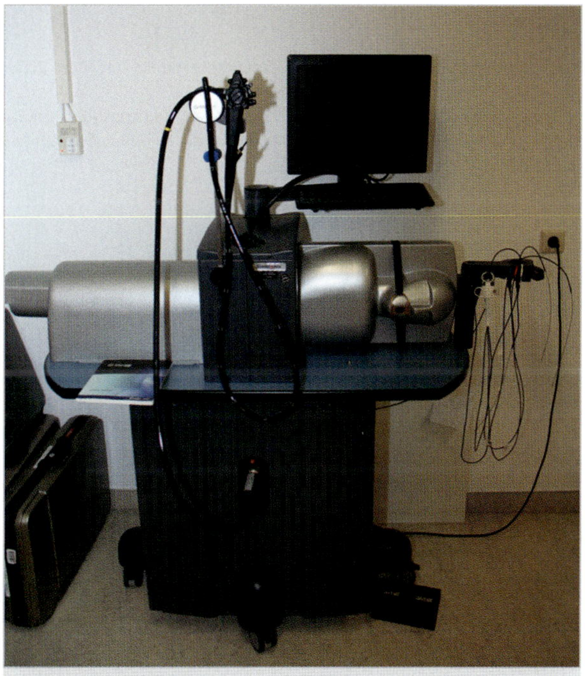

Abb. 5.4 Elektronischer Endoskopiesimulator für die Anfängerschulung.

5.5 Risiko- und Komplikationsanalyse

Komplikationen sind trotz hoher Qualitätssicherung in der ERCP leider nicht komplett vermeidbar. Sollte eine Komplikation auftreten, müssen eine umfassende Dokumentation des Herganges sowie eine vollständige und zeitnahe Aufklärung von Patient und Angehörigen erfolgen. Da der Untersucher nach einem derartigen Ereignis meist befangen ist, empfiehlt es sich außerdem, einen erfahrenen Kollegen hinzuzuziehen. Alle Komplikationen sollten mit der gesamten Endoskopieabteilung besprochen und aufgearbeitet werden, um eine Wiederholung zu vermeiden. Eine detaillierte Rekonstruktion des Ablaufes legt in den meisten Fällen den Punkt offen, an dem eine andere Entscheidung oder eine andere technische Vorgehensweise das Entstehen der Komplikation hätte verhindern können.

Merke M!

Der Ablauf des Fehlermanagements sollte für jeden Einzelfall schriftlich dokumentiert und archiviert werden.

Besonders schwere Komplikationen mit einem letalen Ausgang sind in einer Todesfall- und/oder Mortalitätskonferenz zu besprechen.

Literatur

[1] Bar-Meir S. Simbionix simulator. Gastrointest Endosc Clin N Am 2006; 16: 471 – 478

[2] Bittner JG 4th, Mellinger JD, Imam T et al. Face and construct validity of a computer-based virtual reality simulator for ERCP. Gastrointest Endosc 2010; 71: 357 – 64

[3] Leung J, Foster E. How do we ensure that trainees learn to perform biliary sphincterotomy safely, appropriately, and effectively? Curr Gastroenterol Rep 2008; 10: 163 – 168

[4] Leung JW, Lee JG, Rojany M et al. Development of a novel ERCP mechanical simulator. Gastrointest Endosc 2007; 65: 1056 – 1062

[5] Leung JW, Lee W, Wilson R et al. Comparison of accessory performance using a novel ERCP mechanical simulator. Endoscopy 2008; 40: 983 – 988

[6] Lim BS, Leung JW, Lee J et al. Effect of ERCP mechanical simulator (EMS) practice on trainees' ERCP performance in the early learning period: US multicenter randomized controlled trial. Am J Gastroenterol 2011; 106: 300 – 306

[7] Matthes K, Cohen J. The Neo-Papilla: a new modification of porcine ex vivo simulators for ERCP training. Gastrointest Endosc 2006; 64: 570 – 576

[8] Sedlack R, Petersen B, Binmoeller K et al. A direct comparison of ERCP teaching models. Gastrointest Endosc 2003; 57: 886 – 890

[9] von Delius S, Thies P, Meining A et al. Validation of the X-Vision ERCP Training System and technical challenges during early training of sphincterotomy. Clin Gastroenterol Hepatol 2009; 7: 389 – 396

6 Alternative Methoden und komplementäre Verfahren zur ERCP

Heinrich J. Lübke

Der Einsatz der diagnostischen ERCP wird in dem Maße limitiert, wie sich die Alternativtechniken in ihrer Leistungsfähigkeit, in ihren Kosten und in ihrer Verfügbarkeit in das Routine-Diagnostikrepertoire einbeziehen lassen. Die akute Pankreatitis ist die häufigste und schwerste Komplikation nach diagnostischer und therapeutischer ERCP; ihre Prävalenz wird in prospektiven Untersuchungsserien mit unselektionierten Patienten mit 1,3 – 7,6 % angegeben [6, 8, 38, 74, 78, 100, 113]. Risikofaktoren sind in der Vergangenheit vor allem **aus retrospektiven Studien** ermittelt worden. Deren Identifizierung ist wichtig, um alternative Techniken zur Vermeidung dieser Komplikation gezielter einzusetzen.

Im Einzelnen stehen folgende Alternativen oder ergänzende Verfahren zur Verfügung:

► **Routineverfahren:**
- perkutane Sonografie
- Computertomografie
- endoskopischer Ultraschall (EUS)
- MRT/MRCP
- perkutane transhepatische Cholangiografie/Cholangiodrainage (PTC/PTCD)

► **Seltene Verfahren mit begrenzter Aussage/Indikation:**
- Angiografie

► **Neue Verfahren (in Erprobung/an wenigen Zentren):**
- EUS-gestützte Cholangiodrainage (EUS-CD)/Pankreasdrainage (EUS-PD)

6.1 Sonografie

Der Ultraschall (perkutan) ist heute das primäre bildgebende Verfahren. Er ist allgemein verfügbar, unbegrenzt wiederholbar, preiswert und wegen fehlender Strahlen- oder Kontrastmittelbelastung bedenkenlos und risikoarm. Die Methode ist in ihrer Aussage mäßig technikabhängig, jedoch extrem abhängig von der Erfahrung des Untersuchers und birgt unüberwindbare Schwierigkeiten bei anatomischen patientenimmanenten Bedingungen (z. B. postoperativ) und/oder Meteorismus (z. B. zur Pankeasbeurteilung) [45]. Die Therapieoptionen sind eng auf bestimmte Situationen limitiert und meistens mit einer perkutanen Punktion verbunden (Drainagen, Alkoholinjektion u. ä.).

Bei ausreichender Qualität der Darstellbarkeit des **Pankreas** kann der transabdominale Ultraschall hilfreich sein bei der Identifikation von tumorösen Raumforderungen, pathologischer Pankreasgangdilatation, Kalzifikationen, Zysten und pankreatischen sowie peripankreatischen Flüssigkeitsansammlungen. Die Dopplerfunktion des Ultraschalls liefert Informationen zur Durchgängigkeit der Portal- und Milzvene, die insbesondere im Rah-

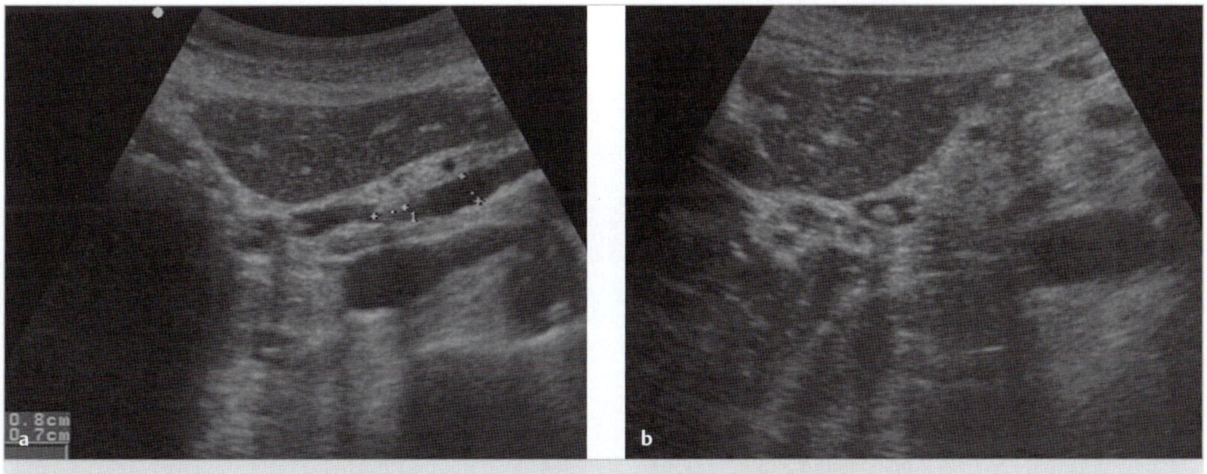

Abb. 6.1 a, b Transkutaner Ultraschall mit Nachweis und Lokalisation eines Gallengangssteins.
a Längsschnitt.
b Querschnitt.

men der chronischen Pankreatitis oder des fortgeschrittenen Pankreaskarzinoms durch Thrombose oder Kompression beeinträchtigt ist.

Die Sensitivität des Ultraschalls für die Diagnose von **Gallenblasensteinen** ist hoch (> 95 %), sie ist in der Routine durch andere Verfahren – vor allem durch die ERCP – nicht zu überbieten. Spezielle Fragestellungen (unauffällige Sonografie bei Oberbauchbeschwerden) erfordern im Einzelfall separate diagnostische Wege (s. u.). Bei Verdacht auf eine **Choledocholithiasis** ist die Sonografie trotz einer nur geringen bis mäßigen Sensitivität (20 – 80 %) bei hoher Spezifität (95 %) die Methode der ersten Wahl (▶ Abb. 6.1, ▶ Abb. 6.2). Kleine Konkremente sind schwierig darzustellen, der intrapankreatische Anteil des Ductus hepatocholedochus (DHC) ist häufig nicht überlagerungsfrei abzubilden, ein schlanker nicht dilatierter Gallengang vermindert die Genauigkeit, schließt aber keineswegs intraduktale Konkremente aus. Hier liegt die Domäne des EUS und der MRCP, wenn Zweifel an der dringlichen Indikation zur ERCP bestehen [1, 26, 27, 29, 62, 112].

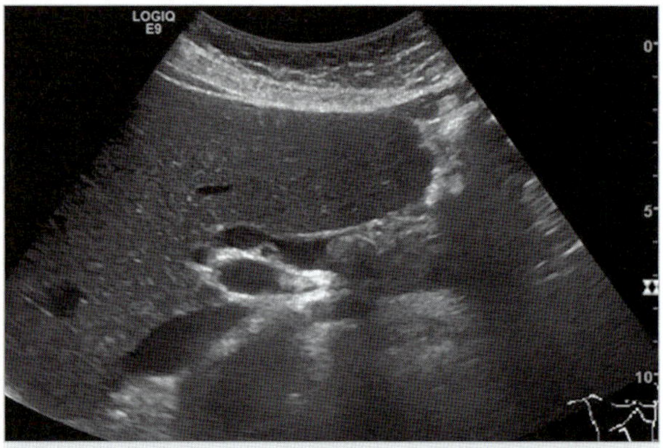

Abb. 6.2 Transkutane Sonografie: Choledocholithiasis (2 cm großes Konkrement).

Laborwerte, Ultraschalluntersuchung und evtl. CT des Oberbauchs werden herangezogen, um bei Patienten mit Gallensteinen das Risiko von Restgallengangssteinen sowie die Notwendigkeit von weiteren präoperativen diagnostischen Schritten abzuschätzen. Insbesondere bei der biliären Pankreatitis, bei der die Steine eine vorübergehende Obstruktion verursachen, passieren die Steine häufig spontan ins Duodenum. Hier interessiert sehr früh die Frage nach einer steinbedingten Restobstruktion, da diese zu mehr Pankreatitis-assoziierten Komplikationen führen soll [1, 11, 27, 69, 94, 108, 109]. Außerdem soll die rechtzeitige Entfernung der vermuteten Konkremente im Rahmen einer sog. Früh-ERCP die Cholangitisrate und die Schwere des Pankreatitisverlaufs mindern (s. Kap. 1). Patienten mit biliärer Pankreatitis und ansteigenden Leber- und Cholestase anzeigenden Enzymen haben ein 4-faches Risiko für Residualkonkremente im DHC und ein 3-faches Risiko für Komplikationen im Vergleich zu den Patienten, bei denen diese Serumwerte konstant bleiben oder fallen (▶ Abb. 6.3, ▶ Tab. 6.1). In einer neueren Arbeit wird der Wert von Labortests nochmals hinterfragt [112]. Die einzigen Parameter, die signifikant mit Gallengangssteinen assoziiert sind, sollen die γ-GT (pro 10 Einheiten Anstieg: Odds Ratio 1,02, 95 % CI 1,01 – 1,03, p = 0,001) und die alkalische Phosphatase (pro 10 Einheiten Anstieg: Odds Ratio 1,03, 95 % CI 1,00 – 1,05, p = 0,028) sein. Diese und alle anderen getesteten Parameter zeigten allerdings einen schlechten

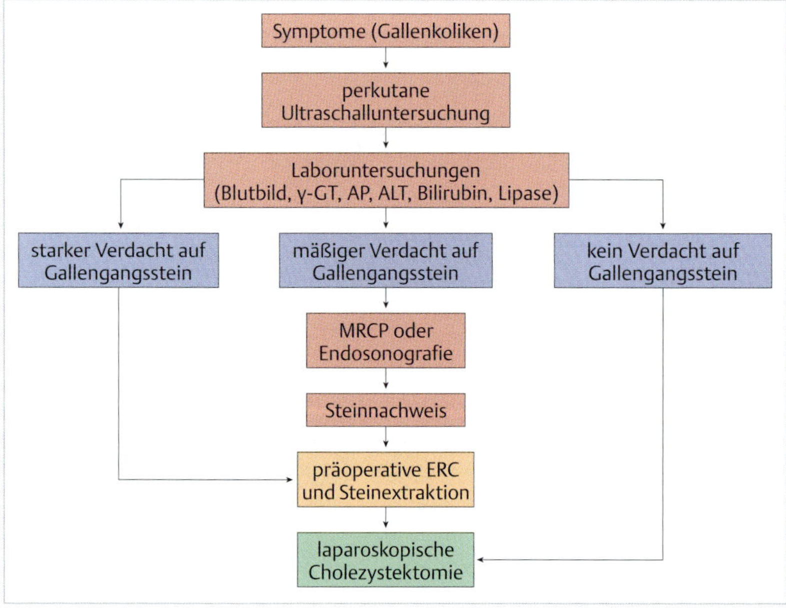

Abb. 6.3 Workflow bei symptomatischer Choledocholithiasis.

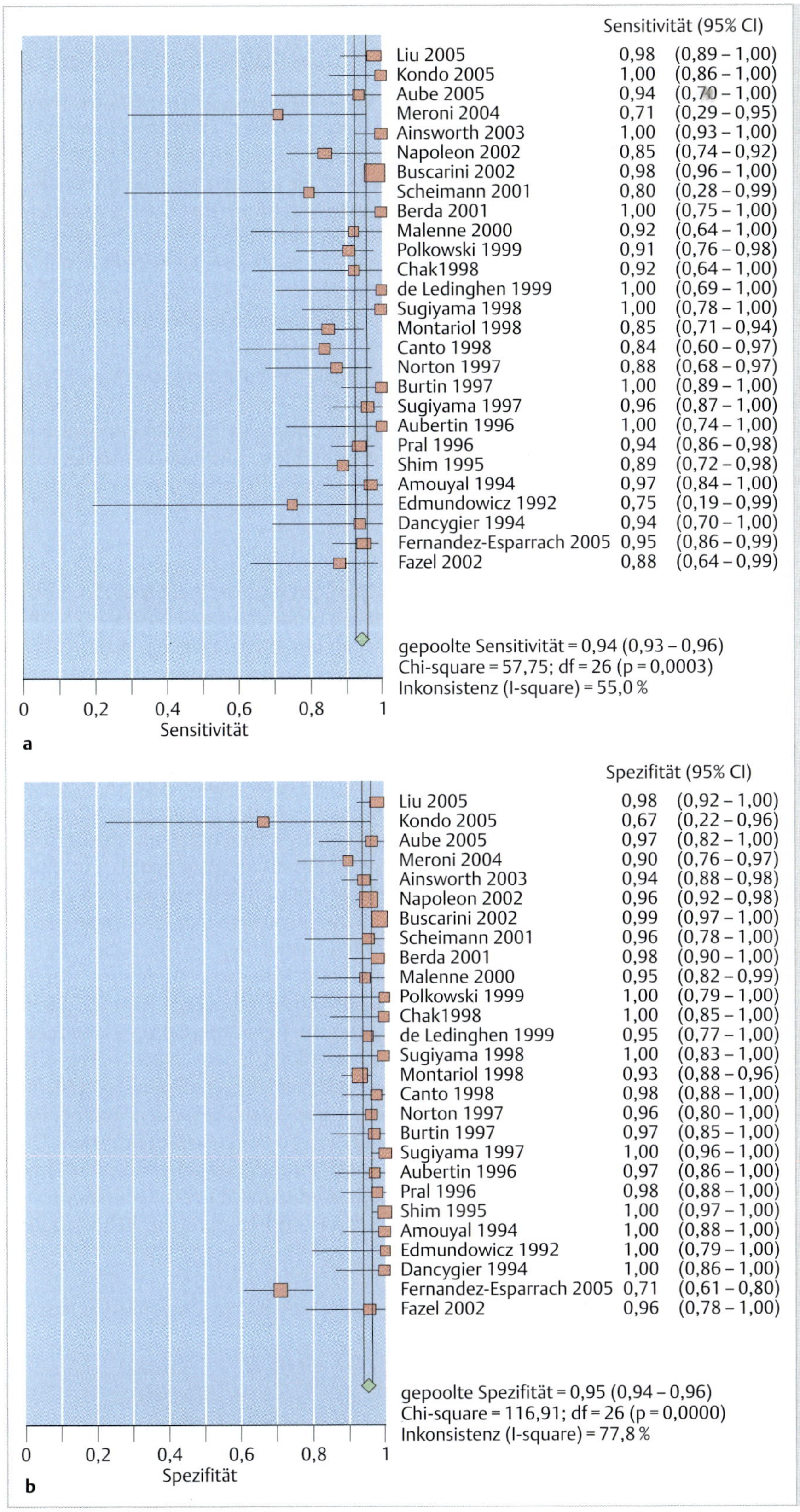

Abb. 6.14 a, b Meta-Analyse für die Sensitivität (a) und Spezifität (b) der EUS in der Diagnose der Choledocholithiasis (27 Studien bei 2763 Patienten) [110].

Gallengangsstrikturen

Gallengangsstrikturen (mit oder ohne Verschlussikterus) stellen eine besondere diagnostische Herausforderung dar, wenn in der Bildgebung morphologisch keine umliegende Raumforderung nachweisbar ist. Alle vor Ort verfügbaren endoskopischen Techniken werden in der Regel zur Klärung der Diagnose eingesetzt, da die bloße chirurgische Exploration bei diesen Patienten nicht gerechtfertigt ist (▶ Tab. 6.14). Bei diesen Patienten ist die ERCP in der Regel immer noch das diagnostische Verfahren der Wahl. Die ERCP-kontrollierte und mehrfach vorgenommene Bürstenzytologie mit radiologisch geführter Biopsie kann die Sensitivität für den Nachweis eines Malignoms zwar erhöhen (optimal < 70%), der negative prädiktive Wert bleibt jedoch niedrig. Intraduktaler Ultraschall, der nur an wenigen Zentren mit entsprechender Kenntnis und Expertise angeboten werden kann, soll die Genauigkeit der Diagnose auf ca. 90% erhöhen. Die diagnostischen Kriterien für eine exzentrische Wandverdickung, eine unregelmäßige Oberfläche, die Unterbrechung der regulären Wandschichtung und die echoarme Infiltration der Umgebung sowie der Nachweis von Lymphknotenvergrößerungen und Gefäßinvasion sind für den intraduktalen Ultraschall gut beschrieben, sind aber nur in einigen Merkmalen (irregulärer Gallengang, Wandverdickung > 3 mm) für den luminalen extraduktalen Schall diagnostisch richtungsweisend. Die Wertigkeit der Endosonografie in der Diagnose und in der Verlaufsbeobachtung der PSC ist in der klinischen Routine noch unklar [75, 97].

In der Praxis sollte als Methode der Wahl bei einer Gallengangsstriktur ohne umliegende Raumforderung die Endosonografie mit einer Feinnadelbiopsie von einsehbaren verdächtigen Wandarealen angestrebt werden, bevor mehrfache, teure und wiederholte invasive Diagnoseverfahren (ERC + Biopsie, Cholangioskopie, intraduktaler Ultraschall) den diagnostischen Ablauf zeitlich verlängern.

Zusammenfassung: EUS der Gallenwege als alternative Methode zur ERCP

- Beim distalen Verschlussikterus gibt die EUS wichtige Informationen zum weiteren diagnostischen und therapeutischen Vorgehen: Steinoperation oder endoskopische Palliation? Sie kann die ERCP auch präoperativ beim Verschlussikterus ersetzen, wenn unmittelbar die operative Therapie angestrebt wird und klinisch kein Anhalt für eine Cholangitis besteht (Leitlinie DGVS 2007 [62]).
- Eine Unterscheidung zwischen Papillenadenom und T 1-Karzinom ist durch die EUS nicht möglich. Das lokoregionäre Staging beim Papillenkarzinom erfolgt dagegen mittels EUS.
- Die Beurteilung der Gallenblase und der proximalen Gallengänge ist nicht immer ausreichend möglich.

Pankreatitis

Die EUS ermöglicht aufgrund ihrer hohen Ortsauflösung die Charakterisierung und die Detektion struktureller und morphologischer Veränderungen des Pankreasparenchyms wie auch des Pankreasganges, die sonst allen Methoden verborgen und damit unentdeckt bleiben (▶ Abb. 6.15). Der endoskopische Ultraschall ist mittlerweile unverzichtbar für die Frühdiagnostik und Behandlungsplanung der chronischen Pankreatitis (▶ Abb. 6.16, ▶ Abb. 6.17, ▶ Abb. 6.18, ▶ Abb. 6.19). Vergleichende Studien belegen, dass von den Patienten mit Verdacht auf eine chronische symptomatische Pankreatitis mit einem normalen Pankreatogramm ein Viertel, von den Patienten mit normalen Funktionstests sogar 40% einen pathologischen EUS-Befund aufwiesen (▶ Tab. 6.15) [24, 49, 116]. Das Ergebnis einer Konsensus-Konferenz war die sog. Rosemont-Klassifikation, mit deren Hilfe in Zukunft die Diagnose der chronischen Pankreatitis einheitlicher und unwidersprochen möglich sein wird (▶ Tab. 6.16). Die Diagnose der typischen und häufigen Komplikationen der chronischen und rezidivierenden akuten Pankreatitis – insbesondere von Pankreaspseudozysten, Choledochusstenosen und Thrombosen angrenzender Venen – gelingt im Regelfall sonografisch und/oder computertomografisch, sodass die Endosonografie nur in Einzelfällen

Tab. 6.14 MRCP/MRT, CT und EUS im Vergleich zur ERCP bei Gallengangsstrikturen (kein statistischer Unterschied für Per-Protocol-Analyse) [97].

	Sensitivität (%)	Spezifität (%)	Positiver prädiktiver Wert (%)	Negativer prädiktiver Wert (%)
ERCP/PTC	90	70	75	88
MRCP	90	65	72	87
CT	90	55	67	85
EUS	80	80	80	80

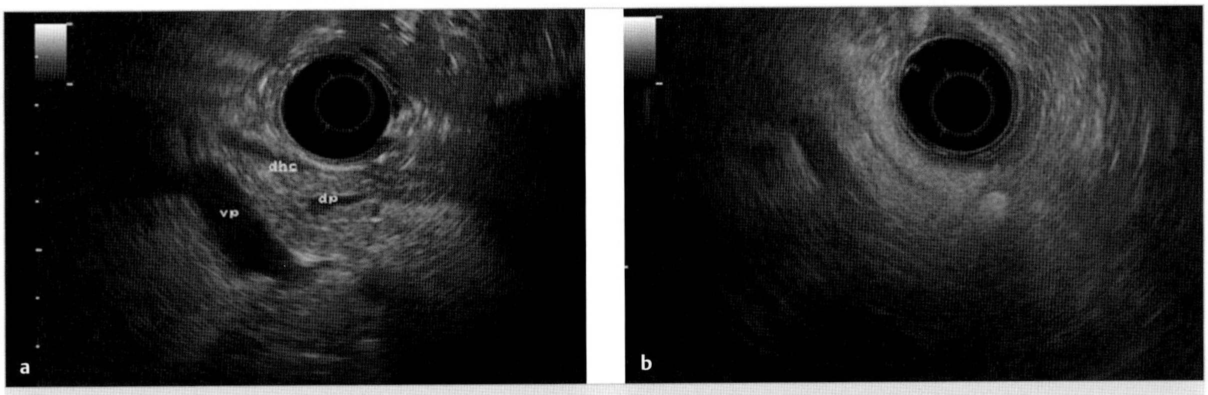

Abb. 6.15 a, b Normales Pankreas im endoskopischen Ultraschall (EUS). Die Echotextur des Pankreaskorpus ist homogen mit einem feinen retikulären Muster im papillennahen Kopfbereich (a). Der Pankreashauptgang ist gleichförmig in der Weite, in der Berandung (ohne intensive Randechos), ohne erkennbare Seitenäste (b). vp = Vena portae; dp = Ductus pancreaticus, dhc = Ductus hepatocholedochus.

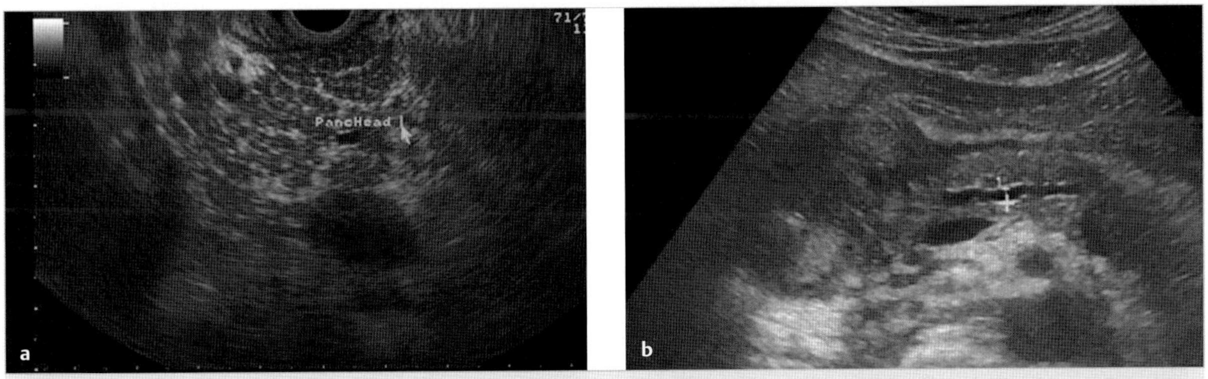

Abb. 6.16 a, b Chronische Pankreatitis.
a EUS: Die Echotextur des Pankreas ist inhomogen, echogene Marken formieren sich und zeigen einzelne Läppchen.
b Die Auflösung des endosonografischen Bildes ist unerreichbar für die transkutane Sonografie. Patient mit chronischer Pankreatitis, mäßige Dilatation des Pankreasganges (mit vermehrt echogener Gangkontur).

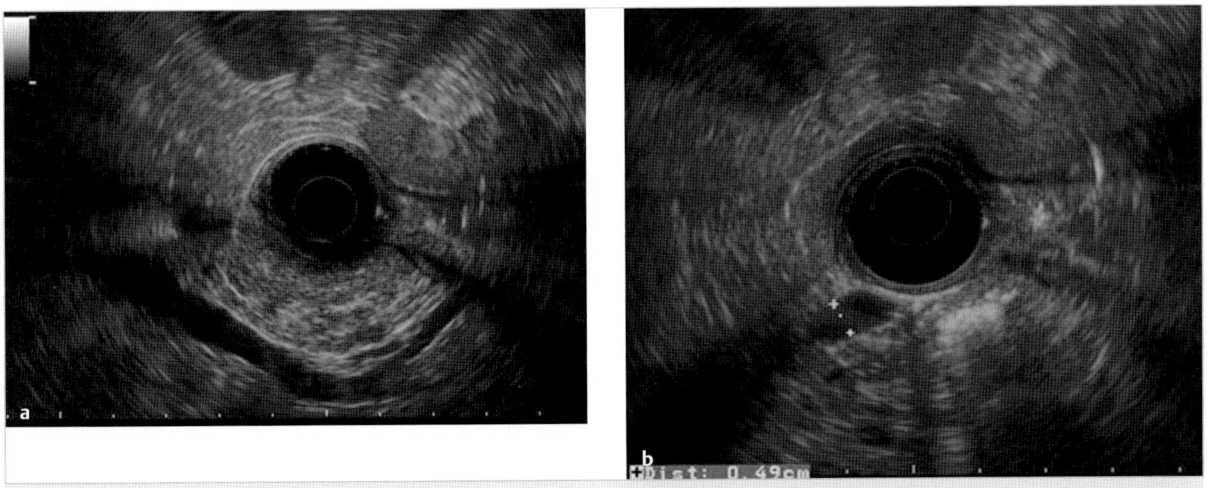

Abb. 6.17 a, b Kalzifizierende chronische Pankreatitis. Das Pankreas erscheint inhomogen (a), die hellen echogenen Reflexe entsprechen Kalzifikationen (b).

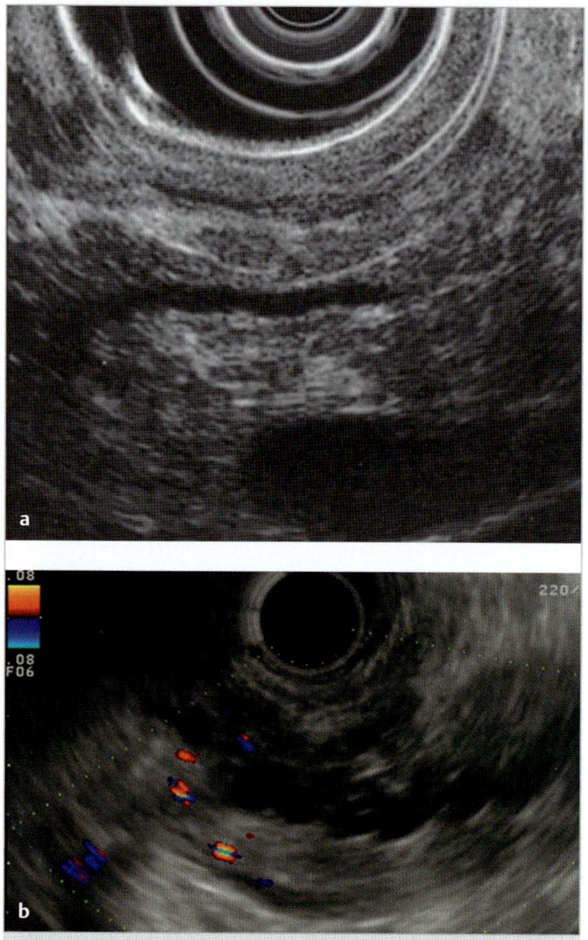

Abb. 6.18 a, b Gangveränderungen bei chronischer Pankreatitis.
a Das Pankreasparenchym ist relativ homogen mit diskreten Zeichen von echogener Zeichnung oder Lobulierung.
b Der Pankreashauptgang ist prominent, mit echogener Berandung und dilatiertem Seitenast.

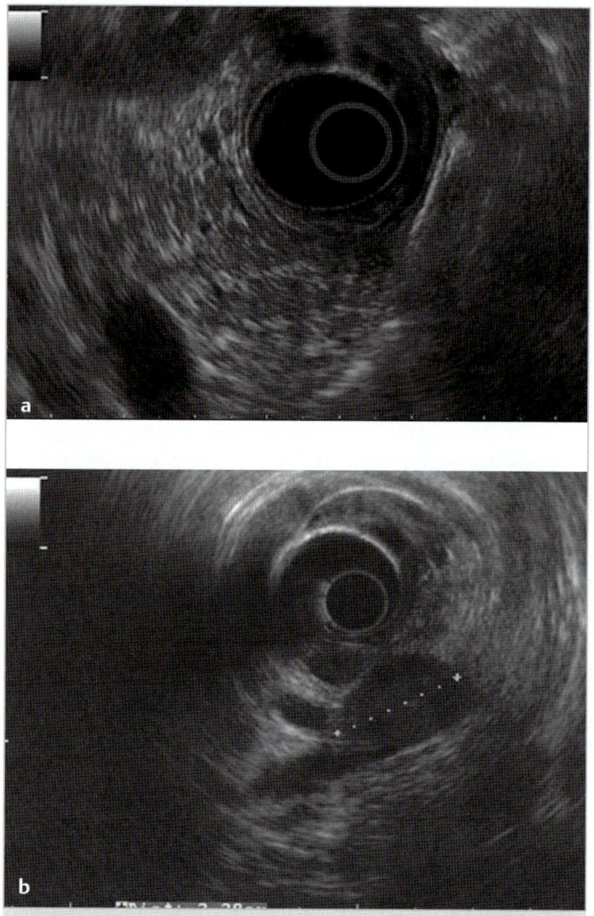

Abb. 6.19 a, b Patient mit symptomatischer chronischer Pankreatitis.
a Endosonografische Zeichen einer fibrosierenden Algemeinveränderung im Organ.
b Daneben Raumforderung mit scharfer Abgrenzung gegen das umliegende Parenchym.

Tab. 6.15 Genauigkeit des endoskopischen Ultraschalls (EUS) im Vergleich zur ERCP in der Diagnostik der chronischen Pankreatitis bei Patienten, die unter der Annahme einer Pankreaserkrankung untersucht worden sind. „Goldstandard" war jeweils eine Kombination aus ERCP, Pankreasfunktionstests und klinischen Kriterien bzw. die Entwicklung des ERCP-Befundes im Verlauf [51].

Autor, Jahr	Sensitivität EUS (%)	Sensitivität ERCP (%)	Spezifität EUS (%)	Fallzahl
Wiersema et al. 1993 [116]	80	50*	86	n = 30
Giovannini u. Seitz 1994 [44]	93	76	56	n = 17
Buscail et al. 1995 [22]**	88	74	100	n = 81
Kahl et al. 2002 [52]	100	80,7	–***	n = 130

* Sensitivität nur für „frühe cP" (Sensitivität der EUS für „frühe cP": 86 %)
** Sensitivität: CT 75 %, EUS 58 %, Spezifität: ERCP 100 %, CT 95 %, EUS 75 %
*** Es wurden keine Patienten ohne klinischen Pankreatitisverdacht eingeschlossen, sodass die Spezifität formal nicht errechnet werden konnte.

Tab. 6.16 Rosemont-Klassifikation für die endosonografische Diagnose der chronischen Pankreatitis (nach [24]).

Definitive chronische Pankreatitis	Verdacht auf chronische Pankreatitis*	Mögliche chronische Pankreatitis	Normalbefund
A: 1 Major-A-Kriterium + ≥ 3 Minorkriterien	**A:** 1 Major A-Kriterium + < 3 Minorkriterien	**A:** 3 – 4 Minorkriterien + kein Majorkriterium	≤ 2 Minorkriterien (*außer:* Zysten, Hauptgangerweiterung, echogene Foci, erweiterte Seitengänge) + *kein* Majorkriterium
B: 1 Major-A-Kriterium + 1 Maior-B-Kriterium (Honigwabenmuster)	**B:** 1 Maior-B-Kriterium (Honigwabenmuster) + ≥ 3 Minorkriterien	**B:** 1 Major-B-Kriterium (Honigwabenmuster) ± 1 – 2 Minorkriterien	
C: 2 Maior-A-Kriterien			
Major A: echogene schattengebende Parenchymreflexe („Parenchymverkalkungen", ≥ 2 mm) echogene schattengebende Strukturen im Pankreashauptgang („Pankreasgangsteine")			
Major B: akzentuierte Lobularität (echogen abgegrenzte echoarme Strukturen ≥ 5 mm) mit Honigwabenmuster (≥ 3 aneinandergrenzende Lobuli)			
Minor (8 Kriterien): *Gangkriterien:* Dilatation des Pankreashauptganges (Korpus: ≥ 3,5 mm, Kauda: > 1,5 mm), irreguläre Kontur des Pankreashauptganges, dilatierte Seitengänge (≥ 1 mm), echogene Gangkontur über 50 % des Pankreashauptganges (Korpus und Kauda) *Parenchymkriterien:* Zysten, Streifenzeichnung (echogene Streifen ≥ 3 mm lang, in ≥ 2 Richtungen), nicht schattengebende echogene Reflexe ≥ 2 mm, akzentuierte Lobularität *ohne* Honigwabenmuster (d. h. < 3 aneinander grenzende Lobuli)			

* Die Diagnose einer chronischen Pankreatitis erfordert eine Bestätigung durch zusätzliche Bildgebung (ERCP, CT, MRI) oder durch Pankreasfunktionstests.

erforderlich ist. Die endoskopische Therapie von Pseudozysten und postpankreatitischen Abszessen erfordert immer eine endosonografische Vordiagnostik, um unter anderem Anzahl, Lokalisation umliegende Gefäß- oder Parenchymstrukturen zu charakterisieren (s. u.).

Pankreaskarzinom

Maligne papillennahe und periampulläre Prozesse sind der makroskopischen endoskopischen Beurteilung zugänglich, ihre Ausdehnung lässt sich mittels Endosonografie des Pankreas ermitteln. Die Unterscheidung eines Papillenprozesses in eine Adenomyomatose, eine entzündliche Papillitis, Entzündungen nach Steinabgang oder endoskopischer Sphinkterotomie ist schwierig. Die Differenzierung eines Papillenadenoms von einem T1-Karzinom kann nicht endosonografisch, sondern nur histologisch erfolgen. Vor einer geplanten endoskopischen Abtragung eines Papillenadenoms sollte die Endosonografie die Tiefenausdehnung und die Beziehung zu den Gangstrukturen klären (▶ Abb. 6.20).

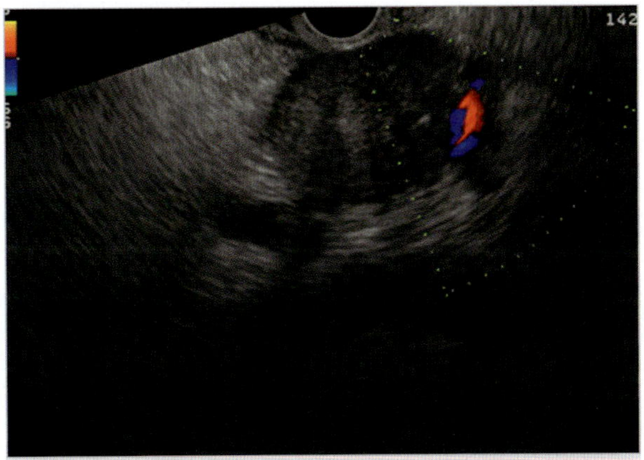

Abb. 6.20 Die EUS zeigt ein Pankreaskarzinom neben Gefäßstrukturen.

Bei Tumoren der Papille und des Pankreas wird die endosonografische Darstellbarkeit zwischen 85 und 100 % angegeben und im Vergleich mit anderen bildgebenden Verfahren schneidet die Endosonografie neben der Spiral-CT deutlich besser ab. Selbst kleinste (ca. 1 cm) Pankreastumoren sind erkennbar. Die EUS hat einen hohen Stellenwert für die Abklärung unklarer und unspezifischer computertomografischer Pankreasbefunde wie „Verdichtung", diffuse oder lokale Vergrößerung und duktale Ektasie. Hier finden sich in etwa gleichen Anteilen Malignome oder doch chronisch entzündliche Veränderungen des Pankreas vor allem dann, wenn klinische Zusatzbefunde (u. a. Gewichtsverlust, Tunormarkerkonstellation) auf ein Malignom hindeuten (Literatur bei [51]). Mit der Methode kann am ehesten ein Tumoraus-

Tab. 6.17 Meta-Analyse zur Genauigkeit des endosonografischen Stagings [90].

Tumorleiden	Autor	Studienzahl (Patientenzahl)	Sensitivität (%)	Spezifität (%)
Pankreaskarzinom, Gefäßinvasion	Puli et al. 2007 [90]	29 (n = 1308)	73 (68,8 – 76,9)	90,2 (87,9 – 92,2)

schluss geführt werden, wenn andere bildgebende Verfahren unklare und unsichere Vorbefunde liefern.

Beim **duktalen Adenokarzinom des Pankreas** besitzt der endoskopische Ultraschall eine Genauigkeit von 78 – 94% für die Festlegung des T-Stagings und von 64 – 80% für das N-Staging. Die Sensitivität und die Genauigkeit der Endosonografie übertreffen die anderer Verfahren (abdomineller Ultraschall, Angiografie, CT) und auch die der ERCP. Bei Patienten mit kleineren Pankreastumoren (< 3 cm) ist die Überlegenheit der Endosonografie noch deutlicher. Die Beurteilung der Gefäßwandinfiltration (als ein mögliches Zeichen der Inoperabilität) ist im klinischen Alltag noch problematisch und nicht immer sicher (▶ Tab. 6.17). Die Aufhebung der peripheren echoreichen Gefäßschicht spricht nicht immer für eine Gefäßinfiltration, sie repräsentiert möglicherweise lediglich eine peritumoröse Entzündung. Die Beurteilung der potenziellen Operabilität des Patienten sollte demnach EUS und Spiral-CT mit einbeziehen.

▶ **Pankreasmalignom oder umschriebene entzündliche Raumforderung?** Patienten mit chronischer Pankreatitis haben ein deutlich erhöhtes Risiko für die Entwicklung eines Pankreaskarzinoms. Umgekehrt vermag eine maligne Raumforderung eine (eher obstruktive) Variante einer chronischen Panreatitis zu induzieren. Es ist als nicht verwunderlich, dass sich neben tumorverdächtigen Arealen zusätzlich endosonografische Zeichen der chronischen Pankreatitis (z. B. Honigwabenmuster, Dilatation des Ductus Wirsungianus u. a.) finden. Das Dilemma, akut entzündliche segmentale Pankreasparenchymveränderungen bei chronischer Pankreatitis oder eine akute idiopathische Pankreatitis von einer umschriebenen echoarmen Tumorläsion zu differenzieren, kann mithilfe der kontrastmittelverstärkten Farbdopplersonografie und mit der Feinnadelpunktion (FNP) nur teilweise gelöst werden. Die meisten duktalen Adenokarzinome zeigen (anders als segmentale Inflammation, neuroendokrine Tumoren, Metastasen oder auch einige zystische Tumoren) zentral eine Hypoperfusion und nur gelegentlich eine randbetonte Durchblutung. Die typische Zunahme der Perfusion wird nach Kontrastmittelapplikation fast immer bei einer Entzündung beobachtet. Im Zweifelsfall ist bei nachgewiesener suspekter echoarmer Raumforderung in Kenntnis der nur mäßigen Sensitivität der EUS-FNP (< 80%) und bei vermuteter lokaler Operabilität die Probelaparotomie anzustreben!

6.4.3 EUS-gesteuerte Therapie bei Komplikationen der Pankreatitis – Palliation bei Verschlussikterus

Zysten- und Abszesspunktion

Pseudozysten sind häufige Komplikationen einer akuten oder chronischen Pankreatitis. Diese gekammerten Flüssigkeitsansammlungen mit kapselartiger Umhüllung und fehlender Epithelauskleidung müssen vor jeder endoskopischen Intervention von neoplastischen, echten zystischen Pankreasneoplasien abgegrenzt werden. Dies gelingt durch eine Korrelation der klinischen Symptomatik der Patienten, der EUS-Morphologie und der Analyse der Zystenflüssigkeit. Die Endosonografie bietet aufgrund ihrer von anderen bildgebenden Verfahren unerreichten Ortsauflösung in Kombination mit der integrierten Farbdopplerfunktion und der Möglichkeit einer gezielten FNP den Vorteil, dass die Entitäten der Pankreaszysten näher zu klassifizieren sind.

EUS-geführte Cholangiodrainage

Bei malignem, inkurablem Grundleiden mit Verschlussikterus muss das optimale Ziel der Palliation eine dauerhafte und interne Drainage der Gallenwege sein, die möglichst komplikations- und risikoarm ist. Mit der EUS-geführten Cholangiodrainage (EUS-CD) steht eine Methode zur Verfügung, die dann als letzte Alternative zum Einsatz kommt, wenn mit einer ERCP aus anatomischen Gründen oder aufgrund eines progressiven Tumorwachstums keine interne Drainage gelang (Zustand nach Gastrektomie, Zustand nach Whipple-Operation, tumoröse Magenausgangsstenose, Zustand nach Hepatikojejunostomie, nicht sondierbare Papille) und wenn eine PTC oder PTCD aus technischen Gründen keine optimale Palliationsmethode darstellt. Von Will [117] sind prinzipiell 2 endosonografische Vorgehensweisen beschrieben: Die Papille kann mit dem Duodenoskop erreicht werden, der Gallengang kann über den Porus nicht sondiert werden. Hier kann ein Rendezvousverfahren mit der ERC versucht werden. Der weitere Weg für die Interventionen erfolgt wie beim Rendezvous bei der PTC. In Rendezvoustechnik wird der gestaute Gallengang mit einer 19-G-Nadel in Richtung Papille punktiert und nachfolgend ein 0,035″-Führungsdraht aus der Papille ausgeleitet.

Tab. 6.18 Veröffentlichungen zur interventionell-endoskopisch Ultraschall-gesteuerten Cholangiografie (nach Will [117]).

Autor, Jahr	Patienten	Technik	Erfolgreiche Drainage	Komplikationen
Burmester et al. 2003 [20]	4	intrahepatisch: 1 extrahepatisch: 2	3	Gallenleck: 1
Mallery et al. 2004 [70]	2	extrahepatisch: 2	2	Führungsdraht-Perforation der Gallenwege: 1
Püspök et al. 2005 [91]	6	extrahepatisch: 6	5	keine
Bories et al. 2007 [14]	11	intrahepatisch: 11	10	Ileus: 1 früher Verschluss: 1 Metallstent-Verkürzung: 2
Will et al. 2007 [117]	8	intrahepatisch: 7 extrahepatisch: 1	7	leichter Schmerz: 2 Cholangitis: 1
Tarantino et al. 2008 [105]	8	extrahepatisch: 8	8	1 Todesfall nach 15 Tagen durch Zirrhose-Komplikationen
Yamaho 2008 [121]	5	extrahepatisch: 5	5	Pneumoperitoneum: 1

Wenn die Papille z. B. wegen Obstruktion des Magenausgangs nicht eingestellt werden kann, kommt die primäre transintestinale EUS-CD zum Einsatz. Die direkte EUS-CD kann entweder durch eine extrahepatische transintestinale Punktion und Drainage des Ductus choledochus oder durch eine transintestinale transhepatische Punktion und Drainage eines peripheren Segmentgallenganges im linken Leberlappen erfolgen. Nach Punktion der Gallenwege und Cholangiografie erfolgt über einen Führungsdraht die Aufweitung des Zugangsweges mit Bougies oder Gallenwegsdilatationsballons. Danach können Plastikprothesen oder beschichtete Metallstents platziert werden. Die Wahl des einzelnen Vorgehens und des Drainageverfahrens richtet sich nach der anatomischen Situation, der Einstellbarkeit der Gallenwege im longitudinalen EUS sowie nach dem Grundleiden.

Derzeit ist die EUS-CD noch experimentell, sie wird nur von erfahrenen interventionellen Endosonografikern in großen gastroenterologischen Zentren durchgeführt (▶ Tab. 6.18) [117].

Merke M!

Die Differenzialdiagnose chronische Pankreatitis – Pankreaskarzinom bei chronischer Pankreatitis ist mit allen bildgebenden Verfahren, auch mit der Endosonografie, problematisch.

Zusammenfassung: EUS des Pankreas als alternative Methode zur ERP

- Bei der **akuten Pankreatitis** hat die EUS keine gesicherte Indikation (außer zum Ausschluss eines Gallengangssteines).
- **Umschriebene Parenchymläsionen** werden zuverlässig von normalem Gewebe unterschieden. Peripankreatische Befunde (z. B. Lymphome) werden miterfasst.
- Die Frühdiagnose der chronischen Pankreatitis dürfte in Zukunft die Domäne der EUS sein. Die Diagnose einer **chronischen Pankreatitis** ist in fortgeschrittenen Stadien mit der EUS vergleichbar sicher zu stellen wie mit der ERP (inkl. Verkalkungen, Zysten, Gangdilatation u. ä.). Die Endosonografie ist eine geeignete Methode zur Therapieentscheidung bei Pseudozysten.
- Die EUS ist nur zur **Diagnose und zum Staging des Pankreaskarzinoms** wertvoll, eine Verbesserung der Prognose ist dadurch nicht zu erwarten. Sie ist zurzeit noch kein Screeningverfahren beim beschwerdefreien Patienten, allenfalls die Methode der Wahl bei der Überwachung der Patienten mit familiärem Pankreaskarzinom (s. Kap. 10).
- Die EUS erlaubt keine sichere Beurteilung der **Dignität. Kleine Tumoren** (< 2 cm) werden am empfindlichsten erkannt.
- Die EUS-gesteuerte Punktion hat eine Rate falsch negativer Befunde.
- Bei Verdacht auf einen **endokrinen Pankreastumor** ist die EUS die entscheidende Sreeningmethode.

6.5 Perkutane transhepatische Cholangiografie (PTC), perkutane transhepatische Cholangiodrainage (PTCD)

6.5.1 Voraussetzungen und Vorbereitung

Eine perkutane Punktion der Leber setzt einen ausreichenden Gerinnungsstatus voraus. Das schriftliche Einverständnis der Patienten muss vorliegen. Eine Antibiotikagabe (z. B. Ampicillin + Betalactamase-Inhibitor) erfolgt bei eitriger Cholangitis, ansonsten fakultativ bei Risikopatienten. Die Untersuchung wird nach Gabe eines Sedativums und eines Analgetikums, nach großzügiger Hautdesinfektion und mit sterilen Schutzmaßnahmen (sterile Kittel, Abdecktücher) durchgeführt. Der optimale Punktionsort, der im 7. bis 10. Interkostalraum unterhalb des Sinus phrenicocostalis in der mittleren Axillarlinie liegt, wird unter Röntgenkontrolle markiert und mit einem 2% igen Lokalanästhetikum tiefreichend bis ans Peritoneum infiltriert.

Die erforderlichen Materialien sind in ▶ Tab. 6.19 aufgelistet und in ▶ Abb. 6.21 und ▶ Abb. 6.22 gezeigt.

Tab. 6.19 Erforderliche Materialien für die perkutane transhepatische Cholangiografie (PTC) bzw. perkutane transhepatische Cholangiodrainage (PTCD).

Instrumente und Materialien für die PTC/PTCD
• Chiba-Nadel 0,7 mm (22 Gauge), 15 – 20 cm Länge • Führungsdraht 0,18 mm, 20 cm Länge • Metallnadel 0,18 mm mit 5-F-Teflonmantel, 20 cm Länge • Führungsdrähte unterschiedlicher Stärke und Steifigkeit: Standard 0,035", 150 cm Länge (hydrophil, z. B. Terumo, Black wire) • Schleusen 7 F, 15 und 20 cm Länge • Sondierungskatheter unterschiedlicher Spezifikation und mit unterschiedlichen Spitzen 5 F (z. B. Typ Kobra-Angiografiekatheter) • Bougie 6 – 10 F, 20 cm Länge • Drainagekatheter (8 – 32 Loch) gerade und Pigtail-Katheter (8,2 – 10 F) • Dilatationskatheter nach Nimura 10 – 16 F, 60 cm Länge • Yamakawa- oder sog. Münchner Drainagen 10 – 16 F, 35 cm Länge • Schneidestanzen zur Lochung der Katheter • selbstexpandierende Metallstents (Fa. Boston) • weitere Materialien: Lokalanästhetikum (1 – 2 %), Kontrastmittel (z. T. verdünnt), Desinfektionsmaterial, sterile Tupfer, Nahtmaterial, Halteplatten zur Fixierung der Drainagen

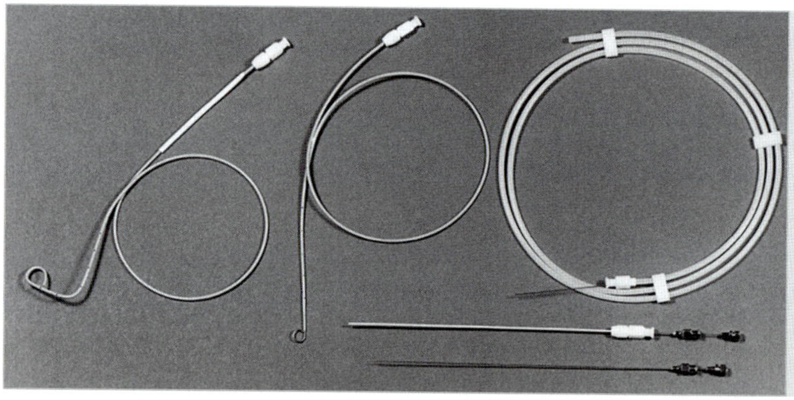

Abb. 6.21 Instrumentarium für die PTC/PTCD: unterschiedliche Punktionsnadeln (unten sog. dünne Chiba-Nadel zur primären Punktion), Führungsdraht und 2 Typen externer Drainagekatheter: gestreckt oder mit Pigtail.

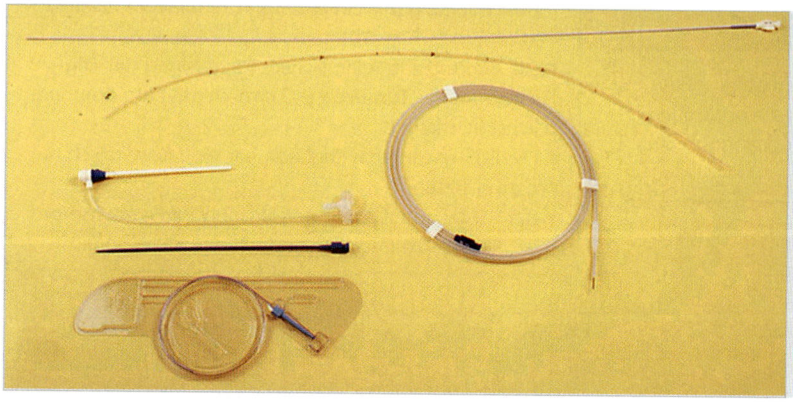

Abb. 6.22 Zubehör für die PTC und PTCD: unterschiedliche Drähte (unten mit hydrophiler Spitze), kurzstreckiger Dilatator, 7-F-Schleuse, langer Bougierungskatheter (Typ Nimura), Sondierungskatheter.

6.5.2 Technik

Zur Punktion der Leber wird heute primär eine dünnkalibrige Chiba-Nadel (0,7 mm) benutzt. Die Nadel wird horizontal unter Durchleuchtung bis kranial und medial der vermuteten Leberpforte vorgeschoben, als Orientierungshilfe dient u. a. die Bulbusluft oder das röntgendicht markierte Xiphoid. Beim Rückzug der Nadel werden kleine Mengen Kontrastmittel injiziert, bis sich erste Äste des Gallenwegsystems füllen. Einem frustranen Versuch folgen erneute Punktionen mit radiär angeordneter Stichrichtung nach kaudal, ventral und lateral. Die sonografisch mit Punktionsschallkopf unterstützte Punktion kann in schwierigen Fällen hilfreich sein (z. B. Punktion des linken Gallenwegsystems im epigastrischen Winkel, vgl. ► Abb. 6.34). Nach Darstellung des Gallengangssystems wird für die perkutane Drainageplatzierung ein horizontal zum rechten Hepatikusast gelegener Zugang angestrebt. Eine sehr zentrale Punktion in der Leberpforte wird wegen der großkalibrigen nachbarschaftlichen Gefäßstrukturen vermieden.

Liegt die Chiba-Nadel korrekt, kann mithilfe extrem dünner Metalldrähte ein 5-F-Teflonkatheter vorgeschoben werden. Alternativ wird mit einer Kanüle mit Teflonmantel, über den ein Führungsdraht (0,035") vorgeschoben werden kann, der gewünschte Abschnitt separat punktiert. Nach Entfernung der inneren Metallkanüle fließt Galle zurück, die Drahtspitze wird möglichst (auch über eine Stenose) bis ins Duodenum vorgeschoben. Nach Entfernung der Teflonkanüle kann ein seitlich perforierter Katheter mit Öffnung oberhalb und unterhalb der Stenose zur internen oder kombinierten internen-externen Gallendrainage platziert werden. Wenn die Platzierung des Drahtes ins Duodenum nicht gelingt, verbleibt die Drainage (am besten mit Pigtail-Spitze zur Minderung des Dislokationsriskos) für 1 – 2 Tage im prästenotischen Gallenwegsanteil. Die Passage der Stenose ist dann nach vorübergehender Entlastung mit externer Galleableitung meistens mithilfe eines hydrophilen Drahtes problemlos möglich. Da bei alleiniger externer Drainage Dislokationen häufiger sind, ist hier eine sichere Fixierung an der Austrittsstelle wichtig (Hautnaht, Halteplatte, Verband).

Generell ist bei besonderen Fragestellungen (Zustand nach Leberresektionen, isolierte linksseitige intrahepatische Stenosen) auch ein ventraler Punktionsweg vom linken Leberlappen im epigastrischen Winkel möglich [50, 61, 68, 77, 119, 120].

► **Ergebnisse:** Aufgeweitete Gallenwege können in 95 % erfolgreich punktiert und dargestellt werden. Die PTC gelingt bei nicht gestauten Gallenwegen jedoch vielfach nur in etwa 65 – 70 % (► Tab. 6.20) [61].

Tab. 6.20 Erfolgsrate der PTC und PTCD [61].

	Erfolgsrate
PTC	
Gallenwege dilatiert	95 – 100 %
Gallenwege nicht dilatiert	70 – 85 %
PTCD	
Drainage erfolgreich	90 – 95 %
perkutane transhepatische Gallengangs-PE	70 – 85 %
perkutane transhepatische Gallensteintherapie	90 – 95 %

6.5.3 Gesicherte klinische Indikationen

Eine PTC sollte nur dann erfolgen, wenn eine endoskopisch retrograde Gallengangsdarstellung nicht oder nicht ausreichend erfolgen kann, z. B. bei Zustand nach Gastrektomie, Billroth-II-Resektion, Anlage einer biliodigestiven Anastomose mit Veränderung der Anatomie (► Abb. 6.23), mithilfe endoskopischer Techniken nicht erreichbare Papille und wenn bei gestauten Gallenwegen die Technik der perkutanen transhepatischen Cholangiodrainage (PTCD) zur Vermeidung einer biliären Sepsis beherrscht wird (► Abb. 6.24, ► Abb. 6.25, ► Abb. 6.26, ► Abb. 6.27, ► Abb. 6.28). Perkutane Zugänge sind für diagnostische und therapeutische Eingriffe erfolgversprechender, wenn es sich um hochsitzende Gallenwegsverschlüsse (z. B. Klatskin-Tumoren) oder intrahepatische Läsionen (Steine, Stenosen) handelt (► Tab. 6.21) [35, 43, 48, 64, 67, 83, 114].

Bei Versagen des transpapillären Zugangs und normaler/gering veränderter Anatomie kann in seltenen Ausnahmefällen ein sog. **Rendezvous-Verfahren** durchgeführt werden. Dabei ist die PTC/PTCD der erste Schritt, der bei erfolgreicher Platzierung einer internen Drainage oder zumindest bei Passage eines Führungsdrahtes ins Duodenum die Fortsetzung aller weiteren Interventionen über die Papille ermöglicht. Entweder wird mit dem Nadelmesser über die liegende Drainage als Führungsschiene eine sichere endoskopische Papillotomie ermöglicht oder der Draht wird (z. B. bei veränderter postoperativer Anatomie) vorsichtig oral mithilfe eines Endoskop ausgeleitet, um anschließend ein Duodenoskop oder Gastroskop mit Führungsdrahtpapillotom drahtgeführt sicher vor die Papille zu bringen (► Abb. 6.29). Die parallele Kanülierung bei erfolgreicher PTCD mit Lage des Katheters transpapillär im Duodenum ist sehr effektiv. Sie ermöglicht die konsekutive endoskopische Papillotomie (EPT) neben der Drainage und vermeidet die umständlichen Manöver mit den Führungsdrähten [34, 36].

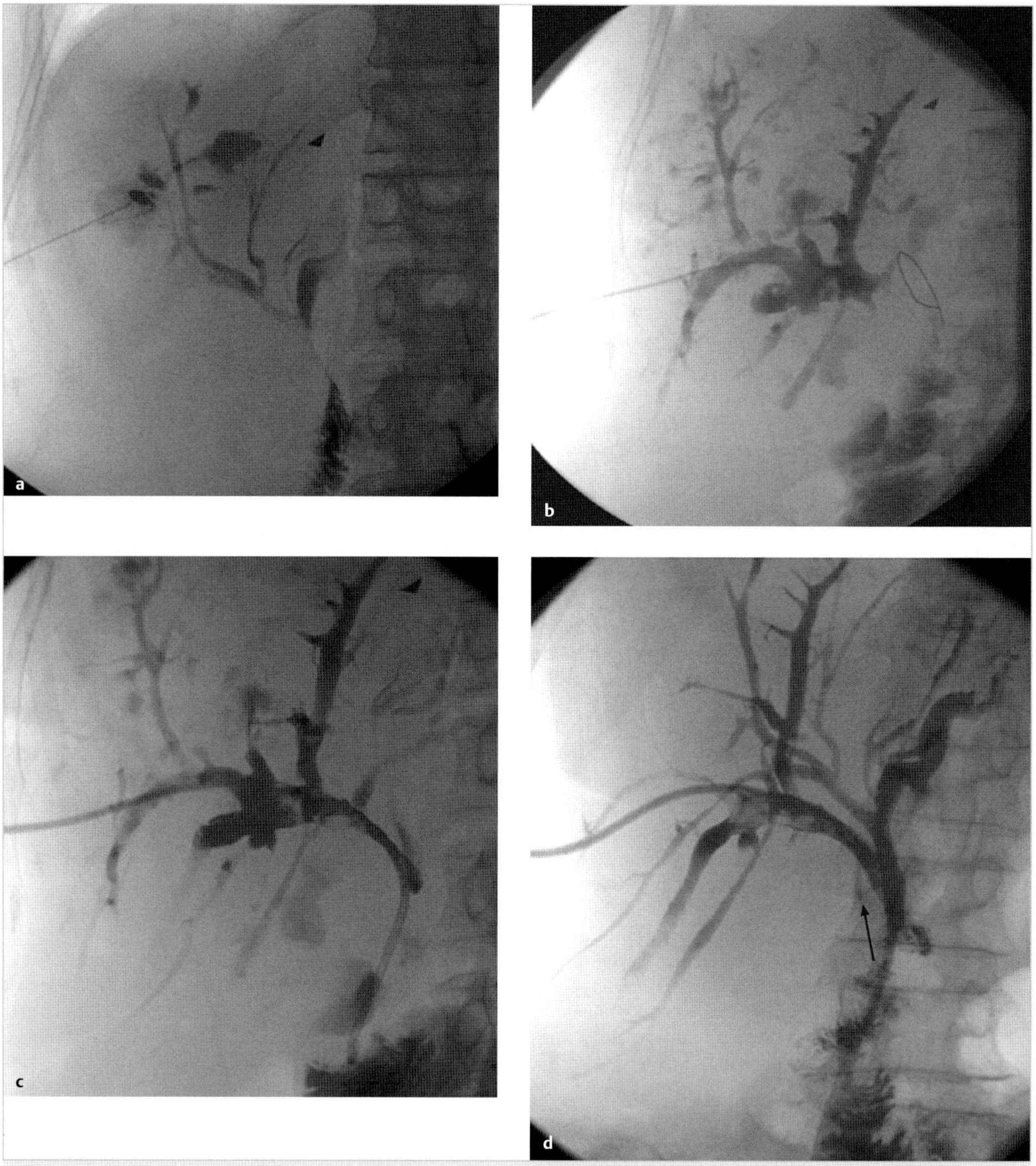

Abb. 6.23 a – d PTC bei einer Patientin mit akuter Cholangitis, Zustand nach biliodigestiver Anastomose vor 10 Jahren: Kaliberunregelmäßigkeiten der intrahepatischen Gallenwege mit höhergradiger Stenose der Hepatikojejunostomie (a), multiple KM-Ansammlungen im Parenchym der Leber als Ausdruck für multiple Abszedierungen, KM-Aussparungen als Hinweis für Konkremente (b, c). Nach Platzierung der perkutanen Drainage unter Antibiotikagabe deutliche klinische Besserung. Nach einigen Tagen erneute Kontrastierung mit rückläufigen Abszessen, aber weiterhin nachweisbaren Konkrementen (Pfeil) (d).

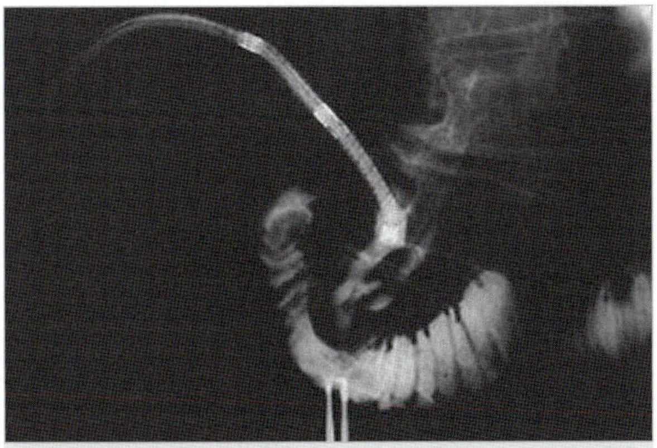

Abb. 6.30 Perkutane Cholangioskopie nach Sinustraktbildung bei Patient mit Verschlussikterus nach Gastrektomie.

einen größeren Untersuchungskomfort (▶ Abb. 6.30, ▶ Abb. 6.31, ▶ Abb. 6.32, ▶ Abb. 6.33, ▶ Abb. 6.34) [17, 79, 82].

Die Erfolgsraten der Cholangioskopie-gestützten intrahepatischen Steintherapie sind für die Lasertherapie (mit Steinkennung) und für die elektrohydraulische Lithotripsie (EHL) vergleichbar. In der Literatur werden Erfolgsraten zwischen 80 und 100 % mitgeteilt [101].

Die Cholangioskopie (und Sinustraktbildung) ist kontraindiziert bei Patienten mit manifester plasmatischer oder thrombozytär bedingter Gerinnungsstörung. Patienten mit Hämangiomen, arteriovenösen Malformationen und fortgeschrittener Leberzirrhose sind möglichst von diesem Verfahren auszuschließen. Patienten mit fehlender Kooperation oder nicht behandelbarer motorischer Unruhe sollten wegen des Komplikationsriskos nicht mit dieser Technik behandelt werden. Bei Aszites ist die Ausbildung eines stabilen Sinustraktes erschwert. Hier muss jeder Eingriff individuell bei Therapie des Aszites abgewogen werden (vgl. Komplikationen, S. 98).

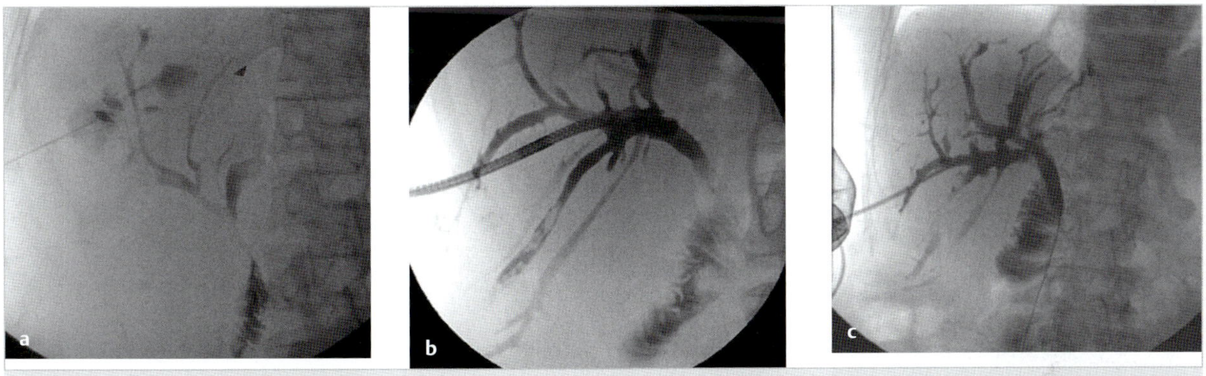

Abb. 6.31 a – c PTC, Sinustraktbildung und Steintherapie. Patientin mit akuter Cholangitis, Leberabszessen und multiplen Konkrementen u. a. in den Segmentästen (a). Inspektion der biliodigestiven Anastomose (b), passager Dilatation der Stenose mit 8 mm Ballon (c). Anschließend Entfernung kleinerer Konkremente mit dem Dormiakörbchen, Spülung. Später konnte Steinfreiheit erzielt werden.

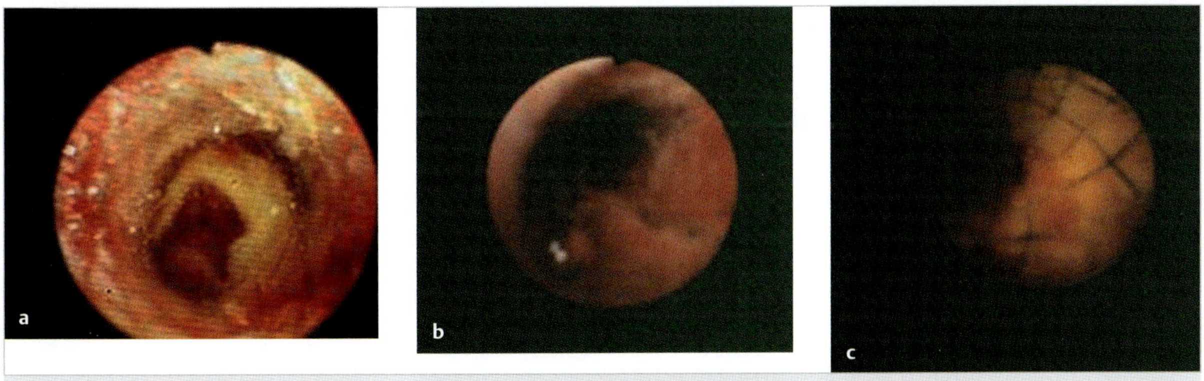

Abb. 6.32 a – c Perkutane transhepatische Cholangioskopie (PTCS) bei Nachweis einer malignen Choledochusstenose.
a Cholangiozelluläres Karzinom.
b Tumorkompression durch duktales Pankreaskarzinom.
c Liegender Metallstent.

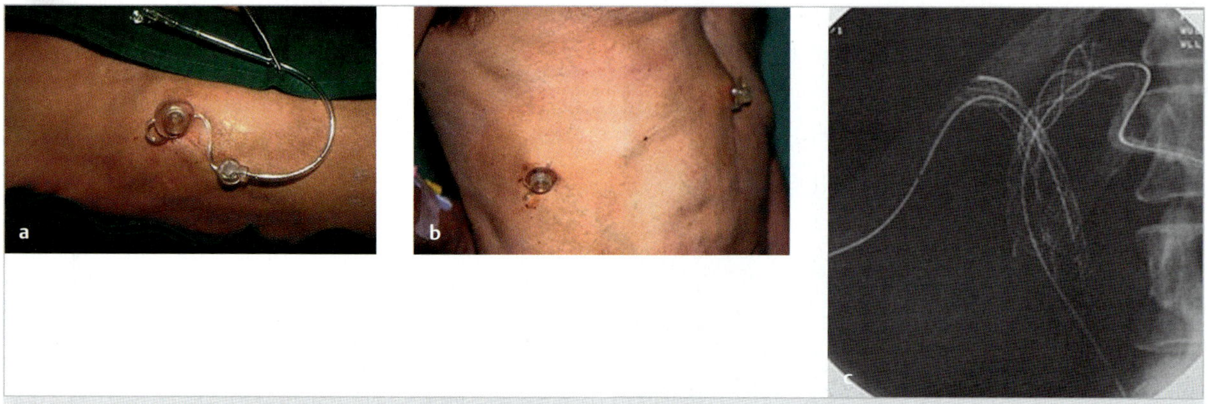

Abb. 6.33 a – c Patienten mit Yamakawa-Drainagekathetern zur längerfristigen Drainage und Spülung.
a Patient mit einzelner Drainage im rechten System, Spüladapter.
b Patient mit Versorgung beider intrahepatischer Systeme bei inoperablem Klatskin-Tumor durch zusätzliche Anlage einer Drainage von ventral.
c Über diese Zugänge Stentplatzierung und Brachytherapie.

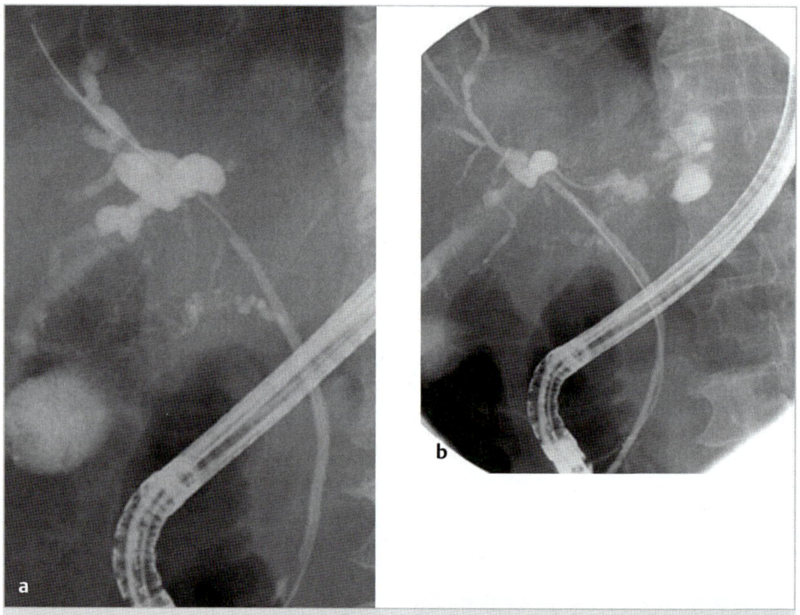

Abb. 6.34 a – j ERC und PTC bei einem 50-jährigen Patienten mit metastasierendem Cholangiokarzinom (Klatskin-Tumor Typ IV nach Bismuth, histologisch gesicherte Lungenmetastasen) in gutem Allgemeinzustand. In der ERC Platzierung von mehreren Plastikstents in Segmentäste des rechten Systems; die hochgradig rigide Stenose verhindert die transpapilläre Stentpositionierung und Entlastung des gestauten linken Systems (a, b).

Fortsetzung ►

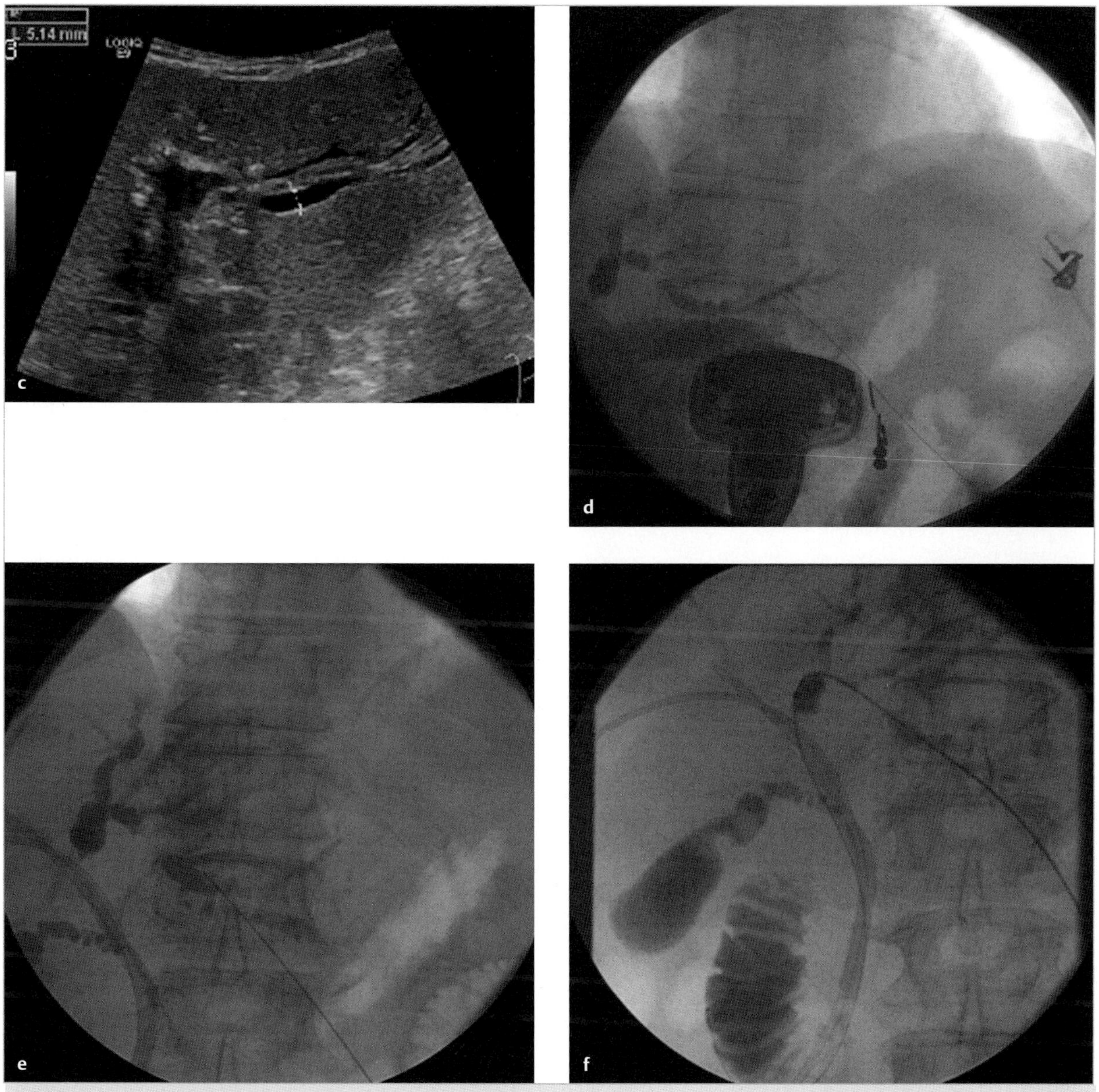

Abb. 6.34 a – j Fortsetzung.
Unter sonografischer Kontrolle Direktpunktion des linken Systems ausreichend peripher wegen vorgeschalteter Stenose im linken dorsalen Segment (c, d, e, f).

Fortsetzung ►

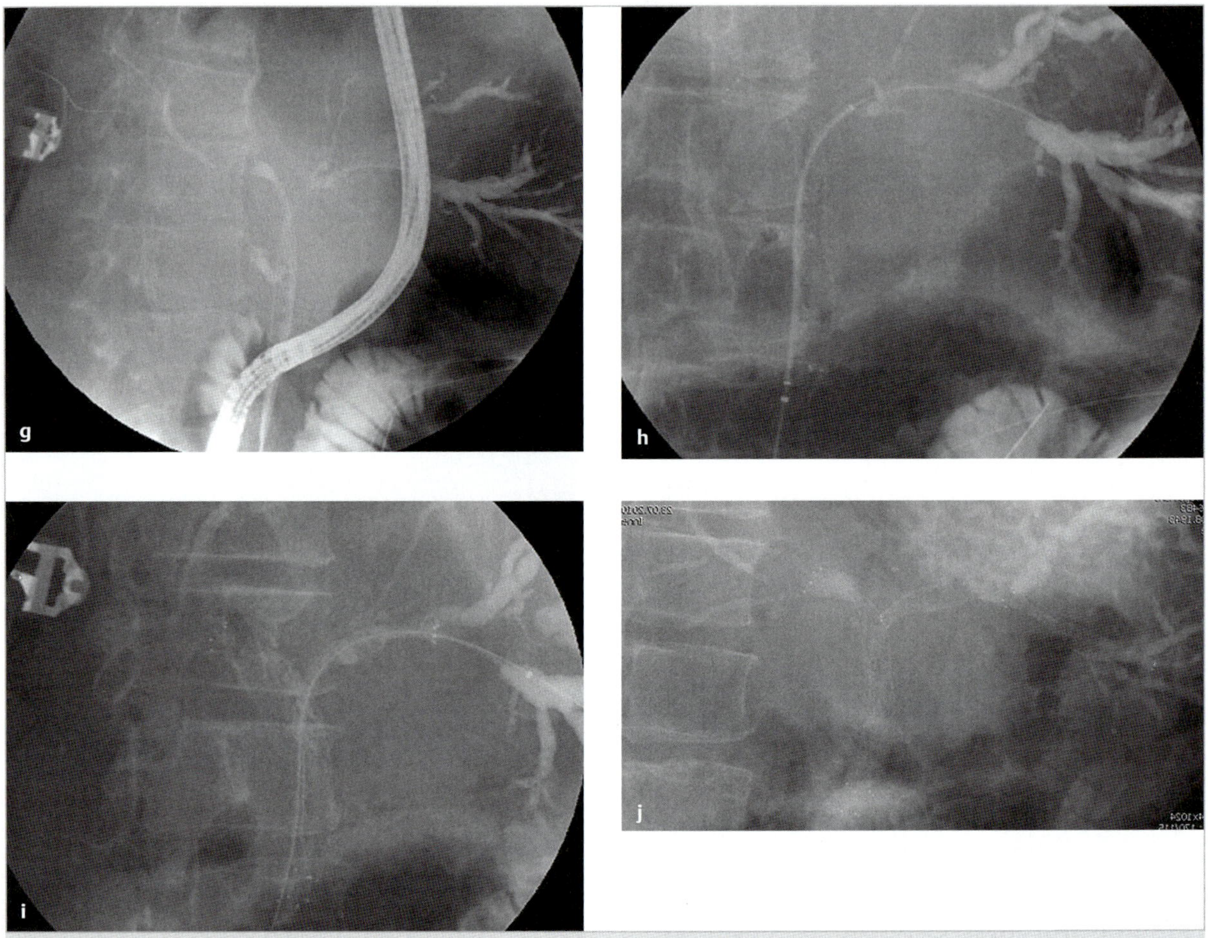

Abb. 6.34 a – j Fortsetzung.
In weiteren Schritten PTCD von links, danach Platzierung mehrerer Metallstents (Silver-Z-Stent, Fa. Cook) transpapillär (g, h, i, j).

Brachytherapie

Bei Hilustumoren (Bismuth III–IV) kann nach aufwendiger Versorgung durch perkutane Metallstentplatzierung überlegt werden, ob eine parallele oder ergänzende Therapie die Offenheit der Stents, die Cholangitisrate und die Lebensqualität des Patienten beeinflusst (▶ Abb. 6.33) [80]. Eine palliative perkutane Strahlentherapie mit Dosen von 30 – 45 Gy kann wahrscheinlich nur bei einem Teil der Patienten gute Effekte erwarten lassen [16, 37, 55, 76, 98, 111]. Die lokale Applikation von Radionukliden, wie z. B. ^{192}Iridium, über einen perkutanen transhepatischen Weg – gefolgt von oder nach einer Metallstenteinlage – ist in kleinen Kollektiven untersucht worden [111]. Hier konnte mit der kombinierten Therapie (Stent, Brachytherapie, externe Radiatio) ein um 3 Monate längeres Überleben erzielt werden (388 Tage vs. 298 Tage) [37, 98].

6.5.5 Komplikationen

Die Komplikationen und Risiken sind bei der PTC/PTCD vom Ausmaß des diagnostischen Vorgehens, von der Intention des Eingriffs und von der Erfahrung des Untersuchers abhängig. Prinzipiell können sehr verschiedene Komplikationen auftreten, die von Hautirritationen, Wundschmerz, Hämatomen, Drainagedislokation über Pleuraverletzungen bis hin zu Blutung, Hämobilie, subphrenischen Abszessen, Sepsis und Tod reichen (▶ Tab. 6.22, ▶ Abb. 6.35).

Bei der schwierigeren PTC an nicht dilatierten Gallenwegen wird eine Komplikationsrate von > 20 % angegeben. Komplikationen bei transkutaner Cholangioskopie sind von der Reife des Punktionstrakts abhängig. Sie werden insbesondere infolge von Dilatationen beobachtet (bei bis zu 44 % der Prozeduren), eine ausreichende Reifungszeit des angelegten Traktes zur Durchführung weiterer Prozeduren ist zur Vermeidung von Komplikationen wichtig.

Tab. 6.22 Mögliche Komplikationen bei PTC/PTCD (nach [119]).

Art der Komplikation	Häufigkeit
bei diagnostischem Eingriff (PTC):	insgesamt 2 %
• Sepsis, Cholangitis, Galleleck, Blutung und Pneumothorax	
• Hämobilie	
• Pseudoaneurysma der A. hepatica	
• arterielle Gallengangsfistel	
• arteriell-portale Fistel	
bei therapeutischem Eingriff (PTCD):	
• Sepsis	2,5 %
• Blutung	2,5 %
• lokalisierte Entzündung (Abszess, Peritonitis, Cholezystitis, Pankreatitis)	1,2 %
• pleurale Komplikationen	0,5 %
• Tod	1,7 %

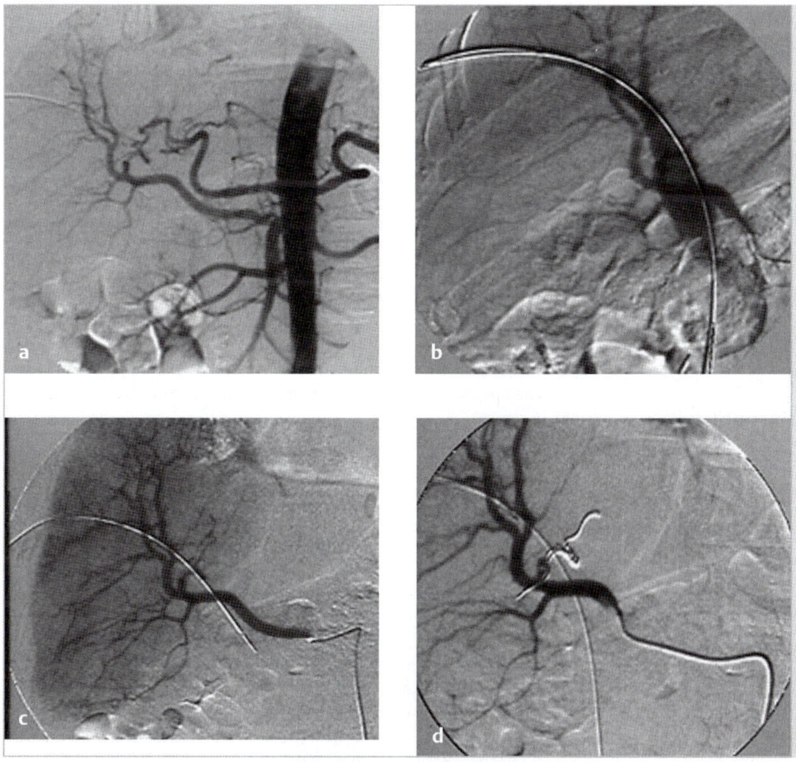

Abb. 6.35 Arteriobiliäre Fistel nach PTCD.
a In der arteriellen DSA-Übersicht bei liegender PTCD kein KM-Übertritt (durch Kompression mittels 10-F-Nimura-Katheter).
b Über Führungsdraht Rückzug der Drainage mit reichlich KM-Übertritt ins mäßig dilatierte Gallenwegssystem
c Erneut Kompression mithilfe des Katheters.
d Schließlich kompletter Verschluss der arteriellen Fistel durch selektiv applizierte Coils.

Daher sollen nachfolgende Dilatationen nach ausreichend langer Reifungsperiode durchgeführt werden: erster Wechsel mit Dilatation nach 3 – 5 Tagen, Cholangioskopie 7 – 8 Tage nach letzter Dilatation für diagnostische Prozeduren oder 10 – 12 Tage nach letzter Dilatation für therapeutische Prozeduren. Von diesem protektiven Vorgehen hängt die Komplikationsrate ab. Sie betrug in einer Studie mit 364 Patienten, die eine PTC/PTCD mit Cholangioskopie erhielten, 12,9 % für die PTCD-Anlage, 12,8 % für die Traktdilatation und 6,9 % während der Traktreifung. In der Entlastungsphase nach Erstpunktion ist häufig wegen der zugrunde liegenden Infektion mit einer klinisch manifesten Cholangitis, Bakteriämie und selten auch mit einer Sepsis zu rechnen. Die Beherrschung dieser Komplikationen bestimmt den zeitlichen Fortgang aller weiteren Maßnahmen [19, 77, 82, 99, 106].

Cholangitis und Bakteriämie traten bei PTC/PTCD und Traktdilatation auf, eine Katheterdislokation während der Traktreifung. Milde Komplikationen ereigneten sich bei 22,2 % der Patienten während der Anlage, wohingegen ernste Komplikationen bei 8,2 % (30/364 Patienten) auftraten [82]. In einer Serie mit 333 Patienten kam es bei 4 % zu einer Hämobilie [99].

Tab. 6.23 Verfahrensvergleiche: ERCP oder Alternativverfahren? (Jenssen – Syllabus GATE Berlin 2009).

	Nicht invasiv			Evtl. invasiv	Invasiv	
	Sonografie	Spiral-CT	MRCP	EUS	ERCP	PTC
mobile Methode	+++	–	–	++	+	+
Untersucherabhängigkeit	+++	+	+	+++	++	++
Komplikationen	–	(+)	–	+	+++	+++
Kosteneffektivität	+++	++	+	++	++	++
Staging	++	+++	++	+++	–	–
Gewebe-Diagnose (Biopsie/Zytologie)	+	+	–	+++	++	–
Therapiemöglichkeit	(+)	(+)	–	++	+++	++

– = keine Bedeutung, (+) = nur bedingt hilfreich/von Bedeutung, +/++/+++ = Bedeutung unterschiedlicher Ausprägung

6.6 Zusammenfassung

Die ERCP ist im Vergleich zu anderen diagnostischen Möglichkeiten eine relativ komplikationsträchtige Methode. Eine primäre reine diagnostische ERCP ist bei heutigem Stand der alternativen schnittbildenden Verfahren nicht mehr indiziert.

Sonografie, CT, MRCP (evtl. mit Sekretin-Gabe bei speziellen Fragestellungen der Pankreaspathologie) und EUS erlauben mit hoher Genauigkeit eine diagnostische Zuordnung.

Der Endoskopiker muss sich mit Vorteilen und Begrenzungen dieser Methoden vertraut machen (▶ Tab. 6.23).

Die ERCP kommt zum Einsatz, wenn andere alternative Methoden mit primär ähnlich hoher Aussagekraft nicht diagnoseführend sind und wenn die ERCP mit einem therapeutischen Eingriff verknüpft wird.

Ein rein diagnostischer Ansatz sollte mit Hilfe der ERCP nur dann erfolgen, wenn spezialisierte supplementäre Techniken angedacht und verfügbar sind (zytologische und histologische Materialgewinnung, Manometrie) und wenn andere Alternativen (z. B. Feinnadel-EUS) ausgeschöpft sind.

Das Spektrum interventioneller endosonografischer Techniken hat sich in den letzten 10 Jahren enorm entwickelt. Weltweit nimmt das Interesse an neuen Einsatzgebieten für den therapeutischen endoskopischen Ultraschall zu. Die Methode erlaubt durch ihre Kombination der Endoskopie mit der hochauflösenden Sonografie eine Erweiterung des endoskopischen interventionellen Spektrums. Dies kann in vielen Fällen operative Interventionen ersparen und potenziell gefährliche Eingriffe für die Patienten sicherer machen.

Literatur

[1] Abboud PA, Malet PF, Berlin JA et al. Predictors of common bile duct stones prior to cholecystectomy: a meta-analysis. Gastrointest Endosc 1996; 44: 450 – 455

[2] Adamek HE, Albert J, Breer H et al. Pancreatic cancer detection with magnetic resonance cholangiopancreatography and endoscopic retrograde cholangiopancreatography: a prospective controlled study. Lancet 2000; 356: 190 – 193

[3] Adamek HE, Albert J, Weitz M et al. A prospective evaluation of magnetic resonance cholangiopancreatography in patients with suspected bile duct obstruction. Gut 1998; 43: 680 – 683

[4] Adamek HE, Lauenstein TC. Gallenwege. In: Adamek HE, Lauenstein TC, Hrsg. MRT in der Gastroenterologie. Stuttgart: Thieme; 2010: 119 – 129

[5] Akisik MF, Sandrasegaran K, Aisen AA et al. Dynamic secretin-enhanced MR cholangiopancreatography. Radiographics 2006; 26: 665 – 677

[6] American Society for Gastrointestinal Endoscopy. Complications of ERCP. Gastrointest Endosc 2003; 57: 633 – 638

[7] Angulo P, Pearce DH, Johnson CD et al. Magnetic resonance cholangiography in patients with biliary disease: its role in primary sclerosing cholangitis. J Hepatol 2000; 33: 520 – 527

[8] Aronson N, Flamm CR, Bohn RL. et al. Evidence based assessment: patient, procedure or operator factors associated with ERCP complications. Gastrointest Endosc 2002; 56: S 294 –S 302

[9] Balthazar EJ, Ranson JHC, Naidich DP et al. Acute pancreatitis: prognostic value of CT. Radiology 1985; 156: 767 – 772

[10] Balthazar EJ, Robinson DL, Megibow AJ et al. Acute pancreatitis: value of CT in establishing prognosis. Radiology 1990; 174: 331 – 336

[11] Barkun AN, Barkun JS, Fried GM et al. Useful predictors of bile duct stones in patients undergoing laparoscopic cholecystectomy. McGill Gallstone Treatment Group. Ann Surg 1994; 220: 32 – 39

[12] Becker CD, Grossholz M, Becker M et al. Choledocholithiasis and bile duct stenosis: diagnostic accuracy of MR cholangiopancreatography. Radiology 1997; 205: 523 – 530

[13] Bonnel DH, Liguory CE, Cornud FE et al. Common bile duct and intrahepatic stones: results of transhepatic electrohydraulic lithotripsy in 50 patients. Radiology 1991; 180: 345 – 348

[14] Bories E jr, Pesenti C, Caillol F et al. Transgastric endoscopic ultrasonography-guided biliary drainage: results of a pilot study. Endoscopy 2007; 39: 287 – 291

[15] Born P, Rösch T, Bruhl K et al. Long-term results of endoscopic and percutaneous transhepatic treatment of benign biliary strictures. Endoscopy 1999; 31 725 – 731

[16] Bowling TE, Galbraith SM, Hatfield AR et al. A retrospective comparison of endoscopic stenting alone with stenting and radiotherapy in non-resectable cholangiocarinoma. Gut 1996; 39: 852 – 855

[17] Brambs HJ, Rieber A, Huppert PE et al. Perkutan-transhepatische cholangioskopische Farbstofflaser-Lithotripsie von Gallengangssteinen. Z Gastroenterol 1992; 30: 748 – 751

[18] Brountzos EN, Ptochis N, Panagiotou I et al. A survival analysis of patients with malignant biliary strictures treated by percutaneous metallic stenting. Cardiovasc Intervent Radiol 2007; 30: 66 – 73

[19] Burke DR, Lewis CA, Cardella JF et al. Quality improvement guidelines for percutaneous transhepatic cholangiography and biliary drainage. J Vasc Interv Radiol 2003; 14: S 243 -S 246

[20] Burmester E, Niehaus J, Leineweber T et al. EUS-cholangio-drainage of the bile duct: report of 4 cases. Gastrointest Endosc 2003; 57: 246 – 251

[21] Burtin P, Palazzo L, Canard JM et al. Diagnostic strategies for extrahepatic cholestasis of indefinite origin: endoscopic ultrasonography or retrograde cholangiography? Results of a prospective study. Endoscopy 1997; 29: 349 – 355

[22] Buscail L, Escourrou J, Moreau J et al. Endoscopic ultrasonography in chronic pancreatitis: a comparative prospective study with conventional ultrasonography, computed tomography, and ERCP. Pancreas 1995; 10: 251 – 257

[23] Canto MI, Chak A, Stellato T, Sivak MV. Endoscopic ultrasonography versus cholangiography for the diagnosis of choledocholithiasis. Gastrointest Endosc 1998; 47: 439 – 448

[24] Catalano MF, Sahai A, Levy M et al. EUS-based criteria for the diagnosis of chronic pancreatitis: the Rosemont classification. Gastrointest Endosc 2009; 69: 1251 – 1261

[25] Chak A, Hawes RH, Cooper GS et al. Prospective assessment of the utility of EUS in the evaluation of gallstone pancreatitis. Gastrointest Endosc 1999; 49: 599 – 604

[26] Chang KJ, Erickson RA, Chak A et al. EUS compared with endoscopy plus transabdominal US in the initial diagnostic evaluation of patients with upper abdominal pain. Gastrointest Endosc 2010; 72: 967 – 974

[27] Chang L, Lo SK, Stabile BE et al. Gallstone pancreatitis: a prospective study on the incidence of cholangitis and clinical predictors of retained common bile duct stones. Am J Gastroenterol 1998; 93: 527 – 531

[28] Chen RC, Lin KY, Lii JM et al. MR cholangiopancreatography: prospective comparison of 3-dimensional turbo spin echo and single-shot turbo spin echo with ERCP. J Formos Med Assoc 2003; 102: 172 – 177

[29] Cohen S, Bacon BR, Berlin JA. et al. National Institutes of Health State-of-the-Science Conference Statement: ERCP for diagnosis and therapy, January 14 – 16, 2002. Gastrointest Endosc 2002; 56: 803 – 809

[30] Coons H. Metallic stents for the treatment of biliary obstruction: a report of 100 cases. Cardiovasc Intervent Radiol 1992; 15: 367 – 374

[31] Dancygier H, Nattermann C. The role of endoscopic ultrasonography in biliary tract disease: obstructive jaundice. Endoscopy 1994; 26: 800 – 802

[32] Demartines N, Eisner L, Schnabel K et al. Evaluation of magnetic resonance cholangiography in the management of bile duct stones. Arch Surg 2000; 135: 148 – 152

[33] Di Cesare E, Puglielli E, Michelini O et al. Malignant obstructive jaundice: comparison of MRCP and ERCP in the evaluation of distal lesions. Radiol Med (Torino) 2003; 105: 445 – 453

[34] Dickey W. Parallel cannulation technique at ERCP rendezvous. Gastrointest Endosc 2006; 63: 686 – 687

[35] Doctor N, Dick R, Rai R et al. Results of percutaneous plastic stents for malignant distal biliary obstruction following failed endoscopic stent insertion and comparison with current literature on expandable metallic stents. Eur J Gastroenterol Hepatol 1999; 11: 775 – 780

[36] Dowsett JF, Vaira D, Hatfield AR et al. Endoscopic biliary therapy using the combined percutaneous and endoscopic technique. Gastroenterology 1989; 96: 1180

[37] Eschelman DJ, Shapiro MJ, Bonn J. et al. Malignant biliary duct obstruction: long-term experience with Gianturco stents and combined-modality radiation therapy. Radiology 1996; 200: 717 – 724

[38] Freeman ML. Adverse outcomes after ERCP. Gastrointest Endosc 2002; 56: S 273 -S 282

[39] FukukuraY, Fujiyoshi F, Sasaki M et al. Intraductal papillary mucinous tumors of the pancreas: thin-section helical CT findings. AJR Am J Roentgenol 2000; 174: 441 – 447

[40] Fulcher AS. MRCP and ERCP in the diagnosis of common bile duct stones II. Role of ERCP in gallstone disease. Gastrointest Endosc 2002; 56: S 178 -S 182

[41] Fulcher AS, Turner MA, Capps GW et al. Half-Fourier RARE MR cholangiopancreatography in 300 subjects. Radiology 207; 1998: 21 – 32

[42] Funaki B, Zaleski GX, Straus CA et al. Percutaneous biliary drainage in patients with nondilated intrahepatic bile ducts. AJR Am J Roentgenol 1999; 173: 1541 – 1544

[43] Gabelmann A, Hamid H, Brambs HJ et al. Metallic stents in benign biliary strictures: long-term effectiveness and interventional management of stent occlusion. AJR Am J Roentgenol 2001; 177: 813 – 817

[44] Giovannini M, Seitz JF. Endoscopic ultrasonography with a linear-type echoendoscope in the evaluation of 94 patients with pancreatobiliary disease. Endoscopy 1994; 26: 579 – 585

[45] Gmelin E, Weiss HD, Fuchs HD et al. Vergleich der diagnostischen Treffsicherheit von Ultraschall, Computertomographie und ERPC bei der chronischen Pankreatitis und beim Pankreaskarzinom. Fortschr Röntgenstr 1981; 134: 136 – 141

[46] Griffin N, Wastle ML, Dunn WK et al. Magnetic resonance cholangiopancreatography versus endoscopic retrograde cholangiopancreatography in the diagnosis of choledocholithiasis. Eur J Gastroenterol Hepatol 2003; 15: 809 – 813

[47] Guibaud L, Bret PM, Reinhold C et al. Bile duct obstruction and choledocholithiasis: diagnosis with MR cholangiography. Radiology 1995; 197: 109 – 115

[48] Hayashi N, Sakai T, Kitagawa M et al. US-guided left-sided biliary drainage: nine-year experience. Radiology 1997; 204: 119 – 122

[49] Hernandez LV, Catalano MF. EUS in the diagnosis of early-stage chronic pancreatitis. Best Pract Res Clin Gastroenterol 2010; 24: 243 – 249 (Review)

[50] Hoffmann, W. Gastroenterologische Diagnostik. Stuttgart, New York: Schattauer; 1993: 357ff

[51] Jenssen C, Dietrich CF. Endoscopic ultrasound in chronic pancreatitis. Z Gastroenterol 2005; 43: 737 – 749

[52] Kahl S, Glasbrenner B, Leodolter A et al. EUS in the diagnosis of early chronic pancreatitis: a prospective follow-up study. Gastrointest Endosc 2002; 55: 507 – 511

[53] Kaltenthaler E, Vergel YB, Chilcott J et al. A systematic review and economic evaluation of magnetic resonance cholangiopancreatography compared with diagnostic endoscopic retrograde cholangiopancreatography. Health Technol Assess 2004 ;810: 1 – 89

[54] Kaltenthaler EC, Walters SJ, Chilcott J et al. MRCP compared to diagnostic ERCP for diagnosis when biliary obstruction is suspected: a systematic review. BMC Med Imaging 2006; 6: 9

[55] Kamada T, Saitou H, Takamura A et al. The role of radiotherapy in the management of extrahepatic bile duct cancer: an analysis of 145 consecutive patients treated with intraluminal and/or external beam radiotherapy. Int J Radiat Oncol Biol Phys 1996; 34: 767 – 774

[56] Kaskarelis IS, Papadaki MG, Papageorgiou GN et al. Long-term follow-up in patients with malignant biliary obstruction after percutaneous placement of uncovered wallstent endoprostheses. Acta Radiol 1999; 40: 528 – 533

[57] Kats J, Kraai M, Dijkstra AJ et al. Magnetic resonance cholangiopancreatography as a diagnostic tool for common bile duct stones: a comparison with ERCP and clinical follow-up. Dig Surg 2003; 20: 32 – 37

[58] Kim JH, Kim MJ, Park SI et al. Using kinematic MR cholangiopancreatography to evaluate biliary dilatation. AJR Am J Roentgenol 2002; 178: 909 – 914

[59] Kim TK, Kim BS, Kim JH et al. Diagnosis of intrahepatic stones: superiority of MR cholangiopancreatography over endoscopic retrograde cholangiopancreatography. AJR Am J Roentgenol 2002; 179: 429 – 434

[60] Kim YK, Kim CS, Lee JM et al. Value of adding T 1-weighted image to MR cholangiopancreatography for detecting intrahepatic biliary stones. AJR Am J Roentgenol 2006; 187: W267 -W274

[61] Kohler B, Maier M. Die perkutane transhepatische Cholangiographie (PTC) und perkutane transhepatische Cholangiodrainage (PTCD). In: Lembcke B, Wehrmann T, Hrsg. Die Gastroenterologische Endoskopie. Hamburg: Einhorn Presse Verlag; 1999: 315 – 326

[62] Lammert F, Neubrand MW, Bittner R et al. S 3-Leitlinie der Deutschen Gesellschaft für Verdauungs- und Stoffwechselkrankheiten und der Deutschen Gesellschaft für Viszeralchirurgie zur Diagnostik und Behandlung von Gallensteinen. Z Gastroenterol 2007; 45: 971 - 1001
[63] Lauenstein TC, Adamek HE. Pankreas. In: Adamek HE, Lauenstein TC, Hrsg. MRT in der Gastroenterologie. Stuttgart: Thieme; 2010: 130 - 145
[64] Lee BH, Choe DH, Lee JH et al. Metallic stents in malignant biliary obstruction: prospective long-term clinical results. AJR Am J Roentgenol 1997; 168: 741 - 745
[65] Lim JH. Recent progress in abdominal CT imaging. Korean J Gastroenterol 2006; 48: 223 - 224
[66] Lopera JE, Soto JA, Munera F. Malignant hilar and perihilar biliary obstruction: use of MR cholangiography to define the extent of biliary ductal involvement and plan percutaneous interventions. Radiology 2001; 220: 90 - 96
[67] Lopez RR jr, Cosenza CA, Lois J et al. Long-term results of metallic stents for benign biliary strictures. Arch Surg 2001; 136: 664 - 669
[68] Lübke HJ. Galle: ERCP, PTC, PTCD. In: Mödder U, Hrsg. „Leber, Galle, Pankreas" aus der Referenz-Reihe Radiologische Diagnostik. Stuttgart, New York: Thieme; 1996: 139 - 165
[69] Majeed AW, Ross B, Johnson AG et al. Common duct diameter as an independent predictor of choledocholithiasis: is it useful? Clin Radiol 1999; 54: 170 - 172
[70] Mallery S, Matlock J, Freeman ML. EUS-guided rendezvous drainage of obstructed biliary and pancreatic ducts: Report of 6 cases. Gastrointest Endosc 2004; 59: 100 - 107
[71] Manfredi R, Brizi MG, Masselli G et al. Malignant biliary hilar stenosis: MR cholan-giography compared with direct cholangiography. Radiol Med 2001; 102: 48 - 54
[72] Manfredi R, Costamagna G, Brizi MG et al. Pancreas divisum and "santorinicele": diagnosis with dynamic MR cholangiopancreatography with secretin stimulation. Radiology 2000; 217: 403 - 408
[73] Mark DH, Flamm CR, Aronson N. Evidence-based assessment of diagnostic modalities for common bile duct stones II. Role of ERCP in gallstone disease Gastrointest Endosc 2002, 56: S 190 -S 194
[74] Masci E, Mariani A, Curioni S et al. Risk factors for pancreatitis following endoscopic retrograde cholangiopancreatography: a meta-analysis. Endoscopy 2003; 10: 830 - 834
[75] McMahon CJ. The relative roles of magnetic resonance cholangiopancreatography (MRCP) and endoscopic ultrasound in diagnosis of malignant common bile duct strictures: a critically appraised topic. Abdom Imaging 2008; 33: 10 - 13
[76] Mittal B, Deutsch M, Iwatsuki S. Primary cancers of extrahepatic biliary passages. Int J Radiat Oncol Biol Phys 1985; 11: 849 - 854
[77] Mueller PR, Harbin WP, Ferrucci JT jr et al. Fine-needle transhepatic cholangiography: reflections after 450 cases. AJR Am J Roentgenol 1981; 136: 85 - 90
[78] Murray B, Carter R, Imrie C. et al. Diclofenac reduces the incidence of acute pancreatitis after endoscopic retrograde cholangiopancreatography. Gastroenterology 2003; 124: 1786 - 1791
[79] Neuhaus H, Hoffmann W, Classen M. Endoscopic laser lithotripsy with an automatic stone recognition system for basket impaction in the common bile duct. Endoscopy 1991; 24: 596
[80] Nimura Y. Staging of biliary carcinoma: cholangiography and cholangioscopy. Endoscopy 1993; 25: 76
[81] Norton SA, Alderson D. Prospective comparison of endoscopic ultrasonography and endoscopic retrograde cholangiopancreatography in the detection of bile duct stones, Br J Surg 1997; 84: 1366 - 1369
[82] Oh HC, Lee SK, Lee TY et al. Analysis of percutaneous transhepatic cholangioscopy-related complications and the risk factors for those complications. Endoscopy 2007; 39: 731 - 736
[83] Ozden I, Tekant Y, Bilge O et al. Endoscopic and radiologic interventions as the leading causes of severe cholangitis in a tertiary referral center. Am J Surg 2005; 189: 702 - 706
[84] Park HS, Lee JM, Choi JY et al. Preoperative evaluation of bile duct cancer: MRI combined with MR cholangiopancreatography versus MDCT with direct cholangiography. AJR Am J Roentgenol 2008; 190: 396 - 405
[85] Park MS, Kim TK, Kim KW et al. Bile duct cholangiocarcinoma from benign stricture: findings at MRCP versus ERCP. Radiology 2004, 233: 234 - 240
[86] Pavone P, Laghi A, Catalano C et al. MRI of the biliary and pancreatic ducts. Eur Radiol 1999; 9: 1513 - 1522
[87] Petrov MS, Savides TJ. Systematic review of endoscopic ultrasonography versus endoscopic retrograde cholangiopancreatography for suspected choledocholithiasis. Br J Surg 2009; 96: 967 - 974
[88] Polkowski M, Palucki J, Regula J et al. Helical computed tomographic cholangiography versus endosonography for suspected bile duct stones: a prospective blinded study in non-jaundiced patients. Gut 1999; 45: 744 - 749
[89] Prat F, Amouyal G, Amouyal P et al. Prospective controlled study of endoscopic ultrasonography and endoscopic retrograde cholangiography in patients with suspected common-bile duct lithiasis. Lancet 1996; 347: 75 - 79
[90] Puli SR, Singh S, Hagedorn CH et al. Diagnostic accuracy of EUS for vascular invasion in pancreatic and periampullary cancers: a meta-analysis and systematic review. Gastrointest Endosc 2007; 65: 788 - 797
[91] Püspök A, Lomoschitz F, Dejaco C et al. Endoscopic ultrasound guided therapy of benign and malignant biliary obstruction: a case series. Am J Gastroenterol 2005; 100: 1743 - 1747
[92] Rai R, Dick R, Doctor N et al. Predicting early mortality following percutaneous stent insertion for malignant biliary obstruction: a multivariate risk factor analysis. Eur J Gastroenterol Hepatol 2000; 12: 1095 - 1100
[93] Reinhold C, Taourel P, Bret PM et al. Choledocholithiasis: evaluation of MR cholangiography for diagnosis. Radiology 1998; 209: 435 - 442
[94] Rickes S, Treiber G, Mönkemüller K et al. Impact of the operator's experience on value of high-resolution transabdominal ultrasound in the diagnosis of choledocholithiasis: a prospective comparison using endoscopic retrograde cholangiography as the gold standard. Scand J Gastroenterol 2006; 41: 838 - 843
[95] Righi D, Franchello A, Ricchiuti A et al. Safety and efficacy of the percutaneous treatment of bile leaks in hepaticojejunostomy or split-liver transplantation without dilatation of the biliary tree. Liver Transpl 2008; 14: 611 - 615
[96] Romagnuolo J, Bardou M, Rahme E et al. Magnetic resonance cholangiopancreatography: a meta-analysis of test performance in suspected biliary disease. Ann Intern Med 2003; 139: 547 - 557
[97] Rösch T, Meining A, Frühmorgen S et al. A prospective comparison of the diagnostic accuracy of ERCP, MRCP, CT, and EUS in biliary strictures. Gastrointest Endosc 2002; 55: 870 - 876
[98] Rumalla A, Baron TH. Evaluation and endoscopic palliation of cholangiocarcinoma. Management of cholangiocarcinoma. Dig Dis 1999; 17: 194 - 200
[99] Savader SJ, Trerotola SO, Merine DS et al. Hemobilia after percutaneous transhepatic biliary drainage: treatment with transcatheter embolotherapy. J Vasc Interv Radiol 1992; 3: 345 - 352
[100] Shea JA, Berlin JA, Escarce JJ et al. Revised estimates of diagnostic test sensitivity and specificity in suspected biliary tract disease. Arch Intern Med 1994; 154: 2573 - 2581
[101] Shim CS, Neuhaus H, Tamada K. Direct cholangioscopy. Endoscopy 2003; 35: 752 - 758
[102] Soto JA, Barish MA, Alvarez O et al. Detection of choledocholithiasis with MR cholangiography: comparison of three-dimensional fast spin-echo and single- and multisection half-Fourier rapid acquisition with relaxation enhancement sequences. Radiology 2000; 215: 737 - 745
[103] Sugiyama M, Atomi Y. Acute biliary pancreatitis: the roles of endoscopic ultrasonography and endoscopic retrograde cholangiopancreatography. Surgery 1998; 124: 14 - 21
[104] Sugiyama M, Atomi Y. Endoscopic ultrasonography for diagnosing choledocholithiasis: a prospective comparative study with ultrasonography and computed tomography. Gastrointest Endosc 1997; 45: 143 - 146
[105] Tarantino I, Barresi L, Repici A et al. EUS-guided biliary drainage: a case series. Endoscopy 2008; 40: 336 - 339

[106] Teplick SK, Flick P, Brandon JC. Transhepatic cholangiography in patients with suspected biliary disease and nondilated intrahepatic bile ducts. Gastrointest Radiol 1991; 16: 193 - 197
[107] Textor HJ, Flacke S, Pauleit D et al. Three-dimensional magnetic resonance cholangiopancreatography with respiratory triggering in the diagnosis of primary sclerosing cholangitis: comparison with endoscopic retrograde cholangiography. Endoscopy 2002; 34: 984 - 990
[108] Thornton JR, Lobo AJ, Lintott DJ et al. Value of ultrasound and liver function tests in determining the need for endoscopic retrograde cholangiopancreatography in unexplained abdominal pain. Gut 1992; 33: 1559 - 1561
[109] Trondsen E, Edwin B, Reiertsen O et al. Prediction of common bile duct stones prior to cholecystectomy: a prospective validation of a discriminant analysis function. Arch Surg 1998; 133: 162 - 166
[110] Tse F, Liu L, Barkun AN et al. EUS: a meta-analysis of test performance in suspected choledocholithiasis. Gastrointest Endosc 2008; 67: 235 - 244
[111] Válek V, Kysela P, Kala Z et al. Brachytherapy and percutaneous stenting in the treatment of cholangiocarcinoma: a prospective randomised study. Eur J Radiol 2007; 62: 175 - 179
[112] van Santvoort HC, Bakker OJ, Besselink MG et al. for the members of the Dutch Pancreatitis Study Group. Prediction of common bile duct stones in the earliest stages of acute biliary pancreatitis. Endoscopy 2011; 43: 8 - 13
[113] Vandervoort J, Soetikno RM, Tham TCK et al. Risk factors for complications after performance of ERCP. Gastrointest Endosc 2002; 56: 652 - 656
[114] Venbrux AC, Osterman FA jr. Percutaneous management of benign biliary strictures. Tech Vasc Interv Radiol 2001; 4: 141 - 146
[115] Verma D, Kapadia A, Eisen GM. et al. EUS vs. MRCP for detection of choledocholithiasis. Gastrointest Endosc 2006; 64: 248 - 254
[116] Wiersema MJ, Hawes RH, Lehman GA et al. Prospective evaluation of endoscopic ultrasonography and endoscopic retrograde cholangiopancreatography in patients with chronic abdominal pain of suspected pancreatic origin. Endoscopy 1993; 25: 555 - 564
[117] Will U. Schwerpunkte der interventionellen Endosonografie. Z Gastroenterol 2008; 46: 555 - 563
[118] Will U, Thieme A, Fueldner F et al. Treatment of biliary obstruction in selected patients by endoscopic ultrasonography (EUS)-guided transluminal biliary drainage. Endoscopy 2007; 39: 292 - 295
[119] Wolkersdörfer, Gernot W, Berr F. Perkutane transhepatische Cholangiografie und -drainage. Gastroenterologie up2date 2008; 4: 323 - 333
[120] Wu SM, Marchant LK, Haskal ZJ. Percutaneous interventions in the biliary tree. Semin Roentgenol 1997; 32: 228 - 245
[121] Yamaho K, Bhatia V, Mizuno N et al. EUS-guided choledochoduodenostomy for palliative biliary drainage in patients with malignant biliary obstruction: Results of long-term follow-up. Endoscopy 2008; 40: 340 - 342
[122] Yeh TS, Jan YY, Tseng JH et al. Malignant perihilar biliary obstruction: magnetic resonance cholangiopancreatographic findings. Am J Gastroenterol 2000; 95: 432 - 440
[123] Zidi SH, Prat F, Le Guen O et al. Performance characteristics of magnetic resonance cholangiography in the staging of malignant hilar strictures. Gut 2000; 46: 103 - 106

7 Papilla Vateri

Bernd M. Kohler

7.1 Normalbefunde

Die Papilla Vateri (Papilla duodeni major) liegt in ca. 90% der Fälle im Bereich des Duodenum descendens an der Innenseite, in ca. jeweils 5% oberhalb in D 1 oder im Bereich des unteren Knies des Duodenums (▶ Abb. 7.1). Endoskopisch imponiert die Majorpapille als mit glatter Schleimhaut überzogene rötliche Erhebung (▶ Abb. 7.2). Als Orientierungspunkte zum Aufsuchen der Papille dienen die proximal verlaufende Plica longitudinalis (▶ Abb. 7.3) als Ausdruck des intraduodenalen Anteils des Ductus choledochus und zum Teil das Frenulum, das distal auf die Papille zuläuft. Nicht selten ist die Papille durch eine transversal verlaufende Schleimhautfalte (Plica horizontalis) verdeckt, was die Identifikation erschweren kann. Die Papille zeigt zahlreiche Variationen, von prominenten kirschkerngroßen bis quasi im Schleimhautniveau gelegenen Formationen, die nur anhand des Ostiums zu identifizieren sind (▶ Abb. 7.4).

Die Majorpapille beherbergt die Mündung des Pankreas- und des Gallenganges. Man unterscheidet im Wesentlichen 4 Varianten [77]:

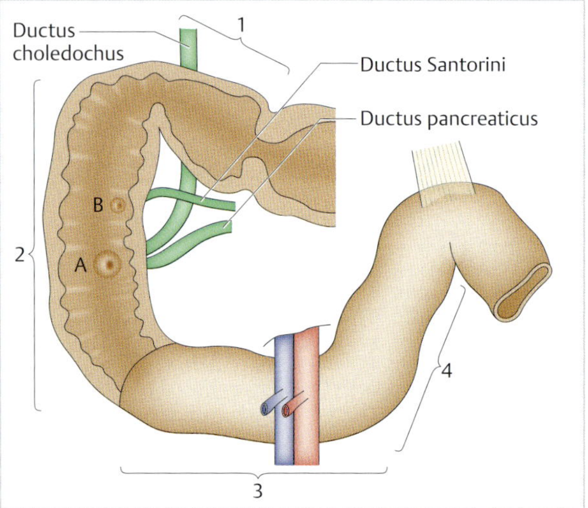

Abb. 7.1 Abschnitte des Duodenums:
1 = Pars superior (1)
2 = Pars descendens (2)
3 = Pars inferior (3)
4 = Pars ascendens (4).
In der Regel münden in der Pars descendens Pankreasgang und Gallengang im Bereich der Papilla Vateri (Majorpapille) ein (A). Falls ein kleiner akzessorischer Pankreasgang (Ductus Santorini) existiert, mündet dieser in die Papilla duodeni minor (B).

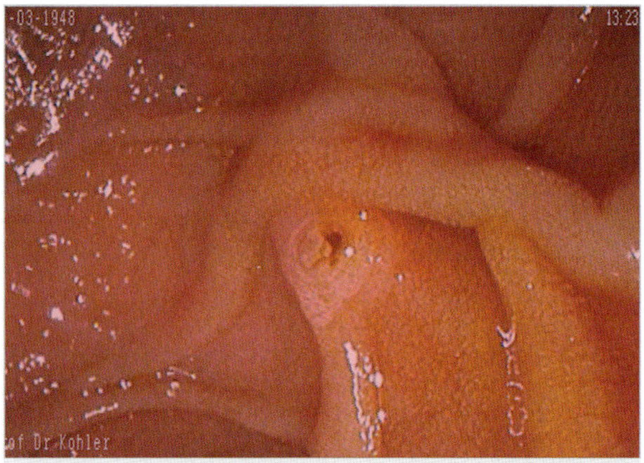

Abb. 7.2 Majorpapille (Papilla Vateri).

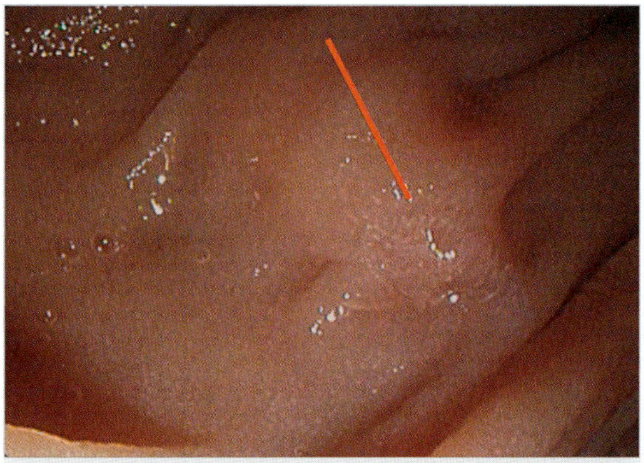

Abb. 7.3 Papilla Vateri mit Plica longitudinalis.

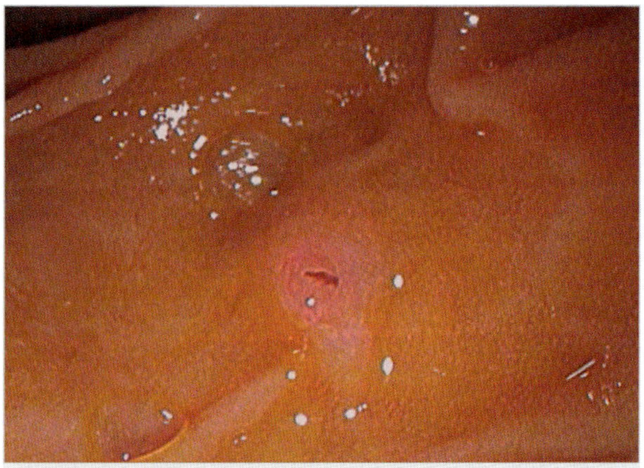

Abb. 7.4 Flache, winzige Majorpapille.

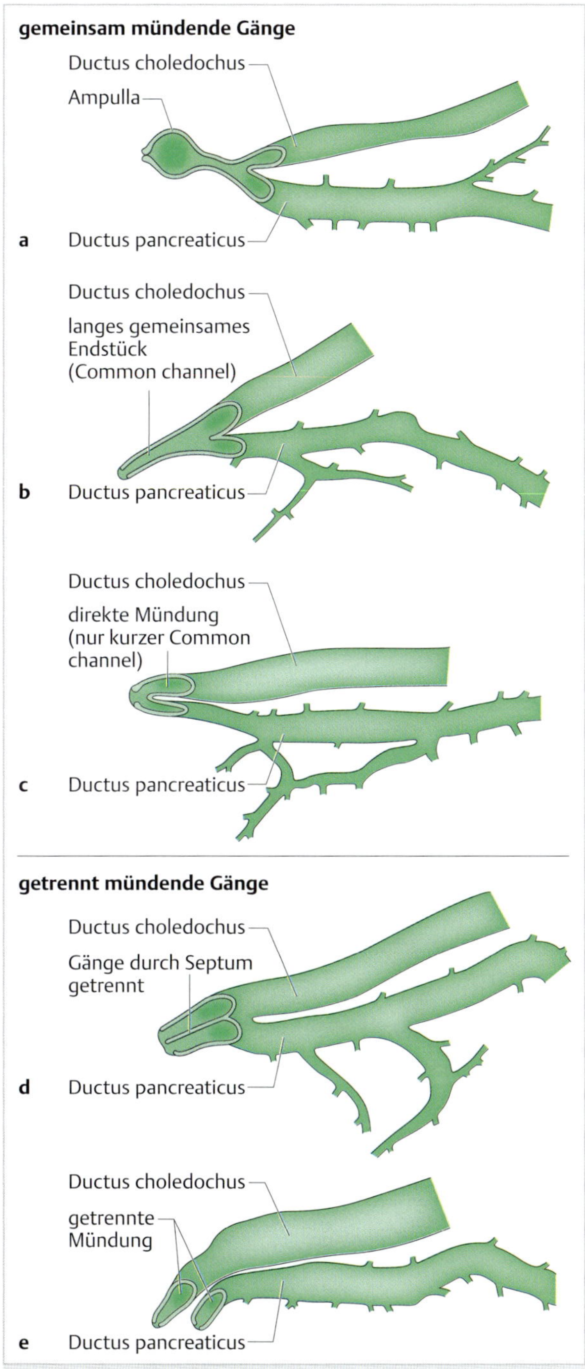

Abb. 7.5 a – e Anatomische Varianten der Majorpapille [31].
Gemeinsam mündende Gänge (a – c):
a Gallen- und Pankreasgang münden in eine Ampulle, die sich ins Duodenum entleert.
b Y-Typ mit gemeinsamem Endteil (Common Channel).
c V-Typ mit direkter Mündung in die Papille; wenn überhaupt vorhanden, ist der Common Channel sehr kurz.
Getrennt mündende Gänge (d, e):
d Beide Gänge durch dünnes Septum getrennt.
e Komplett separate Ausführungsgänge.

1. Den **Y-Typ**, der in ca. 70 % anzutreffen ist (▸ Abb. 7.5 a, b, c). Der Choledochus und der Wirsungianus vereinigen sich entweder außerhalb oder innerhalb der Duodenalwand vor dem Eintritt in die Papille zu einem meist 3 – 8 mm langen Endteil, dem sog. Common Channel. Selten findet sich (< 5 %) eine echte Ampulle, in die beide Gänge sich entleeren (▸ Abb. 7.5 a).
2. Einen **V-Typ** in 10 – 20 %, bei dem beide Hauptgänge direkt in die Majorpapille münden, ein Common Channel fehlt oder ist < 1,5 mm.
3. Weiterhin einen **U-Typ** in 10 – 20 %, bei dem beide Gänge durch ein schmales Septum getrennt separat in die Papille führen (▸ Abb. 7.5 d, e).
4. Selten, in ca. 5 – 8 % einen Typ 2, eine Variante des Pankreas divisum, hier münden beide Gänge komplett getrennt, der Choledochus in die Majorpapille und der Pankreasgang in die Minorpapille (▸ Abb. 7.11 c).

Der Verschlussmuskel des gemeinsamen Ausfuhrgangs in der Papille, der **Sphincter Oddi**, besteht mindestens aus 3 Segmenten. Zum einen dem Sphincter communis, der sich ringförmig um die Ampulle schmiegt, sowie jeweils einem Ringmuskel für den terminalen Ductus choledochus und den terminalen Ductus pancreaticus (▸ Abb. 7.6). Bei der endoskopischen Papillotomie wird der Sphincter Oddi teilweise oder ganz durchtrennt.

Zusätzlich finden sich Verstrebungen in Längsspiralform, die die 3 Muskeln miteinander verbinden. Intraduktal, insbesondere in der Ampulla papillae, liegen feinste quer verlaufende Falten und tiefe Krypten, die vergleichsweise einem Jalousiesystem eine gewisse Abschirmung von Ingesta ermöglichen (▸ Abb. 7.7). Dieses Jalousiesystem ist ein Grund für die gelegentlich sehr schwierige Intubation bzw. selektive Darstellung einer der beiden Gänge, da sich die Kontrastmittelkatheterspitze in diesen Falten verfängt und damit die Gangöffnung verschließt [9, 52].

Die Blutversorgung erfolgt über den ventralen sowie dorsalen Ast der **Arteria retroduodenalis**, die einen Plexus arteriosus bilden (▸ Abb. 7.8). Die Arteria retroduodenalis verläuft in über 90 % ca. 3 – 4 cm entfernt von der Papillenöffnung, in etwa 5 % jedoch unter 5 mm, was die zum Teil, wenn auch seltene Papillenblutung im Rahmen der Papillotomie erklärt.

Die **Papilla duodeni minor**, die bei 9 von 10 Personen nur rudimentär mit verschlossenem Orifizium angelegt ist, findet sich 1 – 2 cm oberhalb der Majorpapille zur Medialseite des Duodenums verlagert. Sie ist meist winzig, zum Teil ist sie endoskopisch nicht zu identifizieren, nur beim Pancreas divisum imponiert sie deutlich als weitere Papille (▸ Abb. 7.9).

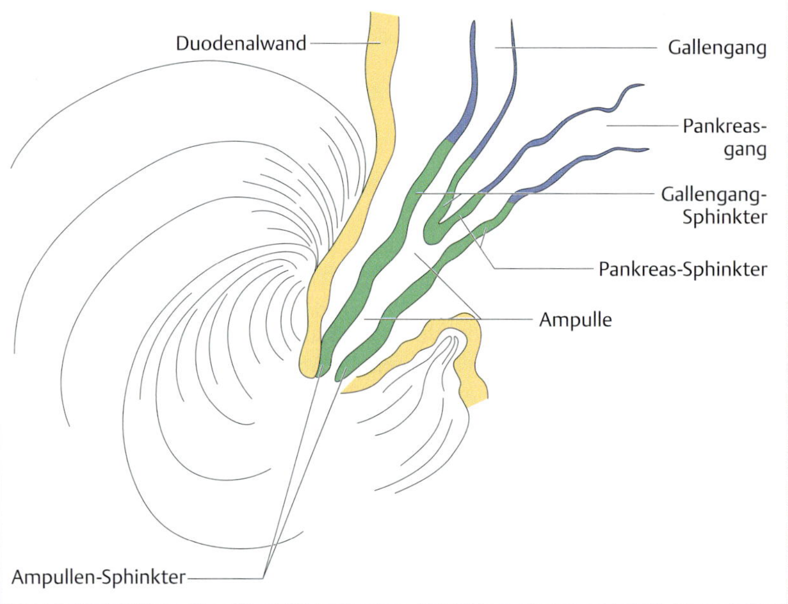

Abb. 7.6 Aufbau des Sphincter Oddi.

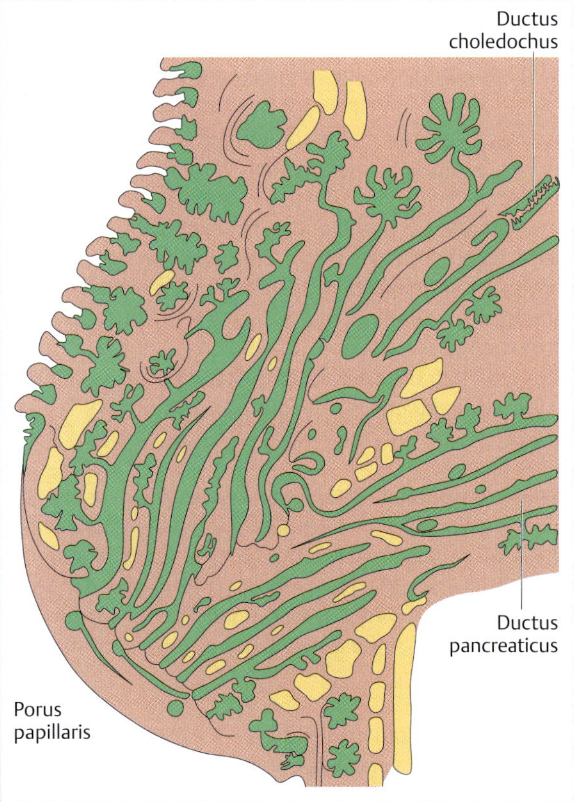

Abb. 7.7 Feinbau der Papilla Vateri mit Schleimhautsepten und Krypten.

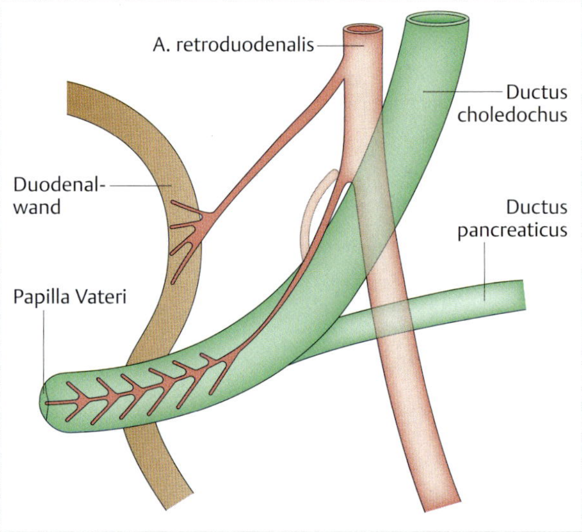

Abb. 7.8 Blutversorgung der Papilla Vateri.

Ein relativ seltenes Bild ist die Situation nach operativer Resektion der Papille und Reimplantation des Gallen- bzw. Pankreasganges in die Duodenalwand im Sinne einer **Papillenplastik** (▸ Abb. 7.10). Hierbei sind 2 separate größere Öffnungen zu sehen, die problemlos zu intubieren sind und nach KM-Gabe zur Darstellung des DHC bzw. des Ductus pancreaticus führen.

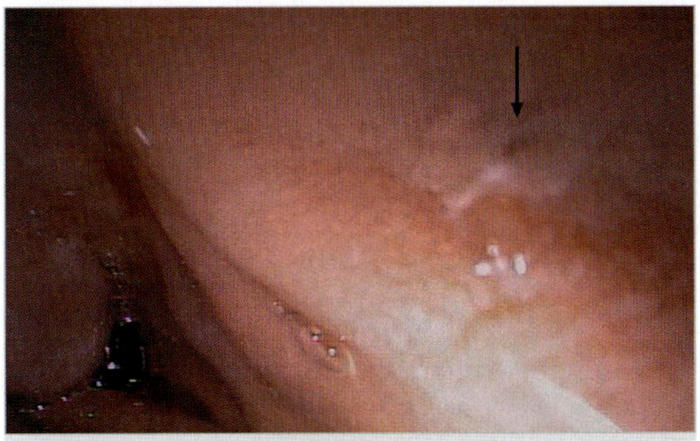

Abb. 7.9 Minorpapille.

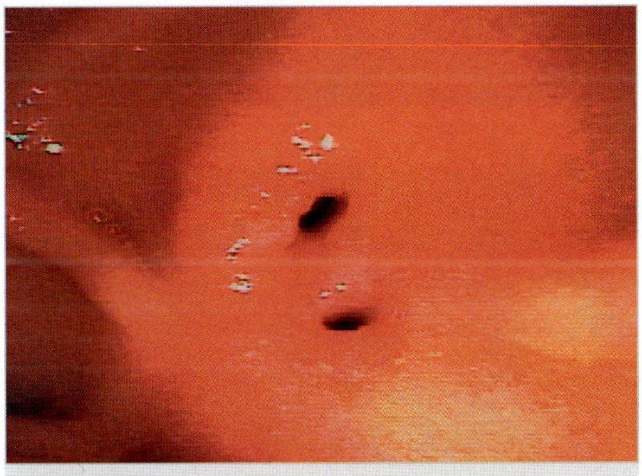

Abb. 7.10 Papillenplastik.

7.2 Variationen und pathologische Befunde

7.2.1 Pancreas divisum

Das Pancreas divisum ist mit 5 – 8 % die häufigste anatomische Variante des Pankreasgangsystems beim Menschen. Das Pankreas besteht embryonal primär aus 2 Teilen, einer ventralen und einer dorsalen Anlage, die während des zweiten bis dritten embryonalen Monats durch Rotation der ventralen Anlage nach innen zu einem Organ fusionieren.

Kommt es hingegen nicht zur Fusion der beiden Gänge, mündet der die dorsale Anlage drainierende Gang in die Minorpapille und der die ventrale Anlage drainierende Gang in die Majorpapille (▸ Abb. 7.11 c). Somit wird ein Großteil, in Einzelfällen sogar das gesamte Pankreassekret über die Minorpapille ins Duodenum abgegeben (▸ Abb. 7.12). Mittels eines speziellen, besonders dünnen Minorkatheters lässt sich über die Minorpapille die große dorsale Pankreasanlage anfärben (▸ Abb. 7.13 b), wohingegen sich über die Majorpapille nur ein kurzes Pankreassegment darstellen lässt (▸ Abb. 7.13 a, ▸ Abb. 7.14).

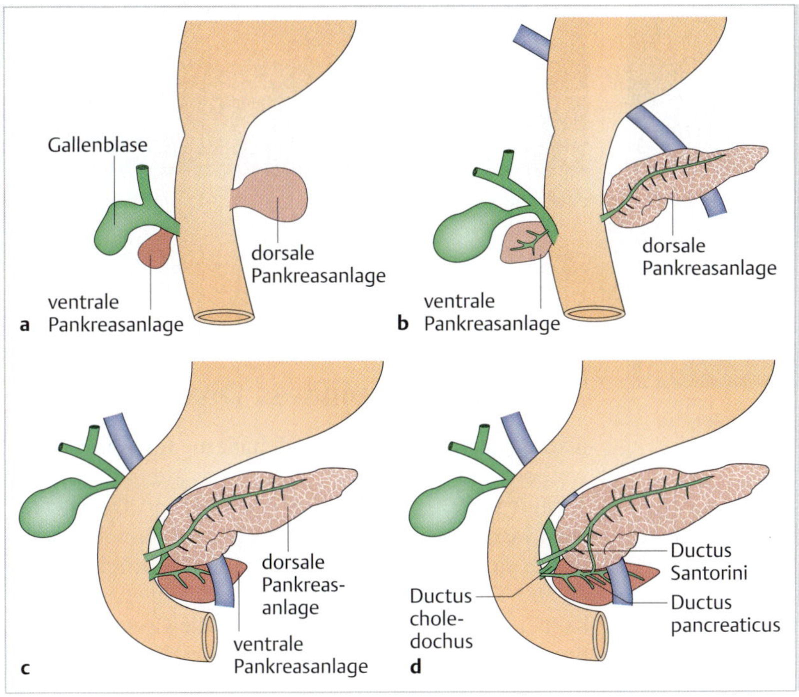

Abb. 7.11 a – d Embryonale Fehlentwicklung des Pankreas. Kommt es nach Rotation der ventralen Anlage (a, b, c) nicht zur Fusion der beiden Gänge (d), resultiert ein Pancreas divisum.

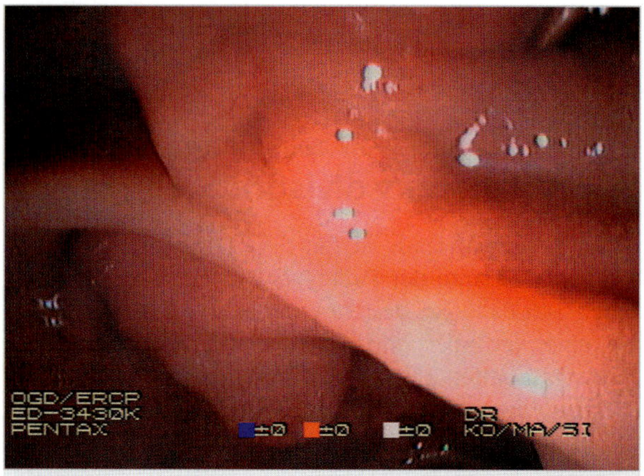

Abb. 7.12 Prominente Minorpapille oberhalb der Majorpapille.

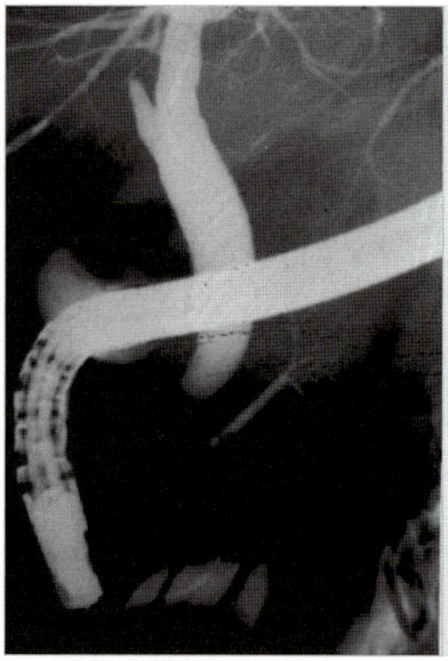

Abb. 7.14 Kleine ventrale Pankreasanlage, dargestellt über die Majorpapille.

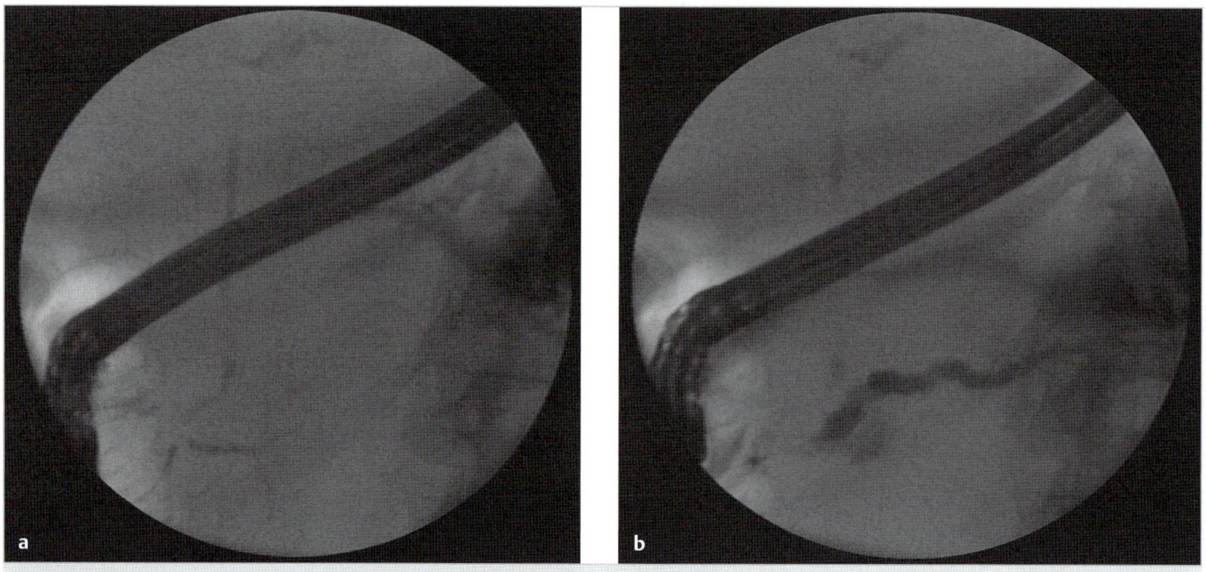

Abb. 7.13 a, b Darstellung der beiden Pankreasanlagen bei Pancreas divisum.
a Kleine ventrale Anlage, über die Majorpapille angefärbt.
b Große dorsale Anlage, über die Minorpapille dargestellt.

Merke M!

Bei fehlender Darstellung des Pankreasganges oder nur kurzstreckiger Anfärbung über die Majorpapille muss immer die Möglichkeit eines Pancreas divisum durch entsprechende Sondierung und evtl. Anfärbung der Minorpapille ausgeschlossen werden. Dem Anfänger unterlaufen gelegentlich Fehldiagnosen, da er einen Pankreasgangabbruch bzw. die kleine Pankreasanlage als Pankreaskarzinom fehlinterpretiert.

7.2.2 Juxtapapilläres Divertikel

Juxtapapilläre Divertikel sind nahezu ausnahmslos erworben und kommen besonders bei älteren Patienten gehäuft vor. Die Wand dieser erworbenen Divertikel besteht fast ausschließlich aus Mukosa und Submukosa. Sie finden sich gelegentlich oberhalb oder seitlich der Papille (▶ Abb. 7.15). Die Kanülierung und auch die Papillotomie können sich schwierig gestalten, da die Orientierung im Bereich der Papille zum Teil unübersichtlich und zusätz-

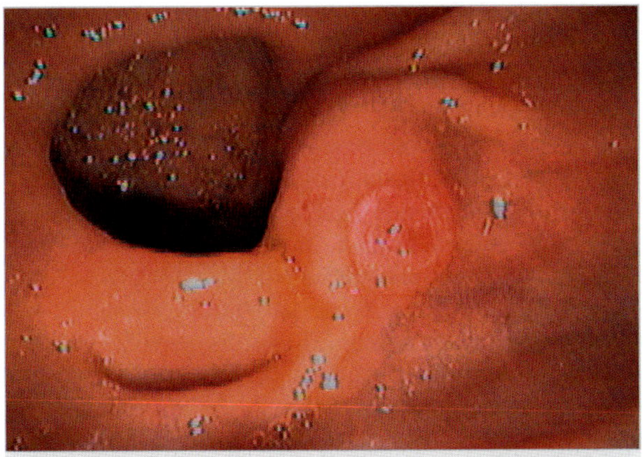

Abb. 7.15 Juxtapapilläres Divertikel.

lich der präpapilläre Verlauf des Ductus choledochus verändert ist.

In der Mehrzahl der Fälle liegt die Öffnung der Papille im unteren Randbereich des Divertikels, wobei erst durch Manipulation mit dem Kontrastmittelkatheter, intermittierende Luftgabe und anschließende Absaugung oder auch nur mit dem Papillotom die Papillenöffnung aus dem Divertikel zu luxieren ist, mit dann anschließender Intubation (▶ Abb. 7.16 a, b).

Weitaus noch schwieriger ist die Situation, wenn die Papillenöffnung in einem großen Divertikel zentral im Lumen lokalisiert ist und man quasi nur aus der Distanz an das Orifizium herankommt (▶ Abb. 7.17). In Einzelfällen ist dies jedoch unmöglich und es bleibt nur der perkutane transhepatische Weg, evtl. auch als Rendezvous-Verfahren. Liegen 2 Divertikel nebeneinander (sog. Pantalon-Divertikel), befindet sich das Orifizium der Papille nicht selten genau auf dem Verbindungssteg (▶ Abb. 7.18, ▶ Abb. 7.19).

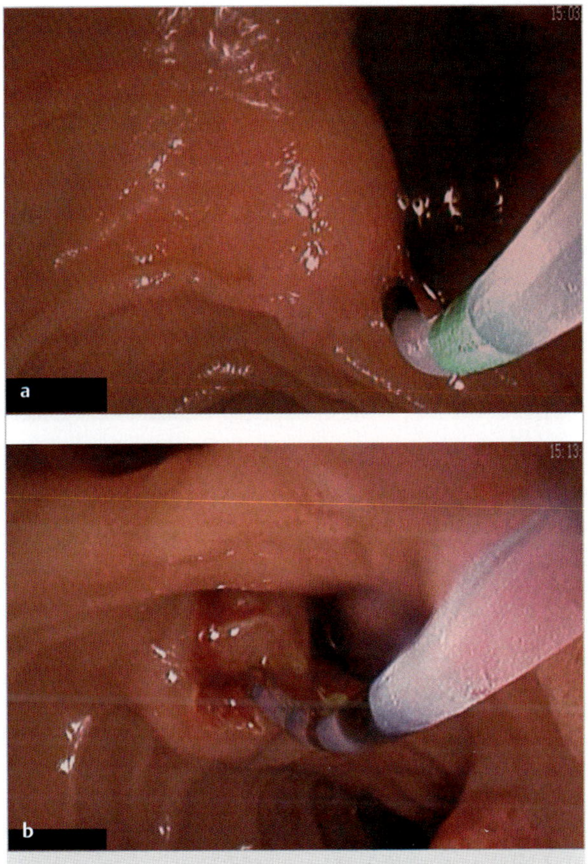

Abb. 7.16 a, b Papillenöffnung am Rand eines Duodenaldivertikels.
a Die Papille lässt sich nicht mit dem KM-Katheter intubieren.
b Erfolgreiche Papillenkanülierung mit dem Papillotom.

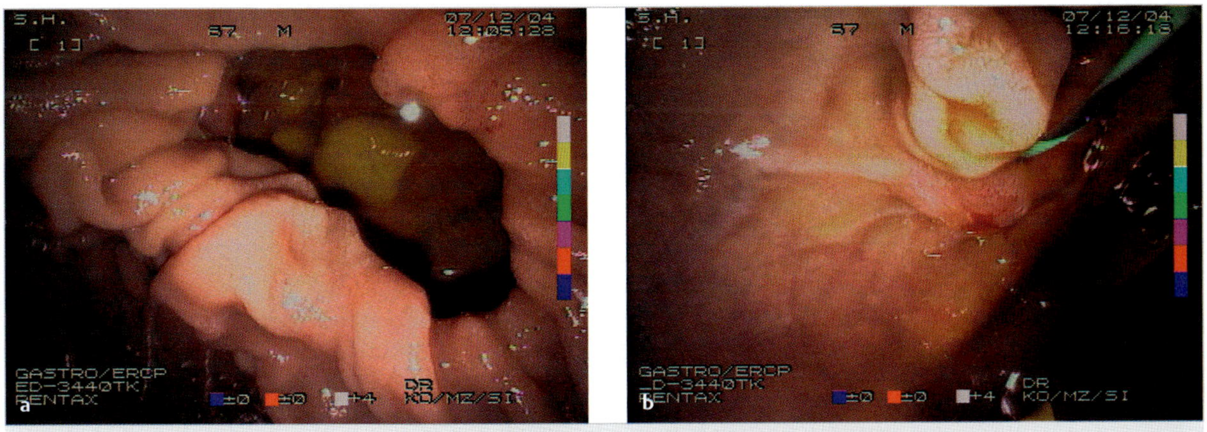

Abb. 7.17 a, b Die Papillenöffnung im Boden eines Divertikels (a) ist nur über einen Führungsdraht intubierbar (b).

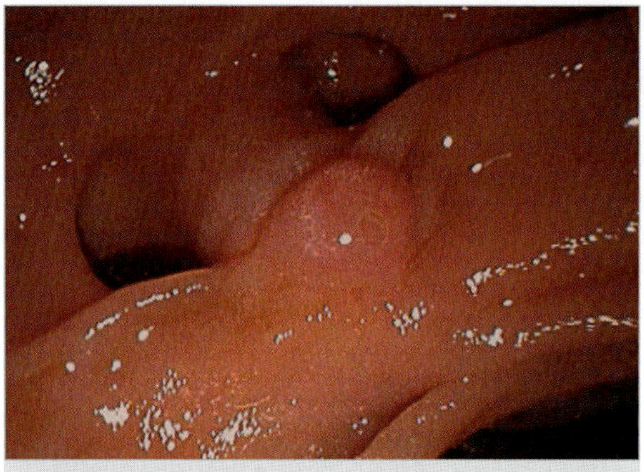

Abb. 7.18 Papille auf dem Steg zweier Duodenaldivertikel (Pantalon-Divertikel).

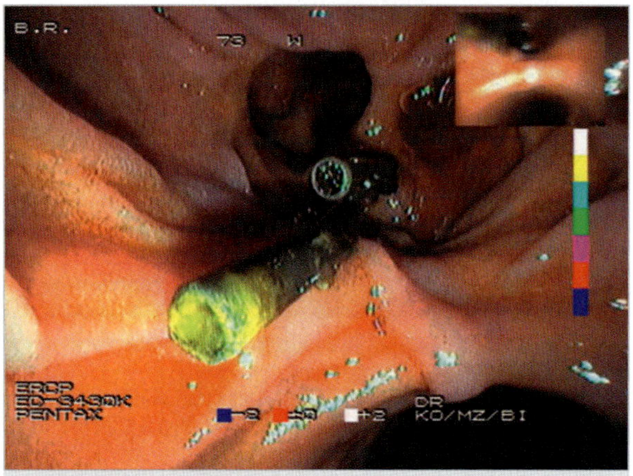

Abb. 7.19 Papille zwischen 2 Duodenaldivertikeln mit 2 Plastikprothesen (linke Prothese okkludiert).

7.2.3 Papille beim operierten Magen

Die ERCP bei Patienten mit operiertem Magen stellt besondere Herausforderungen an den Untersucher. Die veränderten anatomischen Verhältnisse, vor allem nach Billroth-II-Operation, bedingen z.T. größere Probleme für die ERCP, insbesondere durch die Konstruktion der zuführenden Schlinge, die Anlage der Braunschen Fußpunktanastomose und die Länge des Duodenalstumpfes [3, 95, 103].

Grundsätzlich ist zu empfehlen, sich primär über ein Endoskop mit Geradeausoptik Klarheit über die anatomische Situation zu verschaffen. Auch anamnestische Daten direkt vom Patienten oder aus den Krankenakten sind für die Untersuchungsplanung hilfreich. Wann und warum wurde die Magenoperation durchgeführt, liegt eine partielle oder komplette Magenresektion vor?

► **Welche postoperativen Zustände kommen in Frage?**

- Billroth-I-Magen
- Billroth-II-Magen ohne Braunsche Fußpunktanastomose
- Billroth-II-Magen mit Braunscher Fußpunktanastomose
- partielle Duodenopankreatektomie (Whipple-Operation, pyloruserhaltende Pankreaskopfresektion [PPPD])
- Gastrektomie mit Roux-Y-Ösophagojejunostomie bzw.
- Roux-Y-Hepatojejunostomie
- Gastric Banding
- Magen-Bypassverfahren
- Situation nach wiederholten operativen Re-Eingriffen und Umwandlungsoperationen

Billroth-I-Magen

Die Billroth-I-Magenteilresektion mit Entfernung von Antrum und Pylorus ist die einfachste Situation. Die Papille liegt hier nur proximaler, ca. 2 – 3 cm unterhalb der Anastomose und kann gewöhnlich mit einem Duodenoskop problemlos eingestellt und intubiert werden.

Billroth-II-Magen

Bei einer Billroth-II-Magenresektion ist die Situation hingegen komplizierter. Hier ist zum einen der Weg bis zur Papille unübersichtlicher und zum anderen gestaltet sich die Papillenintubation aufgrund der umgekehrten topographischen Verhältnisse („man kommt von unten") weitaus schwieriger.

Primär ist zu klären: Liegt eine Billroth-II-Resektion mit Braunscher Fußpunktanastomose und langer zuführender Schlinge vor oder hat man es mit einer retrokolischen Billroth-II-Anastomose und deshalb fehlender Braunscher Enteroenterostomie zu tun? In beiden Situationen kann man nach initial prograder endoskopischer Klärung des postoperativen Befundes die Untersuchung mit dem prograden Endoskop fortsetzen oder auf ein Duodenoskop wechseln. Jede Vorgehensweise hat ihre Vor- und Nachteile. Die Vorausblickoptik erleichtert zwar die Orientierung beim Vorspiegeln, hat jedoch den Nachteil, dass die Papilleneinstellung und die Intubation bei fehlendem Albarranhebel erschwert sind. Erfolgt die Untersuchung mit einem Duodenoskop, sind die Einstellung der Papille und deren Intubation meistens leichter. Langwieriger und diffiziler hingegen gestaltet sich das Vorspiegeln bis zur Papille, aber hier gibt es gewisse Tricks, auf die weiter unten eingegangen wird.

Die Papille erreicht man gewöhnlich über die zuführende Schlinge. Im resezierten Magen orientiert man sich an der kleinen Kurvatur und intubiert die sich daran fortsetzende Jejunalschlinge. Dann schiebt man das Endoskop unter intermittierender Luftinsufflation vorsichtig optisch kontrolliert weiter, entweder bis zum Duodenalstumpf oder bis zur Braunschen Anastomose. In Einzel-

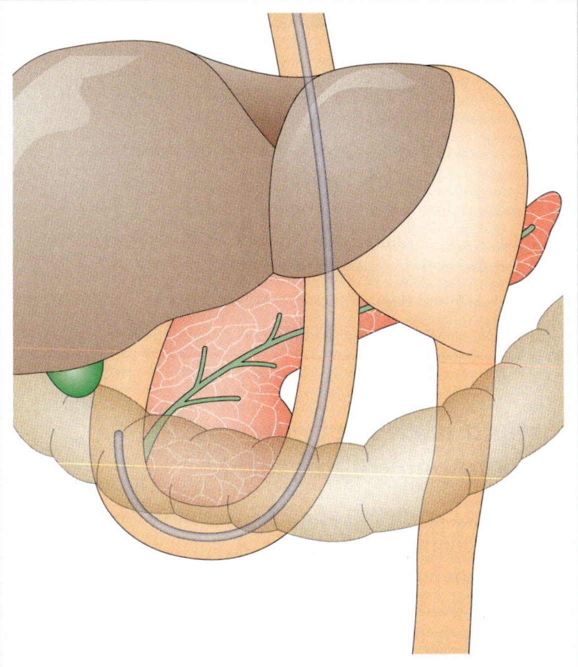

Abb. 7.20 Billroth-II-Magen ohne Braunsche Fußpunktanastomose: Das Duodenoskop wird über die zuführende Schlinge vorgeschoben [103].

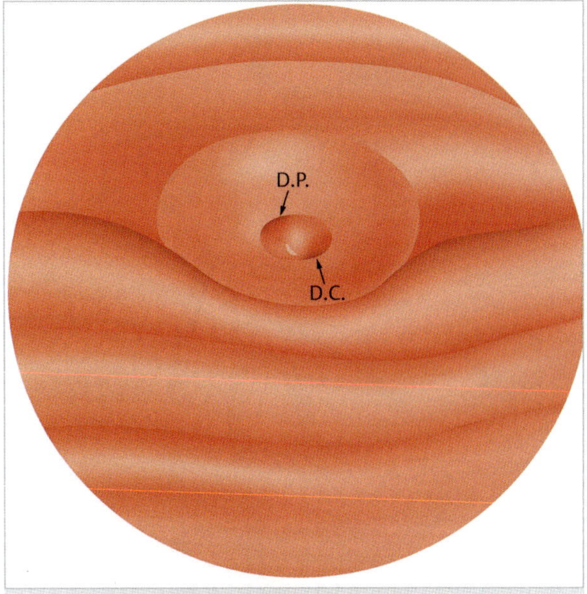

Abb. 7.21 Blick auf die Papille mit prograder Optik (oben Pankreasgang, unten Gallengang) [103].

fällen kann die Anastomosenachse relativ steil sein, sodass das Endoskop beim zu raschen Vorschieben wieder in den Restmagen zurückspringt. Dies lässt sich vermeiden, indem man nahezu komplett die Luft aus dem Magen absaugt und den Intubationsversuch nochmals langsam unter permanenter Sicht wiederholt.

Merke **M!**

Bei einem Problem-Billroth-II-Magen mit steiler Anastomose:

- Luft aus Restmagen absaugen
- Einstellung der kleinen Kurvatur, dann Intubationsversuch unter permanenter optischer Sicht

Hat man den Duodenalstumpf erreicht, es liegt also eine Billroth-II-Situation mit retrokolischer Anastomose **ohne Enteroenterostomie** vor, wird das Endoskop langsam unter Luftinsufflation zurückgezogen (▶ Abb. 7.20). In der Regel zeigt sich nach 2 – 6 cm die Papille, die man jetzt jedoch von unten anschaut (▶ Abb. 7.21).

Bei einer Situation **mit Braunscher Fußpunktanastomose** ist die ERCP ungleich schwieriger. Nach Erreichen der Enteroenterostomie blickt man auf 3 Lumina bzw. Alternativwege: 2 weiterführende Jejunalschlingen sowie eine dritte, die meist steil abgehende zum Magen zurückführende Schlinge. In dieser Situation ist es sinnvoll, aufgrund der besseren Orientierung die Untersuchung primär mit der prograden Optik weiter fortzusetzen. Welches Lumen ist nun das Richtige?

▶ **Hierzu einige Tipps:** In welcher Öffnung kann Galle identifiziert werden? Überwiegend führt das rechte Lumen zum Duodenalstumpf. Das Vorspiegeln sollte radiologisch kontrolliert werden – geht das Endoskop in Richtung Becken, dann ist der Weg falsch. Erreicht man trotz radiologisch vermutlich korrekter Position nicht die Papille, sollte man die Schlinge in Höhe der Braunschen Anastomose mittels PEs oder Clips markieren und den Vorgang mit einem pädiatrischen Koloskop wiederholen oder gleich auf ein Duodenoskop wechseln (▶ Abb. 7.22). Gelingt die Untersuchung über die lange zuführende Schlinge nicht, sollte die Untersuchung über die abführende Schlinge und über die Braunsche Anastomose wiederholt werden (▶ Abb. 7.23).

Nach Erreichen des Duodenalstumpfes findet sich – wie oben schon beschrieben – ca. 2 – 6 cm proximal davon die Papille.

Die Erfolgsrate, die Papille mittels Duodenoskop bzw. Koloskop zu erreichen und endoskopisch zu intervenieren, variiert in der Literatur zwischen 55 und 95 % (s. S. 137).

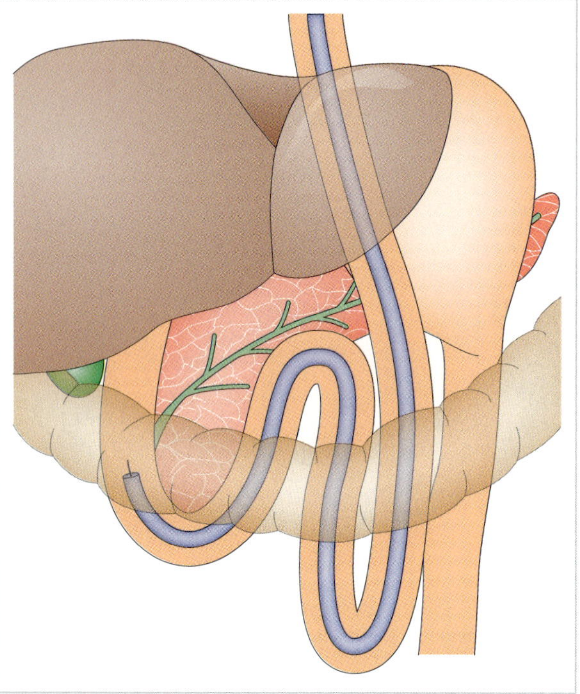

Abb. 7.22 Billroth-II-Magen mit Braunscher Fußpunktanastomose, Untersuchung mit einem Kinderkoloskop über die zuführende Schlinge [103].

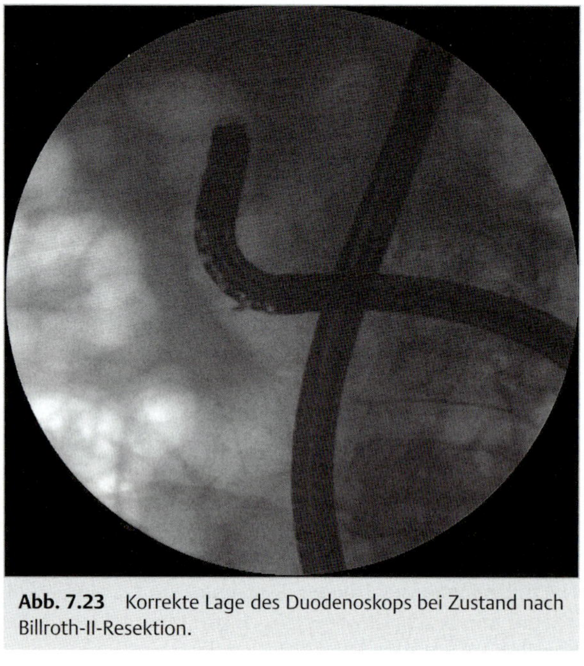

Abb. 7.23 Korrekte Lage des Duodenoskops bei Zustand nach Billroth-II-Resektion.

Merke M!

Bei Billroth-II-Magen:
- primäre Untersuchung mit prograder Optik ratsam
- zuführende Schlinge intubieren
- bei Braunscher Fußpunktanastomose führt die rechte Öffnung meist zur Papille
- Vorspiegeln radiologisch kontrollieren
- intubierte Schlinge evtl. mittels PE-Zange markieren
- Kinderkoloskop bei langer zuführender Schlinge und Braunscher Fußpunktanastomose
- Single-, Doppelballonsystem

Zustand nach partieller Duodenopankreatektomie

Vergleichbar ist die Situation bei der **klassischen Kausch-Whipple-Operation**. Auch hier versucht man primär mit einem Duodenoskop die afferente Schlinge, die kleinkurvaturseitig an der gastroenterischen Anastomose abgeht, zu intubieren und die Gerätespitze bis zum blind verschlossenen Duodenum vorzuschieben (▶ Abb. 7.24 a). Die Länge der zuführenden Schlinge variiert in Abhängigkeit von der chirurgischen Technik zwischen 40 und 70 cm. Bei einer für das Endoskop zu langen Schlinge ist ein Kinderkoloskop häufig hilfreich. Die meist winzige pankreatische Anastomose ist nahe dem Blindsack zu suchen. Die endoskopisch einfacher zu identifizierende biliodigestive Anastomose befindet sich ca. 10 – 15 cm proximal des Blindsackes (▶ Abb. 7.24 c). Auch wenn in der Literatur vereinzelt Erfolgszahlen von bis zu 80 % für die Gallengangsdarstellung beschrieben werden, so gelingt realistisch, insbesondere nach eigenen Erfahrungen nur bei jedem zweiten Patienten eine suffiziente Choledochusanfärbung mit entsprechender endoskopischer Intervention [3, 25, 38].

Etwas anders ist die Situation bei Zustand nach **pyloruserhaltender Pankreatikoduodenektomie (PPPD).** Hier ist der Weg bis zur Pankreas- bzw. Choledochusanastomose deutlich kürzer und von daher gelingt bei dieser operativen Variante die ERCP erfreulicherweise häufiger (▶ Abb. 7.24 b).

Zustand nach Gastrektomie mit Roux-Y-Anastomose

Bei Zustand nach partieller und totaler Gastrektomie mit Roux-Y-Gastro- bzw. Ösophagojejunostomie ist die ERCP nur in einzelnen Fällen machbar. Die Länge der Jejunalschlinge bis zur Anastomose beträgt gewöhnlich 40 – 50 cm und der Weg bis zur Papille dann noch weitere 30 – 60 cm (▶ Abb. 7.25). Dies gelingt auch mit dem Kinderkoloskop nur vereinzelt. Nach 1 – 2 Versuchen ohne Erfolg sollte man die Untersuchung mittels Single-

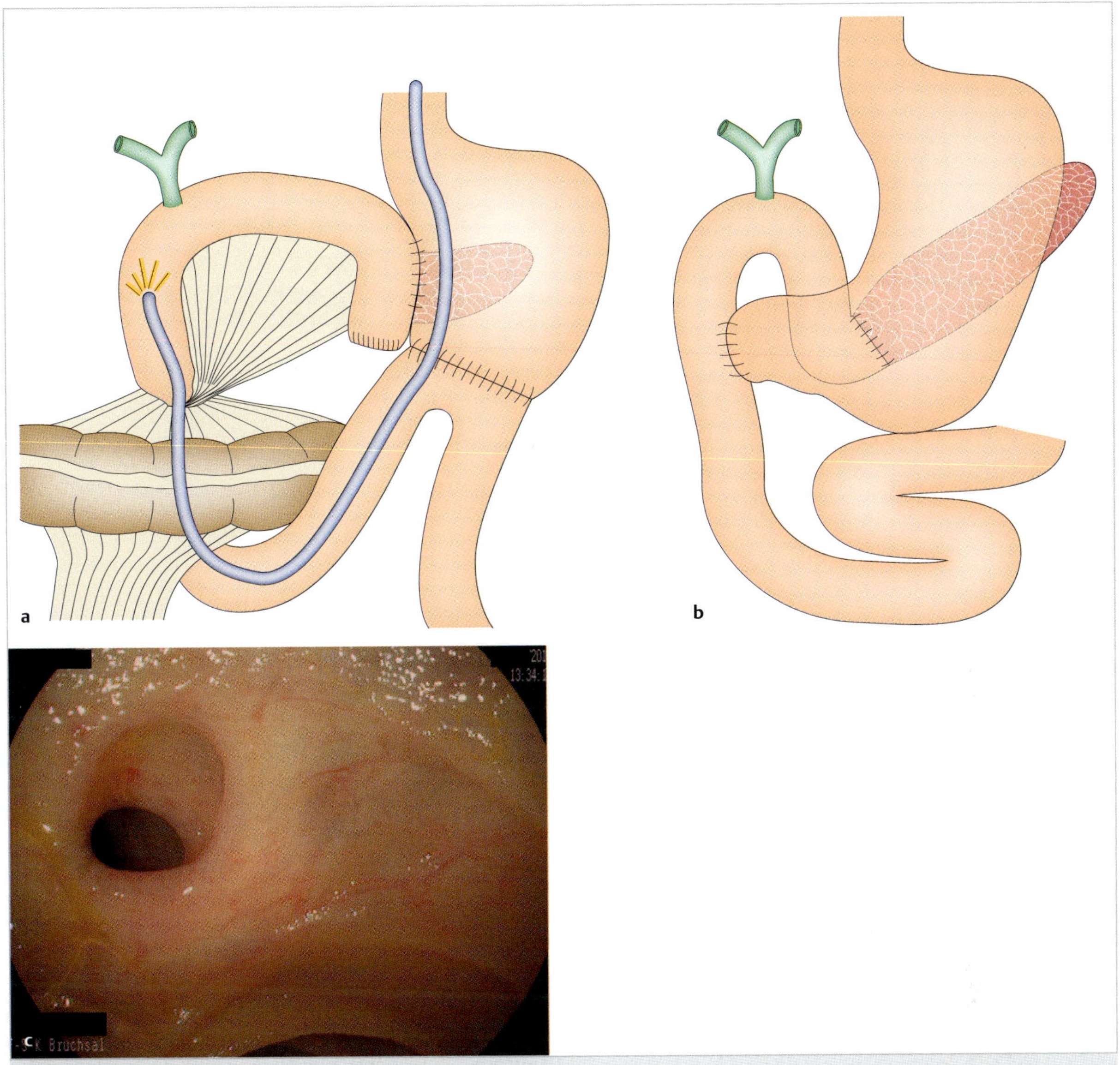

Abb. 7.24 Endoskopie nach Pankreaskopfresektion.
a Klassische Whipple-Operation.
b Pyloruserhaltende Pankreatikoduodenektomie (PPPD).
c Hepatikojejunostomie.

bzw. Doppelballonenteroskop wiederholen [1, 75, 76, 78, 87, 93].

Eine weitere Alternative ist die PTCD, sofern die Ballonenteroskope nicht zur Verfügung stehen oder nicht zum Erfolg geführt haben (s. Kap. 6.5).

Magenband und Magenbypass

Bei der Vielfalt der Operationsverfahren zur Gewichtsreduktion ist eine allgemeine Anleitung zur ERCP nicht möglich. Die endoskopische Gangdarstellung ist natürlich nur durchführbar bei erhaltener und passierbarer gastroduodenaler Anatomie, wie z. B. beim Gastric Banding (▶ Abb. 7.26). Hier kann man entweder von extern das Band passager lockern oder es gelingt durch vorsichtige endoskopische Ballondilatation, den 1 – 2 cm langen künstlichen Kanal auf einen für das Duodenoskop ausreichenden Durchmesser zu erweitern.

Bei **Magen-Bypass-Verfahren** (▶ Abb. 7.27), die heute meist zum Einsatz kommen, mit kleinem proximalem Restmagen und gastrojejunaler Anastomose ist eine perorale ERCP nahezu nie möglich. Hier werden kombinierte

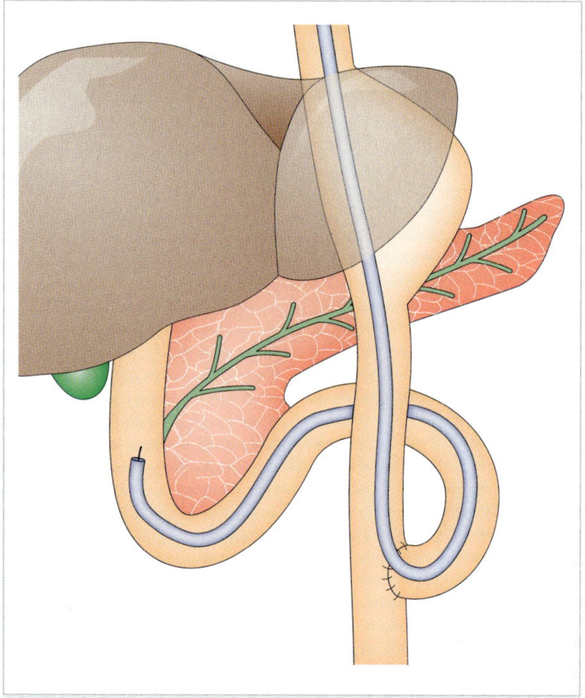

Abb. 7.25 Roux-Y-Anastomose bei Zustand nach partieller Magenresektion [103].

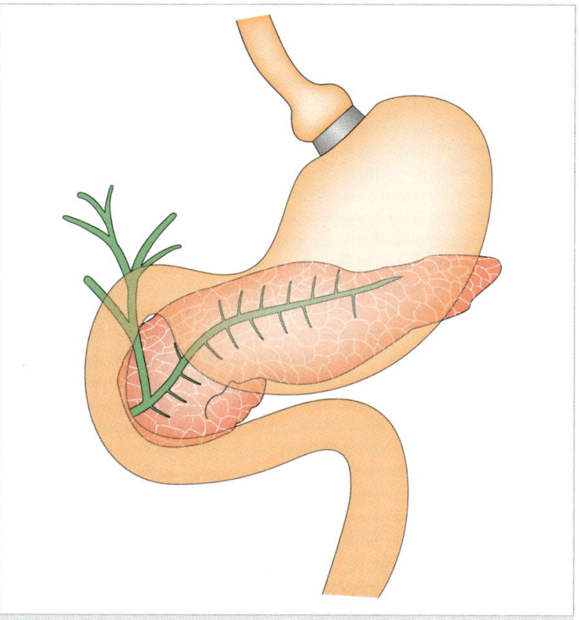

Abb. 7.26 Gastric Banding.

chirurgische endoskopische Verfahren, die sog. laparoskopisch assistierte ERCP, empfohlen. Nach laparoskopisch angelegter Gastrotomie wird über diese Öffnung ein Duodenoskop eingeführt und die Papille im operativ nicht veränderten duodenalen C aufgesucht. In den bisher publizierten kleinen Serien lag die Erfolgsrate bei etwa 90% [47, 70, 85]. Besteht diese Möglichkeit nicht, bietet sich die PTCD als nicht operatives Verfahren als weitere Option an.

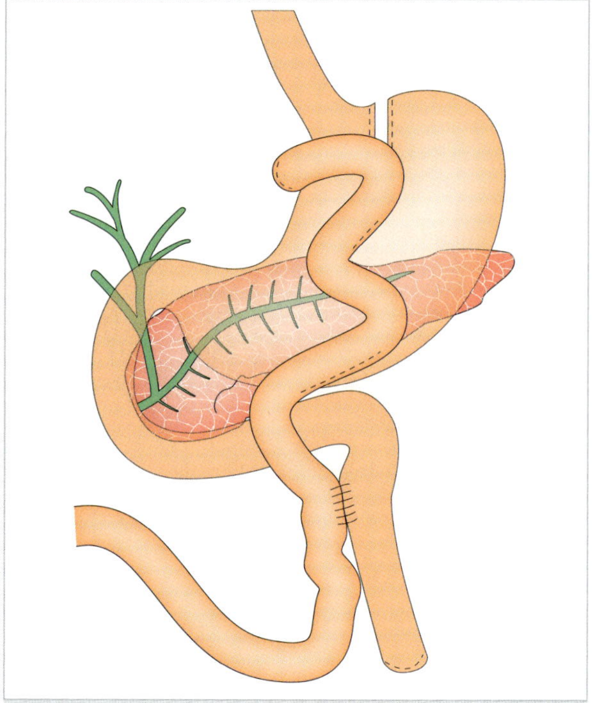

Abb. 7.27 Magenbypass.

Merke **M!**

Wie schon oben erwähnt, sollte sich jeder Endoskopiker bei magenoperierten Patienten, ganz speziell nach Adipositaschirurgie, anhand der Operationsbefunde informieren, welche postoperative Situation ihn erwartet und inwieweit eine ERCP durchführbar erscheint (▸ Tab. 7.1).

7.2.4 Papillenadenom

Das Papillenadenom ist der mit Abstand häufigste benigne Tumor der Papilla Vateri, weniger als 5% entsprechen anderen Entitäten wie neuroendokrinen Tumoren, GIST, Lipomen, Leiomyomen, Hämangiomen, Lymphomen oder Hamartomen. Sie entwickeln sich überwiegend sporadisch, in einigen Fällen sind sie Teil genetischer Krebssysteme, hier besonders im Rahmen der familiären adenomatösen Polyposis (FAP) [16, 54]. Hierbei sind neben dem Kolon vor allem das Duodenum und als spezielle Prädilektionsstelle die Papille betroffen.

Tab. 7.1 Endoskopische Verfahren in Abhängigkeit von der Voroperation (nach [3]).

Operation	Endoskop	Papillenbild
Billroth I	Duodenoskop	unverändert
Billroth II ohne Fußpunktanastomose	Duodenoskop (Gastroskop)	um 180° gedreht
Billroth II mit Fußpunktanastomose	Duodenoskop (pädiatrisches Koloskop)	um 180° gedreht
Whipple-Operation oder PPPD	Duodenoskop (pädiatrisches Koloskop)	Choledochusanastomose ca. 10 – 15 cm proximal vom Duodenalstumpf, Pankreasanastomose variabel
Roux-Y-Ösophagojejunostomie	Ballonenteroskopie (pädiatrisches Koloskop)	um 180° gedreht
Roux-Y-Hepatojejunostomie	Ballonenteroskopie (pädiatrisches Koloskop)	Choledochusanastomose ca. 10 – 15 cm proximal vom Duodenalstumpf, Pankreasgang im duodenalen C
Magen-Bypass-Verfahren	laparoskopische Gastrotomie und Duodenoskop	unverändert

Papillenadenome werden histologisch analog zu den Kolonadenomen als tubulär, tubulovillös oder villös klassifiziert, mit ansteigendem malignem Potenzial. Auch hier gilt eine Adenom-Karzinom-Sequenz, sodass diese Adenome als prämaligne Läsionen eingestuft und entsprechend behandelt werden müssen [60, 71, 94].

Klinisch fallen Papillenadenome bei entsprechender Größe vor allem durch Symptome der Gallenwegsobstruktion wie Ikterus oder Pruritus auf, selten verursachen sie abdominelle Koliken oder eine Pankreatitis.

Papillenadenome werden überwiegend zufällig entdeckt im Rahmen einer ÖGD oder aber auch gezielter durch die ERCP bei unklarem Ikterus oder sonografisch unerklärbarem dilatiertem DHC. Endoskopisch – speziell mit dem Duodenoskop – fällt eine vergrößerte Papille auf, deren Oberfläche sich farblich gering von der Umgebung unterscheidet, mit zum Teil zottiger, aber auch spiegelnd glatter Oberfläche (▶ Abb. 7.28, ▶ Abb. 7.29). Durch Applikation verschiedener Farbstoffe wie Methylenblau oder Indigokarmin können diese Adenome genauer erfasst und insbesondere die lateralen Grenzen besser beurteilt werden (▶ Abb. 7.30). Beweisend in puncto Dignität ist jedoch letztlich nur die Histologie, zum Teil sogar erst das komplette Resektat. Gelegentlich wachsen diese Papillenadenome nicht prominent exophytisch in das Duodenallumen, sondern von luminal kaum erkennbar intramural in den distalen Gallen- oder Pankreasgang hinein. Die präinterventionell durchgeführte Endosonografie kann hier wesentliche Informationen hinsichtlich Lokalisation, Größe sowie Eindringtiefe liefern. Das Röntgenbild, das während der ERCP aufgenommen wird, zeigt zart konturierte Füllungsdefekte oder kurzstreckige Stenosen der peripapillären Gänge. Erst nach Papillotomie

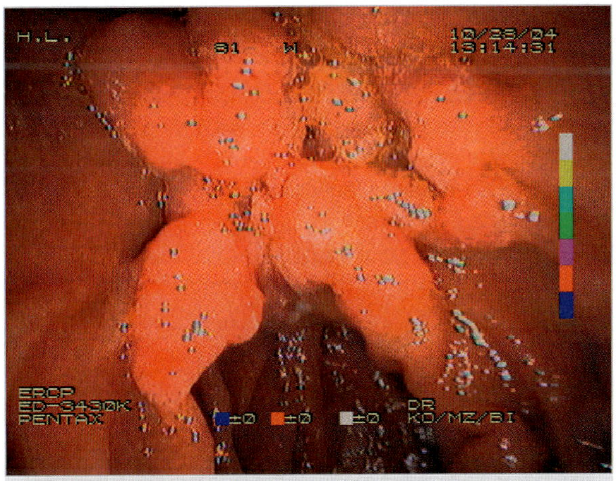

Abb. 7.28 Papillenadenom.

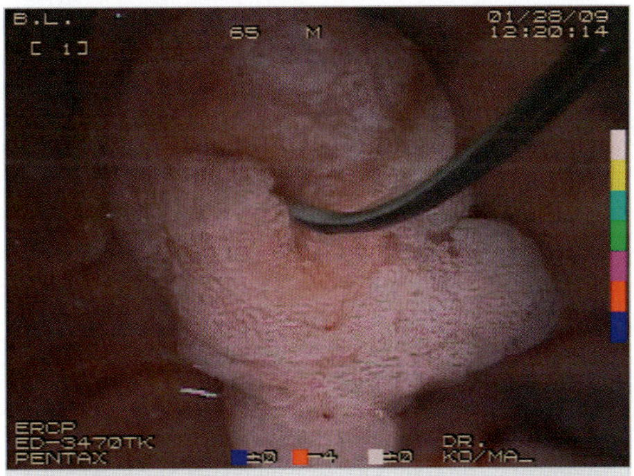

Abb. 7.29 Papillenadenom, Sondierung mittels Führungsdraht.

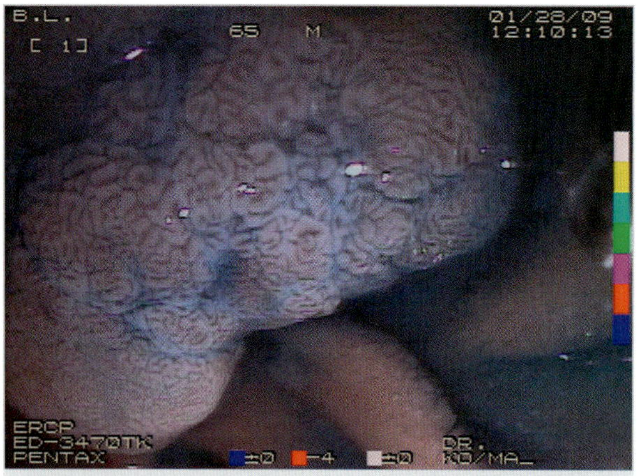

Abb. 7.30 Papillenadenom, Chromoendoskopie mit Indigokarmin.

prolabiert das Adenom dann sichtbar ins Duodenum (s. DVD).

Papillenadenom

- mit Abstand der häufigste gutartige Papillentumor
- histologische Sicherung obligat, nach Möglichkeit komplette Resektion
- konstanter distaler Füllungsdefekt im Ductus choledochus, z. B. Adenom!
- Adenom-Karzinom-Sequenz

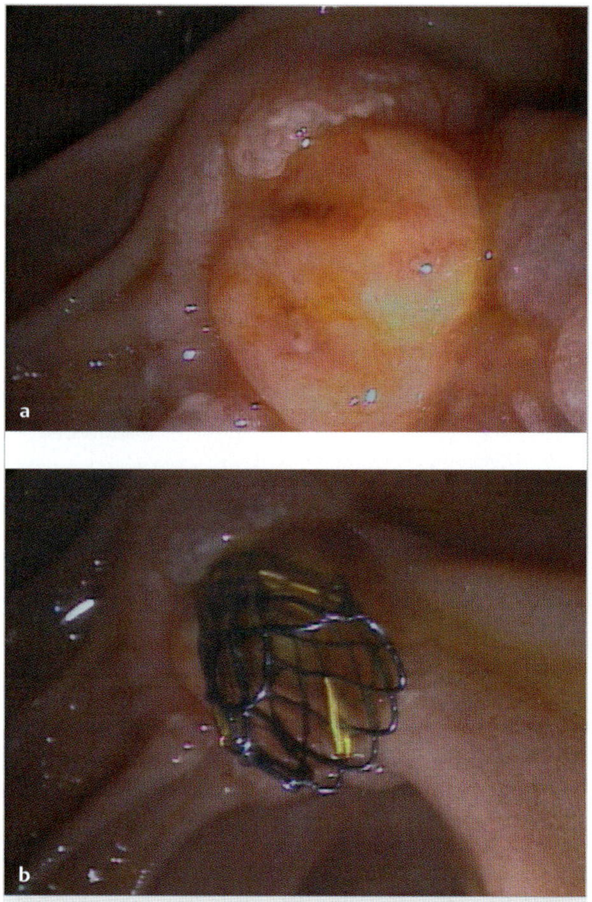

Abb. 7.31 Papillenkarzinom (a), mit Maschendrahtprothese versorgt (b).

7.2.5 Papillenkarzinom

Nach WHO gehören die Papillenkarzinome neben den Tumoren der Gallenblase und jenen der extrahepatischen Gallenwege einer Untergruppe der Tumoren der extrahepatischen Gallenwege an [48, 77]. Sie sind abzugrenzen von Tumoren des Pankreaskopfes, Tumoren des distalen Ductus choledochus sowie Tumoren der peripapillär gelegenen Duodenalabschnitte. Der Grund liegt in der deutlich besseren Prognose als beim Pankreaskarzinom oder auch beim Choledochuskarzinom. Ursache hierfür ist zum einen die frühere Diagnosesicherung aufgrund der klinischen Symptomatik wie dem Ikterus, zum anderen sind die Papillenkarzinome überwiegend gut bis mäßiggradig differenziert. Maligne Tumoren der Papille sind nahezu immer Karzinome (98 %) und hierbei dominiert das Adenokarzinom mit über 90 % (s. DVD).

Endoskopisch imponiert der Tumor entweder wegen seines intraduktalen/intramuralen Wachstums als derbe Vorwölbung der Papille bei normal erscheinender Schleimhaut (intraampullärer Typ) oder als exophytisch ulzerierender Papillentumor (periampullärer Typ) (► Abb. 7.31, ► Abb. 7.32).

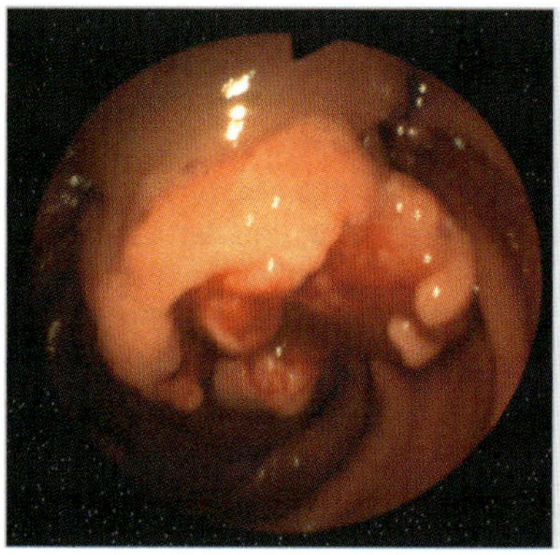

Abb. 7.32 Spontan blutendes Papillenkarzinom.

Vor allem Prozesse mit Ulzerationen, Schleimhauthypervulnerabilität, Kontaktblutungen, Induration und besonders Infiltration in die Umgebung sind hoch suspekt und müssen histologisch abgeklärt werden.

Neben den sporadisch auftretenden Papillenadenomen, die entsprechend der auch hier geltenden Adenom-Karzinom-Sequenz maligne entarten können, sind besonders

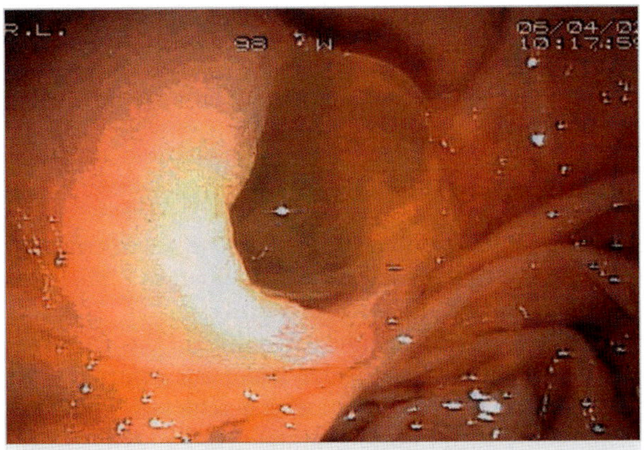

Abb. 7.39 Intraduktale papilläre muzinöse Neoplasie (IPMN): Blick auf die mit Schleim gefüllte klaffende Papille.

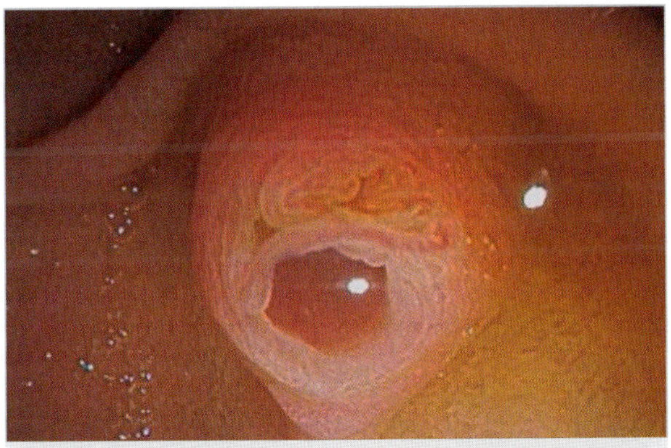

Abb. 7.40 Intraduktale papilläre muzinöse Neoplasie (IPMN): separate Öffnungen, oben Gallengang, unten klaffende Pankreasgangöffnung.

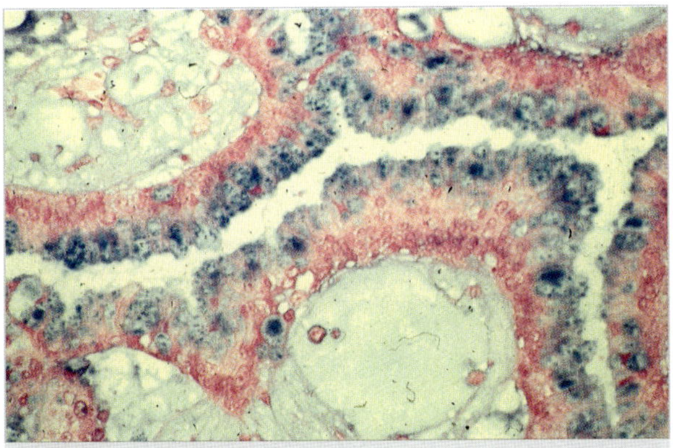

Abb. 7.41 Intraduktale papilläre muzinöse Neoplasie (IPMN) – Histologie: einschichtiges Zylinderepithel mit basal lokalisierten Zellkernen im Zytoplasma, blau gefärbt = saure Mukopolysaccharide (Alcian-Färbung).

kanzerosen, die in 30 – 60 % maligne entarten und in ein invasives Karzinom übergehen können.

Dies gilt nicht für eine spezielle Untergruppe der IPMN, die sich primär in den Seiten- bzw. sekundären Gängen („branch duct IPMN") entwickeln und prognostisch günstiger mit einem Entartungsrisiko von 10 – 15 % beurteilt werden. Als indirekte Malignitätskriterien werden hierbei eine Größe von mehr als 3 cm, der Nachweis von intrazystischen Polypen sowie Knoten und unregelmäßig konfigurierte Zystenwände angesehen [107].

Kasuistik

Anamnese und Klinik

Eine 63-jährige Patientin litt seit 5 Monaten unter Steatorrhö, die u. a. zur Gewichtsabnahme von 8 kg führte. In einem auswärtigen Krankenhaus fand sich bei der ERP ein massiv dilatierter Ductus pancreaticus mit Kontrastmittelaussparungen im Kopfbereich, die als Pankreasgangsteine interpretiert wurden (▶ Abb. 7.42). Unter der Diagnose einer chronischen Pankreatitis mit manifester exokriner Pankreasinsuffizienz bei Pankreatikolithiasis erfolgte die Verlegung in die Medizinische Klinik C, Klinikum Ludwigshafen [62].

Diagnostik

▶ **Ultraschall:** Die Ultraschalluntersuchung des Abdomens ergab einen nahezu identischen Befund wie in der ERP, der Ductus pancreaticus war auf 12 mm erweitert, im Kopfbereich echoreiche Strukturen ohne Schallschatten, keine freie Flüssigkeit.

▶ **ERCP:** Die ERCP zeigte eine weiche fischmaulartig klaffende Papille, die problemlos zu intubieren war. Nach retrograder Anfärbung des Pankreasganges war dieser gleich konfiguriert wie in der Vor-ERCP beschrieben. Nach Papillotomie und Eingehen mit einem Fogarty-Ballonkatheter wurden überraschend keine Konkremente gewonnen. Daraufhin Entschluss zur Pankreatikoskopie. Mit einem Pankreatikoskop der Firma Olympus erfolgte im Sinne einer Mother-Baby-Duodenoskopie die Intubation des Pankreasganges, was problemlos gelang. Der Ductus pancreaticus konnte mit diesem 3,5 mm messenden Pankreatikoskop komplett intubiert werden, wobei sich intraduktal ein multifokal wachsender zottenartiger Tumor zeigte, der vollständig auf den Pankreaskopf begrenzt schien (▶ Abb. 7.43). Unter endoskopischer bzw. radiologischer Kontrolle Entnahme von Material für die Zytologie und Histologie aus dem Tumorareal.

▶ **Histologie:** Die mikroskopische Analyse der Gewebeproben ergab ein einschichtiges Zylinderepithel, das zum Teil papillär konfiguriert war; in der Alcian-Färbung Nachweis von intrazellulärer Schleimbildung (▶ Abb. 7.41).

Diagnose

Intraduktale papilläre muzinöse Neoplasie vom Hauptgangtyp (IPMN).

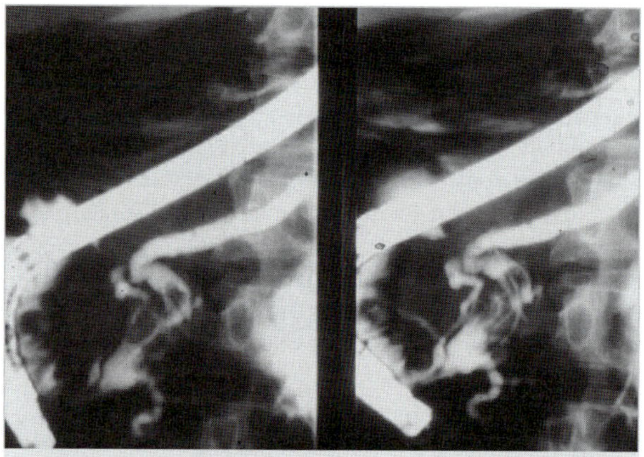

Abb. 7.42 Intraduktale papilläre muzinöse Neoplasie (IPMN) – ERP: intraduktale Kontrastmittelaussparung.

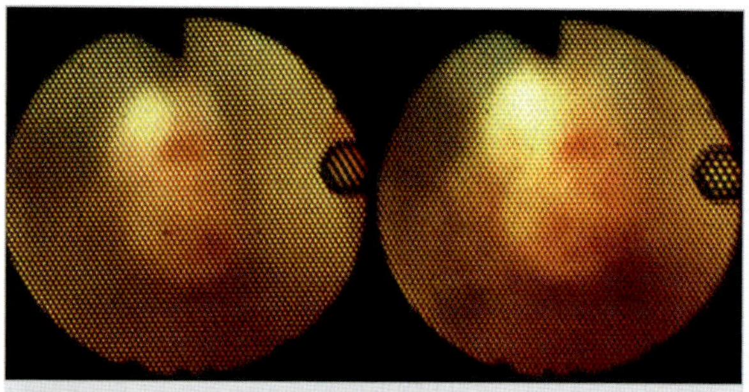

Abb. 7.43 Intraduktale papilläre muzinöse Neoplasie (IPMN) – Pankreoskopie: Blick in den Pankreasgang zeigt zottenartigen Tumor.

Verlauf

Aufgrund der unklaren Dignität sowie des malignen Entartungsrisikos erfolgte die komplikationslose partielle Duodenopankreatektomie. Intraoperativ konnten keine tumorösen Veränderungen am Pankreaskopf getastet werden, die Resektion erfolgte ausschließlich nach dem beschriebenen endoskopischen Befund. Die histologische Untersuchung des Resektates zeigte dann, dass der benigne Tumor makroskopisch auf den resezierten Pankreaskopf beschränkt war, mikroskopisch fanden sich jedoch im Bereich der Absetzungsstelle in den kleinen Gängen noch Anteile dieser muzinösen zystischen Neoplasie. Das Angebot einer totalen Pankreatektomie lehnte die Patientin jedoch ab.

7.3 Kanülierung der Papille

Im Folgenden sollen die verschiedenen Techniken der Papillenkanülierung dargestellt werden. Obwohl heute die überwiegende Mehrzahl der ERCPs mit therapeutischer Intension durchgeführt und von daher häufig primär schon das Papillotom zum Einsatz kommt, sollte – unabhängig von der zum Teil kontroversen Diskussion – insbesondere auch der Anfänger die Papillenintubation mit dem normalen Kontrastmittelkatheter beherrschen [19, 42].

7.3.1 Konventioneller Kontrastmittelkatheter

Die Voraussetzung für eine erfolgreiche Kanülierung ist die optimale Position des Duodenoskops. Die Papille sollte in der oberen Hälfte des endoskopischen Bildes in mittlerer Position und direktem Blick auf das Orifizium eingestellt werden. Die beiden Räder am Kontrollkörper werden fixiert, der Albarranhebel geschlossen. Anschließend wird der mit Kontrastmittel gefüllte Katheter vorgeschoben, bis er am geschlossenen Albarranhebel anstößt. Unter vorsichtigem Vorschieben öffnet man dann den Albarranhebel, bis der Katheter sichtbar in Richtung Papille im Bild erscheint. Nun sollte man etwas Kontrastmittel geben, um möglichst sicher sein zu können, dass der Teflonkatheter bis zur Spitze mit Kontrastmittel gefüllt ist. Kommt es zur versehentlichen Luftinjektion in den Pankreasgang, können Pankreatitiden ausgelöst werden. Außerdem kann bei Luftapplikation in den Ductus choledochus die Differenzierung zwischen Stein und Luft erschwert sein und es dadurch zu Fehlinterpretationen kommen. Vor einem sofortigen Intubationsversuch sollte man die Papillenöffnung erst genau beobachten. Ist nur eine Öffnung zu sehen oder finden sich getrennte, also 2 Ausführungsgänge (► Abb. 7.44)? Verdeckt ein vergrößertes Papillendach den Blick auf das Orifizium, so muss man versuchen, die Falte mit dem Katheter wegzuschieben. Die Luftgabe ins Duodenum sollte kontrolliert – so wenig wie nötig – erfolgen, da sonst die Peristaltik verstärkt stimuliert wird. Alles Kleinigkeiten, die aber für den Erfolg der Untersuchung wichtig sein können.

In Abhängigkeit von der Fragestellung sollte man sich schon zu Beginn entscheiden, welchen Gang man primär darstellen will. Der Ductus choledochus ist gewöhnlich schwieriger zu intubieren, da er meist direkt unter dem Papillendach bei etwa 11 Uhr im linken oberen Segment

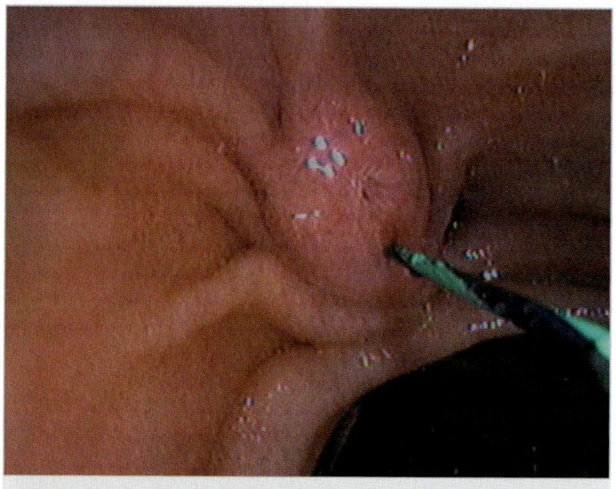

Abb. 7.44 Majorpapille mit 2 getrennten Öffnungen.

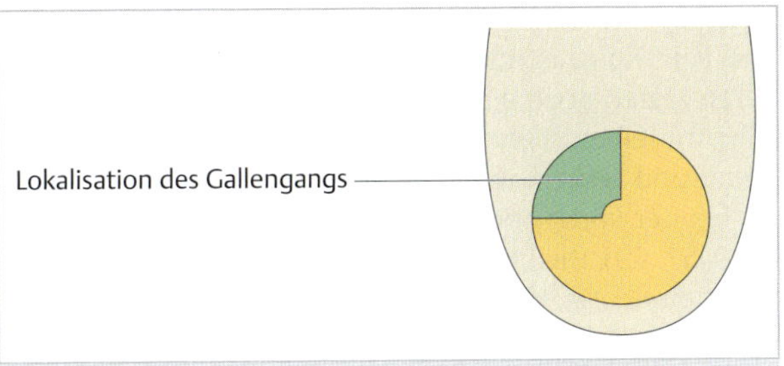

Abb. 7.45 Lokalisation des Gallenganges bei 11 Uhr.

liegt und relativ parallel zum Duodenum tangential steil intubiert werden muss (▶ Abb. 7.45). Die Erfolgsraten für die Kathetersondierungen liegen im Durchschnitt bei 80 – 90 %, in 10 – 20 % der Fälle bedarf es der im Anschluss beschriebenen ergänzenden Techniken.

Zur **Intubation des Ductus choledochus** wird der Albarranhebel etwas angehoben und die horizontale Achse durch Drehen des großen Bedienungsrades korrigiert, bis die Katheterspitze im Porus nach vorsichtigem weiterem Vorschieben verschwindet. Liegt die Katheterspitze 1 – 2 cm im distalen Gallengang, wird durch Kontrastmittelgabe die Position radiologisch überprüft und sichergestellt, dass man nicht versehentlich den Pankreasgang intubiert hat. Radiologisch nicht überprüftes „blindes" Vorschieben des Katheters in den Pankreasgang kann zu Verletzungen und gravierenden Pankreatitiden führen. Kommt es zur synchronen Darstellung beider Gänge, sollte durch vorsichtiges Zurückziehen des Katheters, diskrete Änderung des Endoskops und Spielen mit dem Albarranhebel versucht werden, die gewünschte Position zu erreichen [68, 73].

Liegt der Katheter korrekt, führt man ihn unter Kontrastmittelgabe weiter in den Gallengang vor. Hierbei ist es wichtig, dass nicht zu viel Kontrastmittel gespritzt wird, da durch ein Überspritzen die Beurteilung erschwert, Befunde übersehen und Komplikationen im Sinne einer Cholangitis bei Gallengangsstenosen provoziert werden können. Direkt nach der ersten Kontrastmittelgabe erfolgt die radiologische Bilddokumentation.

Die **Darstellung des Pankreasganges** ist meist einfacher, da dieser im rechten Winkel zur Duodenalwand senkrecht zum Endoskop verläuft. Die Erfolgsraten betragen ohne den Einsatz weiterer Hilfsmittel nach der Literatur 90 – 95 %. Die Kontrastmittelgabe darf nur vorsichtig und langsam erfolgen, multiple Injektionen, insbesondere eine Parenchymografie, ein Überspritzen der Gänge ist zu vermeiden, da hierdurch ebenfalls Komplikationen auftreten können.

Kanülierung der Majorpapille

- Gallengangdarstellung: tangential bei ca. 11 Uhr
- Pankreasgangdarstellung: senkrecht zur Duodenalwand bei ca. 1 Uhr

Ist aufgrund der Befunde eine **Kanülierung der Minorpapille** erforderlich, so ist diese ca. 1 – 2 cm rechts oberhalb der Majorpapille zu suchen. Manchmal kann sie von einer Duodenalfalte verdeckt sein, sodass man mit dem Teflonkatheter diesen Bereich abtasten muss. Die Intubation erfolgt mit einem Katheter mit besonders dünner Spitze, was das Einhaken in den Porus erleichtert (Minorkatheter) (▶ Abb. 7.46). Die Röntgendurchleuchtung sollte schon zuvor optimal auf das relevante Areal fokussiert werden, da der Katheter wegen der schwierigen, zum Teil instabilen Position rasch wieder dislozieren kann und man deshalb wenig Zeit für die radiologische Dokumentation zur Verfügung hat.

Gelingt bei vermutetem Pancreas divisum die endoskopische Identifikation der Minorpapille primär nicht, so kann es hilfreich sein, nach intravenöser Sekretin-Gabe auf das entsprechende Schleimhautareal Methylenlösung zu sprühen [84]. Kurze Zeit nach der Sekretin-Gabe kommt es über die gesteigerte Pankreassekretproduktion zum Auswaschen der blauen Farbe im Bereich der Minorpapille, sodass der Porus schließlich sichtbar wird (▶ Abb. 7.47).

Merke **M!**

Alle endoskopischen Interventionen und Intubationsversuche an der Papille müssen vorsichtig und sanft durchgeführt werden. Die Papille ist ein sehr empfindlicher Bereich, mit Druck oder zu forschen Kathetermanipulationen erzeugt man nur Komplikationen. Registriert man einen Widerstand in der Papille, sollte der Katheter etwas zurückgezogen und durch Änderung der

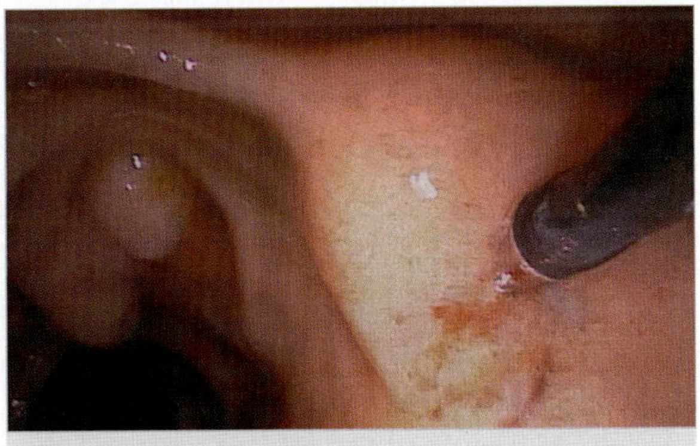

Abb. 7.46 Intubation der Minorpapille mit einem speziellen Katheter.

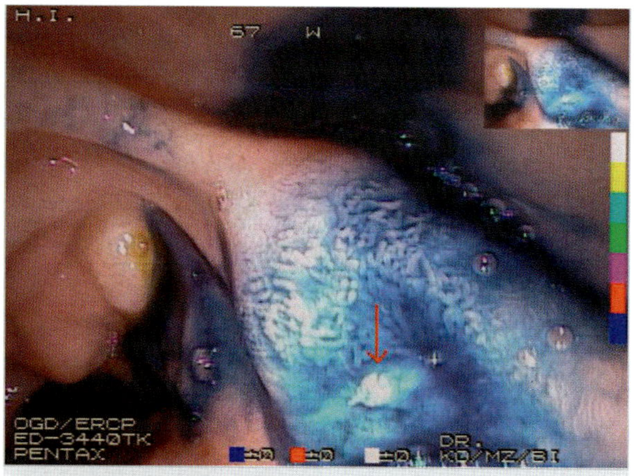

Abb. 7.47 Bessere Darstellung der Minorpapille durch Applikation von Methylenblau.

> Position ein erneuter Versuch unternommen werden – keine Gewalt!
> Bei Verdacht bzw. Nachweis eines Papillenödems durch submuköse Paravasatbildung empfiehlt es sich, die Untersuchung abzubrechen und bis zum nächsten Tag abzuwarten oder die Untersuchung an einen erfahrenen Kollegen zu übergeben. Weitere Papillenmanipulationen können katastrophale Folgen haben – deshalb Konzentration und Vorsicht!

7.3.2 Katheter mit Führungsdraht

Die Sondierung der Papille über einen Führungsdraht, der durch einen Teflonkatheter stabilisiert wird, kann aus zweierlei Gründen indiziert sein. Zum einen, wenn die Papille aufgrund diffiziler Architektur (z. B. Papillenstenose) mit dem normalen Katheter nicht intubierbar und kein Kontrastmittel injiziert werden kann. Zum anderen zeigen neuere Studien, dass bei der Papillensondierung mit einem Führungsdraht die Erfolgsraten zum Teil höher und zusätzlich das Pankreatitisrisiko niedriger war als bei der konventionellen Kontrastmittelsondierung [4, 6, 10, 57, 69]. Die bisher publizierten Berichte sind jedoch nicht eindeutig, sodass beide Methoden ihre Berechtigung besitzen.

Gelingt zum Beispiel bei einer Papillenstenose die Intubation mit dem üblichen Katheter nicht, führt man nach Durchspülung des Katheters mit Kochsalz einen an der Spitze besonders flexiblen hydrophilen 0,025 oder 0,032 Inch langen Draht vorsichtig in den Porus vor. Unter kombinierter radiologisch-endoskopischer Kontrolle versucht man durch leichte Modifikation der Gerätelage, geringes Vor- und Zurückziehen des Drahtes und Spielen mit dem Albarranhebel den Gang zu intubieren. Liegt der Draht im Ductus choledochus, wird der KM-Katheter nachgeschoben, der Draht entfernt und schließlich das Kontrastmittel injiziert.

Bei der alternativen Methode ist die Vorgehensweise identisch, nur beginnt man bei der Gangsondierung gleich mit einem Führungsdraht mit weicher Spitze. Die Studienergebnisse mit zum Teil unterschiedlichen Resultaten sind in ▸ Tab. 7.5 dargestellt.

Inwieweit die scheinbaren Vorteile die erhöhten Kosten für den Einwegdraht rechtfertigen, und zwar in der Routine bei jeder ERCP, muss jeder Untersucher für sich entscheiden.

Tab. 7.5 Papillenkanülierung: Kontrastmittelinjektion versus Führungsdraht.

Autor, Jahr	Anzahl der Patienten		Pankreatitis		Erfolgsquote Kanülierung	
	KM	Draht	KM (%)	Draht (%)	KM (%)	Draht (%)
Lella et al. 2004 [69]	200	200	4 p < 0,01	0	98	99
Apostolopoulos et al. 2005 [4]	60	63	8 p = 0,02	0	93	91
Artifon et al. 2007 [6]	150	150	17 p = 0,02	9	78 p < 0,05	91
Bailey et al. 2008 [10]	211	202	6 p = 0,48	8	74 p = 0,03	81
Katsinelos et al. 2008 [57]	165	167	8 p = 0,37	5	54 p < 0,001	81

KM = Kanülierung konventionell nach Kontrastmitteldarstellung; Draht = Kanülierung primär mittels Führungsdraht

7.3.3 Papillotom

Bei einer großen, tief liegenden und durch eine Falte verlegten Papille können die bisher beschriebenen Intubationstechniken versagen. Ebenso wenn das Duodenum, beispielsweise bei einem Pankreaskarzinom oder einer chronischen Pankreatitis, verzogen ist, gelingt die Untersuchung mit dem herkömmlichen Instrumentarium nur selten.

Das Papillotom als quasi abwinkelbarer Führungskatheter kann hier sehr hilfreich sein [55, 91]. Durch Strecken und Abwinkeln des Papillotoms kann man die Papille und das Orifizium so verändern, dass die Gangdarstellung und anschließend durch vorsichtiges Entspannen des Papillotoms die Intubation möglich wird. Voraussetzung dafür ist, dass man den Porus der Papille mit der Spitze des Papillotoms über 1 – 2 mm intubieren und dann entsprechend zurechtdrehen kann. Ohne ein wenn auch nur minimales Einhaken im Porus rutscht das Papillotom ab und die Situation ist so schwierig wie zuvor (▸ Abb. 7.48).

Selbstverständlich sollte man bei diesem Manöver nur ein Zweikanalpapillotom verwenden, bei dem das Kontrastmittel an der Spitze austritt. Bei den einfacheren Papillotomen hingegen fließt das Kontrastmittel im Bereich des Schneidedrahtes heraus und es kommt nicht zur Gangdarstellung.

Aber nicht nur bei der komplizierten Papillotomie kann das Papillotom als „flexibler Führungskatheter" eingesetzt werden, es wird schon primär zur Porussondierung und -intubation empfohlen, insbesondere bei gesicherter therapeutischer Indikation. Hierzu gibt es zahlreiche Studien, die einhellig zeigen, dass die Gangsondierung mit einem steuerbaren Papillotom schneller und häufiger gelingt (▸ Tab. 7.6) [29, 67, 96]. Auffallend hierbei ist jedoch die ungewöhnlich geringe Erfolgsrate der Katheterkanülierung, die unseren Erfahrungen nicht entspricht.

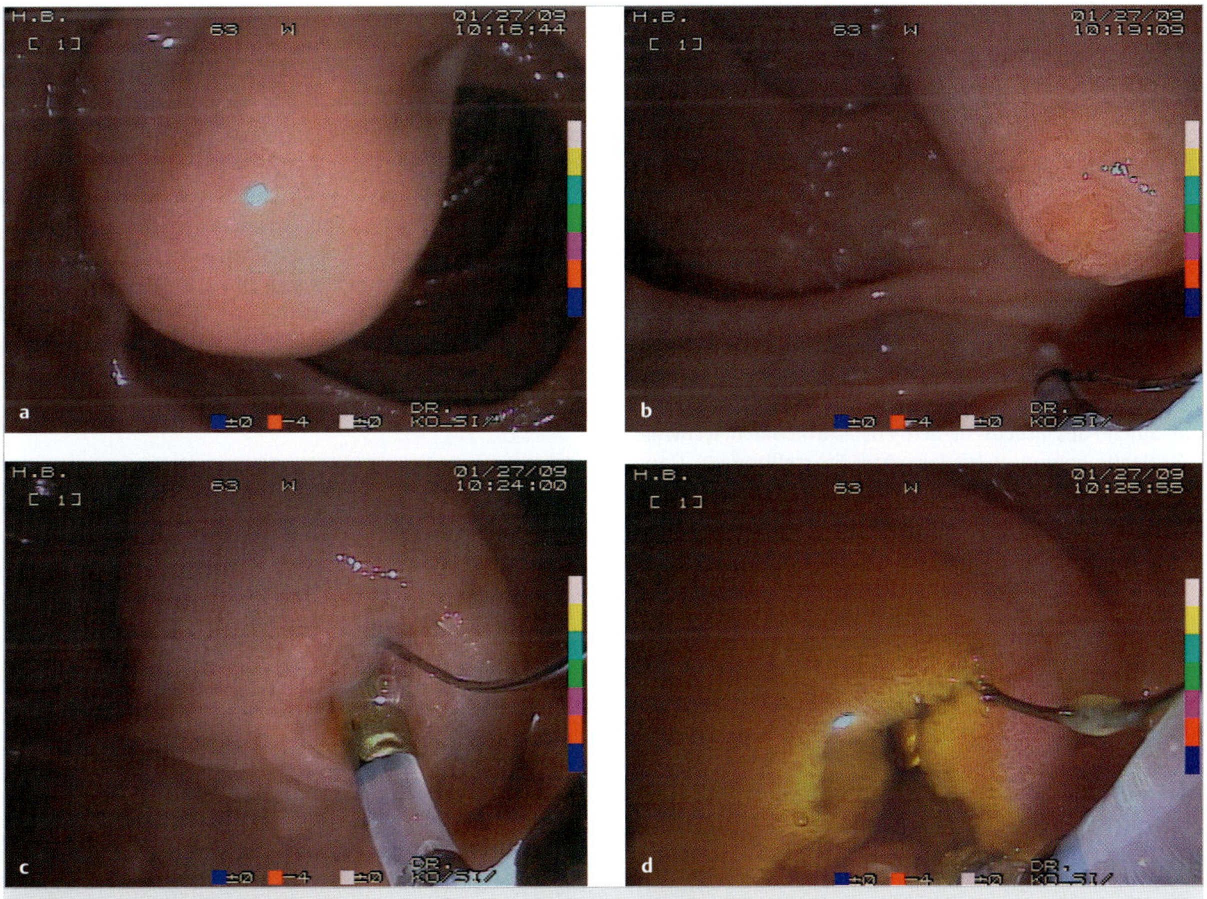

Abb. 7.48 a – d Intubation einer tief liegenden Papille.
a Nicht einsehbare Papillenöffnung.
b Versuch, die Papillenöffnung mittels Papillotom anzuheben und zu intubieren.
c Papillenöffnung mit Papillotom korrekt intubiert.
d Papillotomie.

Tab. 7.6 Erfolgsrate und Dauer der Choledochuskanülierung: Führungskatheter versus Papillotom.

Autor, Jahr	Anzahl der Patienten		Führungskatheter	Papillotom	p-Wert
Cortas et al. 1999 [29]	47	Erfolgsrate	67 %	97 %	0,009
		Untersuchungszeit (min)	13,5 ± 6,14	3 ± 5	0,0001
Schwacha et al. 2000 [96] (n = 100)	100	Erfolgsrate	62 %	84 %	0,023
		Untersuchungszeit	nicht angegeben		
Laasch et al. 2003 [67] (n = 208)	208	Erfolgsrate	66 %	79 %	0,15
		Untersuchungszeit (min)	1,5 (0,1 – 9,5)	1,5 (0,1 – 9,5)	0,34

Der Anfänger sollte unabhängig davon primär mit dem KM-Katheter versuchen, den Porus zu intubieren, um hier ein Gefühl für das Agieren an der Papille zu bekommen. Der dünnere Katheter bzw. der Führungsdraht gleitet leichter in den Gallengang als das etwas dickere Papillotom.

Der erfahrene Untersucher hingegen benutzt bei entsprechender Indikation zweifellos meist direkt das Papillotom.

7.3.4 Precut-Papillotom

Das Precut-Papillotom und hier besonders das Zweikanal-Precut-Papillotom mit separatem Kontrastmittellumen hat seine Indikation, wenn die Intubation mit dem normalen Papillotom aufgrund fehlender Einhakmöglichkeit nicht gelingt. Die Spitze des Precut wird auf den Porus gesetzt und der Schneidedraht gespannt, um die Lage der Papille zu optimieren. Dadurch bohrt sich die Spitze des Precut in den Porus und nach Kontrastmittelgabe kommt es bei korrekter Einstellung zur Gangdarstellung. Anschließend gelingt entweder direkt die Intubation des Ganges oder man muss versuchen, mittels Führungsdraht die Passage durch die Papille zu finden (s. S. 128).

7.3.5 Nadelmesservorschnitt

In ganz seltenen Fällen gelingt mit keiner der vorbeschriebenen Techniken eine Gangdarstellung. Die Papille ist derart groß, dass man trotz Papillotom oder Precut das Orifizium nicht nach kranial luxieren kann, oder sie ist so winzig, dass eine Intubation gleichfalls nicht gelingt. Hier hat das Nadelmesser (Needle Knife) seine Indikation. Bei einer großen Papille versucht man mit der ausgefahrenen Nadel das Dach, bei einer winzigen Papille den Oberrand zu inzidieren, in der Hoffnung, anschließend den Gang sondieren zu können. Zur genauen Technik siehe Seite 130.

7.3.6 Kanülierung beim operierten Magen

Billroth-II-Magen

Die ERCP bei Patienten mit Magenteilresektion nach Billroth II kann sowohl mit Instrumenten mit prograder als auch mit Seitblickoptik durchgeführt werden (s. S. 110). Für die Lage der Papille ist es egal, ob ein Billroth-II-Magen mit bzw. ohne Braunsche Fußpunktanastomose untersucht wird [83, 112]. Ebenso ist die anatomische Situation identisch, wenn das Instrument über die zuführende oder abführende Schlinge vorgeschoben wird. Die Topografie, der Verlauf der Gänge, ist immer umgekehrt zur normalen ERCP – man kommt von „unten". Das Erreichen der Papillenregion von distal trifft die anatomischen Verhältnisse „auf dem Kopf" an. Der Gallengang befindet sich bei 5 Uhr im Gegensatz zur normalen 11-Uhr-Position, der Pankreasgang bei 11 Uhr im Vergleich zu 1 Uhr bei normaler Anatomie.

Merke M!

Grundsätzlich sollten beim Billroth-II-Magen gerade Katheter benutzt werden, da die gewöhnlich leichte Vorkrümmung des Teflonschlauches nur für die normale Anatomie zweckmäßig ist.

Bei prograder Optik liegt der Ductus choledochus tangential im Dach der Papille, jetzt aber bei 5 Uhr [56, 35], [56]. Der Pankreasgang befindet sich oben in der Basis der Papille bei ungefähr 11 Uhr (▶ Abb. 7.49) (s. auch S. 137).

Mit einem Duodenoskop gestaltet sich die Choledochusdarstellung gelegentlich primär schwieriger [59]. Von Vorteil ist jedoch der Albarranhebel, mit dem man die Position des Katheters entsprechend variieren kann. Auch bei der Untersuchung mit der Seitblickoptik befindet sich der Gallengang natürlich im Papillendach, der Albarranhebel ist weitgehend zu öffnen, damit der Katheter nahezu steil auf das Papillendach zuläuft (▶ Abb. 7.50).

Ist das Ziel, den Pankreasgang darzustellen, so wird das Gerät etwas vorgeschoben, der Albarranhebel partiell geschlossen, bis der Katheter quasi senkrecht auf den Papillenporus zuläuft.

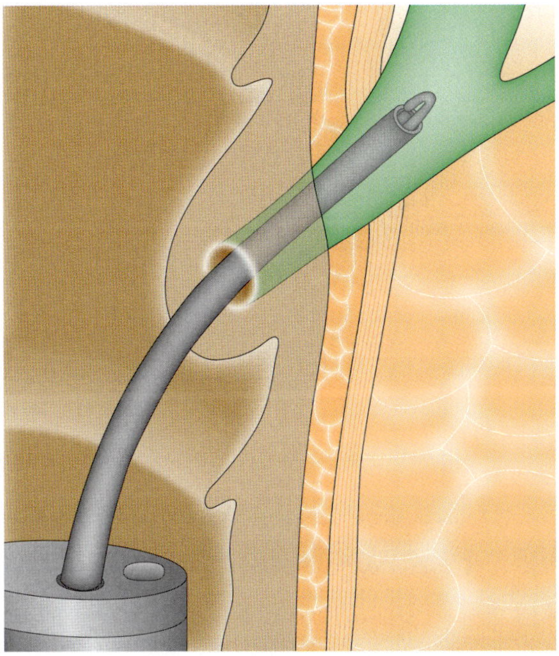

Abb. 7.49 Papillenintubation mit prograder Optik bei Billroth-II-Magen [103].

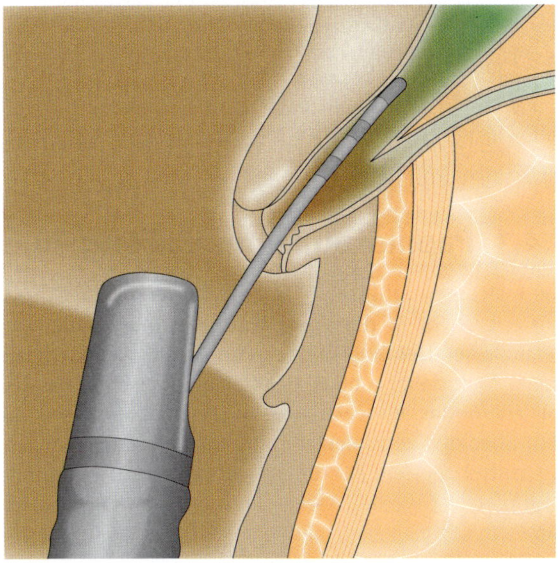

Abb. 7.50 Papillenintubation mit Duodenoskop bei Billroth-II-Magen [103].

Die Erfolgsraten einer gelungenen Kanülierung beim Billroth-II-Magen variieren in der Literatur zwischen 55 und 95 %, im Mittel liegen sie bei 75 – 80 % [25, 50, 95].

Auf die Situation nach partieller Duodenopankreatektomie wurde schon ausführlich auf Seite 112f. eingegangen. Instrumentell ist hierbei primär, insbesondere bei der pyloruserhaltenden Variante, das Duodenoskop zu favorisieren. Gelingt dies nicht aufgrund der Länge der zuführenden Schlinge, ist die Untersuchung mit einem pädiatrischen Koloskop zu versuchen. Die biliodigestive Anastomose befindet sich ca. 10 – 15 cm proximal des intestinalen Blindsackes, die Pankreasanastomose ist in Abhängigkeit vom Operationsverfahren End-zu-Seit oder End-zu-End mit dem Dünndarm verbunden. Die Kanülierung des Ductus choledochus ist meist problemlos, hingegen ist die Pankreasgangöffnung oft derart winzig, dass sie der endoskopischen Identifikation häufig entgeht.

Merke **M!**

Alles ist „umgekehrt" beim Billroth-II-Magen:

- Ductus choledochus bei 5 Uhr
- Pankreasgang bei 11 Uhr
- Katheterspitze begradigen

Roux-Y-Anastomose

Weitaus schwieriger ist die Situation nach operativen Eingriffen mit Roux-Y-Rekonstruktionen. Mit konventionellen Endoskopen beträgt die Erfolgsrate maximal 30 %, in der klinischen Realität ist sie eher noch geringer [50]. Zunehmend durchzusetzen scheint sich hier die Ballonenteroskopie mit gelungener Choledochusdarstellung in bis zu 90 % und erfolgreichen therapeutischen Interventionen in 53 – 90 % der Fälle [1, 75, 76, 78, 87, 93]. Das Papillenbild ist analog wie beim Zustand nach Billroth-II-Resektion um 180° gedreht, das heißt, der Gallengang geht bei 5 Uhr, der Pankreasgang bei etwa 11 Uhr ab.

7.4 Technik der Papillotomie

Die endoskopische Papillotomie, erstmals im Juni 1973 von Classen und Demling in Erlangen und wenige Wochen später von Kawai in Japan erfolgreich durchgeführt, stellte einen Meilenstein in der Entwicklung der operativen Endoskopie am biliopankreatischen System dar [28, 58]. Mit der partiellen bzw. kompletten Durchtrennung des Papillensphinkters war das Tor für interventionelle Maßnahmen am Gallen- bzw. Pankreasgang geöffnet.

Die Papilla Vateri ist ein kompliziertes Gebilde, in dem 3 Ringmuskel, der Sphincter papillae, der distale Sphinkter des Ductus pancreaticus sowie der des Ductus choledochus die biliopankreatische Sekretabgabe kontrollieren.

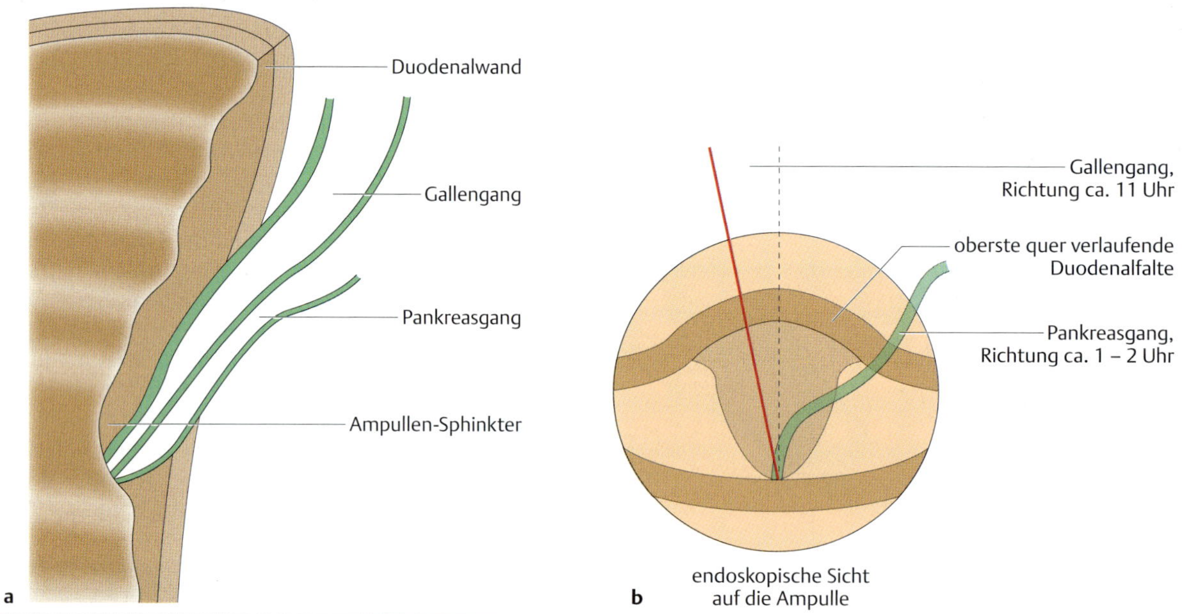

Abb. 7.51 a, b Papillotomie: Schnittlänge (a) und Schnittrichtung (b).

Bei der Papillotomie wird das Papillendach mit Anteilen des Papillenmuskels durchtrennt (selten komplett), weshalb der Begriff Papillotomie die endoskopische Maßnahme besser beschreibt als das Wort Sphinkterotomie (▶ Abb. 7.51). Indikationen und Anwendungsmöglichkeiten haben in den vergangenen nahezu 40 Jahren aufgrund eindrucksvoller technischer Verbesserungen sowie neuer Inzisionstechniken zugenommen. Heute stellt die Papillotomie für einen Großteil intraduktaler Erkrankungen des biliopankreatischen Systems eine maßgeschneiderte und minimal invasive Therapie dar.

Hauptindikation der Papillotomie ist die Obstruktion des Gallengangsystems benigner sowie maligner Ursache. Auch funktionelle oder strukturelle Störungen der Papille im Sinne der sog. Sphincter-Oddi-Dysfunktion (SOD) können eine Indikation zur Papillotomie darstellen. Bei pathologischen Befunden des Pankreas bzw. Pankreasganges wie Stenosen, Konkremente oder Pseudozysten ist die Pankreasgangpapillotomie Voraussetzung für endoskopische interventionelle Maßnahmen (▶ Tab. 7.7).

Das Spektrum der endoskopischen Techniken, die Papillenöffnung zu erweitern, ist vielfältig, man unterscheidet im Einzelnen:

1. **Standardpapillotomie**
2. **Precut-Papillotomie**
3. **Nadelmesser-Papillotomie**
4. **Papillendilatation**

Tab. 7.7 Indikationen für die endoskopische Papillotomie.

Indikationen für die endoskopische Papillotomie	
Papille	Papillentumor (benigne, maligne) Sphincter-Oddi-Dysfunktion
Gallengang	Choledocholithiasis Stenosen (entzündlich, postoperativ, Tumor) Leckage (postoperativ) Cholangioskopie Raritäten (Choledochozele, Sump-Syndrom, intraduktale Parasiten)
Pankreasgang	Pankreatikolithiasis Stenosen Pseudozysten Pankreatikoskopie Pancreas divisum (?)

7.4.1 Papillotomie des Gallenganges

Das Instrumentarium zur Durchführung einer Papillotomie entspricht in der Form weitgehend noch dem ursprünglichen Demling-Classen-Papillotom. Neben verbesserten Materialien und feiner zulaufenden Spitzen stellt vor allem das doppellumige Zweikanalpapillotom, bei dem über den zentralen innen verlaufenden Kanal Kontrastmittel oder ein Führungsdraht zur besseren Kanülierung platziert werden kann, einen deutlichen Fortschritt dar.

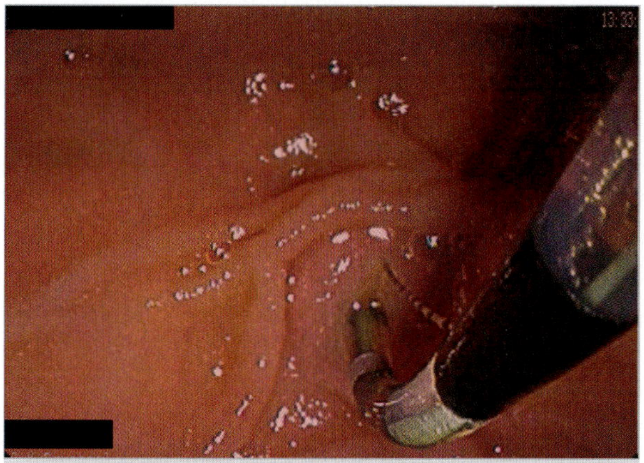

Abb. 7.52 Papillotomie des Gallenganges: Schnittführung Richtung ca. 11 Uhr.

Standardpapillotomie

Die Intubation der Papille kann – wie schon mehrfach beschrieben – mit unterschiedlichen Instrumenten vorgenommen werden. Zum einen konventionell mit einem Kontrastmittelkatheter, der nach korrekter Position in Seldinger-Technik auf ein Papillotom gewechselt wird, oder man setzt schon initial ein Papillotom ein, mit dem die Kanülierung direkt und kontrolliert durch Kontrastmittelgabe erfolgt. Neuere Studien, insbesondere aus dem angloamerikanischen Raum, empfehlen die Sondierung mit einem hydrophilen flexiblen Führungsdraht, der über ein Papillotom geleitet wird. Anschließend erfolgt dann bei einem dreilumigen Papillotom über den noch freien Kanal die Kontrastmittelgabe zur Diagnosesicherung. Beim zweilumigen Papillotom wird dieses in den Gang vorgeschoben, der Draht entfernt und nachfolgend das Kontrastmittel zur Gangdarstellung injiziert.

Merke **M!**

Ist eine Papillotomie zu erwarten, sollte man gleich zum Papillotom greifen, die Kanülierung ist zum Teil einfacher und vor allem spart man Untersuchungs- und Durchleuchtungszeit.

Nach überprüfter korrekter Lage des Papillotoms, das heißt, der Stahldraht zeigt in Richtung 11 Uhr entsprechend dem Verlauf des Ductus choledochus (▶ Abb. 7.52), wird der Draht leicht gespannt und vorsichtig zurückgezogen, bis etwa die Hälfte des Drahtes außerhalb der Papille zu sehen ist. Anschließend erfolgt kontrolliert und schrittweise, senkrecht zur meist nachweisbaren kleinen quer verlaufenden Falte, die Papillotomie (▶ Abb. 7.53). Die Länge des Schnittes ist abhängig von der Indikation und der lokalen Anatomie (s. DVD).

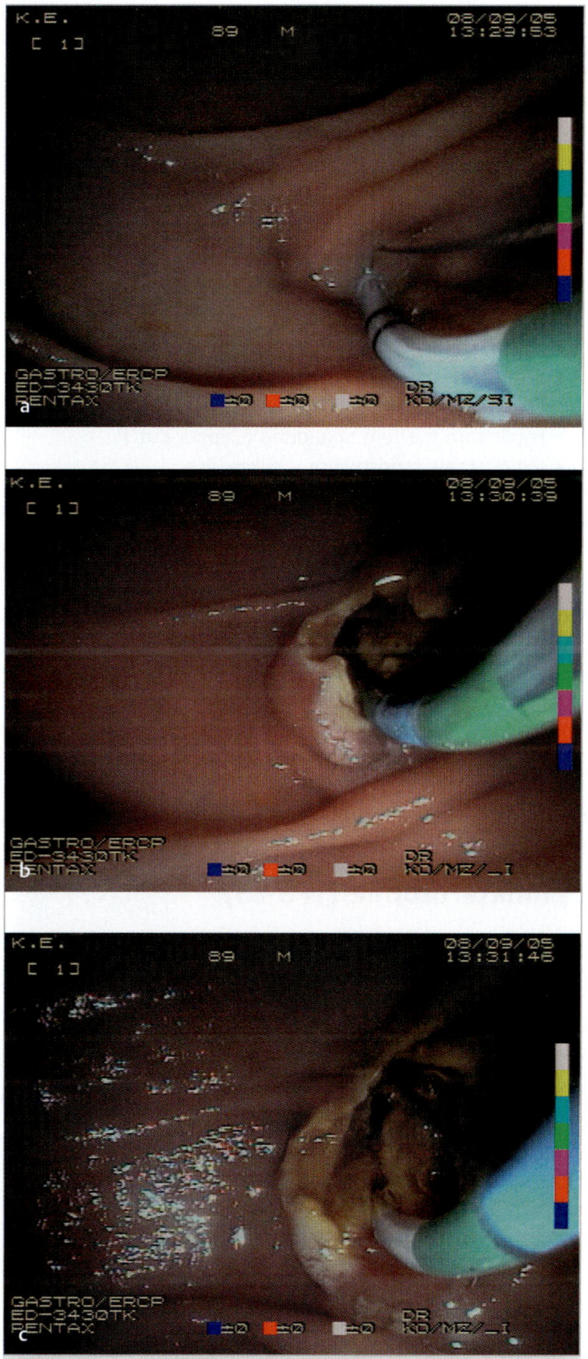

Abb. 7.53 a – c Papillotomie des Gallenganges: Durchführung.
a Intubation.
b Schrittweise Papillotomie.
c Komplette Durchtrennung des Papillendaches.

Bei großen Gallengangssteinen muss versucht werden, das gesamte Dach zu durchtrennen, bei kleineren Papillen sind nur kleinere Schnitte möglich. Im Allgemeinen kann man bis zur ersten quer verlaufenden Duodenalfalte schneiden, ohne dass die Gefahr der Perforation besteht.

Bei der Papillotomie sollte das Papillotom nicht maximal gespannt sein, denn zum einen rutscht das Papillotom relativ leicht aus der Papille heraus, zum anderen gestaltet sich der Schneidevorgang häufig unkontrolliert („zipper cut"). Zuerst sieht man fast nichts und dann plötzlich reißt quasi das gesamte Papillendach auf mit der Gefahr einer Blutung oder Perforation. Deshalb besser langsam kleinere und kontrollierte Schnitte setzen!

Papillotomie des Gallenganges

- Stahldraht-Position 11 Uhr
- Schneidevorgang mit distalem Drittel bis Hälfte des Drahtes
- Papillotom mittlere Spannung („zipper cut"!)
- Papillotomie schrittweise – sukzessive

Das Risiko einer Blutung scheint bei Verwendung eines Diathermiegerätes mit sog. Endocut-Technik (Erbe) geringer zu sein [63, 86, 90]. Hier erfolgt mikroprozessorgesteuert je nach aktuellem Gewebewiderstand die Applikation von Schneide- bzw. Koagulationsstrom. In einer prospektiven Studie von Norton et al. traten bei Einsatz von reinem Schneidestrom viermal häufiger Blutungen im Rahmen einer Papillotomie auf als bei Endocut-Einstellung [90].

Transpankreatische endoskopische Sphinkterotomie (TPS-ES)

Der Vollständigkeit halber soll auch eine seltene Methode dargestellt werden, die sog. transpankreatische endoskopische Sphinkterotomie (TPS-ES). Gelingt trotz Common-Channel-Situation keine selektive Intubation des Gallenganges, kann man versuchen, das Papillotom oder Precut über den gemeinsamen Ausführgang in Richtung Pankreasgang vorzuschieben und anschließend durch kontrollierte Inzision des Papillendaches den Zugang zum Ductus choledochus zu eröffnen (▶ Abb. 7.54). Erstmals wurde die TPS-ES von Goff 1995 beschrieben [45]. Catalano et al. publizierten 2004 eine kleine kontrollierte Studie „Needle knife vs. TPS-ES" [23]. In der Intention-to-treat-Analyse lag die Erfolgsrate der TPS-ES mit 94% signifikant höher als in der Needle-Knife-Gruppe mit 75% (p = 0,08). Auch die Komplikationsrate zeigte einen deutlichen Vorteil für die TPS-ES-Technik (3,5% vs. 17,7%). Weitere Studien sind hierzu bisher nicht publiziert, daher sollte diese Technik nur von sehr erfahrenen Endoskopikern versucht werden, wenn andere Methoden versagen.

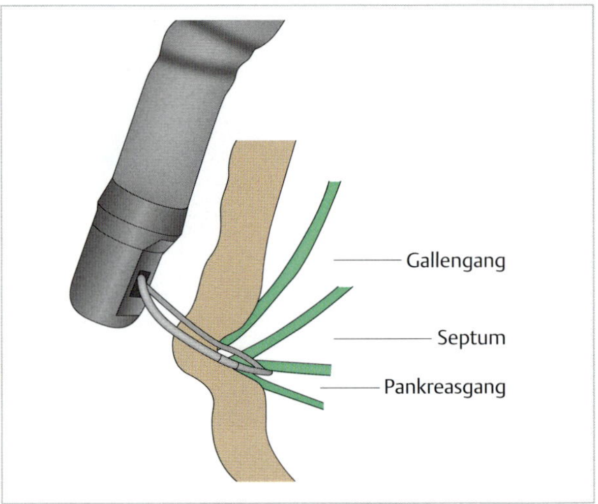

Abb. 7.54 Transpankreatische endoskopische Sphinkterotomie (TPS-ES).

Vorschneide-Papillotomie

Trotz der Vielfalt verschiedener Führungskatheter und unterschiedlich konfigurierten Zwei- und Dreikanalpapillotomen misslingt die Papillotomie auch bei erfahrenen Endoskopikern in 5 – 20% der Fälle. Hier erweitern die Vorschneidetechniken das therapeutische Arsenal an Interventionsmöglichkeiten an der Papille und schließen die bis dato noch verbliebene therapeutische Lücke [73, 97, 104].

Die **Precut-Papillotomie** ist angezeigt, wenn die selektive Kanülierung des Gallenganges misslingt, da das Standardpapillotom nicht tief genug, mindestens bis zum Schneidedraht, in den Gang eingeführt werden kann [42, 100]. Beim Precut-Papillotom ist die Nasenspitze maximal 1 mm lang oder der Draht beginnt direkt am distalen Ende des Papillotoms. Ziel dieser Vorschneidetechnik ist es, das Papillendach zu eröffnen, um dann anschließend nach Sichtbarwerden der Gallengangsmündung den Sphinkter selektiv korrekt mit dem gleichen System oder mit einem konventionellen Papillotom zu durchtrennen. Hierzu wird die Nase des Precut-Papillotoms in den Papillenporus platziert und schrittweise in Richtung 11 Uhr geschnitten (▶ Abb. 7.55). Gelingt danach die Kontrastierung des Ductus choledochus nicht, ist es manchmal sinnvoll 1 – 2 Tage abzuwarten, um die Untersuchung nach Abschwellung des Papillenödems dann zu wiederholen. Nicht selten springt der Katheter beim zweiten Versuch sofort in den Gallengang und die Untersuchung kann definitiv abgeschlossen werden.

In vielen Arbeiten wird sowohl für die Precut-Papillotomie als auch für die Nadelmesser-Papillotomie ausschließlich Schneidestrom empfohlen. Unsere eigenen Erfahrungen können dies nicht bestätigen: Im gewöhnlichen Endocut-Modus (Erbe) traten nicht vermehrt Blutungen oder andere Komplikationen auf.

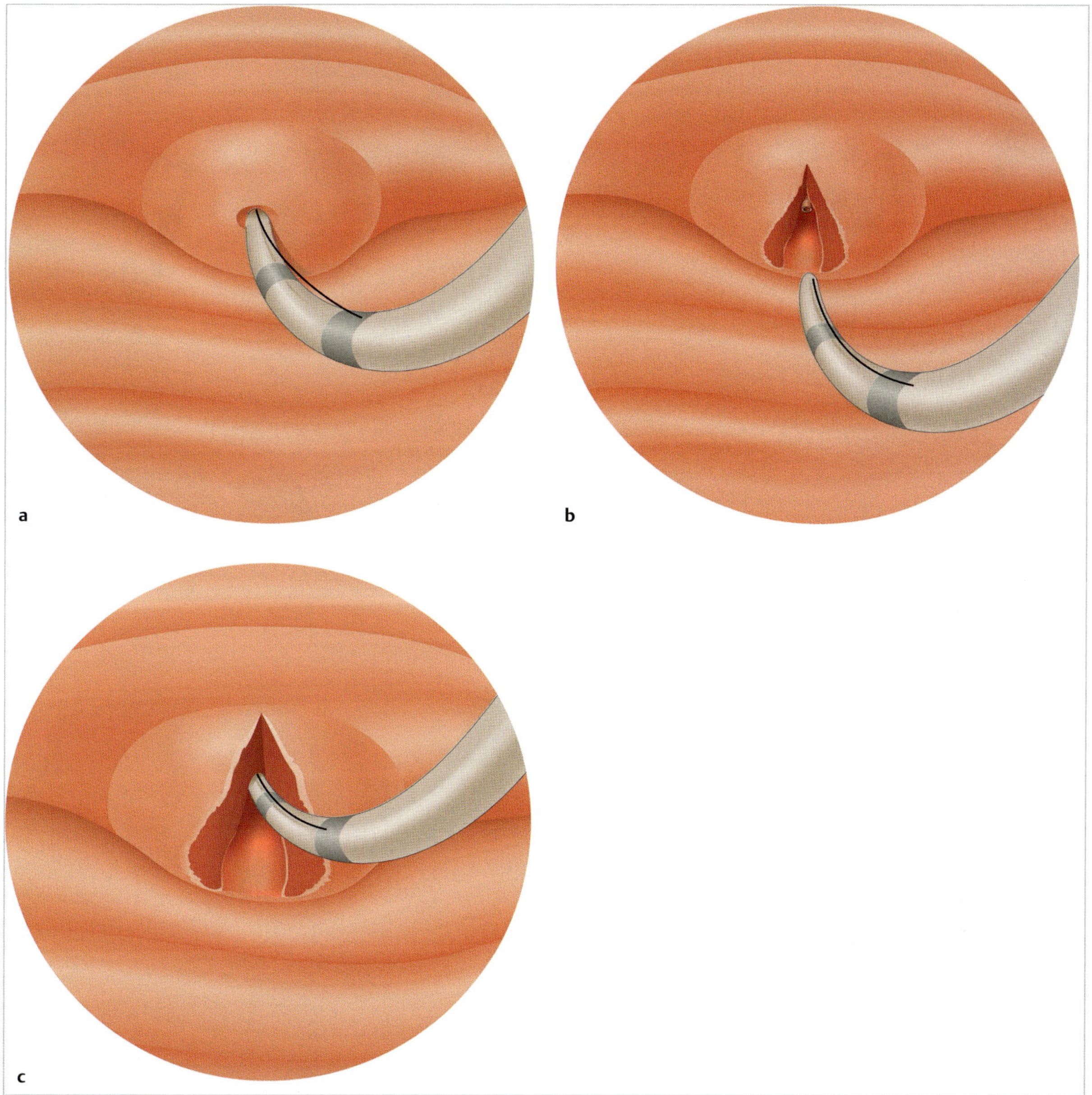

Abb. 7.55 a – c Precut-Papillotomie [103].
a Spitze des Precut-Papillotoms liegt in der Papillenöffnung.
b Papillendach ist partiell durchtrennt, Blick auf die Öffnung des Gallenganges.
c Intubation des Gallenganges und Vervollständigung der Papillotomie.

Die **Nadelmesser-Papillotomie** hat ihre Indikation bei Prozessen der Papille wie Papillentumor oder inpaktiertem Stein, wodurch eine Intubation des Unterrandes oder Anheben des Papillendaches nicht möglich ist. Weitere Indikationen sind die Durchführung einer Papillotomie des Pankreasganges nach meist vorausgegangener Implantation einer Prothese sowie die Inzision der Minorpapille [33].

Der Schnitt wird überwiegend aboral vom Porus beginnend in Richtung 11 Uhr mit schichtweiser Durchtrennung des Papillendaches durchgeführt („below-upwards") (▶ Abb. 7.56). Häufig benötigt man mehrere Inzisionen, bis schließlich bei korrekter Schnittrichtung Galle aus dem gespaltenen Papillendach austritt. Der Albarranhebel ist hierbei sehr hilfreich, da man mit ihm durch Auf- und Abbewegung das Messer präzise führen kann [104] (s. DVD).

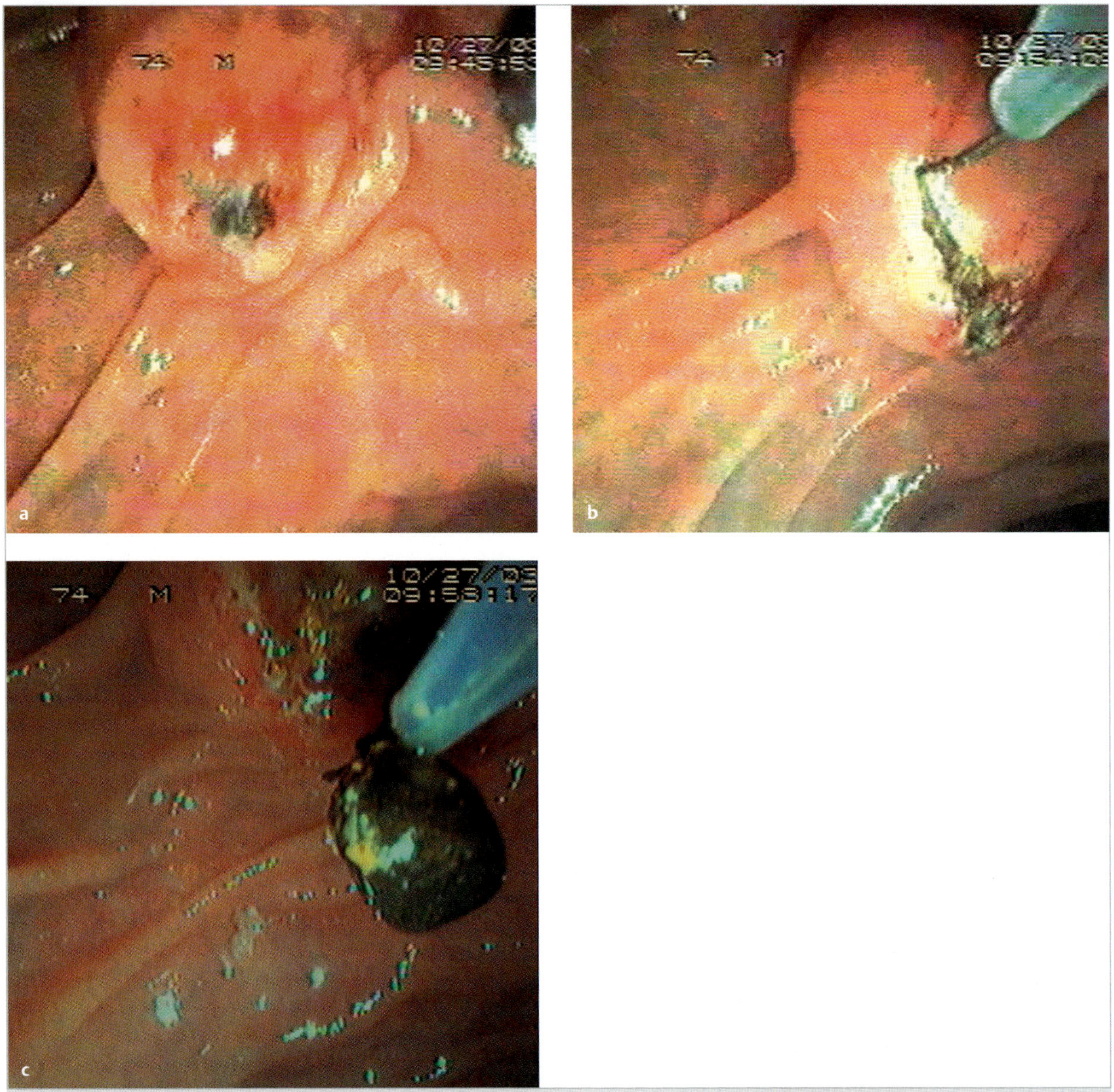

Abb. 7.56 a – c Nadelmesser-Papillotomie: Schnitt „below-upwards“.
a Nicht intubierbare Steinpapille.
b Inzision des Papillendaches von unten nach oben.
c Papillendach komplett durchtrennt, Bergung des Gallengangssteins.

Ist der Porus mit dem Draht nicht erreichbar, kann man die Inzision alternativ vom Papillendach Richtung Porus durchführen („above-downwards“). Man sticht bei angehobenem Albarranhebel mit der Spitze des Needle Knife suprasphinktär in das Papillendach und zieht die Nadel durch Öffnen des Albarranhebels und leichtem Abwinkeln der Gerätespitze nach aboral (▶ Abb. 7.57). Auch hier sind meist mehrere Versuche notwendig, bis schließlich der Austritt von Galle aus der Leckage die erfolgreiche Papillotomie anzeigt.

Das anschließende Sondieren mit einem flexiblen Führungsdraht oder Anspritzen mit dem Kontrastmittelkatheter muss vorsichtig erfolgen, da bei unklarer endoskopischer Situation schnell ein Paravasat- bzw. ein Papillenödem entstehen kann, was eine weitere Untersuchung unmöglich macht. Deshalb immer nur geringe Mengen Kontrastmittel unter radiologischer Sicht in die Papillenläsion injizieren.

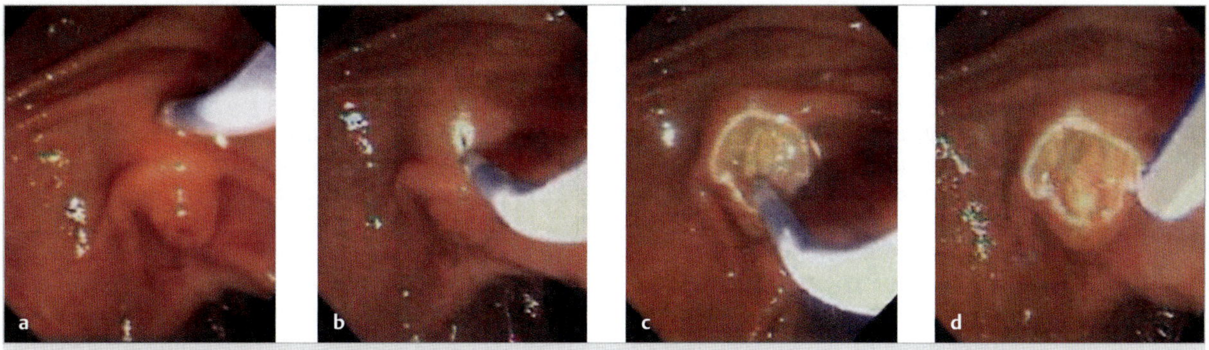

Abb. 7.57 a – d Nadelmesser-Papillotomie: Schnitt „above-downwards" [104].
a Inzision suprapapillär.
b Beginn der Inzision.
c Schrittweise Durchtrennung des Papillendaches.
d Papillendach komplett durchtrennt, Blick auf den eröffneten Gallengang.

Gelingt die Drainage des Ductus choledochus hingegen beim ersten Versuch nicht, blutet es, wird die Situation insgesamt unübersichtlich, sollte man, wenn es die klinische Situation erlaubt, abbrechen und die Untersuchung besser nach 2 – 3 Tagen wiederholen. Danach ist die Papille meist gut darstellbar und problemlos zu sondieren.

Die Papillotomie ist mit dem Precut-Papillotom bzw. Needle Knife zweifellos schwieriger als mit dem konventionellen Papillotom. Wenn auch die Erfolge und der Nutzen dieser Methode unbestritten sind, so gibt es doch deutliche Meinungsunterschiede und sehr divergierende Studienergebnisse hinsichtlich der jeweiligen Komplikationszahlen, die zwischen 2 und 34% angegeben werden (▶ Tab. 7.8).

Die Gründe hierfür sind vielfältig. Unbestritten spielt die Erfahrung des Untersuchers eine zentrale Rolle. Für den Anfänger, der gerade die normale Papillotomie erlernt, ist die Precut-Technik nicht zu empfehlen [40, 106].

Werden diese Vorschneidemethoden erst nach wiederholten frustranen Versuchen mit dem Standardpapillotom durchgeführt, ist es verständlich, dass hierdurch die Erfolgsaussichten geringer und die Komplikationsraten eher höher sind. Wird hingegen das Precutting häufig primär eingesetzt, treten nach einigen Publikationen Komplikationen vergleichbar häufig, zum Teil sogar seltener auf als mit dem Standardpapillotom [88]. Unsere Erfahrungen zeigen dies eher nicht! Darüber hinaus stellt sich speziell bei schwierigen Papillenbefunden (z. B. SOD, Papillentumor) die Indikation für das Precutting, was den Erfolg der Interventionen eher verringert. Auch die Definition einer Komplikation wird in den verschiedenen Arbeiten sehr uneinheitlich formuliert, was die Vergleichbarkeit dieser Studien zusätzlich erschwert.

Die Vorschneidetechniken sind sichere und sehr effektive Verfahren, je häufiger sie eingesetzt werden umso geringer liegen die Komplikationsraten. Dennoch scheinen sie – auch laut einer großen Meta-Analyse [24] – einen gewissen Risikofaktor für Komplikationen und Morbidität

Tab. 7.8 Erfolgsraten und Komplikationen der Papillotomie: Nadelmesser (Needle Knife, NK) versus konventionelles Papillotom.

Autor, Jahr	Anzahl NK	Häufigkeit von NK/ Papillotomien	Initiale Erfolgsquote NK	Komplikationen NK	Komplikationen Papillotom
de Weerth et al. 2006 [30]	145	50%	100%	2%	3%
O'Connor et al. 1997 [81]	83	16%	72%	6%	1%
Binmoeller et al. 1996 [15]	123	38%	91%	5%	6%
Freeman et al. 1996 [43]	111	5%	66%	24%	9%
Boender et al. 1994 [17]	50	21%	78%	34%	9%
Tweedle u. Martin 1991 [110]	63	4%	83%	12%	7%
Huibregtse et al. 1986 [53]*	190	19%	53%	3%	2%

* retrospektiv

bei der ERCP darzustellen. Deshalb: **Precut ist nur etwas für den erfahrenen Endoskopiker!**

Trotz der beschriebenen vielfältigen Techniken zur Durchführung einer Papillotomie traten bei speziellen Risiken gehäuft Komplikationen, insbesondere Pankreatitiden auf. In kleineren Studien konnte gezeigt werden, dass bei diesen Risikopatienten mit SOD, schon einmal durchgemachter Post-ERCP-Pankreatitis bzw. nach einem Precut-Papillotomie-Versuch ein prophylaktisches **Stenting des Pankreasganges** mit einer 3 – 7 French dicken Prothese das Risiko einer Pankreatitis senken kann [39, 98, 108]. Insbesondere die von Singh et al. [101] verfasste Meta-Analyse aus 5 kontrollierten Studien ergab eine Risikoreduktion auf ca. 30 % bei prophylaktischer Pankreasdrainage (6 % vs. 15,5 %). Hierbei wurden 2 – 5 cm lange Prothesen gelegt und – sofern sie nicht spontan dislozierten – nach 3 – 21 Tagen wieder endoskopisch entfernt (s. auch Kap. 4).

Aufgrund dieser Ergebnisse wird heute allgemein empfohlen, bei diesen Problemfällen vorbeugend den Pankreasgang zu schienen.

Vorschneide-Papillotomie

- **Precut-Papillotom:**
  - „Kurznasen-Papillotom"
    Nadel in Papillenporus, Schnitt Richtung 11 Uhr
- **Nadelmesser-Papillotom (Needle Knife):**
  - „above-downwards" suprasphinktär beginnend
  - „below-upwards" vom Porus ausgehend
    Schrittweise Inzision – Papillendach Schicht für Schicht durchtrennen
- **Vorsicht:**
  - Bei intensiver Kontrastmittelgabe kann sich ein Papillenödem entwickeln, daher sollte die Sondierung besser mit einem hydrophilen Draht erfolgen
- **Fazit:**
  - Die Vorschneide-Papillotomie sollte nur vom erfahrenen Endoskopiker durchgeführt werden

7.4.2 Papillotomie des Pankreasganges

Die Papillotomie des Pankreasganges erfolgt in ähnlicher Weise wie die Inzision des Gallenganges. Wegen des kurzen intramuralen Anteils des Ductus pancreaticus darf die Papillotomie aber nur in sehr kleinen Schritten durchgeführt werden. Nach radiologischer Darstellung des Pankreasganges führt man das Papillotom – nach Möglichkeit über einen hydrophilen Führungsdraht mit besonders weicher Spitze – in den Gang ein, positioniert den Schneidedraht in Richtung 1 – 2 Uhr und durchtrennt sukzessiv den Sphinkter (▶ Abb. 7.58). Der Schnitt sollte anfänglich nicht länger als 5 – 10 mm betragen (▶ Abb. 7.59).

In Einzelfällen kann es sinnvoll sein, primär den Ductus choledochus zu eröffnen, um dann anschließend den Porus des Pankreasganges darstellen zu können.

Gelingt die Pankreassphinkter-Durchtrennung trotzdem nicht, kann man alternativ versuchen, primär einen 3-F-Stent in den Ductus pancreaticus zu legen und diesen anschließend als Leitschiene zur Durchführung einer Nadelmesser-Papillotomie zu nutzen (▶ Abb. 7.60).

Es besteht heute allgemeiner Konsens, dass zur Vermeidung einer Pankreatitis nach Papillotomie des Pankreasganges sicherheitshalber ein Stent (3 – 5 French) für 1 – 2 Wochen implantiert werden sollte.

In einer von Brackbill et al. [20] publizierten Umfrage bei 54 ERCP-Experten, in der überwiegenden Mehrzahl aus größeren universitären Einheiten, wurde übereinstimmend die prophylaktische Pankreasstentimplantation bei der Pankreasgangpapillotomie, bei der Papillotomie der Minorpapille sowie der Papillektomie empfohlen. Die Mehrzahl der Befragten legte Stents bis maximal 5 French ohne internen Flap. Größere Stents sowie Prothesen mit internen Flaps können zu gravierenden Gangveränderungen bis hin zur chronischen Pankreatitis führen und sind deshalb für diese Indikationen nicht geeignet [65, 102]. Sowohl gerade Prothesen als auch Pigtails wurden etwa gleich häufig gelegt, die Form spielt für den Verlauf offensichtlich keine Rolle. Uneinigkeit bestand hingegen über den Zeitpunkt der Stentexplantation. Die Angaben hierzu schwanken zwischen 1 und mehr als 14 Tage, im Durchschnitt 5 – 8 Tage. Diese 3 – 5 French dicken Stents gehen jedoch nach Untersuchungen von Rashdan et al. in der Mehrzahl innerhalb von 2 Wochen spontan ab, sodass erneute endoskopische Interventionen eigentlich selten notwendig sind [89].

Merke M!

Prophylaktisches Pankreasgangstenting bei:
- Papillotomie des Pankreasganges
- Papillotomie der Minorpapille
- Papillektomie

7.4.3 Papillotomie der Minorpapille

Die Papillotomie der Minorpapille erfolgt bei Patienten mit symptomatischem Pancreas divisum. Die Intubation und anschließende Papillotomie sind weitaus schwieriger als die bisher beschriebenen Methoden. Die Minorpapille liegt ca. 1 – 2 cm kranial und rechts von der Majorpapille.

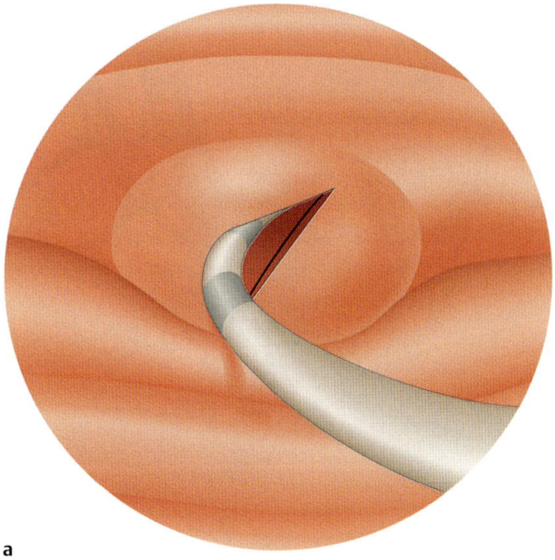
a

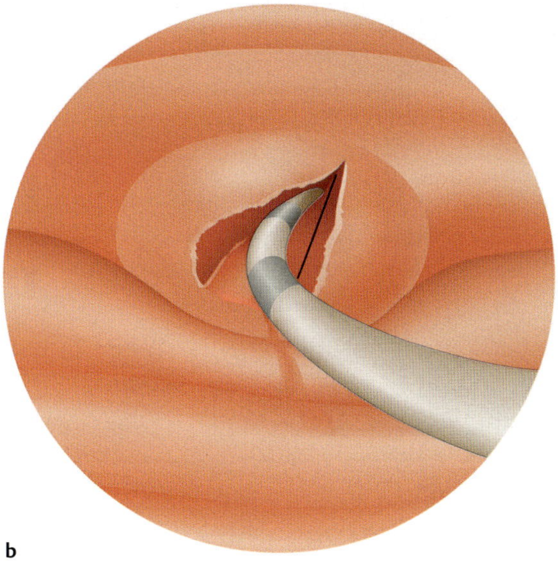
b

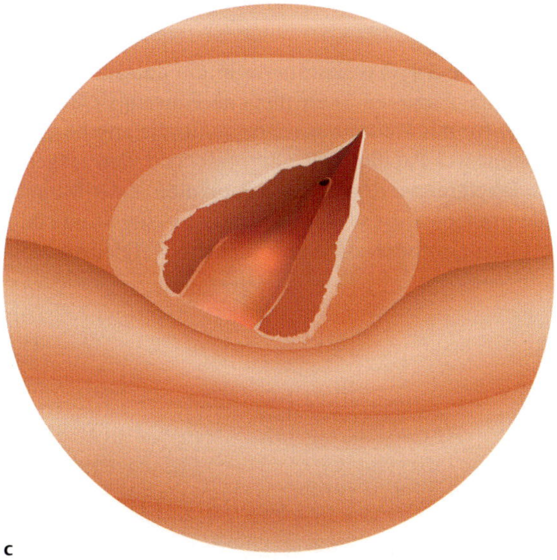
c

Abb. 7.58 a – c Papillotomie des Pankreasganges: Durchführung [103].
a Schneidedraht Richtung ca. 3 Uhr.
b Sukzessive Papillotomie.
c Komplette Durchtrennung des Sphinkters, Blick in den Pankreasgang.

Der Porus ist häufig winzig, gelegentlich nahezu kaum zu identifizieren. Hier sei nochmals darauf hingewiesen, dass der Porus durch die intravenöse Sekretin-Gabe und Methylen-Applikation auf die Schleimhaut zum Teil besser zur Darstellung kommt (s. ▶ Abb. 7.47). Das Instrumentarium für die Minorpapille ist aufgrund der anatomischen Situation modifiziert, es ist kleiner und dünner. Man verwendet sog. Minorkatheter mit länglicher zarter Nase, 0,018 – 0,021 Inch Führungskatheter und spezielle Kurznasen-Papillotome (s. DVD).

Die Sondierungstechnik und anschließende Inzision variieren in Abhängigkeit von der Papillenkonfiguration. Gelingt die primäre Intubation über ein doppellumiges Papillotom, wird der Schneidedraht bei sicher liegendem hydrophilem Führungsdraht bis maximal zur Hälfte Richtung 10 – 11 Uhr vorgeschoben und eine kleine, 2 – 3 mm lange Papillotomie durchgeführt (▶ Abb. 7.61). Einige Autoren empfehlen hierbei reinen Schneidestrom zu verwenden, da es dabei seltener zur Narbenbildung kommen soll. Dies konnte jedoch bisher durch keine Studie belegt

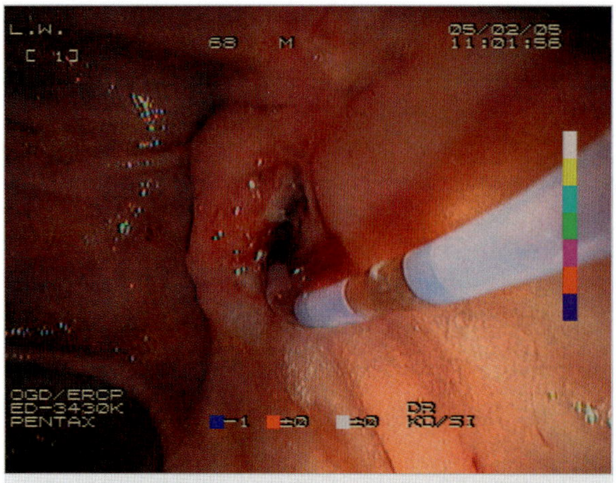

Abb. 7.59 Papillotomie des Pankreasganges: kurzer Schnitt in Richtung 3 Uhr.

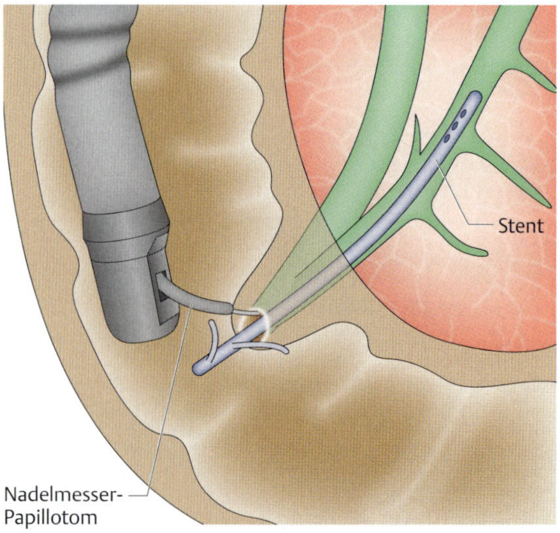

Abb. 7.60 Papillotomie des Pankreasganges: Ein Stent dient als Leitschiene für das Nadelmesser.

werden. Bei der Majorpapille ergab eine Untersuchung keine Vorteile für die Durchführung der Papillotomie mit reinem Schneidestrom [46].

Ist der Porus zu eng für das Papillotom, kann man alternativ versuchen primär mit einem Kontrastmittelkatheter oder dünnen Bougies die Öffnung zu erweitern, um anschließend das Papillotom einzuführen.

Misslingen alle diese Verfahren, sollte man analog zur Majorpapille versuchen, bei liegendem Führungsdraht eine dünne 3-F-Plastikprothese in die dorsale Pankreasanlage zu platzieren. Diese dient als Führungsschiene und Schutz für das Pankreasparenchym für die anschließende Nadelmesser-Papillotomie. Entsprechend den allgemeinen Empfehlungen sollte nach Papillotomie der Minorpapille immer versucht werden, passager eine dünnkalibrige Plastikprothese zu legen. Kleinere Vergleichsstudien

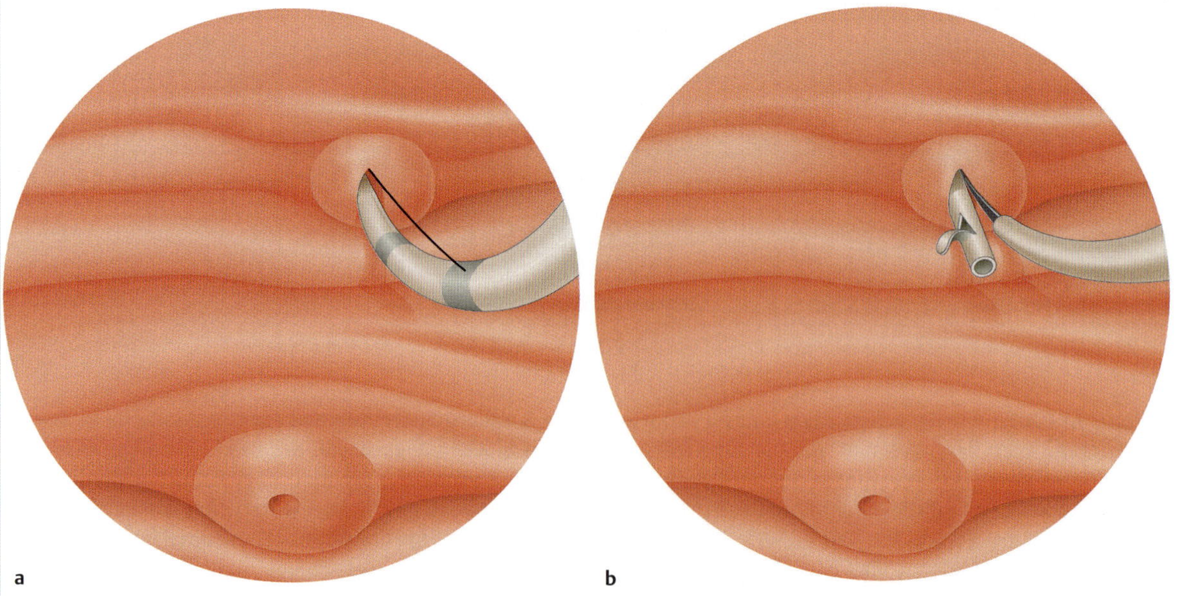

Abb. 7.61 a, b Papillotomie der Minorpapille [103].
a Papillotomie mit konventionellem Papillotom.
b Papillotomie mit Nadelmesser bei liegender Prothese als Leitschiene.

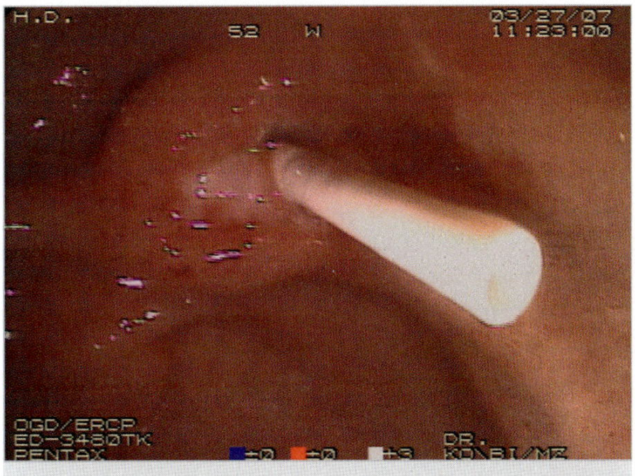

Abb. 7.62 Minorpapille mit 5-F-Prothese im Pankreasgang.

belegen eine Abnahme der Pankreatitishäufigkeit bei prophylaktischer Stentimplantation (▶ Abb. 7.62).

7.4.4 Papillotomie bei Billroth-II-Magen

Die Verwendung eines Standardpapillotoms ist für den Billroth-II-Magen wenig sinnvoll, da der Schneidedraht sich bei der „auf dem Kopf" stehenden Papille im Bereich der Papillenbasis, der Duodenalwand und nicht im Dach spannt [51, 92]. In Einzelfällen kann man versuchen, insbesondere bei prograder Optik, das normale Papillotom etwas zu drehen, um Abstand von der Duodenalwand zu bekommen. Dies gelingt jedoch nur in Einzelfällen. Deshalb sollte man besser gleich die in auf Seite 35 beschriebenen speziellen Billroth-II-Papillotome verwenden. Durchgesetzt haben sich hierbei zum einen das sog. Push-Type-Papillotom nach Soehendra sowie das von uns meistens verwendete gerade Führungsdrahtpapillotom mit halbbogenförmigem Schneidedraht.

Das **Push-Type-Papillotom** wird im geraden Zustand, geschützt von der Teflonhülle, auf den Papillenporus aufgesetzt und mit leichtem Druck Richtung 5 Uhr in den Ductus choledochus vorgeschoben. Durch Kontrastmittelgabe kann man die Position kontrollieren. Danach wird der Schneidedraht, der sich hier an der konvexen Seite spannt, vorgeschoben. Anschließend zieht man das ganze Papillotom – bis der Draht maximal 1 cm aus der Papille herausschaut – ins Papillendach zurück (▶ Abb. 7.63). Danach wird das Dach mit kontrollierten kleinen Schnitten durchtrennt (▶ Abb. 7.64).

Der Vorteil des von uns favorisierten **Cremer-Papillotoms** ist, dass hier die Kanülierung primär über einen Führungsdraht erfolgt und das Einführen des Papillotoms meist leichter möglich ist. Bei liegendem Führungsdraht

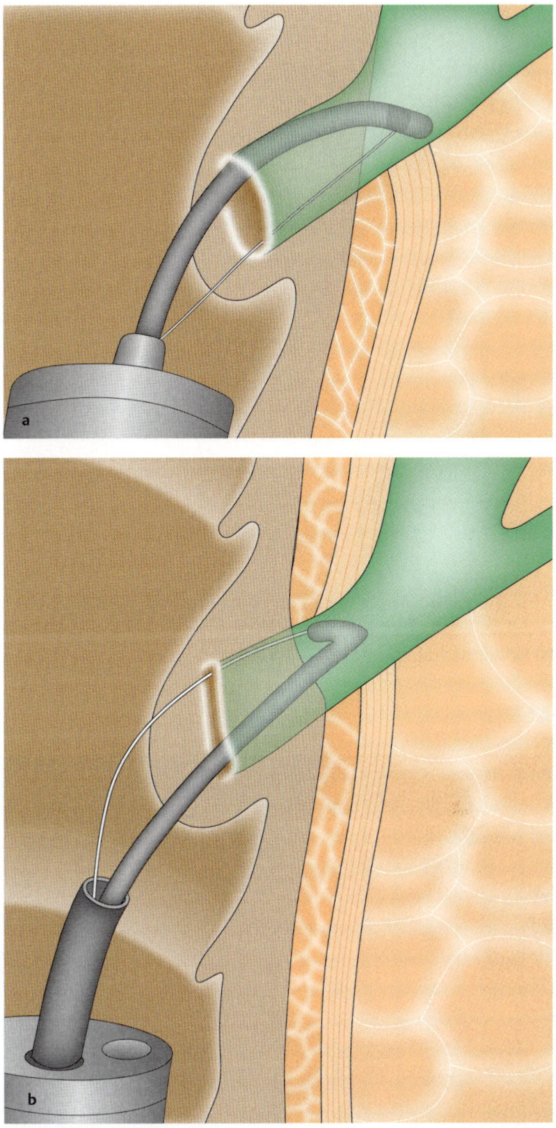

Abb. 7.63 a, b Papillotomie mit prograder Optik bei Billroth-II-Magen [103].
a Falsch! Konventionelles Papillotom – Draht schneidet in die Duodenalwand.
b Richtig! Push-Type-Papillotom-Draht wölbt sich in Richtung Papillendach.

und damit die Position stabilisierender Situation erfolgt anschließend die Papillotomie (▶ Abb. 7.65) (s. DVD).

Nach der Literatur liegen die Raten für eine erfolgreiche Papillotomie bei Billroth-II-Magen nach erfolgter Kanülierung zwischen 75 und nahezu 100 % (▶ Tab. 7.9) [2, 27, 50, 95].

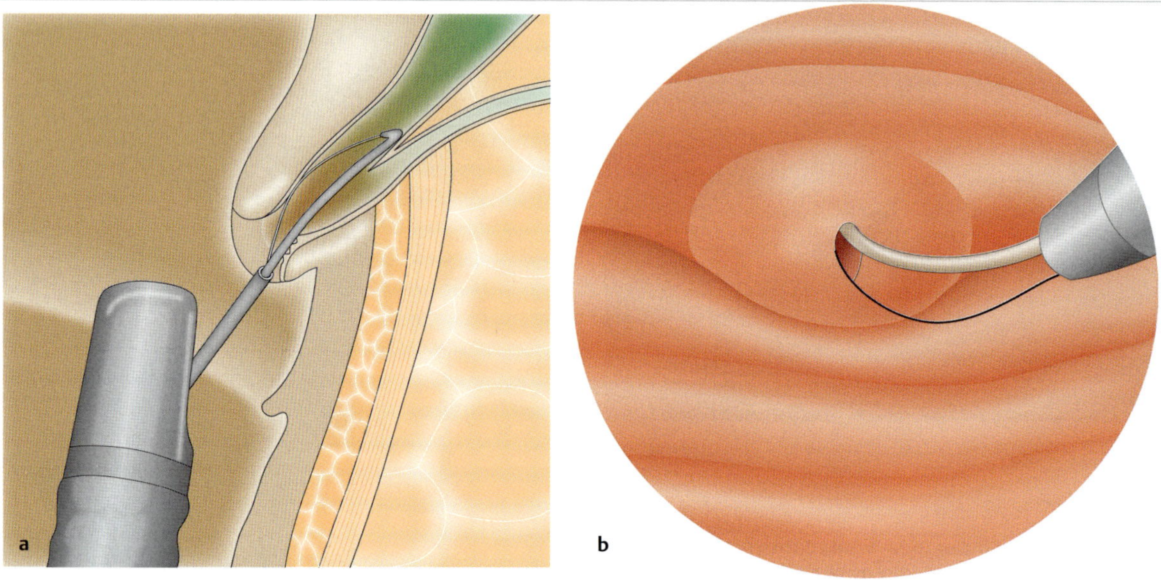

Abb. 7.64 a, b Papillotomie mit Seitblickoptik bei Billroth-II-Magen [103].
a Albarranhebel weitgehend geöffnet zur Intubation des Gallengangs
b Schneidedraht liegt bei 5 – 6 Uhr.

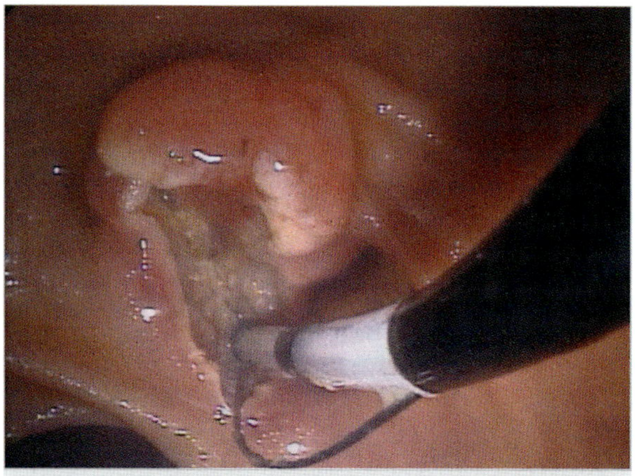

Abb. 7.65 Papillotomie mit Seitblickoptik bei Billroth-II-Magen: Der gebogene Schneidedraht durchtrennt das Papillendach in Richtung 6 Uhr.

7.4.5 Papillotomie nach Roux-Y-Rekonstruktionen

Bei Patienten nach operativen Eingriffen mit Roux-Y-Rekonstruktionen, z. B. Ösophago-, Gastrojejunostomie oder Hepatikojejunostomie, sind retrograde endoskopische Eingriffe mit den traditionellen Endoskopen nur in wenigen Fällen erfolgreich. Hier scheint die Ballonenteroskopie (Single-/Doppelballon) eine sinnvolle Alternative zur meist eingesetzten PTCD zu werden. Aus entsprechenden Zentren werden Choledochusdarstellungen in bis zu 92 % beschrieben, die therapeutische Erfolgsrate variiert nach den bisher publizierten Studien zwischen 50 und 90 % (▶ Tab. 7.10).

Die hierbei verwendeten therapeutischen Ballonenteroskope der Firma Fujinon bzw. Olympus haben eine Länge von 230 cm mit einem Arbeitskanal von 2,8 mm, über den bis 7-F-Endoprothesen gelegt werden können. Aufgrund der Länge der Endoskope benötigt man natürlich speziell längeres Zubehör wie KM-Katheter bzw. Papillotom.

Tab. 7.9 Endoskopische Interventionen am Gallengang nach Billroth-II-Operationen.

Autor, Jahr	Anzahl der Patienten	Erfolgsquote	Endoskop
Hintze et al. 1997 [50]	59	92 %	Duodenoskop
Aabakken et al. 2003 [2]	138	89 %	?
Cicek et al. 2007 [27]	59	83 %	Duodenoskop
Schulz et al. 2006 [95]	357	96 %	Duodenoskop

Tab. 7.10 Retrograde Gallengangsdarstellung mittels Ballonenteroskopie bei Roux-Y-Situationen (nach [3]).

Autor, Jahr	Anzahl der Patienten	Erfolgsquote	Endoskop
Aabakken et al 2007 [1]	13	88 %	Doppelballon
Pohl et al. 2009 [87]	15	84 %	Doppelballon
Mönkemüller et al. 2009 [75]	11	82 % diagnostisch 58 % therapeutisch	Doppelballon
Neumann et al. 2009 [78]	13	61 % diagnostisch 53 % therapeutisch	Singleballon
Moreels et al. 2009 [76]	15	80 %	Doppelballon
Saleem et al. [93]	50	70 % diagnostisch 91 % therapeutisch	Singleballon

7.4.6 Papillendilatation

Die endoskopische transpapilläre Papillendilatation, auch als **endoskopische Ballonsphinkteroplastie (EBS)** beschrieben, wurde erstmals 1982 von Staritz vorgestellt [105]. Der Wunsch war damals, den Sphinkterapparat zu schonen, interventionsbedingte Komplikationen wie Blutungen, Pankreatitiden oder Perforationen im Rahmen der Papillotomie zu vermeiden und die Gefahr chronischer Cholangitiden mit fraglichen Langzeitkomplikationen zu verhindern. Insbesondere bei jüngeren Patienten sah man anfangs die Ballondilatation als Alternative zur Papillotomie.

Der technische Ablauf ist wie folgt: Über einen Führungskatheter wird ein ca. 3 cm langer entlüfteter Ballon in die Papille geführt und anschließend mit Luft oder Kochsalzlösung über eine Minute auf einen Durchmesser von üblicherweise 8 mm gefüllt. Dieses Verfahren kann mehrfach wiederholt werden, bis man anschließend die Konkremente extrahieren kann.

Die Ergebnisse waren jedoch insgesamt ernüchternd. Zum einen reichten in bis zu 25 % der Fälle die Dilatationen mit dem 8-mm-Ballon nicht aus, um die Konkremente ohne zusätzliche Papillotomie zu entfernen [5]. Zum anderen waren die Komplikationsraten, insbesondere die Pankreatitiden mit über 10 % (Verletzungen des Gallengangssphinkters, Papillenödem, Obstruktion des Pankreasganges), höher als bei der Papillotomie [5, 12, 41, 65]. Darüber hinaus waren häufig mehrere Untersuchungen bis zur kompletten Sanierung der Gallenwege notwendig [8, 82].

Zu erschreckenden Ergebnissen gelangte eine randomisierte kontrollierte amerikanische Studie – publiziert von DiSario et al. [32] – bei 237 Patienten mit Choledocholithiasis, bei denen entweder eine EBS oder eine konventionelle Papillotomie durchgeführt wurde. Zwar waren die Erfolgsraten der beiden Methoden nahezu identisch (97 % vs. 93 % Steinfreiheit), in der EBS-Gruppe traten jedoch signifikant häufiger Komplikationen (17,9 % vs. 3,3 %), insbesondere Pankreatitiden (15,4 % vs. 0,8 %) auf, 2 Patienten verstarben (Letalität 1,7 %). Die Studie wurde daher nach der ersten Zwischenauswertung abgebrochen.

Merke **M!**

Die EBS sollte daher keineswegs in der Routine eingesetzt werden und nur ganz speziellen Situationen wie Koagulopathie, Wunsch des Patienten vorbehalten bleiben.

Weitaus interessanter erscheint hingegen das erstmals von Ersoz et al. 2003 publizierte Verfahren der sog. **Großballondilatation** [36]. Hier erfolgt nach initialer Papillotomie, jedoch erfolgloser Steinextraktion, eine Erweiterung der Papillenöffnung durch anschließende Ballondilatation. Man erhofft sich, durch die atraumatische Ballondilatation Komplikationen infolge einer nochmaligen Papillotomie zu vermeiden und eine zeitaufwendige mechanische Lithotripsie zu umgehen.

Zum Einsatz kommen hierbei weitaus größere Ballons mit einem Durchmesser von 15 – 20 mm (▶ Tab. 7.11). Die Erfolgsraten für die Steinfreiheit lagen zwischen 83 und 100 %, in bis zu 16 % traten jedoch gleichfalls Komplikationen auf [36]. In der koreanischen Studie von Yoo et al. [113] waren 2 Todesfälle zu beklagen. Insgesamt lässt sich diese neue Methode nicht abschließend bewerten.

Endoskopische Ballonsphinkteroplastie (EBS)

Papillendilatation

- geringe Erfolgsquote
- mehrfache Untersuchungen notwendig
- hohe Komplikationsrate

Großballondilatation

- vergleichbare Erfolgsquote
- letale Komplikationen!

Fazit: Insgesamt sind beide Verfahren derzeit nicht zu empfehlen.

Tab. 7.11 Großballondilatation nach Papillotomie und verbliebenen Konkrementen (nach [3]).

Autor, Jahr	Anzahl der Patienten	Ballondurchmesser (mm)	Primäre Erfolgsrate	Komplikationen Pankreatitis	Komplikationen gesamt	Mortalität
Ersoz et al. 2003 [36]	58	12 – 20	83 %	3 %	16 %	0 %
Minami et al. 2007 [74]	88	≤ 20	99 %	1 %	4,5 %	0 %
Espinal et al. 2007 [37]	22	12 – 20	100 %	0 %	0 %	0 %
Maydeo et al. 2007 [72]	60	12 – 15	95 %	0 %	8,3 %	0 %
Yoo et al. 2007 [113]	166	15 – 20	83 %	keine Angaben	6,6 %	1,2 %
Attasaranya et al. 2007 [7]	93	12 – 18	93 %	0 %	4 %	0 %

7.5 Endoskopische Papillektomie

Papillenadenome stellen analog zu den Kolonadenomen eine präkanzeröse Läsion dar und sollten deshalb endoskopisch oder chirurgisch entfernt werden (s. S. 116). Ein Argument für die endoskopische Methode scheint die hiermit präzisere Beurteilung der Adenomgrenze zu sein, was sich intraoperativ offensichtlich schwieriger gestaltet. Die endoskopischen Techniken sind vielfältig, jedoch kaum in vergleichenden Studien bisher überprüft.

Kontroverse Diskussionspunkte beziehen sich zum einem auf die Frage einer initialen Unterspritzung, die Anwendung von reinem Schneide- oder Mischstrom, die Durchführung einer prophylaktischen Gallengangspapillotomie sowie die Strategie einer postinterventionellen Stentimplantation. Unbestritten sollte die Untersuchung mit einem Duodenoskop erfolgen, die Sicht auf den Prozess ist genauer, durch eine zusätzliche Gabe von Methylenblau oder Indigokarmin können die Adenomgrenzen besser differenziert werden und darüber hinaus erleichtert der Albarranhebel die endoskopischen Maßnahmen an der Papille.

Orientiert man sich an der Literatur, wird das Adenom überwiegend nicht unterspritzt, ebenso führen die meisten Autoren keine prophylaktische Papillotomie des Gallenganges durch. Die Mehrzahl arbeitet mit Mischstrom und legt nach der Papillotomie einen Pankreasstent.

In der bisher einzigen prospektiv randomisierten, jedoch sehr kleinen Studie mit insgesamt nur 9 Patienten trat in der Stentgruppe keine, hingegen in der Gruppe ohne Stent bei 3 von 9 behandelten Patienten eine Pankreatitis auf (0 % vs. 33 %, p = 0,02) [49]. Man kann dies als Hinweis für die Effektivität eines Stenting deuten, der Beweis kann jedoch erst durch weitere Untersuchungen erbracht werden.

Bei Tumoren unter 2 cm Größe gelingt häufig die En-bloc-Resektion, ist der Prozess größer, erfolgt die Abtragung in Piece-Meal-Technik (▸ Abb. 7.66). Bleiben Adenomreste, insbesondere im Randbereich, noch stehen, kann man diese mittels Argo-Plasma-Koagulation (APC) schließlich komplett beseitigen.

Wir gehen hier ganz individuell entsprechend dem Lokalbefund und der endosonografischen Beurteilung vor. Wir verwenden steifere monofile Schlingen, unterspritzen – sofern das Adenom sehr flach in die Umgebung wächst – und stenten den Pankreasgang nur, wenn dies relativ schnell (innerhalb von maximal 10 Minuten) gelingt. Längere Maßnahmen am Pankreasgang sollte man vermeiden, da hierdurch eine Pankreatitis eher noch provoziert wird (s. DVD).

Die komplette endoskopische Abtragung gelingt in 88 – 100 % der Fälle bei einer Komplikationsrate von 10 – 31 % (▸ Tab. 7.12). Die in der Literatur angegebenen Rezidivraten schwanken in Abhängigkeit vom Beobachtungszeitraum, der Grundkrankheit (z. B. FAP) und initialen Tumorgröße von 10 – 33 %. Eine entsprechende Tumornachsorge ist daher absolut notwendig.

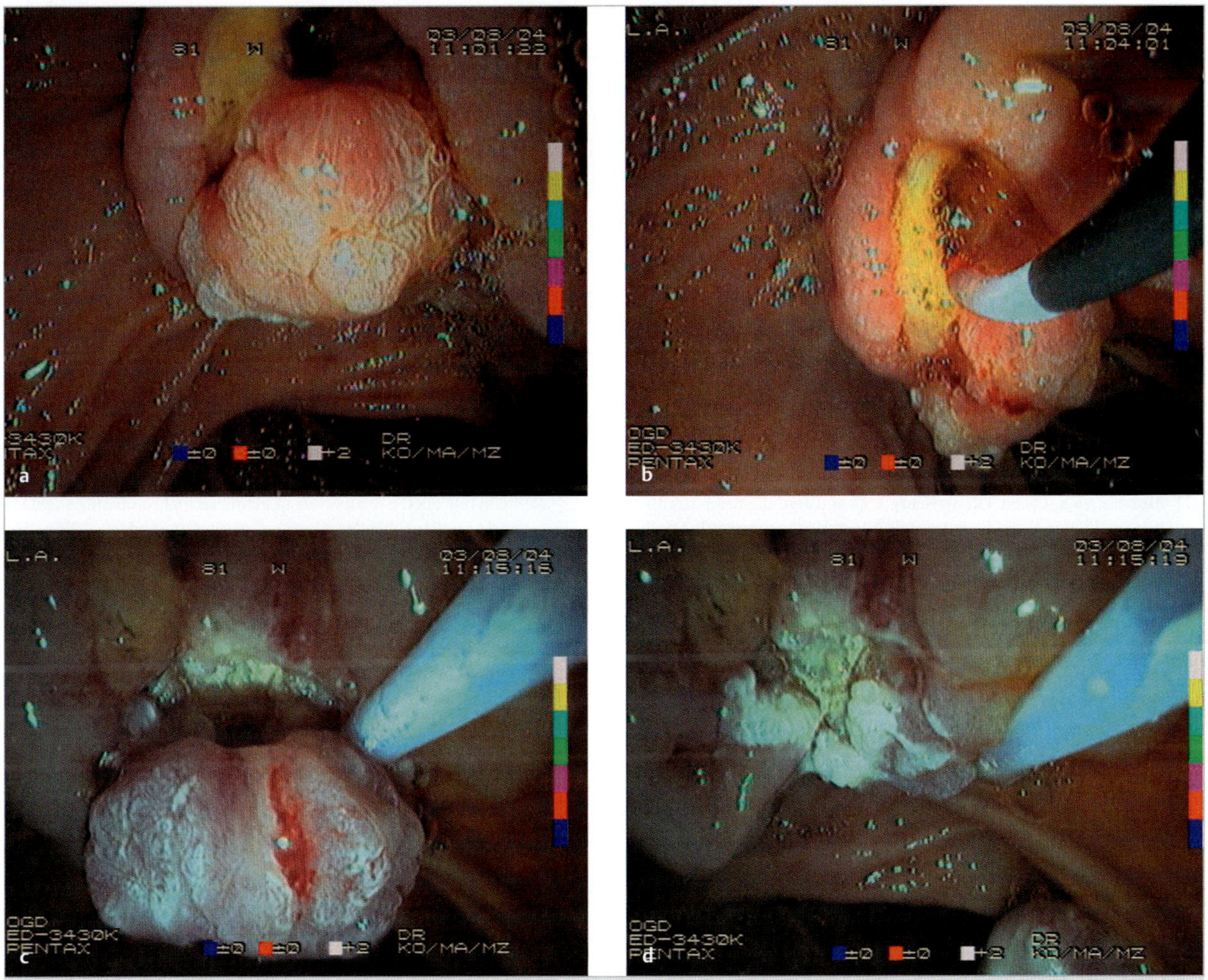

Abb. 7.66 a – d Papillektomie: schrittweise Abtragung eines Papillenadenoms.

Tab. 7.12 Ergebnisse der Papillektomie bei Papillenadenom.

Autor, Jahr	Anzahl der Patienten	Größe (cm)	Komplette Resektion	Komplikationsrate	Operationsrate	Mittlere Beobachtung (Monate)	Rezidivrate	Letalität
Binmoeller et al. 1993 [14]	25	k.A.	92%	20%	12%	37	26%	0%
Zadorova et al. 2001 [114]	16	2 – 7	100%	25%	6%	k.A.	19%	0%
Norton et al. 2001 [79]	26	k.A.	k.A.	33%	4%	9	10%	0%
Catalano et al. 2004 [22]	103	0,5 – 5	90%	17%	19%	36	11%	0%
Cheng et al. 2004 [26]	55	k.A.	95%	15%	13%	30	33%	0%
Bohnacker et al. 2005 [18]	106	0,5 – 6	95%	18%	18%	61	15%	0%

k.A. = keine Angaben

Literatur

[1] Aabakken L, Bretthauer M, Line PD. Double-balloon enteroscopy for endoscopic retrograde cholangiography in patients with a Roux-en-Y anastomosis. Endoscopy 2007; 39: 1068 - 1071

[2] Aabakken L, Holthe B, Sandstad O et al. Endoscopic pancreaticobiliary procedures in patients with a Billroth II resection: a 10-year follow-up study. Ital J Gastroenterol Hepatol 1998; 30: 301 - 305

[3] Albert JG, Ulrich F, Zeuzem S et al. Endoskopisch-retrograde Cholangiopankreatografie (ERCP) bei Patienten mit operativ veränderter Anatomie des Gastrointestinaltrakts. Z Gastroenterol 2010; 48: 839 - 849

[4] Apostolopoulos P et al. Guide wire-assisted selective access to the common bile duct could prevent post-ERCP pancreatitis. Gastrointest Endosc 2005; 37 (Suppl. I): A278

[5] Arnold JC, Benz C, Martin WR et al. Endoscopic papillary balloon dilation vs. sphincterotomy for removal of common bile duct stones: a prospective randomized pilot study. Endoscopy 2001; 33: 563 - 567

[6] Artifon E, Sakai P, Cunha JEM et al. Guidewire cannulation reduces risk of post-ERCP pancreatitis and facilitates bile duct cannulation. Am J Gastroenterol 2007; 102: 2147 - 2153

[7] Attasaranya S, Cheon YK, McHenry L et al. Large-diameter papillary balloon dilation to aid in endoscopic bile duct stone removal: a multicenter series (abstract). Gastrointest Endosc 2007; 65: AB214

[8] Attasaranya S, Sherman S. Balloon dilation of the papilla after sphincterotomy: rescue therapy for difficult bile duct stones. Endoscopy 2007; 39: 1023 - 1025

[9] Avisse C, Flament JB, Delattre JF. Ampulla of Vater. Anatomic, embryologic, and surgical aspects. Surgical Clin North Am 2000; 80: 201 - 212

[10] Bailey AA, Bourke MJ, Williams SJ et al. Prospektive randomisierte Untersuchung zur Kanülierungstechnik bei ERCP: Einfluss auf technischen Erfolg und die Post-ERCP-Pankreatitis. Endo heute 2008; 21: 89 - 94

[11] Baker AR, Neoptolemos JP, Carr-Locke DL et al. Sump syndrome following choledochoduodenostomy and its endoscopic treatment. Br J Surg 1985; 72: 433 - 435

[12] Baron TH, Harewood GC. Endoscopic balloon dilation of the biliary sphincter compared to endoscopic biliary sphincterotomy for removal of common bile duct stones during ERCP: a metaanalysis of randomized, controlled trials. Am J Gastroenterol 2004; 99: 1455 - 1460

[13] Barthet M, Napoléon B, Palazzo L et al. Management of cystic pancreatic lesions found incidentally. Endoscopy 2007; 39: 926 - 928

[14] Binmoeller KF, Boaventura S, Ramsperger K et al. Endoscopic snare excision of benign adenomas of the papilla of Vater. Gastrointest Endosc 1993; 39: 127 - 131

[15] Binmoeller KF, Seifert H, Gerke H et al. Papillary roof incision using the Erlanger-type pre-cut papillotome to achieve selective bile duct cannulation. Gastrointest Endosc 1996; 44: 689 - 695

[16] Björk J, Åkerbrant H, Iselius L et al. Periampullary adenomas and adenocarcinomas in familial adenomatous polyposis: cumulative risks and APC gene mutations. Gastroenterology 2001; 121: 1127 - 1135

[17] Boender J, Nix GA, de Ridder MA et al. Endoscopic papillotomy for common bile duct stones: factors influencing the complication rate. Endoscopy 1994; 26: 209 - 216

[18] Bohnacker S, Seitz U, Nguyen D et al. Endoscopic resection of benign tumors of the duodenal papilla without and with intraductal growth. Gastrointest Endos 2005; 62: 551 - 560

[19] Bourke MJ, Costamagna G, Freeman ML. Biliary cannulation during endoscopic retrograde cholangiopancreatography: core technique and recent innovations. Endoscopy 2009; 41: 612 - 617

[20] Brackbill S, Young S, Schoenfeld P et al. A survey of physician practices on prophylactic pancreatic stents. Gastrointest Endosc 2006; 64: 45 - 51

[21] Caroli-Bosc FX, Demarquaq IF, Peten EP et al. Endoscopic management of sump syndrome after choledochoduodenostomy: retrospective analysis of 30 cases. Gastrointest Endosc 2000; 51: 180 - 183

[22] Catalano M, Linder J, Chak A et al. Endoscopic management of adenoma of the major duodenal papilla. Gastrointest Endosc 2004; 59: 225 - 232

[23] Catalano MF, Linder JD, Geenen JE. Endoscopic transpancreatic papillary septotomy for inaccessible obstructed bile ducts: comparison with standard pre-cut papillotomy. Gastrointest Endosc 2004; 60: 557 - 562

[24] Cennamo V, Fuccio L, Zagari RM et al. Can early precut implementation reduce endoscopic retrograde cholangiopancreatography-related complication risk? Meta-analysis of randomized controlled trials. Endoscopy 2010; 42: 381 - 388

[25] Chahal P, Baron TH, Topazian MD et al. Endoscopic retrograde cholangiopancreatography in post-Whipple patients. Endoscopy 2006; 38: 1241 - 1245

[26] Cheng C, Sherman S, Fogel E et al. Endoscopic snare papillectomy for tumors of the duodenal papillae. Gastrointest Endosc 2004; 60: 757 - 764

[27] Cicek B, Parlak E, Disibeyaz S et al. Endoscopic retrograde cholangiopancreatography in patients with Billroth II gastroenterostomy. J Gastroenterol Hepatol 2007; 22: 1210 - 1213

[28] Classen M, Demling L. Endoskopische Sphinkterotomie der Papilla Vateri und Steinextraktion aus dem Ductus choledochus. Dtsch Med Wschr 1974; 99: 496 - 497

[29] Cortas GA, Mehta SN, Abraham NS et al. Selective cannulation of the common bile duct: a prospective randomized trial comparing standard catheters with sphincterotomes. Gastrointest Endosc 1999; 50: 775 - 779

[30] de Weerth A, Seitz U, Zhong Y et al. Primary precutting versus conventional over-the-wire sphincterotomy for bile duct access: a prospective randomized study. Endoscopy 2006; 38: 1235 - 1240

[31] DiMagno EP, Shorter RG, Taylor WF et al. Relationships between pancreaticobiliary ductal anatomy and pancreatic ductal and parenchymal histology. Cancer 1982; 49: 361 - 368

[32] DiSario JA, Freeman ML, Bjorkman DJ et al. Endoscopic balloon dilation compared with sphincterotomy for extraction of bile duct stones. Gastroenterology 2004; 127: 1291 - 1299

[33] Dowsett JF, Polydorou AA, Vaira D et al. Needle knife papillotomy: how safe and how effective? Gut 1990; 31: 905 - 908

[34] Ell C, Boosfeld C, Henrich R et al. Endoskopische Behandlung des „Sump-Syndroms“ nach Choledochoduodenostomie: Eine neue Technik unter Verwendung eines Amplatzer-Septal-Occluders. Z Gastroenterol 2006; 44: 1231 - 1235

[35] Elton E, Hanson BL, Qaseem T et al. Diagnostic und therapeutic ERCP using an enteroscope and a pediatric colonoscope in long-limb surgical bypass patients. Gastrointest Endosc 1998; 47: 62 - 67

[36] Ersoz G, Tekesin O, Ozutemiz AO et al. Biliary sphincterotomy plus dilation with a large balloon for bile duct stones that are difficult to extract. Gastrointest Endosc 2003; 57: 156 - 159

[37] Espinel J, Pinedo E, Olcoz JL. Large hydrostatic balloon for choledocholithiasis. Rev Esp Enferm Dig 2007; 99: 33 - 38

[38] Farrell J, Carr-Locke D, Garrido T et al. Endoscopic retrograde cholangiopancreatography after pancreaticoduodenectomy for benign and malignant disease: indications and technical outcomes. Endoscopy 2006; 38: 1246 - 1249

[39] Fazel A, Quadri A, Catalano MF et al. Does a pancreatic duct stent prevent post-ERCP pancreatitis? A prospective randomized study. Gastrointest Endosc 2003; 57: 291 - 294

[40] Foutch PG. A prospective assessment of results for needle-knife papillotomy and standard endoscopic sphincterotomy. Gastrointest Endosc 1995; 41: 25 - 32

[41] Freeman ML, DiSario JA, Nelson DB et al. Risk factors for post-ERCP pancreatitis: a prospective, multicenter study. Gastrointest Endosc 2001; 54: 425 - 434

[42] Freeman ML, Guda NM. ERCP cannulation: a review of reported techniques. Gastrointest Endosc 2005: 61: 112 - 125

[43] Freeman ML, Nelson DB, Sherman S et al. Complications of endoscopic biliary sphincterotomy. N Engl J Med 1996; 335: 909 - 918

[44] Geenen JE, Hogan WJ, Dodds WJ et al. The efficacy of endoscopic sphincterotomy after cholecystectomy in patients with sphincter-of-oddi dysfunction. N Engl J Med 1989; 320: 82 - 87

[45] Goff JS. Common bile duct pre-cut sphincterotomy: transpancreatic sphincter approach. Gastrointest Endosc 1995; 41: 502 - 505

[46] Gorelick A, Cannon M, Barnett J et al. First cut, then blend: an electrocautery technique affecting bleeding at sphincterotomy. Endoscopy 2001; 33: 976 – 980

[47] Gutierrez JM, Lederer H, Krook JC et al. Surgical gastrostomy for pancreatobiliary and duodenal access following Roux-en-Y gastric bypass. J Gastrointest Surg 2009; 13: 2170 – 2175

[48] Hamilton SR, Aaltonen LA, eds. World Health Organization Classification of Tumours, Pathology and Genetics, Tumours of the Digestive System. Lyon: IARC Press; 2000

[49] Harewood GC, Pochron NL, Gostout CJ. Prospective, randomized, controlled trial of prophylactic pancreatic stent placement for endoscopic snare excision of the duodenal ampulla. Gastrointest Endosc 2005; 62: 367 – 370

[50] Hintze RE, Adler A, Veltzke W et al. Endoscopic access to the papilla of Vater for endoscopic retrograde cholangiopancreatography in patients with Billroth II or Roux-en-Y gastrojejunostomy. Endoscopy 1997; 29: 69 – 73

[51] Hintze RE, Adler A, Veltzke W et al. Endoscopic sphincterotomy using an S-shaped sphincterotome in patients with Billroth II or Roux-en-Y gastrojejunostomy. Endoscopy 1997; 29: 74 – 78

[52] Holle G. Die Bauprinzipien der Vater'schen Papille und ihre funktionelle Bedeutung unter normalen und krankhaften Bedingungen. Dtsch med Wschr 1960; 85: 648 – 651

[53] Huibregtse K, Katon RM, Tytgat GNJ. Precut papillotomy via fine-needle knife papillotome: a safe and effective technique. Gastrointest Endosc 1986; 32: 403 – 405

[54] Johnson JC, DiSario JA, Grady WM. Surveillance and treatment of periampullary and duodenal adenomas in familial adenomatous polyposis. Curr Treat Options Gastroenterol 2004; 7: 79 – 89

[55] Karamanolis G, Katsikani A, Viazis N et al. A prospective cross-over study using a sphincterotome and a guidewire to increase the success rate of common bile duct cannulation. World J Gastroenterol 2005; 11: 1649 – 1652

[56] Katon RM, Bilbao MK, Parent JA et al. Endoscopic retrograde cholangiopancreatography in patients with gastrectomy and gastrojejunostomy (Billroth II): a case for the forward look. Gastrointest Endosc 1975; 21: 164 – 165

[57] Katsinelos P, Paroutoglou G, Kountouras J et al. A comparative study of standard ERCP catheter and hydrophilic guide wire in the selective cannulation of the common bile duct. Endoscopy 2008; 40: 302 – 307

[58] Kawai K, Akasaka Y, Murakami K et al. Endoscopic sphincterotomy of the ampulla of Vater. Gastrointest Endosc 1974; 20: 148 – 151

[59] Kim MH, Lee SK, Lee MH et al. Endoscopic retrograde cholangiopancreatography and needle-knife sphincterotomy in patients with Billroth II gastrectomy: a comparative study of the forward-viewing endoscope and the side-viewing duodenoscope. Endoscopy 1997; 29: 82 – 85

[60] Kim MH, Lee SK, Seo DW et al. Tumors of the major duodenal papilla. Gastrointest Endosc 2001; 54: 609 – 620

[61] Klöppel G, Kosmahl M, Lüttges J. Intraduktale Pankreasneoplasien. Zystisch und häufig. Pathologe 2005; 26: 31 – 36

[62] Kohler B, Köhler G, Riemann JF. Pancreoscopic diagnosis of an intraductal cystadenoma of the pancreas. Dig Dis Sc 1990; 35: 382 – 384

[63] Kohler B, Maier M, Benz C et al. A New HF Current generator with automatically controlled system (endocut mode) for endoscopic sphincterotomy – preliminary experience. Endoscopy 1998; 30: 351 – 355

[64] Kosmahl M, Pauser U, Peters K et al. Cystic neoplasms of the pancreas and tumor-like lesions with cystic features: a review of 418 cases and a classification proposal. Virchows Arch 2004; 445: 168 – 178

[65] Kozarek RA. Pancreatic stents can induce ductal changes consistent with chronic pancreatitis. Gastrointest Endosc 1990; 36: 93 – 95

[66] Kozarek RA. Balloon dilation of the sphincter of Oddi. Endoscopy 1988; 20: 207 – 210

[67] Laasch HU, Tringali A, Wilbraham L et al. Comparison of standard and steerable catheters for bile duct cannulation in ERCP. Endoscopy 2003; 35: 669 – 674

[68] Lehman GA. What are the determinants of success in utilization of ERCP in the setting of pancreatic and biliary diseases? Gastrointest Endosc 2002; 56 (Suppl. 6): S 291 –S 293

[69] Lella F, Bagnolo F, Colombo E et al. A simple way of avoiding post-ERCP pancreatitis. Gastrointest Endosc 2004; 59: 830 – 834

[70] Lopes TL, Clements RH, Wilcox CM. Laparoscopy-assisted ERCP: experience of a high-volume bariatric surgery center. Gastrointest Endosc 2009; 70: 1254 – 1259

[71] Martin JA, Haber GB. Ampullary adenoma: clinical manifestations, diagnosis, and treatment. Gastrointest Endosc Clin N Am 2003; 13: 649 – 669

[72] Maydeo A, Bhandari S. Balloon sphincteroplasty for removing difficult bile duct stones. Endoscopy 2007; 39: 958 – 961

[73] Maydeo A, Borkar D. Techniques of selective cannulation and sphincterotomy. Endoscopy 2003; 35 (Suppl. 1): S 19 –S 23

[74] Minami A, Hirose S, Nomoto T et al. Small sphincterotomy combined with papillary dilation with large balloon permits retrieval of large stones without mechanical lithotripsy. World J Gastroenterol 2007; 13: 2179 – 2182

[75] Mönkemüller K, Fry LC, Bellutti M et al. ERCP with the double balloon enteroscope in patients with Roux-en-Y anastomosis. Surg Endosc 2009; 23: 1961 – 1967

[76] Moreels TG, Hubens GJ, Ysebaert DK et al. Diagnostic and therapeutic double-balloon enteroscopy after small bowel Roux-en-Y reconstructive surgery. Digestion 2009; 80: 141 – 147

[77] Neuhaus P, Wittekind C. Klassifikation maligner Tumoren des Gastrointestinaltrakts II. Heidelberg: Springer; 2007

[78] Neumann H, Fry LC, Meyer F et al. Endoscopic retrograde cholangiopancreatography using the single balloon enteroscope technique in patients with Roux-en-Y anastomosis. Digestion 2009; 80: 52 – 57

[79] Norton I, Gostout C, Baron T et al. Safety and outcome of endoscopic snare excision of the major duodenal papilla. Gastrointest Endosc 2002; 56: 239 – 243

[80] Norton JD, Petersen BT, Bosco J et al. A randomized trial of endoscopic biliary sphincterotomy using pure-cut versus combined cut and coagulation waveforms. Clin Gastroenterol Hepatol 2005; 3: 1029 – 1033

[81] O'Connor HJ, Bhutta AS, Redmond PL et al. Suprapapillary fistulosphincterotomy at ERCP: a prospective study. Endoscopy 1997; 29: 266 – 270

[82] Ohashi A, Tamada K, Tomiyama T et al. Influence of bile duct diameter on the therapeutic quality of endoscopic balloon sphincteroplasty. Endoscopy 1999; 31: 137 – 141

[83] Osnes M, Rosseland AR, Aabakken L. Endoscopic retrograde cholangiopancreatography and endoscopic papillotomy in patients with a previous Billroth II resection. Gut 1986; 27: 1193 – 1198

[84] Park SH, de Bellis M, McHenry L et al. Use of methylene blue to identify the minor papilla or its orifice in patients with pancreas divisum. Gastrointest Endosc 2003; 57: 358 – 363

[85] Patel JA, Patel NA, Shinde T et al. Endoscopic retrograde cholangiopancreatography after laparoscopic Roux-en-Y gastric bypass: a case series and review of the literature. Am Surg 2008; 74: 689 – 694

[86] Perini RF, Sadurski R, Cotton PB et al. Post-sphincterotomy bleeding after the introduction of microprocessor-controlled electrosurgery: does the new technology make the difference? Gastrointest Endosc 2005; 61: 53 – 57

[87] Pohl J, May A, Aschmoneit I et al. Double-balloon endoscopy for retrograde cholangiography in patients with choledochojejunostomy and Roux-en-Y reconstruction. Z Gastroenterol 2009; 47: 215 – 219

[88] Rabenstein T, Ruppert T, Schneider HT et al. Benefits and risks of needle-knife papillotomy. Gastrointest Endosc 1997; 46: 207 – 211

[89] Rashdan A, Fogel EL, McHenry L et al. Improved stent characteristics for prophylaxis of post-ERCP pancreatitis. Clin Gastroenterol Hepatol 2004; 2: 322 – 329

[90] Rey JF, Beilenhoff U, Neumann CS et al. European Society of Gastrointestinal Endoscopy (ESGE) guideline: the use of electrosurgical units. Endoscopy 2010; 42: 764 – 771

[91] Rossos PG, Kortan P, Haber G. Selective common bile duct cannulation can be simplified by the use of a standard papillotome. Gastrointest Endosc 1993; 39: 67 – 69

[92] Safrany L, Neuhaus B, Portocarrero G et al. Endoscopic sphincterotomy in patients with Billroth II gastrectomy. Endoscopy 1980; 12: 16 – 22
[93] Saleem A, Baron TH, Gostout CJ et al. Endoscopic retrograde cholangiopancreatography using a single-balloon enteroscope in patients with altered Roux-en-Y anatomy. Endoscopy 2010; 42: 656 – 660
[94] Schäffer M, Becker HD. Diagnostik und Therapie des Papillentumors. Dtsch Med Wschr 1999; 124: 69 – 72
[95] Schulz HJ, Bertullies M, Kinzel F. Biliopankreatische Interventionen nach Magenresektionen. Endo heute 2006; 19: 273 – 276
[96] Schwacha H, Allgaier HP, Deibert P et al. A sphincterotome-based technique for selective transpapillary common bile duct cannulation. Gastrointest Endosc 2000; 52: 387 – 391
[97] Shakoor T, Geenen JE. Pre-cut papillotomy. Gastrointest Endosc 1992; 38: 623 – 627
[98] Sherman S, Bucksot EL, Esber E et al. Does leaving am main pancreatic duct stent in place reduce the incidence of precut biliary sphincterotomy – induced pancreatitis? Randomized prospective study (abstract). Am J Gastroenterol 1995; 90: 241
[99] Sherman S, Troiano FP, Hawes RH et al. Frequency of abnormal sphincter of Oddi manometry compared with the clinical suspicion of sphincter of oddi dysfunction. Am J Gastroenterology 1991; 86: 586 – 590
[100] Siegel JH. Precut papillotomy: a method to improve success of ERCP and papillotomy. Endoscopy 1980; 12: 130 – 133
[101] Singh P, Das A, Isenberg G et al. Does prophylactic pancreatic stent placement reduce the risk of post-ERCP acute pancreatitis? A meta-analysis of controlled trials. Gastrointest Endosc 2004; 60: 544 – 550
[102] Smith MT, Sherman S, Ikenberry SO et al. Alterations in pancreatic ductal morphology following polyethylene pancreatic stent therapy. Gastrointest Endosc 1996; 44: 268 – 275
[103] Soehendra N, Binmoeller KF, Seifert H et al. Praxis der therapeutischen Endoskopie. Stuttgart: Thieme; 1997
[104] Sriram PVJ, Rao GV, Nageshwar Reddy D. The precut – when, where and how? A review. Endoscopy 2003; 35 (Suppl. 1): S 24 –S 30
[105] Staritz M, Ewe K, Meyer zum Büschenfelde KH. Endoscopic papillary dilatation (EPD) for the treatment of common bile duct stones and papillary stenosis. Endoscopy 1983; 15: 197 – 198
[106] Tang SJ, Haber GB, Kortan P et al. Precut papillotomy versus persistence in difficult biliary cannulation: a prospective randomized trial. Endoscopy 2005; 37: 58 – 65
[107] Tanno S, Nakano Y, Nishikawa T et al. Natural history of branch duct intraductal papillary-mucinous neoplasms of the pancreas without mural nodules: long-term follow-up results. Gut 2008: 57; 339 – 343
[108] Tarnasky PR, Palesch YY, Cunningham JT et al. Pancreatic stenting prevents pancreatitis after biliary sphincterotomy in patients with sphincter of Oddi dysfunction. Gastroenterology 1998; 115: 1518 – 1524
[109] Toouli J, Roberts-Thomson IC, Kellow J et al. Manometry based randomised trial of endoscopic sphincterotomy for sphincter of Oddi dysfunction. Gut 2000; 46: 98 – 102
[110] Tweedle DE, Martin DF. Needle knife papillotomy for endoscopic sphincterotomy and cholangiography. Gastrointest Endosc 1991; 37: 518 – 521
[111] Wehrmann T. Endoskopische Manometrie des Sphinkter Oddi. In: Sauerbruch T, Scheuerlen C, Hrsg. Empfehlungen der Deutschen Gesellschaft für Verdauungs- und Stoffwechselkrankheiten (DGVS) zur Durchführung endoskopischer Untersuchungen. Stuttgart: Demeter; 2002
[112] Wright BE, Cass OW, Freeman ML. ERCP in patients with long-limb Roux-en-Y gastro-jejunostomy and intact papilla. Gastrointest Endosc 2002; 56: 225 – 232
[113] Yoo B, Kim J, Jung J et al. Large-balloon spincteroplasty along with or without sphincterotomy in patients with large extrahepatic bile duct stones: a multicenter study (abstract). Gastrointest Endosc 2007; 65: AB97
[114] Zádorová Z, Dvorák M, Hajer J. Endoscopic therapy of benign tumors of the papilla of Vater. Endoscopy 2001; 33: 345 – 347

8 Gallenwegssystem

Michael Keymling

8.1 Normalbefund

Die ERC wird nach der in Kapitel 4 beschriebenen Weise durchgeführt und das Kontrastmittel unverdünnt über den Katheter in die Gallenwege gespritzt. Dabei ist die Injektionsgeschwindigkeit so langsam zu wählen, dass auch kleine Befunde (Konkremente) nicht überdeckt werden können. Es stellt sich zunächst der Ductus choledochus mit dem normalerweise im mittleren Drittel sichtbaren Abgang des Ductus cysticus dar. Über den Ductus cysticus füllt sich nach meist geschlängeltem Verlauf die Gallenblase. Die Gallenwege füllen sich nach proximal über den Ductus hepaticus communis, den rechten und linken Ductus hepaticus bis in die Lebersegmente (► Abb. 8.1, ► Abb. 8.2). Die Gallenwege verjüngen sich stufenlos kontinuierlich von distal nach proximal. Das Kontrastmittel lässt sich im Regelfall ohne besonderen Druck injizieren.

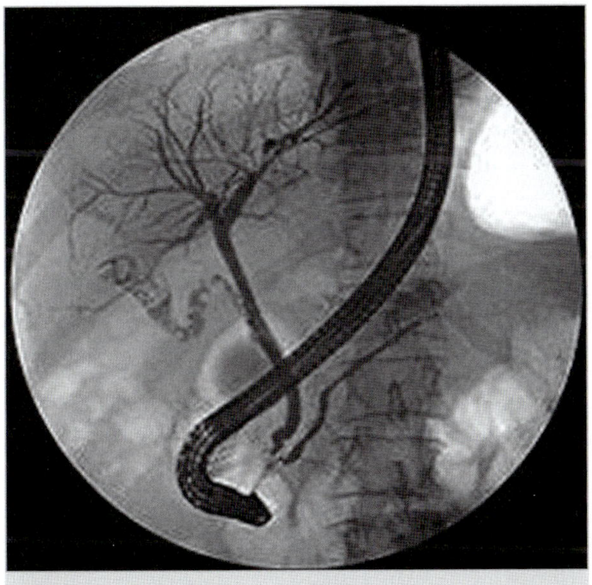

Abb. 8.1 Normalbefund bei der ERC.

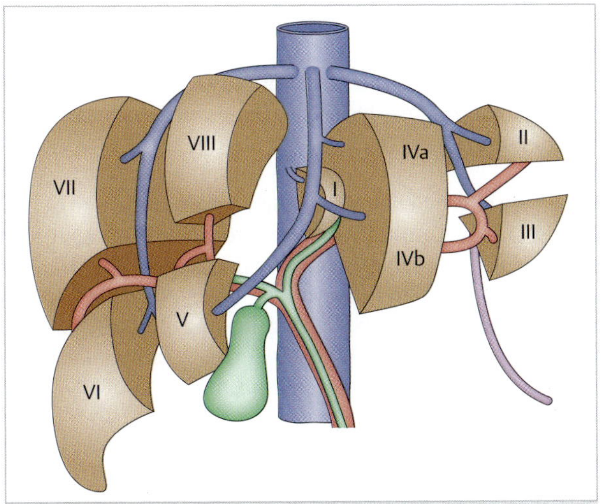

Abb. 8.2 Lebersegmente.

Bei der Beurteilung ist auf folgende Punkte zu achten:
- Unverletztheit des Gallenwegssystems
- vollständige Darstellung aller anatomischen Teile sowie aller Lebersegmente
- homogener Kontrastmittelstrom ohne Aufhellungen
- glatte Wandbegrenzungen bis in die Peripherie
- Kaliberschwankungen

Es sollte vermieden werden, zu viel Kontrastmittel zu spritzen – erkennbar an einer fokalen Leberparenchymografie, die in besonderen Krankheitssituationen, wie z. B. der Autoimmunhepatitis, vermehrt auftreten kann.

8.2 Anomalien

Anatomische Varianten können sowohl die Gallenblase, die Gallenwege als auch das biliopankreatische System insgesamt betreffen.

Varianten der Papilla Vateri oder des Pankreas allein werden in den jeweiligen Kapiteln gesondert besprochen.

8.2.1 Mehrfache Gallenblasen

Anomalien der Gallenblase sind selten. Die Kenntnis vom Vorliegen einer Anomalie ist besonders präoperativ von Bedeutung. Seit der weiten Verbreitung von Ultraschall, Computertomografie und MRC sind sie meist leicht zu entdecken.

Eine **Agenesie** der Gallenblase kommt sehr selten vor und ist häufig mit anderen Missbildungen vergesellschaftet, die zum pränatalen Absterben der Frucht oder zum Ableben im frühen Säuglingsalter führen. Einzelfälle im Erwachsenenalter mit vergesellschafteter Choledocholithiasis sind beschrieben [1].

Ektope Gallenblasen können im Omentum minus, retroperitoneal, retroduodenal, retrohepatisch, retropankreatisch oder auch im Lig. falciforme liegen.

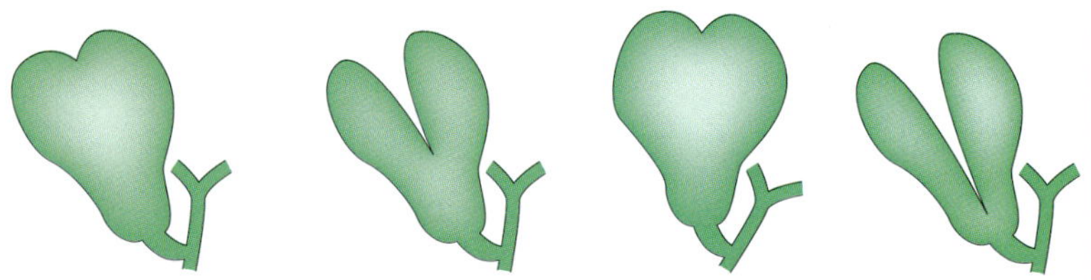

Abb. 8.3 Schematische Darstellung von Anomalien der Gallenblase.

Mehrfache Organanlagen sind ebenfalls sehr selten. Es wurden doppelte, aber auch dreifache Gallenblasen beschrieben (▶ Abb. 8.3) [13]. Die Diagnose einer mehrfachen Gallenblase wird gelegentlich bei persistierenden Beschwerden erst nach einer als unauffällig beschriebenen (laparaskopischen) Cholezystektomie gesichert (s. Kasuistik auf S. 170).

8.2.2 Anomalien der Gallenwege

Radiologisch dokumentierte Anomalien der Gallenwege kommen nach Beobachtungen von Puente [11] in etwa 18% der untersuchten Fälle vor, wobei sich die meisten Varianten auf den rechten Ductus hepaticus beziehen, mit Einmündungen des Ductus hepaticus dexter in den Ductus cysticus oder den Ductus choledochus. Die Bedeutung dieser Varianten besteht vor allem in der erhöhten Verletzungsgefahr bei Gallenblasenoperationen, wohingegen Mündungsvarianten des linken Systems in aller Regel ohne klinische Bedeutung sind [12].

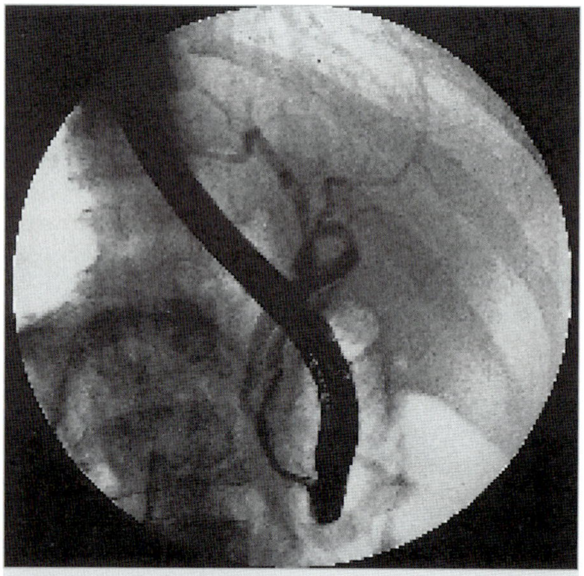

Abb. 8.4 Duplikatur des Ductus choledochus.

Über eine Duplikatur des Ductus choledochus (▶ Abb. 8.4) liegen einzelne Berichte vor [2, 14]. Sie werden meist im Zusammenhang mit einem symptomatischen Steinleiden entdeckt. Auch eine Vergesellschaftung mit einem Gallenblasenkarzinom ist beschrieben worden [14]. Eine generelle Therapieempfehlung kann angesichts der Seltenheit der Anomalie nicht gegeben werden. Eine endoskopische Therapie existiert nicht – der Stellenwert der ERC besteht hier in der diagnostisch genauen Darstellung der Gangverhältnisse. Die operative Versorgung der meist jungen Patienten sollte in einem Zentrum für Leberchirurgie erfolgen.

Aberrierende Gallenwege, wie die von Hubert v. Luschka beschriebenen Verbindungen zwischen der Gallenblase und den Ästen des rechten Ductus hepaticus (▶ Abb. 8.5) können unerkannt bei einer Cholezystektomie zur postoperativen Fistel führen [10]. Auch eine Agenesie eines Ductus hepaticus kann vorkommen (▶ Abb. 8.6). Ob diesen Befunden eine klinische Bedeutung zukommt, ist zweifelhaft.

Eine besondere Bedeutung haben dagegen die zystischen Erweiterungen am Gallenwegssystem, die auch als Caroli-Syndrom bezeichnet werden. Für sie wird eine Häufigkeit von 1:1 Million Einwohner angegeben. Es handelt sich um eine kongenitale Erweiterung der Gallenwege, die isoliert am Ductus choledochus, unilobulär oder auch diffus auftreten kann (▶ Abb. 8.7, ▶ Abb. 8.8).

Die Einteilung der Gallengangszysten nach Todani ist allgemein anerkannt (▶ Abb. 8.9). Typ I beschreibt alle extrahepatischen Erweiterungen des Ductus choledochus. Typ II beschreibt ein Divertikel des extrahepatischen Gal-

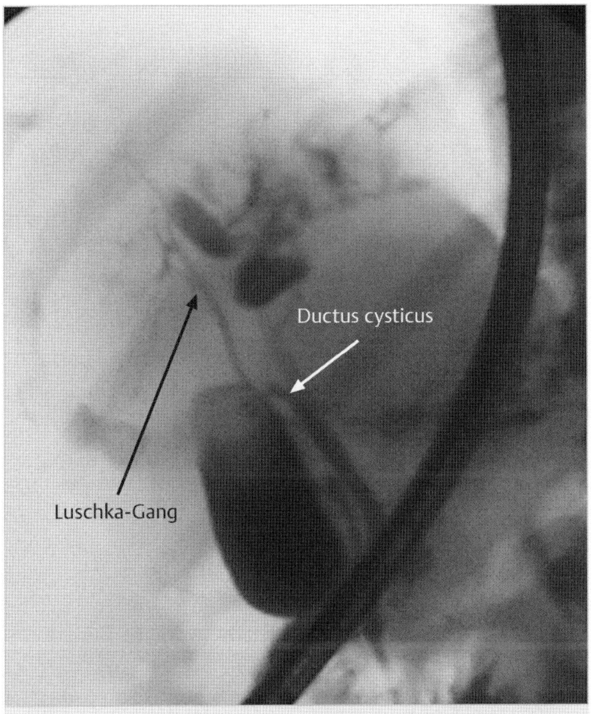

Abb. 8.5 Luschkascher Gallengang.

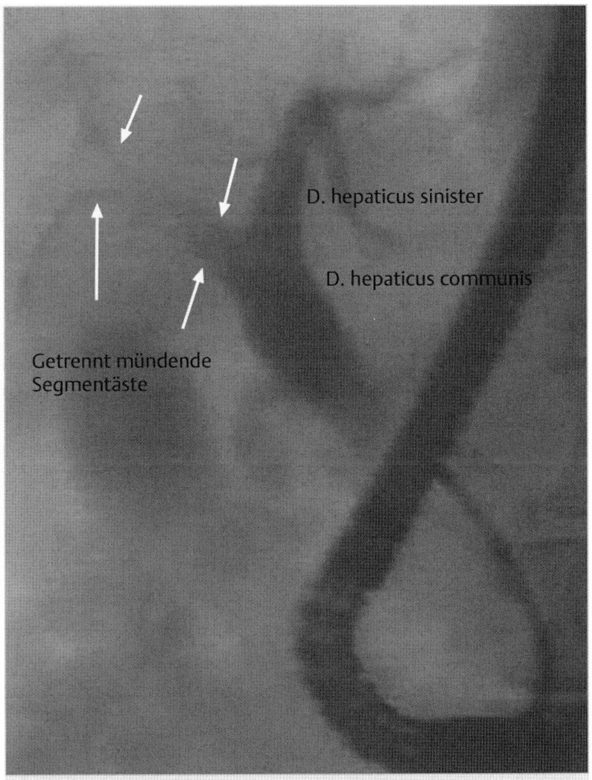

Abb. 8.6 Agenesie des rechten Ductus hepaticus (cholangioskopisch gesichert).

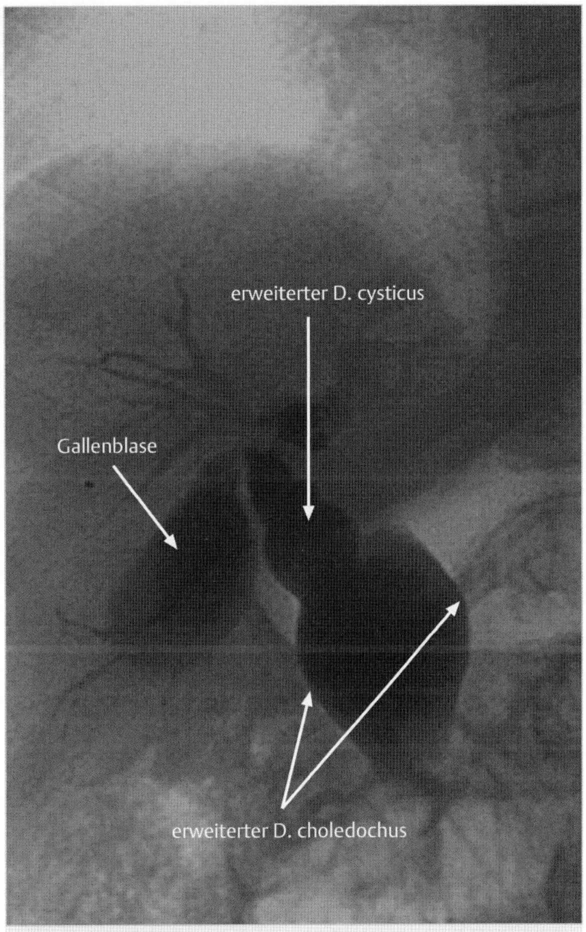

Abb. 8.7 Zystische Erweiterung von Ductus choledochus und Ductus cysticus bei einem 9-jährigen Mädchen mit Pankreatitis.

lenwegssystems, Typ III eine intramurale duodenale Choledochozele, Typ IV multiple Zysten des intra- und extrahepatischen Gallengangssystems und Typ V intrahepatische Zysten (Caroli-Syndrom, ▶ Abb. 8.10, ▶ Abb. 8.11).

Eine Assoziation mit anderen Fehlbildungen wie Leberhamartomen, Hodenatrophie, Duodenaldivertikeln, kongenitaler Leberfibrose und polyzystischer Nierenerkrankung sowie biliopankreatischer Malformation (▶ Abb. 8.12) ist in Einzelfällen beschrieben.

Die prognostische Bedeutung dieser Veränderungen liegt einerseits in dem Risiko einer Cholangiolithiasis, die sich aufgrund ihrer zentralen intrahepatischen Lage einer endoskopischen Sanierung entziehen kann (▶ Abb. 8.13), andererseits besteht für die Betroffenen ein erhöhtes Risiko für intrahepatische Strikturen, Leberzirrhose, portale Hypertension und Malignome des biliären Systems [7].

Bei intrahepatischen Konkrementen kann versucht werden, mittels drahtgeführtem Korb das Konkrement zu

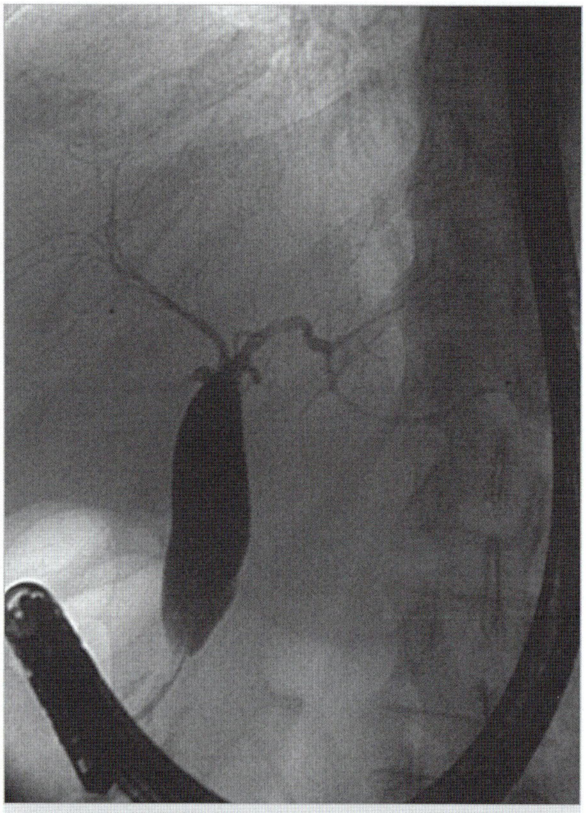

Abb. 8.8 Isolierte Choledochuserweiterung bei einer 50-jährigen Frau mit Oberbauchbeschwerden ohne Cholestase.

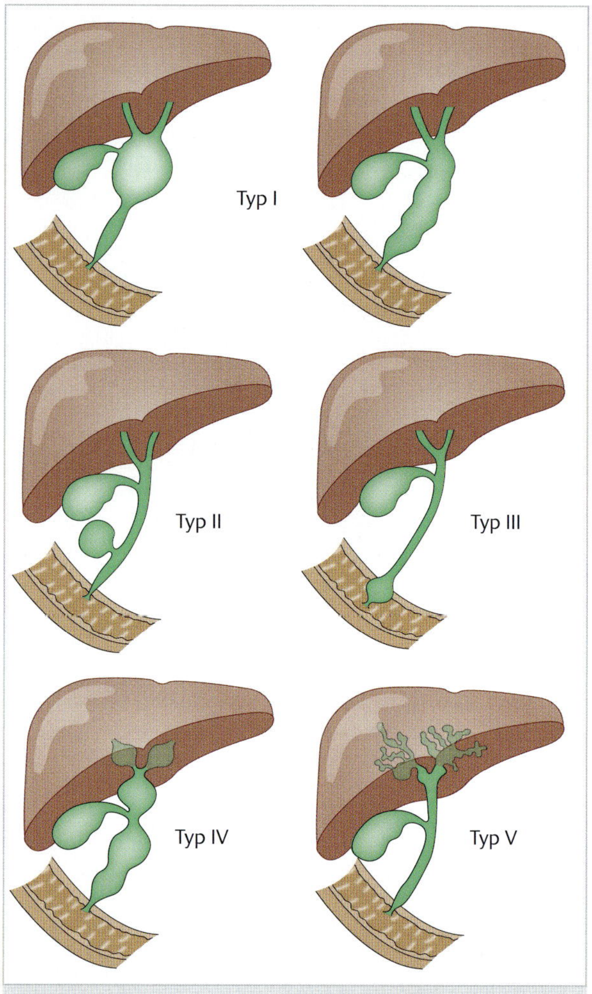

Abb. 8.9 Klassifikation der Gallengangszysten nach Todani.
Typ I: extrahepatische Zystenbildung im Bereich des Ductus choledochus oder mit Beteiligung des Ductus hepaticus communis.
Typ II: extrahepatische divertikelartige (lokalisierte) Ausweitung des Ductus choledochus
Typ III: divertikelartige Choledochusausweitung innerhalb der Duodenalwand (Choledochozele).
Typ IV: multiple Zysten des intra- und extrahepatischen Gallengangssystems.
Typ V: intrahepatische Zysten (Caroli-Syndrom).

erreichen und zu extrahieren (s. DVD). Häufige, letztlich frustrane Versuche sollten aber unterbleiben – zudem bei diesen Patienten ein erhöhtes Malignomrisiko besteht (vgl. ▶ Abb. 8.11). Die Therapie der Wahl ist dann die Resektion der Zysten bzw. des Lebersegments. Bei diffusem Befall, bei Vorliegen einer Leberzirrhose und auch bei lokalisiertem cholangiozellulärem Karzinom kann die Lebertransplantation angezeigt sein [7, 8, 15].

8.2.3 Pankreobiliäre Mündungsvarianten

Eine pathologische Verbindung zwischen Gallenwegs- und Pankreasgangsystem kann verschiedentlich auftreten und ist meist mit einer zystischen Erweiterung des Ductus choledochus vergesellschaftet (▶ Abb. 8.12). Die Variationen sind selten. Kimura et al. [5] haben in einer Zusammenstellung von 4122 ERCP- und 2320 PTC-Befunden, erhoben zwischen 1968 und 1984 in 3 japanischen Krankenhäusern, 65 Patienten mit pankreobiliärer Maljunktion gefunden, was einem Anteil von 1 % entsprach. Vergleichbar große Zahlen fehlen für den europäischen Raum, sodass diese relativ hoch erscheinende Zahl nicht unbesehen übernommen werden kann. Bei 42 der in dieser Arbeit vorgestellten Patienten fand sich eine Einmündung des Ductus pancreaticus in den Ductus choledochus und bei 23 eine Einmündung des Ductus choledochus in den Ductus pancreaticus. Nur ein Teil der Patienten hatte eine simultane zystische Choledochuserweiterung, wobei das Vorkommen eines Cholangiokarzinoms in der Gruppe ohne Choledochuserweiterung deutlich höher war. Es scheint aber aus experimentellen Untersuchungen als sicher zu gelten, dass diese kombinierte Anomalie das Risiko für das Auftreten von Karzinomen der Gallenwege

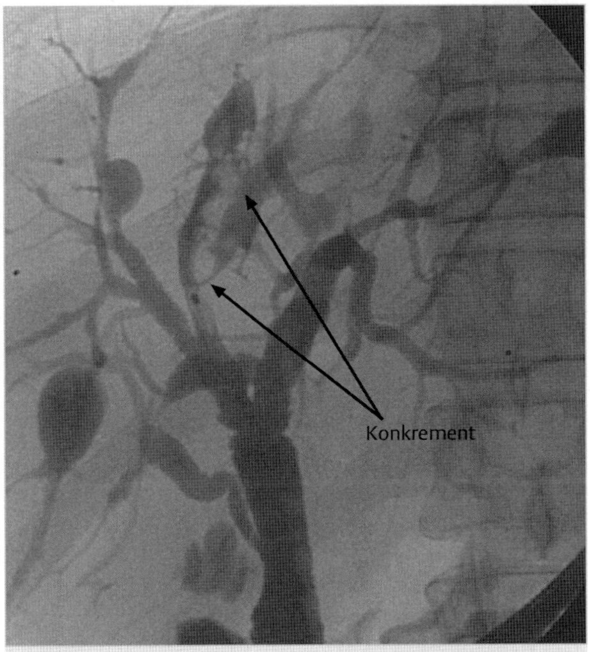

Abb. 8.10 Caroli-Syndrom: multiple intrahepatische Gallengangszysten mit intrahepatischem Konkrement.

oder Gallenblase wegen des möglichen wechselseitigen biliopankreatischen Refluxes extrem erhöht [3, 4, 9]. Außer der Möglichkeit, begleitende Konkremente aus den Gallenwegen oder dem Pankreasgangsystem zu entfernen, gibt es keine endoskopische Therapie. Die Therapie ist operativ. Neben der empfohlenen Cholezystektomie zur Prävention eines Gallenblasenkarzinoms wird empfohlen, die anatomischen Verhältnisse zu korrigieren – etwa durch eine Choledochoduodenostomie oder eine biliodigestive Y-Roux-Anastomose.

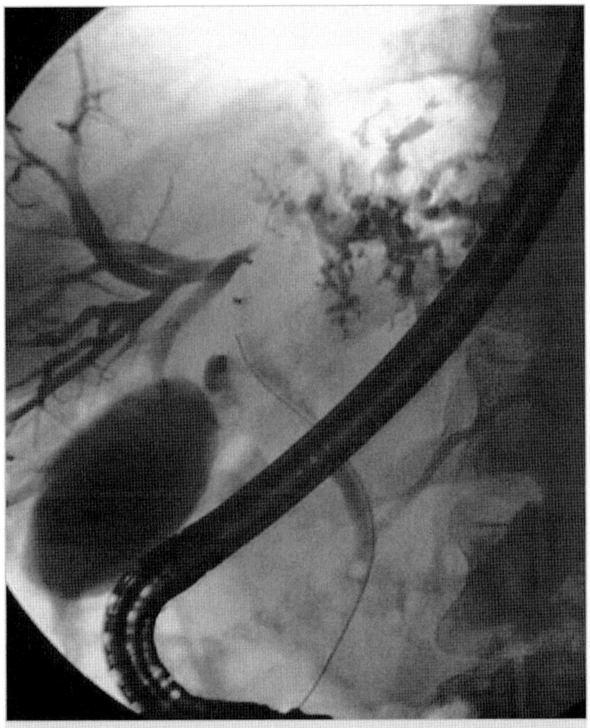

Abb. 8.11 ERC eines zentralen Gallengangstumors bei einem 48-jährigen Patienten mit Caroli-Syndrom im linken Leberlappen.

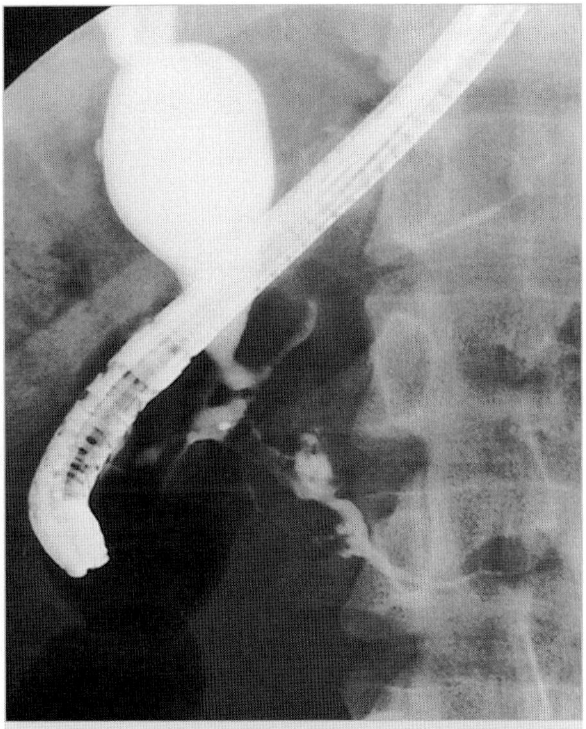

Abb. 8.12 Pankreobiliäre Malformation: mehrere Verbindungen zwischen Ductus choledochus und Ductus pancreaticus präpapillär, Choledochuszyste, dilatierter Seitenast des Ductus pancreaticus.

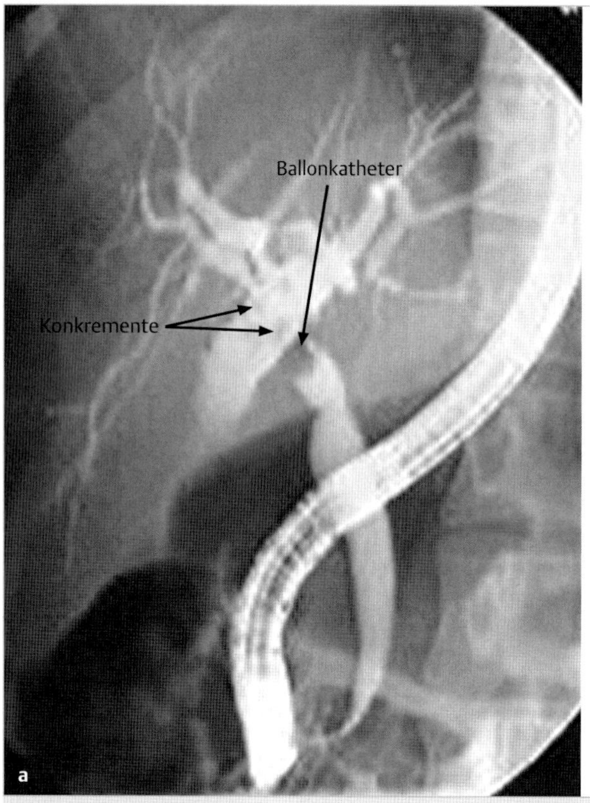

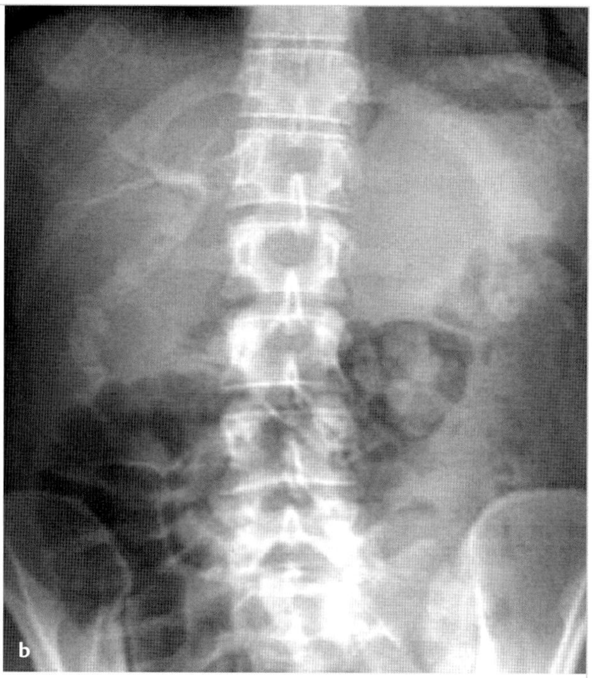

Abb. 8.13 a, b Bei dieser ERC färbt sich der massiv dilatierte und mit Konkrementen gefüllte intrahepatische Seitenast erst nach Einsatz des Ballonkatheters an. Therapeutisch blieb nur die Segmentresektion.
a Füllung des Ganges mit Ballonkatheter.
b Die Leeraufnahme nach ERC zeigt den dilatierten, steingefüllten intrahepatischen Gallengang.

Literatur

[1] Afifi el-SM, Atef H, Wael B. Agenesis of the gallbladder with primary choledochal stones. Med Princ Pract 2006; 15: 379 - 381

[2] Djuranovic SP, Ugljesic MB, Mijalkovic NS et al. Double common bile duct: a case report. World J Gastroenterol 2007; 13: 3770 - 3772

[3] Inagaki M, Goto J, Suzuki S et al. Gallbladder carcinoma associated with occult pancreatobiliary reflux in the absence of pancreaticobiliary maljunction. J Hepatobiliary Pancreat Surg 2007; 14: 529 - 533

[4] Kang CM, Kim KS, Choi JS et al. Gallbladder carcinoma associated with anomalous pancreaticobiliary duct junction. Can J Gastroenterol 2007; 21: 383 - 387

[5] Kimura K, Ohto M, Saisho H et al. Association of gallbladder carcinoma and anomalous pancreaticobiliary ductal union. Gastroenterology 1985; 89: 1258 - 1265

[6] Landen S, Bardaxoglou E, Maddern GJ et al. Caroli's disease: a surgical dilemma. Acta Chir Belg 1993; 93: 224 - 226

[7] Lipsett PA, Pitt HA. Surgical treatment of choledochal cysts. J Hepatobiliary Pancreat Surg 2003; 10: 352 - 359

[8] Mabrut JY, Partensky C, Jaeck D et al. Congenital intrahepatic bile duct dilatation is a potentially curable disease: long-term results of a multi-institutional study. Ann Surg 2007; 246: 236 - 245

[9] Matsumoto Y, Fujii H, Itakura J et al. Pancreaticobiliary maljunction: pathophysiological and clinical aspects and the impact on biliary carcinogenesis. Langenbecks Arch Surg 2003; 388: 122 - 131

[10] Neumann H, Fry LC, Malfertheiner P et al. Bile leak from the duct of Luschka. Z Gastroenterol 2010; 48: 256 - 257

[11] Puente SG, Bannura GC. Radiological anatomy of the biliary tract: variations and congenital abnormalities. World J Surg 1983; 7: 271 - 276

[12] Rizzo RJ, Szucs RA, Turner MA. Congenital abnormalities of the pancreas and biliary tree in adults. Radiographics 1995; 15: 49 - 68

[13] Safioleas MC, Papavassiliou VG, Moulakakis KG et al. Congenital duplication of the gallbladder. Am Surg 2006; 72: 217 - 220

[14] Saji N, Amano K, Sakai T et al. Double bile duct and gallbladder cancer associated with pancreaticobiliary maljunction. Intern Med 2010; 49: 521 - 522

[15] Takatsuki M, Uemoto S, Inomata Y et al. Living-donor liver transplantation for Caroli's disease with intrahepatic adenocarcinoma. J Hepatobiliary Pancreat Surg 2001; 8: 284 - 286

[16] Todani T. Congenital choledochal dilatation: Classification, clinical features, and long term results. J Hep Bil Pancr Surg 1997; 4: 276 - 282

8.3 Kontrastmittelaussparungen – Konkremente

Etwa 10 – 15 % der Bevölkerung in den westlichen Industrieländern entwickeln im Laufe ihres Lebens Gallensteine. Nur zirka 25 % der Betroffenen zeigen jedoch Krankheitssymptome, die Erkrankung bleibt also in der Mehrzahl der Fälle unentdeckt oder ist eine Zufallsdiagnose.

Bei Patienten, die eine elektive Cholezystektomie bei symptomatischer Cholezystolithiasis erfahren, findet man in 5 – 15 % Choledochuskonkremente [29].

Leitlinie

Leitlinie der DGVS [32]:

- Symptomatische Gallengangssteine sind eine Behandlungsindikation (III, starker Konsens, B).
- Asymptomatische Gallengangssteine können ebenfalls behandelt werden (IV, starker Konsens, C).
- Bei cholezystektomierten Patienten mit symptomatischen Gallengangssteinen sollte eine endoskopische Steinextraktion nach Papillotomie vorgenommen werden (IIa, starker Konsens, A).

8.3.1 Diagnostik

In den letzten Jahren haben sich nicht oder wenig invasive Verfahren in der gastroenterologischen Radiologie und Endoskopie etabliert, sodass sich die ERC als rein diagnostisches Verfahren zum Nachweis von Choledochuskonkrementen in der Regel verbietet. Das differenzialdiagnostische Vorgehen richtet sich im Übrigen nach der klinischen Symptomatik und den lokal vorhandenen Möglichkeiten. Genaueres hierzu findet sich in Kapitel 6 über alternative Verfahren.

Leitlinie

Leitlinie der DGVS [32]:
Wenn der direkte sonografische Nachweis oder Ausschluss von Gallengangssteinen nicht gelingt, bestimmen die klinischen Symptome und die Zeichen der biliären Abflussbehinderung den Einsatz der weiteren diagnostischen Maßnahmen, der sich auch nach ihrer Verfügbarkeit richtet (IIb, Konsens, B).

In der ERC stellt sich der Stein als meist rundliche Kontrastmittelaussparung dar, die entweder frei im Kontrastmittelstrom flottiert oder unbeweglich im Gallengang sitzt (▶ Abb. 8.14). Differenzialdiagnostisch muss an artifiziell eingebrachte Luft gedacht werden (Aerobilie, ▶ Abb. 8.15). Bei schwenkbaren Untersuchungstischen kann der Oberkörper des Patienten angehoben werden, was bei Luftblasen zu einer kranialen und bei kleinen Konkrementen zu einer kaudalen Bewegung führt. Um auch kleinste Konkremente oder Sludge nicht zu übersehen, sollte das Kontrastmittel langsam injiziert werden, da sonst die kleinen Partikel leicht überspritzt werden können (▶ Abb. 8.16).

8.3.2 Therapie

Die endoskopische Therapie der Choledocholithiasis beginnt mit der Sondierung der Papilla Vateri (s. Kap. 7). Da

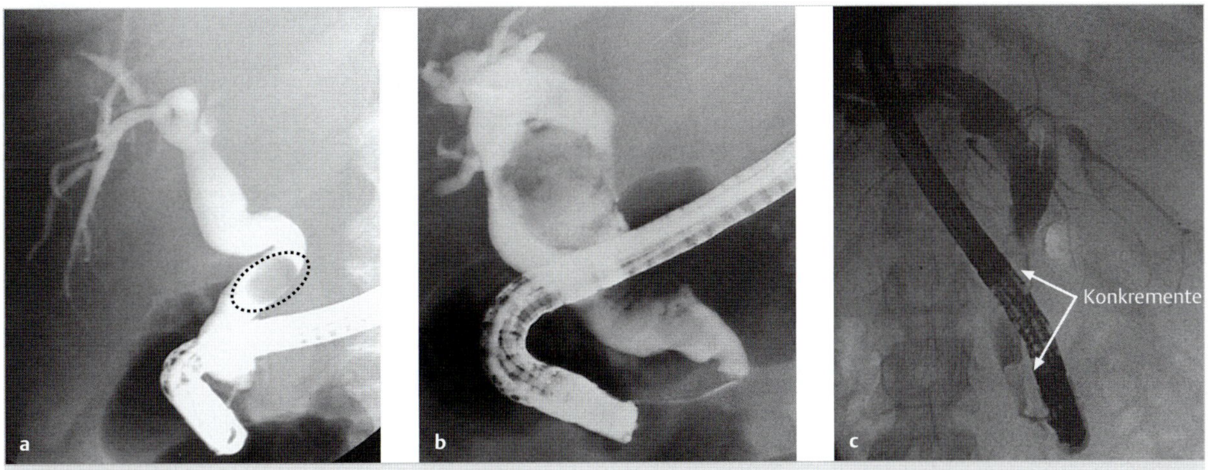

Abb. 8.14 a – c Choledochuskonkremente.
a Solitärstein.
b Tonnenkonkrement.
c Mehrfache Steine.

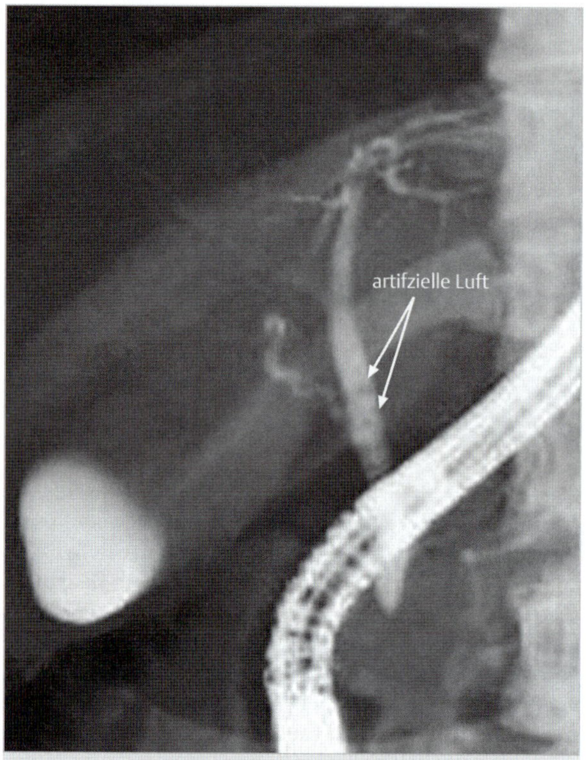

Abb. 8.15 Aerobilie.

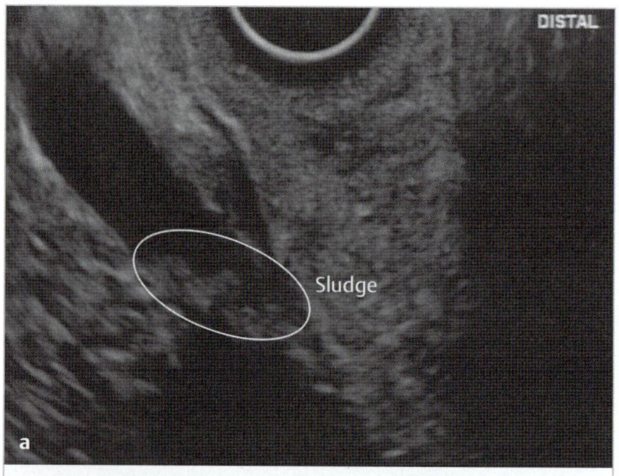

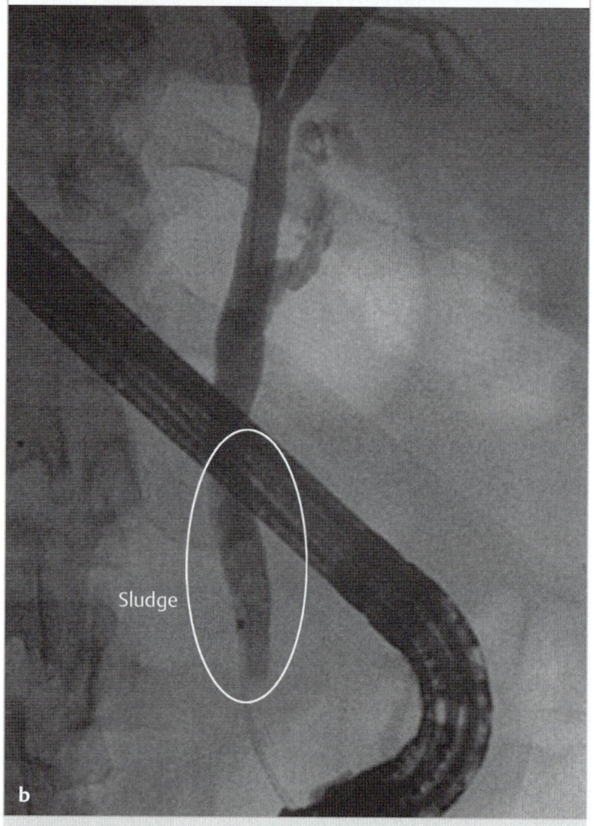

Abb. 8.16 a, b Sludge im distalen Ductus choledochus.
a Endosonografie.
b ERC bei demselben Patienten.

in aller Regel eine primäre therapeutische Intention vorliegt, verwendet man am besten gleich zu Beginn ein Papillotom, um ein hinsichtlich Zeit und Material aufwendiges Wechseln von Katheter zu Papillotom zu vermeiden. Nach Darstellen des Ductus choledochus und des Konkrements sollte die endoskopische Sphinkterotomie ausreichend groß durchgeführt werden, sodass der Stein leicht passieren kann. Nach kranial ist allerdings durch die Plica transversalis eine Grenze gesetzt, da hier der intramurale Anteil des Ductus choledochus endet und ein weiteres Schneiden mit einer Perforation einhergehen kann. Für 5 – 6 mm große Konkremente ist dies auch ausreichend. Sie können anschließend mit dem Steinfängerkorb oder Ballonkatheter entfernt werden.

Ist die Papille sehr klein und eine Plica longitudinalis nicht sicher darstellbar, kann eine Ballondilatation durchgeführt werden. Dennoch ist die endoskopische Papillotomie vor Steinextraktion das Vorgehen der Wahl.

Leitlinie

Leitlinie der DGVS [32]:
Vor Steinextraktion sollte in der Regel eine Papillotomie durchgeführt werden (Ia, starker Konsens, A).

Steinextraktion

Zur Entfernung von Gallengangssteinen sind durch den Instrumentierkanal des Endoskops zu applizierende Extraktionskörbchen oder auch Ballonkatheter verfügbar. Die Ballonkatheter lassen sich leicht über den liegenden Führungsdraht in den Ductus choledochus positionieren, die Körbchen sind nur ausnahmsweise drahtgeführt.

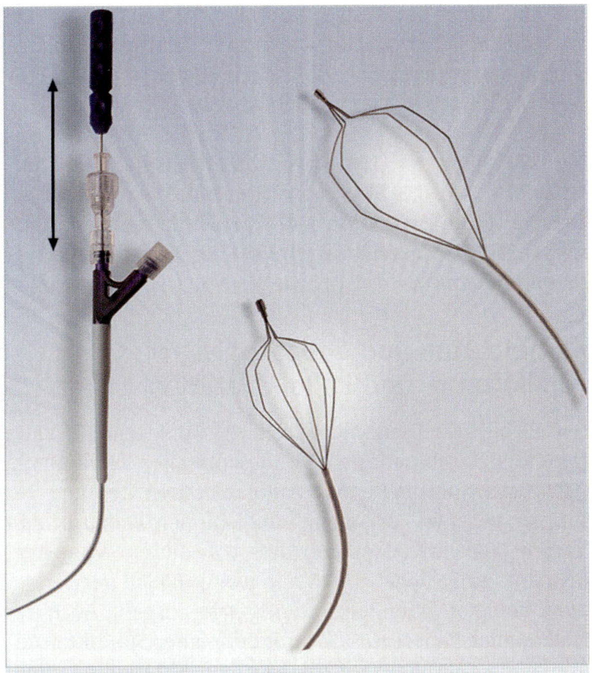

Abb. 8.17 4-Draht- und 6-Draht-Korb mit Handgriff zur Steinextraktion (Medi-Globe).

Verschiedene Modelle sind auf dem Markt. Sie unterscheiden sich durch Größe, Zahl der Drähte, Material und Konfiguration der Spitze.

▶ Abb. 8.17 zeigt Steinextraktionskörbe mit 4 und 6 Drähten. Durch Hin- und Herschieben des Drahtes lassen sich Extraktionskörbe öffnen bzw. schließen. Es sollte möglichst ein Korb mit einer runden Spitze gewählt werden, da es aufgrund der höheren Rigidität des Steinfängers gegenüber dem Katheter auch bei weiter Papillotomie schwierig sein kann, den Korb in den Gallengang zu positionieren, und die runde Spitze leichter an der Wand gleitet. Bezüglich des Öffnens im Gallengang unterscheiden sich die Körbe nur wenig.

Bei allen Modellen besteht mitunter die Schwierigkeit, dass sie sich intraduktal nicht gleichmäßig öffnen, sondern wie ein Löffel aufgehen und damit das Konkrement schwer einzufangen ist. Mehrfache Versuche sind oft notwendig. Manche Steine lassen sich besser extrahieren, wenn man einfach den geöffneten Korb durch den Gallengang zieht. Oft sind die Konkremente auch so weich, dass sie bei der Passage mit dem Korb durch die Papille zerquetscht werden.

▶ Abb. 8.18 zeigt einen Choledochusstein und das Einfangen mit dem Korb. Der Stein ist zunächst mit dem Korb nach kranial gerutscht, bevor er eingefangen werden konnte.

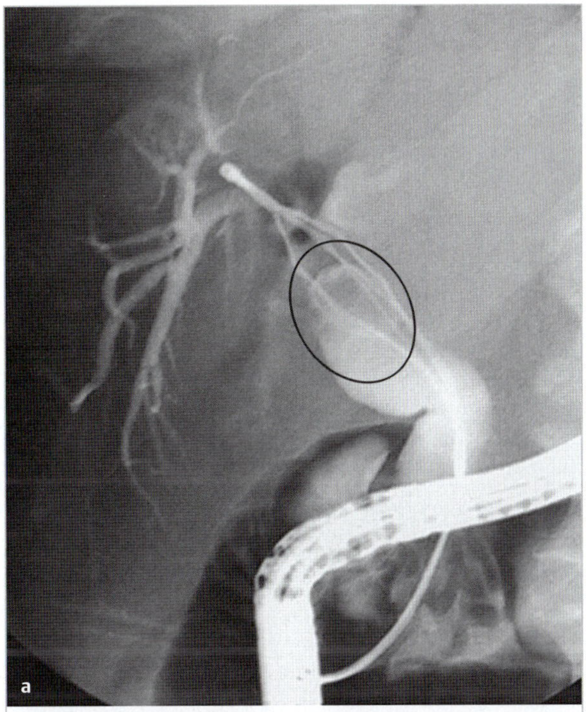

a

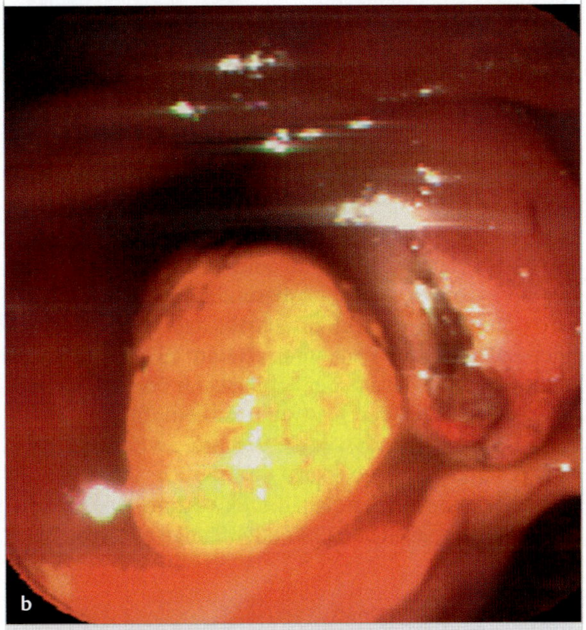

b

Abb. 8.18 Steinextraktion.
a Choledochusstein im Korb.
b Extrahiertes Konkrement neben der eröffneten Papille.

Schwierigkeiten beim Einfangen des Steines können durch eine sehr weit proximale und auch distale papillennahe Lage im Gallengang entstehen. In diesen Fällen empfiehlt es sich, den Stein zunächst mit einem drahtgeführten Ballonkatheter in die Mitte des Ductus choledo-

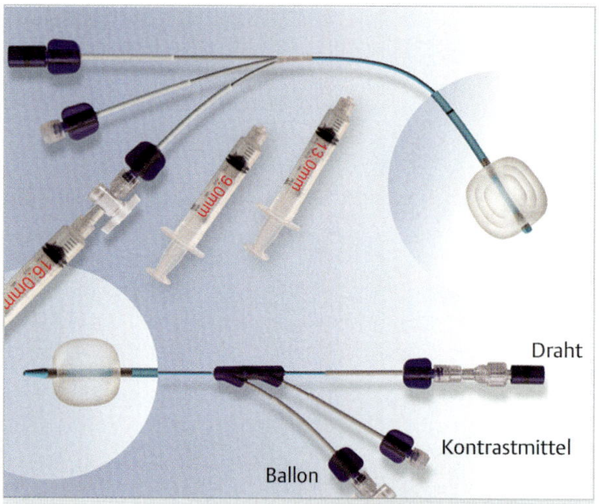

Abb. 8.19 Dreilumiger drahtgeführter Ballonkatheter zur Steinextraktion. Mit unterschiedlichen Füllungsvolumina kann der Ballondurchmesser variiert werden (Medi-Globe).

chus zu positionieren, wo er einfacher gefasst werden kann.

Ballonkatheter

Die Extraktionsballonkatheter (▶ Abb. 8.19) lassen sich leicht positionieren, da sie über den liegenden Führungsdraht platziert werden können. Man schiebt sie bis proximal des Konkrements und zieht sie nach Luftinsufflation in den Ballon langsam zurück. Der Extraktionsballon kann je nach Weite des Gallenganges und auch der durchgeführten Papillotomie unterschiedlich weit aufgeblasen werden. Es ist insbesondere bei der Passage durch die Papille darauf zu achten, dass es nicht durch einen zu weit auf gedehnten Ballon zu Zerreißungen kommt. Bei der Passage der Papille kann der Abgang größerer Steine durch den liegenden Katheter blockiert werden. In diesen Fällen ist oft ein Wechsel zwischen Ballonkatheter und Extraktionskorb erforderlich, um alle Konkremente zu entfernen. Für die Extraktion kleiner Konkremente oder auch von Eiter oder Sludge eignet sich der Ballonkatheter am besten. Auch für die gelegentlich erforderliche Differenzialdiagnose von Kontrastmittelaussparungen gegenüber Luftbläschen eignet sich eine Passage mit aufgeblasenem Ballonkatheter hervorragend.

Die Ergebnisse der Steinextraktion mittels Ballondilatation zeigt ▶ Tab. 8.1. Bei stark dilatiertem Ductus choledochus kann die Extraktion mittels Ballonkatheter schwierig sein, da kleinere Konkremente am Ballon vorbeirutschen können.

Kombination von endoskopischer Papillotomie und Ballondilatation

Der Erfolg der Extraktion größerer Konkremente kann mit einer Kombination von endoskopischer Papillotomie (EPT) und anschließender Ballondilatation deutlich gesteigert werden. Zahlreiche Publikationen haben in den letzten Jahren verdeutlicht, dass von diesem Vorgehen, bei dem in der Regel ein 15 mm weiter Ballon verwendet wird, keine erhöhte Perforationsgefahr ausgeht. Auch das Risiko einer Pankreatitis ist mit dem einer Sphinkterotomie allein vergleichbar [20]. Kim und Mitarbeiter sahen allerdings für die umschriebene Sphinkterotomie in Kombination mit einer Ballondilatation keine Vorteile bei der Extraktion großer Konkremente gegenüber einer alleinigen Sphinkterotomie [30]. Die Rezidivsteinquote betrug in einer von Ohashi 2009 vorgestellten Langzeitstudie an 182 Patienten über 9 Jahre 7 % [41]. Auch in einer Untersuchung an über 85 Jahre alten Risikopatienten konnte kein erhöhtes Risiko der Ballondilatation im Vergleich zur Papillotomie festgestellt werden [27].

Generell erleichtert eine weit geöffnete Papille das Entfernen speziell von großen Konkrementen und führt auch nach der Endoskopie zu einem verbesserten Abfluss von kleinsten Konkrementresten und Sludge. Die Ballondilatation scheint nach den vorliegenden Untersuchungen kein signifikant erhöhtes Risiko für Komplikationen zu haben.

Tab. 8.1 Erfolg und Risiken der Steinextraktion mittels Ballon.

	Heo et al. 2007 [25]	Attasanaranya et al. 2008 [5]	Draganov 2008 [14]
behandelte Patienten	100	103	44
Ballondurchmesser	12 – 20 mm	13 mm	15 mm
einzeitiges Vorgehen	94 %	95 %	84 %
Lithotripsie erforderlich	8 %	27 %	0
Perforation	0	1 %	0
Cholezystitis	1 %	0	0
Blutung	0	1 %	0
Pankreatitis	4 %	0	0

Weitere Probleme, die eine Steinextraktion erschweren können, sind:

- Stein ist zu groß
- juxtapapilläres Duodenaldivertikel
- peripapillär mündender Ductus cysticus
- Stein liegt proximal einer Choledochusstenose
- intrahepatisch gelegene Steine

Lithotripsie

Ist das Konkrement zu groß, um es durch die eröffnete Papille zu ziehen, muss versucht werden, es im Gang zu desintegrieren, um dann die einzelnen Fragmente zu entfernen [59, 60].

Mechanische Lithotripsie

Am meisten gebräuchlich ist die mechanische Lithotripsie. Hierfür werden verschiedene Körbe mit hoher Zugstabilität, Führungsspirale und Handgriff angeboten (▸ Abb. 8.20).

Für die Lithotripsie wird der Korb mit einem Führungskatheter in den Gallengang eingeführt, der Stein eingefangen und der Führungskatheter bei liegendem Endoskop gegen eine Metallspirale ausgetauscht.

Dabei ist zu bedenken, dass der Korb gegenüber Katheter und Papillotom, aber auch gegenüber einem einfachen Steinfänger eine erheblich rigidere Spitze hat. Es kann daher schwierig sein, den Korb in den Gallengang zu platzieren.

Praxistipp

Die Spitze des Endoskops weiter nach distal schieben, sodass der Korb in einem möglichst steilen Winkel von kaudal nach kranial in die Papille läuft.
Ein diskretes Öffnen des Korbes beim Einführen in den Gallengang kann die Spitze etwas „weicher“ machen und so die Passage erleichtern.

Im Ductus choledochus wird der Korb dann unter Durchleuchtungskontrolle geöffnet und durch vorsichtiges Hin- und Herbewegen versucht, den Stein einzufangen. Lässt er sich nicht durch die Papille ziehen, wird zunächst der Plastikkatheter durch vorsichtigen Zug abgestreift und die Metallspirale über den Korbdraht geschoben, bis das distale Ende der Spirale unter endoskopischer Kontrolle in die Papille eingeführt wurde. Dann wird der Handgriff auf den Draht gezogen, bis die Metallspirale arretiert. Anschließend wird der Draht in der jeweils vorgeschriebenen Weise im Handgriff fixiert und der Korb durch langsame Drehung unter Durchleuchtungskontrolle in die Spirale gezogen, bis der Stein desintegriert ist (▸ Abb. 8.21). Stark kalzifizierte Steine können sehr hart sein und der Zerstörung starken Widerstand entgegenbringen. Es empfiehlt sich in diesen Fällen, den Zug nur sehr langsam zu erhöhen, da sonst das Risiko besteht, dass der Korb bzw. der Zugdraht zerreißt.

Nach dem Entfernen des Lithotripterkorbs werden die Fragmente mit einem normalen Steinfänger – am besten ein 6-Draht-Korb – oder einem Ballonkatheter entfernt. Bei sehr großen Konkrementen können mehrfache Desintegrationsversuche notwendig sein, um das ganze Konkrementmaterial zu entfernen. Allgemein wird empfohlen, nach einer mechanischen Lithotripsie zur weiteren Drainage des Gallenganges für einige Tage einen Plastikstent einzulegen [2].

Es ist wichtig, dass bei mehreren Steinen zunächst der am weitesten distal gelegene entfernt wird. Werden mehrere Konkremente gleichzeitig eingefangen oder beginnt man proximal im Gallengang, so besteht eine erhöhte Einklemmungsgefahr!

Praxistipp

Während der Umwechslung sollte der Albarranhebel nicht zu sehr bewegt werden, da der nicht armierte Draht neben diesem einklemmen könnte!

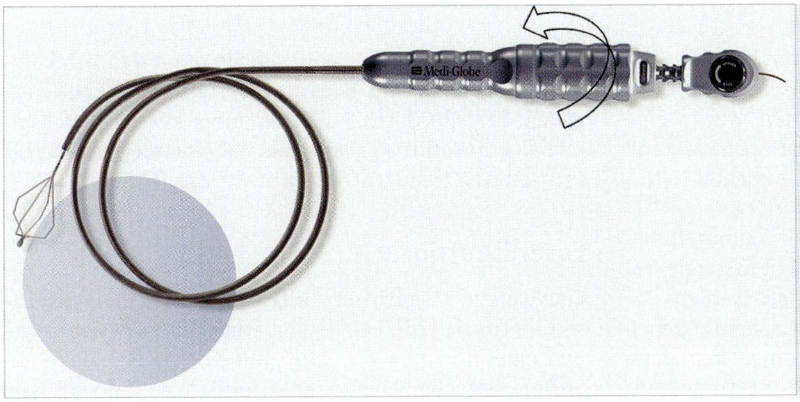

Abb. 8.20 Lithotripterkorb mit aufgezogener Spirale und Handgriff. Der Spiraldraht wird durch den Handgriff gezogen und am äußeren Ende fixiert. Dann kann durch langsame Drehbewegung am Handgriff der Lithotripterkorb in die Spirale gezogen und so das Konkrement desintegriert werden (Medi-Globe).

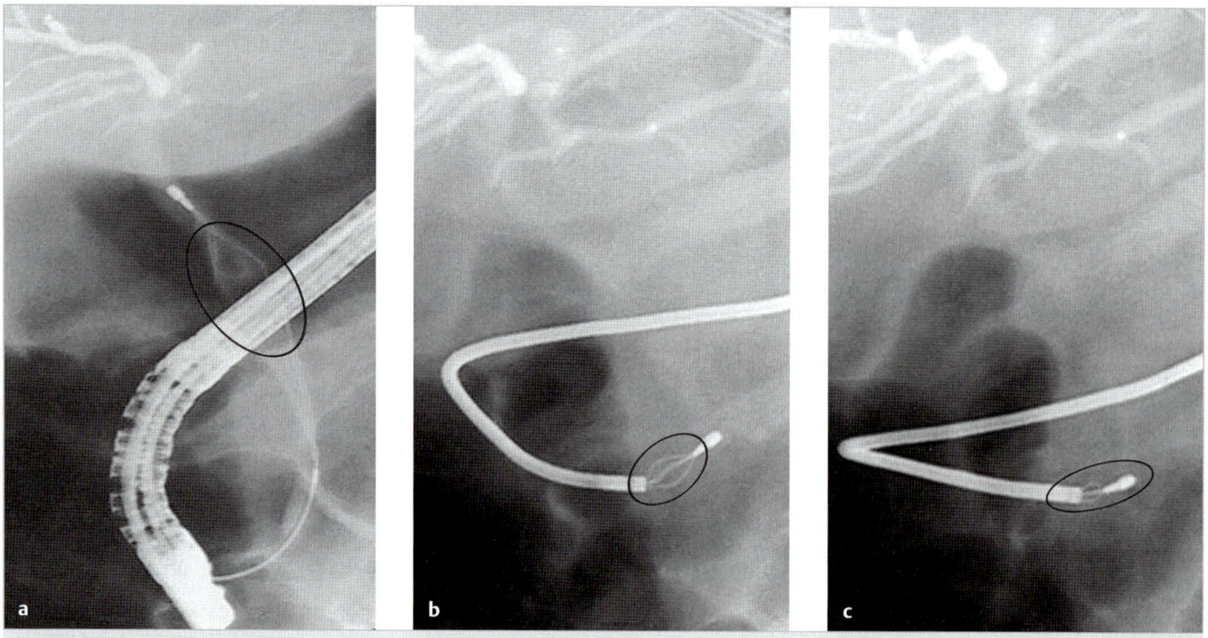

Abb. 8.21 a – c Mechanische Lithotripsie: Einfangen (a) und schrittweises Zusammenziehen des Korbes (b) bis zur vollständigen Steindesintegration (c).

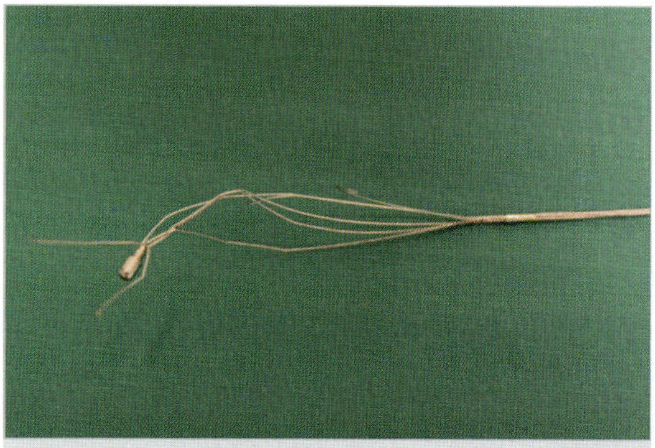

Abb. 8.22 Zerrissener Dormiakorb.

▸ **Mögliche Komplikationen.** Trotz der sehr hohen Belastbarkeit des verwendeten Materials kann es zu Brüchen oder Zerreißungen der Lithotriptoren kommen, die dann ein bestimmtes Vorgehen erfordern. In einer retrospektiven Analyse an über 600 Patienten wurde eine Quote von etwa 4 % technischer Komplikationen während des mechanischen Lithotripsievorganges berichtet [53].

Das **Zerreißen des Korbes** wird durch unmittelbares Nachlassen der Spannung auf der Extraktionsspirale bemerkt und kann radiologisch dokumentiert werden. Danach lässt sich der Korb meist einfach herausziehen (▸ Abb. 8.22). Für die Steindesintegration stehen dann andere Maßnahmen wie Laserlithotripsie, elektrohydraulische Lithotripsie oder extrakorporale Stoßwellenlithotripsie zur Verfügung (s. u.).

Allerdings empfiehlt es sich nach dem Entfernen des Korbes, die weiteren Extraktionsversuche an einem anderen Tag vorzunehmen, da die lokale Traumatisierung des Gewebes sonst weiter zunimmt und ggf. auch unangemessen hohe Medikamentendosierungen zur Sedierung des Patienten benötigt werden. Der Eingriff sollte mit der Sicherstellung des Galleabflusses durch Legen eines Plastikstents oder einer nasobiliären Verweilsonde abgeschlossen werden. Der Plastikstent kann bei multimorbiden oder hochbetagten Patienten auch länger in situ verbleiben mit einer mittleren Offenheitsrate von 94 % und 79 % nach 6 bzw. 12 Monaten [34]. Eine wesentliche therapeutische Wirkung auf die Gallengangssteine im Sinne einer Verkleinerung oder eines Spontanabganges ist allerdings nicht zu erwarten.

Zerreißt der Zugdraht, wird die Situation deutlich komplizierter. Ist das im Patienten verbleibende Ende lang genug, so kann durch Aufziehen einer kurzen Metallspirale eine neuerliche Lithotripsie mit einem eigens hierfür konzipierten Handgriff versucht werden (▸ Abb. 8.23).

Laserlithotripsie

Eine weitere Möglichkeit zur Desintegration bietet die Laserlithotripsie [26], bei der mit einer Glasfaser der Laserpuls eines Rhodium-6G-Lasers mit einer Wellenlänge von 595 nm auf den Stein gelenkt wird. Eine automatische Steinerkennung sorgt bei Gewebekontakt der Lasersonde

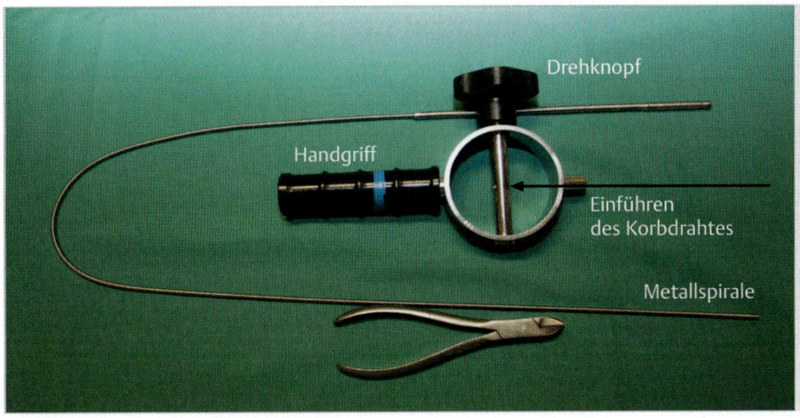

Abb. 8.23 Einsatz des Notfall-Lithotripters nach Zerreißen des Zugdrahtes: Der Draht wird nach dem Aufziehen der Metallspirale über eine Hülse in den Lithotripter eingeführt und dann mit dem Drehknopf um die Achse gewickelt, bis der Stein desintegriert oder der Korb zerrissen ist.

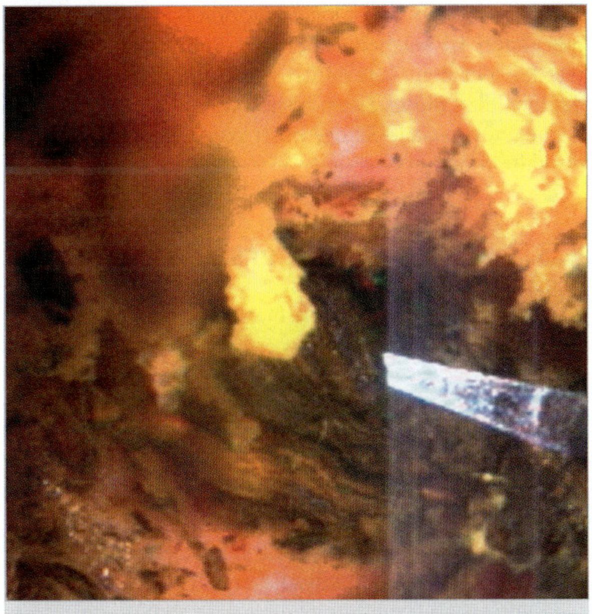

Abb. 8.24 Laserlithotripsie eines den Ductus choledochus ausmauernden Konkrements über ein perkutanes Cholangioskop.

nach 190 ns für eine automatische Reduktion der abgegebenen Energie auf 8 %, sodass keine Gewebstraumatisierung erfolgt. Der Erfolg dieser Methode liegt bei 85 %.

Die Glasfasersonde wird am besten unter Sicht über ein Cholangioskop (Mother-Baby-Technik) auf den Stein gebracht. Die transpapilläre Cholangioskopie ist mit verschiedenen Instrumenten möglich. Dabei wird das Gerät über einen liegenden Führungsdraht durch den Instrumentierkanal des Duodenoskops zunächst bis zum Albarranhebel vorgeschoben und dann mit vorsichtigem Druck unter endoskopisch/radiologischer Kontrolle in den Gallengang gebracht. Nach Entfernen des Führungsdrahtes wird die Lasersonde durch den Instrumentierkanal des Cholangioskops mit der Spitze bis zum Choledochusstein vorgeschoben.

Schwierig kann hier beim Verwenden dünner Cholangioskope die Passage der rigiden Glasfaserspitze im Bereich der durch den Albarranhebel verursachten Biegung sein. Durch ein Vorschieben des Cholangioskops lässt sich diese Biegung begradigen, sodass die Sonde dann weiter in den Ductus choledochus vorgeschoben werden kann.

Alternativ kann versucht werden, die Glasfaser mittels eines Ballonkatheters unter Durchleuchtungskontrolle zum Stein zu bringen, oder bei sehr großen Konkrementen über eine perkutane Cholangioskopie (▶ Abb. 8.24). Mit diesem Verfahren lässt sich unter hervorragenden Sichtverhältnissen meist eine vollständige Steindesintegration erreichen. Die Fragmente werden mit dem Cholangioskop über die Papille in das Duodenum geschoben und der Gallengang anschließend mit Kochsalzlösung so lange gespült, bis die Schleimhaut sichtbar frei von Konkrementresten ist.

Praxistipp

Bei längerem Spülen des Ductus choledochus sollte auf 36 °C erwärmte sterile Kochsalzlösung verwendet werden, um ein Auskühlen des Patienten zu vermeiden.

Extrakorporale Stoßwellenlithotripsie

Ist kein Laser vorhanden oder die Desintegration nicht erfolgreich, kann mittels extrakorporaler Stoßwellenlithotripsie (ESWL) eine Zerstörung des Steines versucht werden. Hierzu wird eine nasobiliäre Sonde gelegt, um während der Prozedur eine einfache radiologische Ortung des Konkrements zu ermöglichen. Das Vorgehen erfolgt in ausreichender Anästhesie (Allgemeinnarkose oder Epiduralanästhesie), damit der Patient während der Behandlung ganz ruhig liegt und der Stein nicht aus dem Fokus gerät. Die Ergebnisse sind besser, wenn das Konkrement von Flüssigkeit umgeben ist. Es werden 2600 – 5000 Schuss pro Sitzung gegeben. Nach der Applikation sollte in gleicher Sitzung versucht werden, die Fragmente endoskopisch zu entfernen.

Die Methode hat einen Erfolg von ca. 84% bei geringen Risiken. Allerdings muss ein Teil der Patienten (bis zu 18%) mehrfach behandelt werden [17, 52].

Elektrohydraulische Lithotripsie

Die elektrohydraulische Lithotripsie (EHL) wird unter direkter cholangioskopischer Sicht durchgeführt. Das Verfahren ist komplikationsarm und bei vorhandener Übung mit der Mother-Baby-Technik einfach durchzuführen. Wichtig ist, dass während der Entladungen genügend Flüssigkeit im Ductus choledochus ist. Der Desintegrationserfolg wird in einer größeren retrospektiven Untersuchung mit 96% angegeben. Etwa 25% der Patienten benötigen 2 oder mehr Sitzungen [1, 4]. Mit der EHL steht ein weiteres Verfahren zur Verfügung, mit dem die Cholangiolithiasis ohne operative Intervention erfolgreich behandelt werden kann [6].

Leitlinie

Leitlinie der DGVS [32]:
Bei Misslingen (auch unter Einsatz der mechanischen Lithotripsie) der endoskopischen oder perkutan-transhepatischen Steinextraktion sollten adjuvante Lithotripsieverfahren (extrakorporale Stoßwellenlithotripsie, ESWL), intrakorporale Laserlithotripsie oder elektrohydraulische Lithotripsie (EHL) eingesetzt werden (III, starker Konsens, C). Bei gleichzeitiger Cholezystolithiasis sollte die chirurgische Alternative früh erwogen werden (Ib, starker Konsens, A).

In einer Untersuchung von 125 Patienten mit Choledocholithiasis gelang bei 82% die primäre endoskopische Steinextraktion, 7% benötigten eine mechanische Lithotripsie, 2% ESWL, 5% eine cholangioskopisch geführte EHL und 4% wurden operiert.

Eine Systematik des Vorgehens bei Choledocholithiasis zeigt ▶ Abb. 8.25.

Stentimplantation

Anzahl und Größe der Konkremente können die vollständige Extraktion in einer Sitzung ebenso erschweren, wie Multimorbidität des Patienten.

Leitlinie

Leitlinie der DGVS [32]:
Bei Hochrisikopatienten mit endoskopisch nicht entfernbaren Gallengangssteinen ist als Primärversorgung die Einlage einer Endoprothese angezeigt (Ib, starker Konsens, A).

Um den Eingriff nicht unnötig zeitlich auszudehnen bzw. auch um kein zu hohes Risiko für den Patienten einzugehen, kann in solchen Fällen ein Plastikstent eingelegt werden, der den Galleabfluss gewährleistet. Es ist zu bedenken, dass dieser Stent, insbesondere bei zusätzlichem Vorliegen von Galle-Sludge obstruktionsgefährdet ist und deshalb in den ersten Tagen gewechselt werden sollte.

8.3.3 Notfälle und erschwerte Bedingungen

Eingeklemmter Papillenstein

Der eingeklemmte Papillenstein markiert einen endoskopischen Notfall, da er nicht nur mit heftigen Schmerzen, sondern häufig mit einer akuten Cholangitis und/oder Pankreatitis einhergeht. Die Dringlichkeit der Behandlung richtet sich nach der klinischen Symptomatik wie Schmerzen und Fieber sowie nach Laborwerten wie CRP, Leukozyten und Gerinnungsparametern. Die endoskopische Versorgung sollte in jedem Fall innerhalb der ersten 24 Stunden erfolgen.

Für die Diagnostik sind in erster Linie Ultraschall, Klinik und Labor maßgeblich, MRT, CT und Endosonografie je

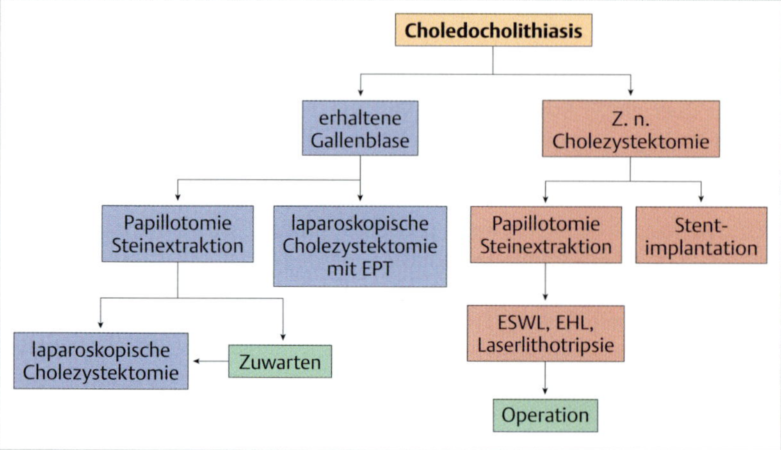

Abb. 8.25 Entscheidungsdiagramm zur Behandlung des komplizierten Choledochuskonkrements (nach [22]).

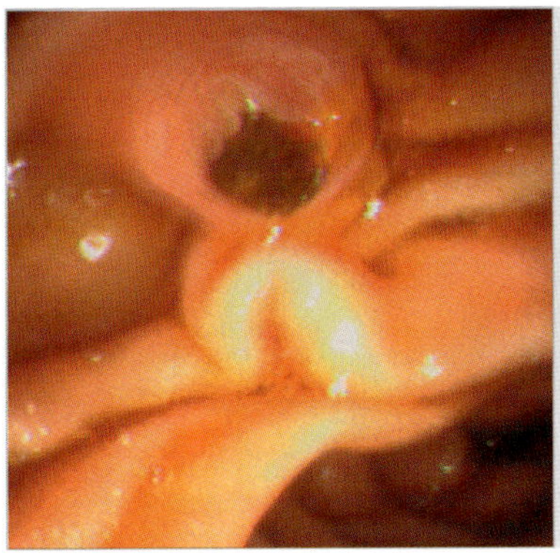

Abb. 8.26 Eingeklemmter Papillenstein.

nach Verfügbarkeit. Der eingeklemmte Papillenstein ist häufig eine endoskopische „Blickdiagnose" (▶ Abb. 8.26). Endoskopische Zeichen sind:

- im Porus papillae sichtbares Konkrement
- ballonierte Papille
- peripapillär sichtbares Konkrementmaterial
- eitriges Sekret aus der Papille

Leitlinie

Leitlinie der DGVS [32]:
Bei der biliären Pankreatitis mit Cholestase/Ikterus und/oder Zeichen einer Cholangitis ist eine ERC/Papillotomie mit Steinextraktion nach Maßgabe der klinischen Dringlichkeit so rasch wie möglich, bei Cholangitis innerhalb von 24 Stunden nach Aufnahme, indiziert (Ia, starker Konsens, A).

Verschiedene technische Vorgehensweisen sind bei einem eingeklemmten Papillenstein möglich. Im einfachsten Fall ist das im Ostium papillae festsitzende Konkrement gut darstellbar. Man wird versuchen, das Konkrement mit dem Papillotom in den Ductus choledochus zurückzuschieben, um dann eine Papillotomie auszuführen (▶ Abb. 8.27).

Ist die Papille mit dem Porus nach kaudal abgekippt, muss versucht werden, sie mit dem Papillotom anzuheben und zu kanülieren. Nach kleiner Papillotomie entleert sich das blockierende Konkrement spontan (▶ Abb. 8.28).

Gelingt das Einführen des Papillotoms in den Porus nicht, wird ein Spatelpapillotom eingesetzt. Die Schnittführung kann sowohl von kaudal nach proximal als auch in umgekehrter Richtung erfolgen. Wichtig ist, dass der Schnitt gut kontrolliert geführt wird, wobei in den meisten Fällen das Konkrement als Unterlage dient und vor einer Perforation schützt (s. DVD).

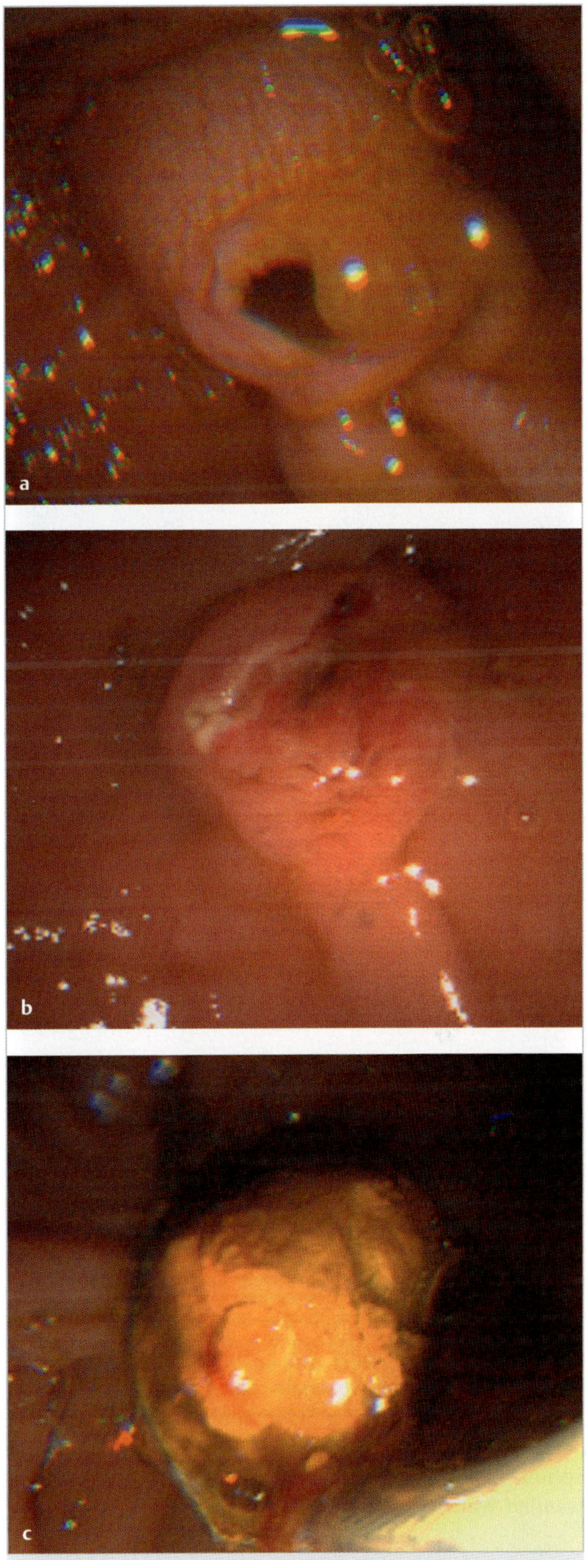

Abb. 8.27 a – c Der inkarzerierte Stein wurde mit dem Papillotom in den Ductus choledochus zurückgeschoben (a) und wird nach erfolgter Papillotomie (b) mit dem Dormiakorb entfernt (c).

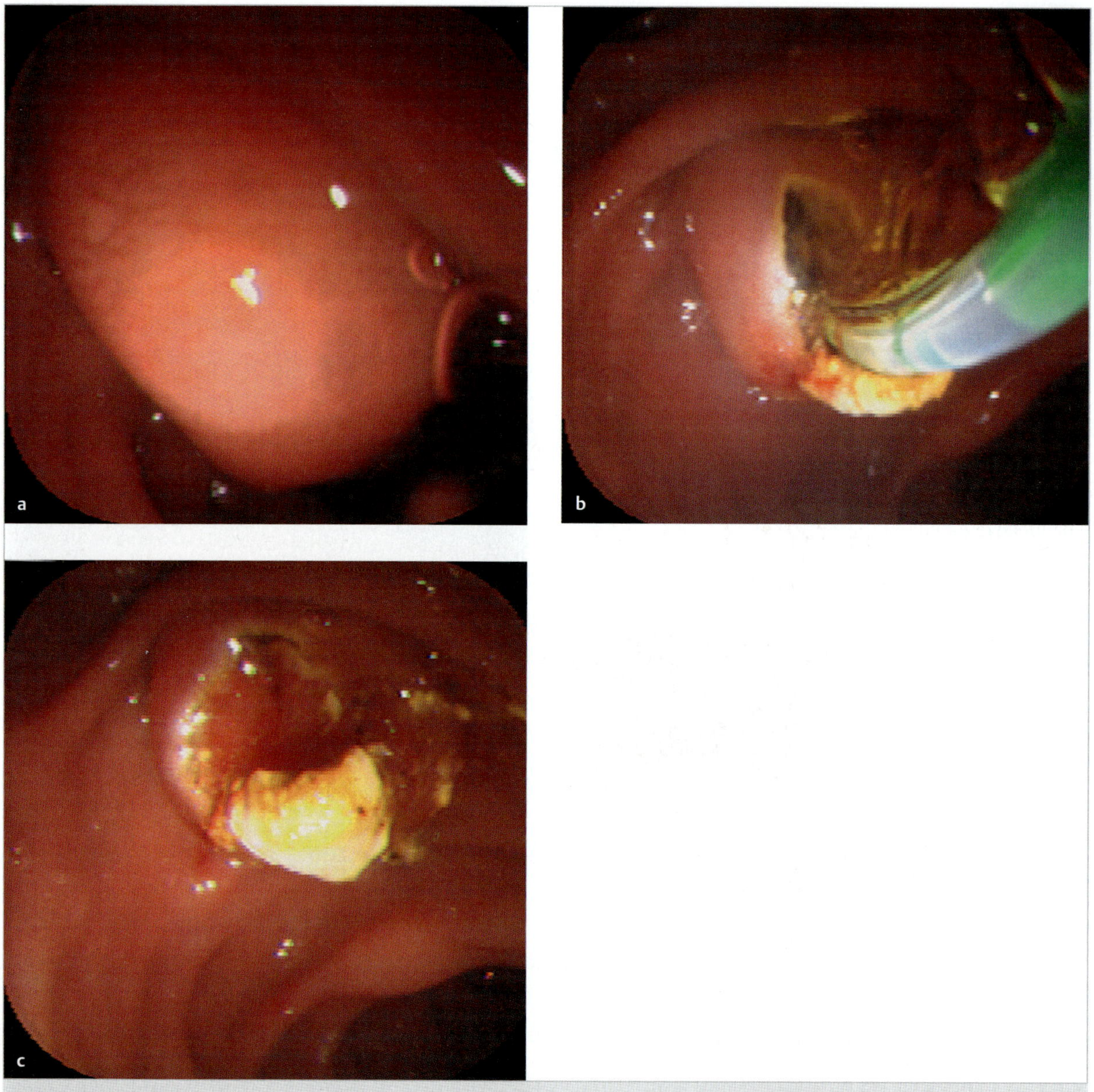

Abb. 8.28 a – c Der nach kaudal abgekippte Porus papillae (a), wird mit dem Sphinkterotom angehoben und eröffnet (b); das kleine Konkrement entleert sich spontan (c).

Bei einer kleinen Papille mit kleinem Konkrement versucht man mit dem Spatel in das Ostium einzufahren und zieht es dann bei der Stromapplikation mit dem Albarranhebel leicht nach kranial. Anschließend kann die Sphinkterotomie mit einem normalen Papillotom vervollständigt werden (▶ Abb. 8.29).

Leitlinie

Leitlinie der DGVS [32]:

Die (obstruktive) steinbedingte akute Cholangitis sollte so rasch wie möglich (bei septischen Zeichen notfallmäßig) durch endoskopische Beseitigung des Steines behandelt werden (Ib, starker Konsens, A). Eine antibiotische Begleittherapie ist angezeigt (Ib, starker Konsens, A). Gelingt die Steinentfernung nicht, muss eine nasobiliäre Sonde oder ein Stent eingelegt werden (IIb, starker Konsens, B). Falls das transduodenale Vorgehen misslingt, ist eine perkutane Drainage angezeigt (IIb, starker Konsens, B).

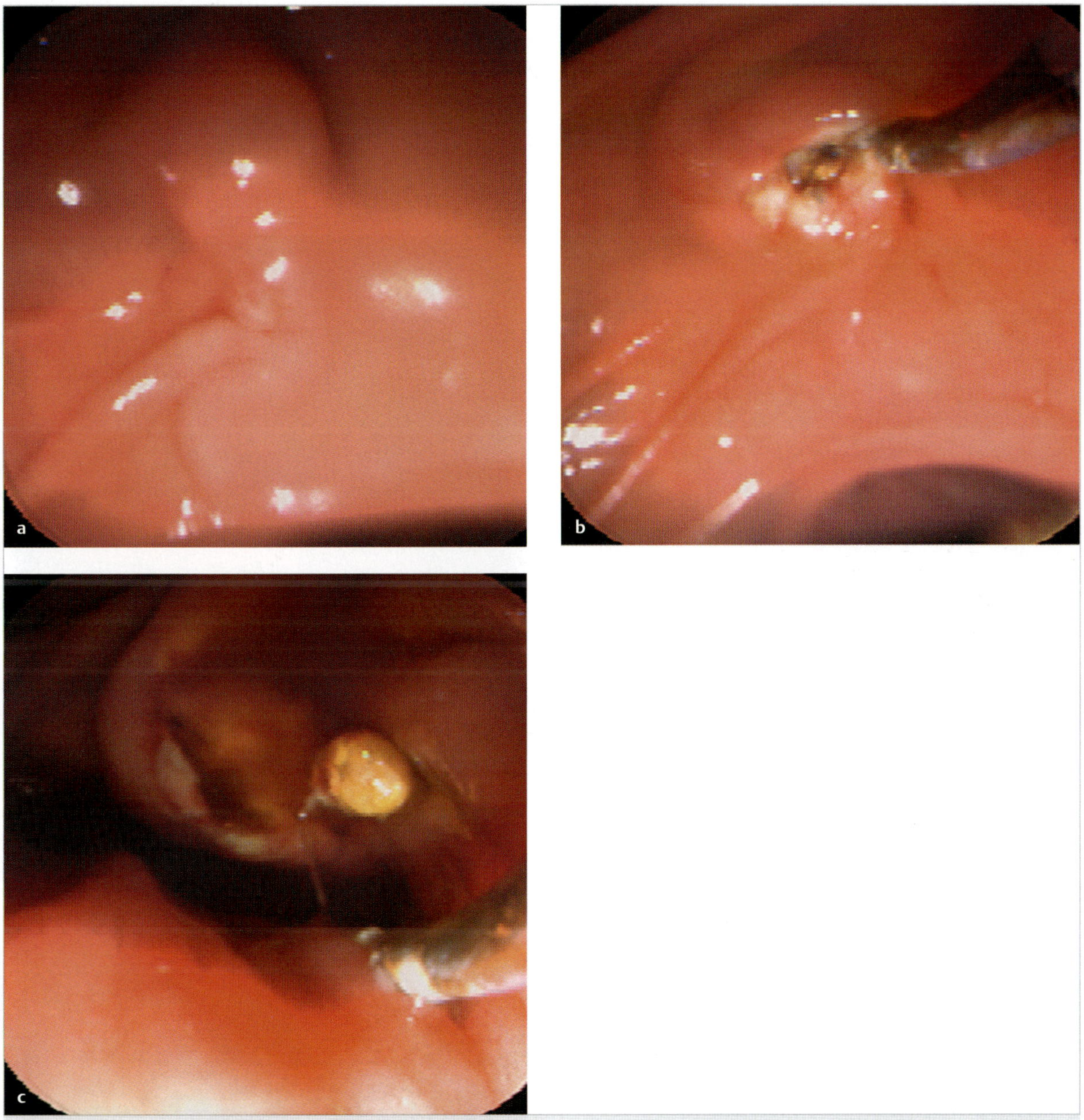

Abb. 8.29 a – c Kleine Papille mit okkludierendem Stein.
a Der Porus ist kaum erkennbar.
b Eröffnen der Papille mit dem Nadelmesser.
c Das Konkrement entleert sich spontan.

Nach erfolgreicher endoskopischer Gangsanierung ist bei guten Abflussverhältnissen eine Antibiotikabehandlung nicht in jedem Fall erforderlich. Bei der Entscheidung für eine Therapie müssen aber neben der anatomischen Situation am Gallengang auch die klinischen Parameter wie erhöhte Köpertemperatur, Leukozytose und CRP-Wert ebenso berücksichtigt werden wie mögliche Begleiterkrankungen des Patienten. Insbesondere wenn sich sichtbar eitrige Galle während der Prozedur entleert hat, sollte abschließend noch für einige Tage eine Gallenwegsdrainage gelegt werden. Ob man sich dabei für einen Plastikstent oder eine nasobiliäre Sonde entscheidet, ist der persönlichen Erfahrung überlassen. In der Literatur gelten die Verfahren als gleichwertig. Der Autor bevorzugt die nasobiliäre Sonde, auch wenn sie den Patienten zunächst etwas mehr belastet, da der Gallengang hiermit jederzeit unkompliziert sowohl bakteriologisch als auch bezüglich etwaiger Restkonkremente kontrolliert werden kann. Außerdem kann die Sonde für NaCl-Spülungen eingesetzt werden (s. u.). Die Entfernung ist dann ohne neuerliche Endoskopie möglich, was ein Vorteil für den Patienten ist.

Kasuistik

Ein 82-jähriger Patient kam mit den Zeichen des schmerzhaften Verschlussikterus. In der Vorgeschichte waren eine Cholezystektomie wegen Steinleidens und eine Billroth-II-Resektion bekannt. Die ERC wurde mit

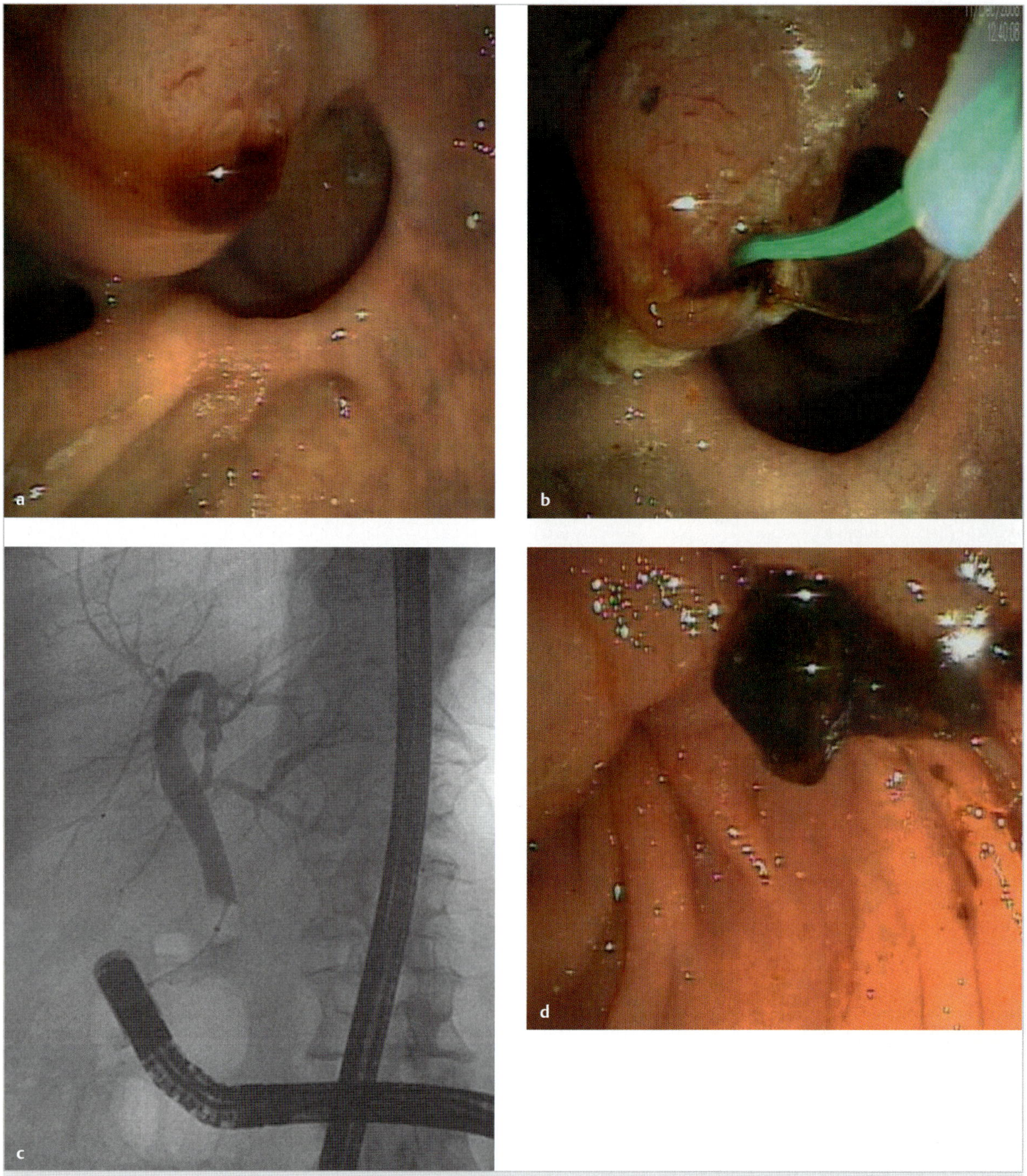

Abb. 8.30 a – d Papille im Billroth-II-Magen, zwischen Divertikeln gelegen (a). Eröffnung mit dem BII-Papillotom (b). Extraktion des Konkrements mit dem Ballonkatheter (c und d).

einem normalen Duodenoskop durchgeführt, wobei der Weg über die zuführende Schlinge gewählt wurde. Dabei fand sich eine zwischen 2 Duodenaldivertikeln gelegene ballonierte Papille. Es gelang die Sondierung und Eröffnung mit einem BII-Papillotom. Dabei wurde eine weite Papillotomie vermieden, um das Perforationsrisiko gering zu halten. Die Steinextraktion erfolgte mit einem Ballonkatheter (▶ Abb. 8.30).
Ist eine Intubation der Papille im Billroth-II-Magen nicht erfolgreich, so kommt auch hier das Nadelmesser zum Einsatz, wobei die veränderte Anatomie der Plica longitudinalis (von kranial nach kaudal) beachtet werden muss.

Hochbetagte Patienten

Die anatomischen Gegebenheiten von Duodenum und Papilla Vateri ändern sich auch im hohen Alter nicht ([60]), insofern entsprechen alle technischen Vorgehensweisen denen bei Patienten jüngeren Alters. Besonderheiten ergeben sich bezüglich der Belastbarkeit durch die Dauer des Eingriffs sowie die Sedierung. Oft reichen bereits 40 – 60 mg Propofol für eine gute Sedierung vollständig aus. Einer Untersuchung von Chong und Mitarbeitern an 103 über 80-jährigen Patienten zur Folge sind vorübergehende geringe Komplikationen auf die Sedierung zurückzuführen [11]. Die Mortalität wird durch die Grunderkrankung und nicht durch die Prozedur geprägt.

Es gibt keine allein durch das Lebensalter des Patienten begründete Kontraindikation gegen eine ERCP bzw. endoskopische Papillotomie.

Leitlinie

Leitlinie der DGVS [32]:
Altersgrenzen für die Papillotomie lassen sich nicht begründen (IIa, starker Konsens, A).

Mirizzi-Syndrom

Das Mirizzi-Syndrom ist als eine Kompression des Ductus choledochus durch einen Zystikusstein beschrieben.

Die Unterscheidung verschiedener Typen des Syndroms richtet sich danach, ob der Ductus cysticus obliteriert ist oder nicht, bzw. ob eine Fistel zum Ductus choledochus existiert (▶ Tab. 8.2).

Die Diagnose kann heute neben der ERC (s. DVD) auch durch die MRT oder Endosonografie gestellt werden. Differenzialdiagnostisch kommen neben Choledochuskonkrementen auch Malignome in Betracht [45].

Die Therapie erfolgt im Allgemeinen laparaskopisch oder bei starken Verwachsungen auch offen chirurgisch. Bei Patienten mit sehr hohem operativem Risiko kann auch versucht werden, das Problem mittels ESWL [7, 49] oder endoskopisch interventionell zu lösen (s. Kasuistik).

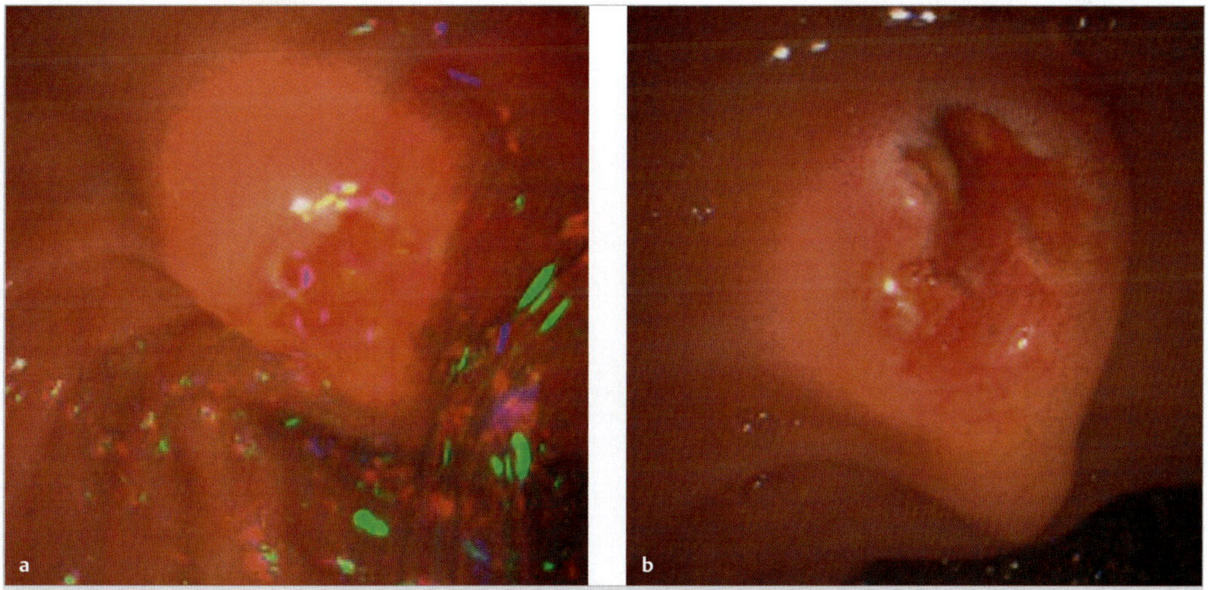

Abb. 8.31 a, b Papille einer 103-jährigen Patientin vor (a) und nach Papillotomie (b).

Tab. 8.2 Varianten des Mirizzi-Syndroms.

Ohne Fistel		**Mit Fistel**	
Typ	Ductus cysticus	Typ	Fistelgröße zum Choledochusdurchmesser
Ia	offen	II	< 33 %
Ib	obliteriert	III	33 – 66 %
		IV	> 66 %

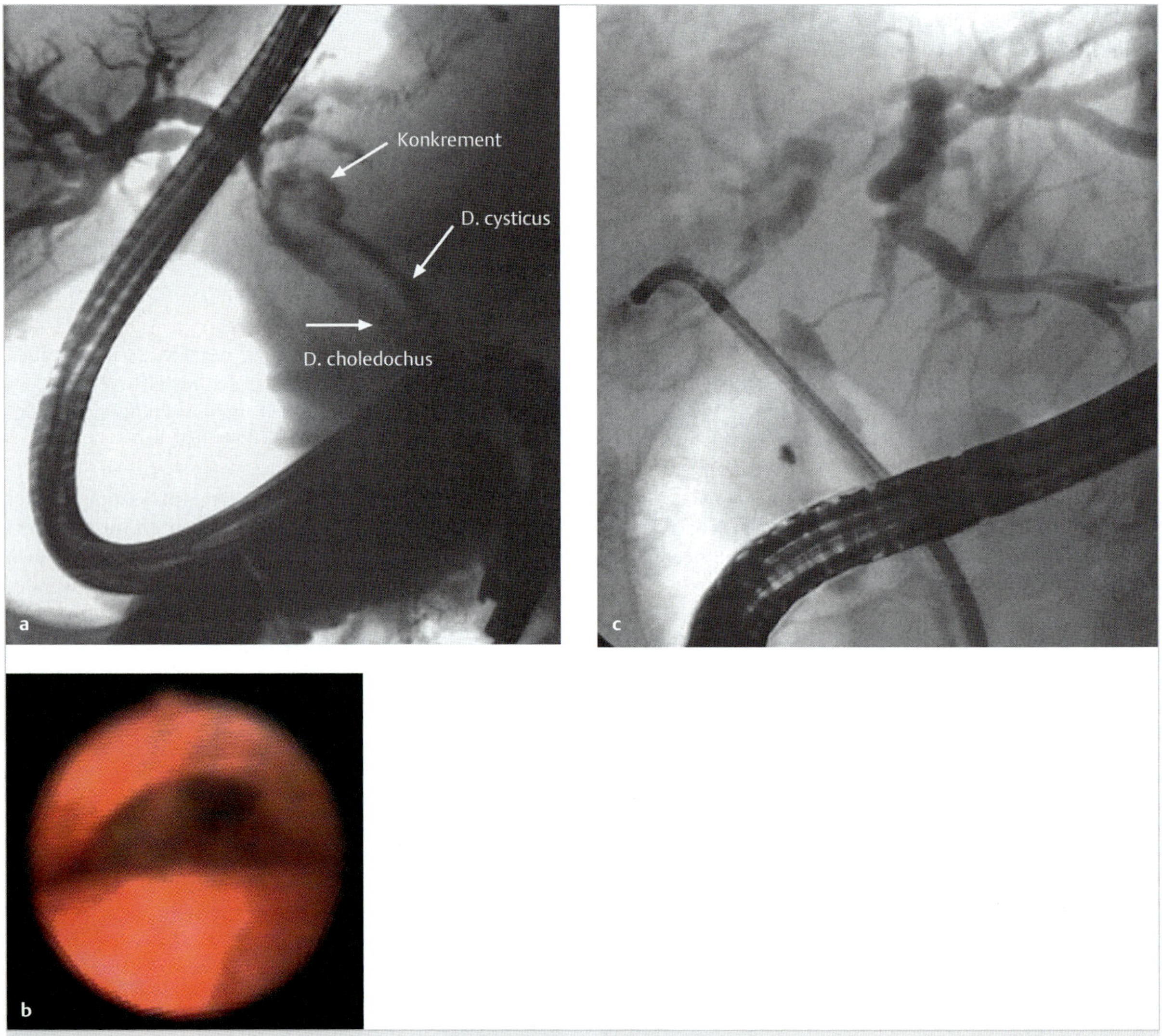

Abb. 8.32 a – c Mirizzi-Syndrom.
a Konkrement, das am Beginn eines langen Ductus cysticus inkarzeriert ist, mit Kompression des Ductus choledochus.
b Cholangioskopisch sieht man den imprimierten Ductus choledochus.
c Luxieren des Konkrements mit dem Cholangioskop in die Gallenblase hinein.

Kasuistik

Im hier dargestellten Fall eines Mirizzi-Syndroms vom Typ Ia führte ein unmittelbar am Beginn des Ductus cysticus festsitzendes Konkrement zu einer Kompression des Ductus choledochus, die cholangioskopisch dargestellt werden konnte (▶ Abb. 8.32). Über den präpapillär mündenden Ductus cysticus konnte der Stein mit dem Cholangioskop erreicht und in die Gallenblase zurück gestoßen werden. Danach war die Cholestasesymptomatik beseitigt und der Patient beschwerdefrei. Auf eine Operation konnte verzichtet werden.

Kasuistik

Bei einer 82-jährigen Patientin mit einem juxtapapillären Divertikel wurde ein Tonnenkonkrement im Ductus choledochus mittels ERC dargestellt. Da es nicht mit einem Korb einzufassen war, wurde es mittels Ballonkatheter in die Papille hineingezogen und dort mit Laserlithotripsie desintegriert (▶ Abb. 8.36 a, b). Da eine cholangioskopische Kontrolle noch reichlich Sludge zeigte, wurde anschließend eine nasobiliäre Sonde gelegt, über die 3 Tage kontinuierlich mit Kochsalzlösung gespült wurde. Der Ductus choledochus war anschließend frei von Sludge und die Patientin blieb dauerhaft frei von Steinrezidiven (▶ Abb. 8.36 c).

Der Frage, ob eine längerfristige Gabe von Antibiotika und/oder Ursodesoxycholsäure zur Rezidivprophylaxe einen Beitrag leisten können, wird in der Literatur keine größere Aufmerksamkeit gewidmet. Sie gilt allgemein als ineffizient [3, 12, 28].

Risikofaktoren für ein Steinrezidiv im Ductus choledochus sind:

- Vorliegen eines juxtapapillären Divertikels
- multiple Gangkonkremente
- Choledochusstenose

Fazit

Nach erfolgter endoskopischer Choledochusrevision sollte dem Patienten zur Cholezystektomie in einem möglichst kurzen Intervall (< 1 Woche) geraten werden.

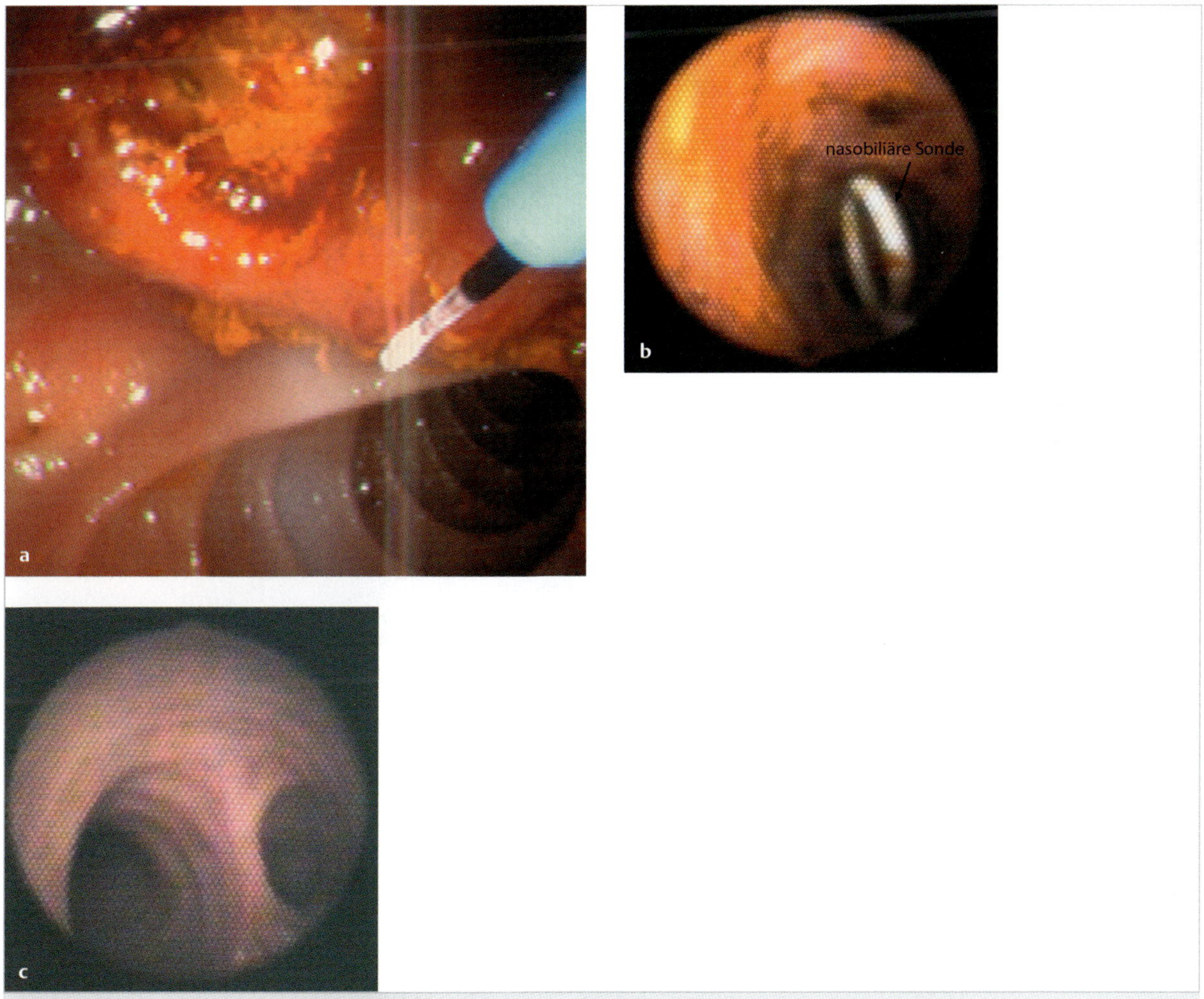

Abb. 8.36 a – c Tonnenkonkrement im Ductus choledochus.
a Das mit dem Ballonkatheter in die Papille gezogene Konkrement wird mit Laserlithotripsie desintegriert.
b Legen einer nasobiliären Sonde in den mit Sludge ausgekleideten Ductus choledochus.
c NaCl-Spülungen bis zur vollständigen Sludge-Freiheit.

Aufgrund der niedrigeren Komplikationsraten gibt es einen erkennbaren Trend zur einzeitigen Versorgung (laparaskopische Cholezystektomie und ERC in Rendezvous-Technik) bei Patienten mit Cholezysto-Choledocholithiasis.

8.3.5 Sonderfälle

Gallensteinperforation

Gallenblasensteine und Gallengangssteine können in benachbarte Organstrukturen perforieren bzw. migrieren oder auch in die freie Bauchhöhle perforieren. So sind neben dem am häufigsten bekannten Dünndarmileus auch Perforationen in den Thorax, den Magen oder auch das Kolon beschrieben. In den allermeisten Fällen dürfte die gastroenterologische Endoskopie lediglich bei der Diagnostik zur Anwendung kommen. Nur in Einzelfällen gibt es auch therapeutische Optionen [10, 36, 54].

Fistel

Kasuistik

Der Patient hat vor 30 Jahren eine Cholezystektomie bei eitriger Cholezystitis erfahren. Seit 3 Jahren leidet er zunehmend an Oberbauchbeschwerden rechts. Nach dem Ultraschallbefund bestand Verdacht auf Cholezystolithiasis. Die Koloskopie ergab Hinweise auf eine biliokolische Fistel in der rechten Flexur. Bei der ERC bestätigte sich eine biliokolische Fistel mit großem Konkrement im Ductus cysticus – mutmaßlich der Gallenblase. Ein Versuch, das Konkrement über die Fistelöffnung in der rechten Kolonflexur zu bergen, scheiterte daran, dass es nicht gelang, in dem Fistelgang ein Dormiakörbchen zu entfalten. Deshalb wurde die Fistel operativ reseziert (▶ Abb. 8.37).

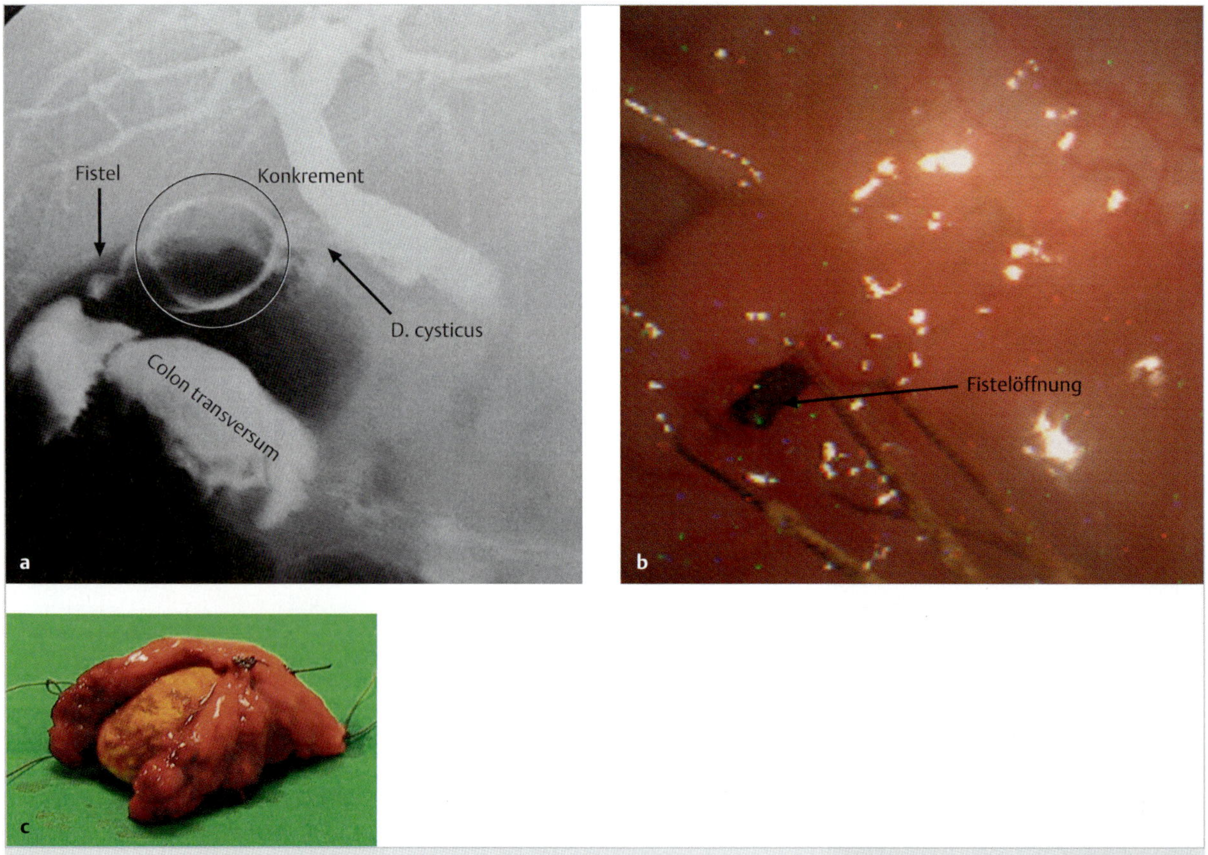

Abb. 8.37 a – c Biliokolische Fistel in der rechten Kolonflexur.
a Radiologischer Befund.
b Koloskopischer Befund.
c Resektat mit Konkrement.

Bouveret-Syndrom (Magenausgangsstenose – Ileus)

Auch wenn seit der Erstbeschreibung durch Leon Bouveret 1896 nur gut 200 Fälle beschrieben wurden, scheint das Syndrom im klinischen Alltag doch deutlich häufiger vorzukommen. Es wird überwiegend bei hochbetagten Patienten beobachtet. Die Mortalität wird mit bis zu 25% angegeben. Die Behandlung des Gallensteinileus erfolgt in der Regel operativ. Dennoch kann bei dieser Risikogruppe in Einzelfällen ein rein endoskopisches Vorgehen ausreichend und komplikationsärmer sein [13, 18, 35, 37, 40].

Kasuistik

Die Patientin kam mit Verdacht auf ein perforiertes Ulcus duodeni unmittelbar aus einer gastroenterologischen Praxis, wo sie wegen anhaltender Oberbauchbeschwerden gastroskopiert worden war. Auf der Fahrt ins Klinikum hatte sie noch einmal heftige Koliken – bei der Aufnahme war die Patientin jedoch weitgehend beschwerdefrei. Die Röntgen-Abdomen-Übersichtsaufnahme zeigte das typische Bild des Gallensteinileus mit Aerobilie in Gallenwegen und Gallenblase sowie distalem Dünndarmileus (▶ Abb. 8.38 a). In der erneuten Gastroskopie zeigte sich ein Zustand nach frischer Steinperforation im Duodenum (▶ Abb. 8.38 b). Im Magen lag ein Tonnenkonkrement, das bei dem Versuch, es peroral zu entfernen, in der Cardia oesophagei einklemmte (▶ Abb. 8.38 c), sodass eine mechanische Lithotripsie im Magen erfolgte (▶ Abb. 8.38 d). Koloskopisch wurde als Ursache des Ileus ein Stein in der Valvula Bauhini erkannt, der in das Zökum luxiert werden konnte (▶ Abb. 8.38 e). Die betagte Patientin wurde 3 Tage nach der Aufnahme beschwerdefrei ohne Entzündungszeichen wieder entlassen. Auf eine Cholezystektomie wurde erfolgreich verzichtet.

Kasuistik

Die 86-jährige Patientin stellte sich mit Oberbauchschmerzen und postprandialem Erbrechen vor. In der Ösophagogastroduodenoskopie zeigte sich eine Magenausgangsstenose, verursacht durch ein im Pylorus impaktiertes Konkrement. Der Stein war so groß, dass mehrfache Versuche, ihn mit einem Dormiakorb zu bergen, misslangen. Beim Versuch der Laserlithotripsie dislozierte er schließlich nach distal, sodass er nicht mehr eingefangen werden konnte. Nach 24 Stunden entwickelte sich ein Ileus, der durch das im Ileum impaktierte Konkrement verursacht war (▶ Abb. 8.39) (s. DVD). Der Stein musste operativ entfernt werden.

Sump-Syndrom

Das Sump-Syndrom, auch Schlammfang genannt, wird heute immer seltener beobachtet (s. DVD). Es ist die Folge der vor mehr als 30 Jahren relativ häufig durchgeführten intraoperativen Papillenplastik, bei der der Operateur mit dem Bougierungsstab öfter 1 – 2 cm proximal des Porus papillae in das Duodenum perforierte. Da dieser Bereich im intramural verlaufenden Anteil des Ductus choledochus liegt, blieb diese Perforation zunächst folgenlos. In dem dadurch entstandenen „sump" aber konnten sich Sludge oder auch kleine Konkremente sammeln, die entsprechende Symptome wie Cholestase, Cholangitis, Pankreatitis oder Gallengangsobstruktion verursachten [24], wobei letztere wegen des ungehinderten Galleabflusses eher selten ist. Auf die Diagnose kann zusammen mit der Vorgeschichte eine Aerobilie hinweisen. Duodenoskopie und ERC sichern die Vermutung.

Die Therapie besteht in der Papillotomie, bei der die Schleimhautbrücke zwischen Papillenplastik und Papille durchtrennt wird. Da das Sump-Syndrom oft mit einem schwer intubierbaren Gallengang einhergeht, kann die Durchtrennung auch mit dem Spatelpapillotom von kranial nach kaudal erfolgen.

Eine Variante des Sump-Syndroms kann nach Choledochoduodenostomie auftreten. Da hier der Abstand zwischen Porus papillae und Anastomose deutlich größer ist, kann die Brücke nicht komplett durchtrennt werden. In diesem Fall ist zur Beseitigung des Sump eine reguläre Papillotomie die Methode der Wahl. Es sollte allerdings vorher geklärt werden, ob hier tatsächlich ein Schlammfang vorliegt. Die breite Verbindung einer Choledochoduodenostomie kann auch für eine chronische Cholangitis verantwortlich sein [57].

In der Literatur wird über Einzelfälle berichtet, bei denen eine zu weite Öffnung endoskopisch erfolgreich mit einem eigentlich in der invasiven Kardiologie gebräuchlichen System zum Verschluss eines Septumdefekts behandelt wurden [16].

Hämobilie

Blutungen in die Gallenwege mit Blut- oder Koagelabgang aus der Papille sind ein seltenes Ereignis und ihre Ursachen vielseitig (▶ Tab. 8.4). Die häufigsten Symptome dabei sind abdominelle Schmerzen, Ikterus und Mälena.

In der Diagnostik ist nach Ultraschall und Computertomografie die ERC frühzeitig einzusetzen, da mit dieser Methode eine Blutstillung durchgeführt werden könnte, auch wenn die Möglichkeiten begrenzt sind. Iatrogene Blutungen aus dem Papillenbereich können durch einen Clip oder Unterspritzen gestillt werden. Bei einer postinterventionellen Blutung, etwa nach einer Steinextraktion

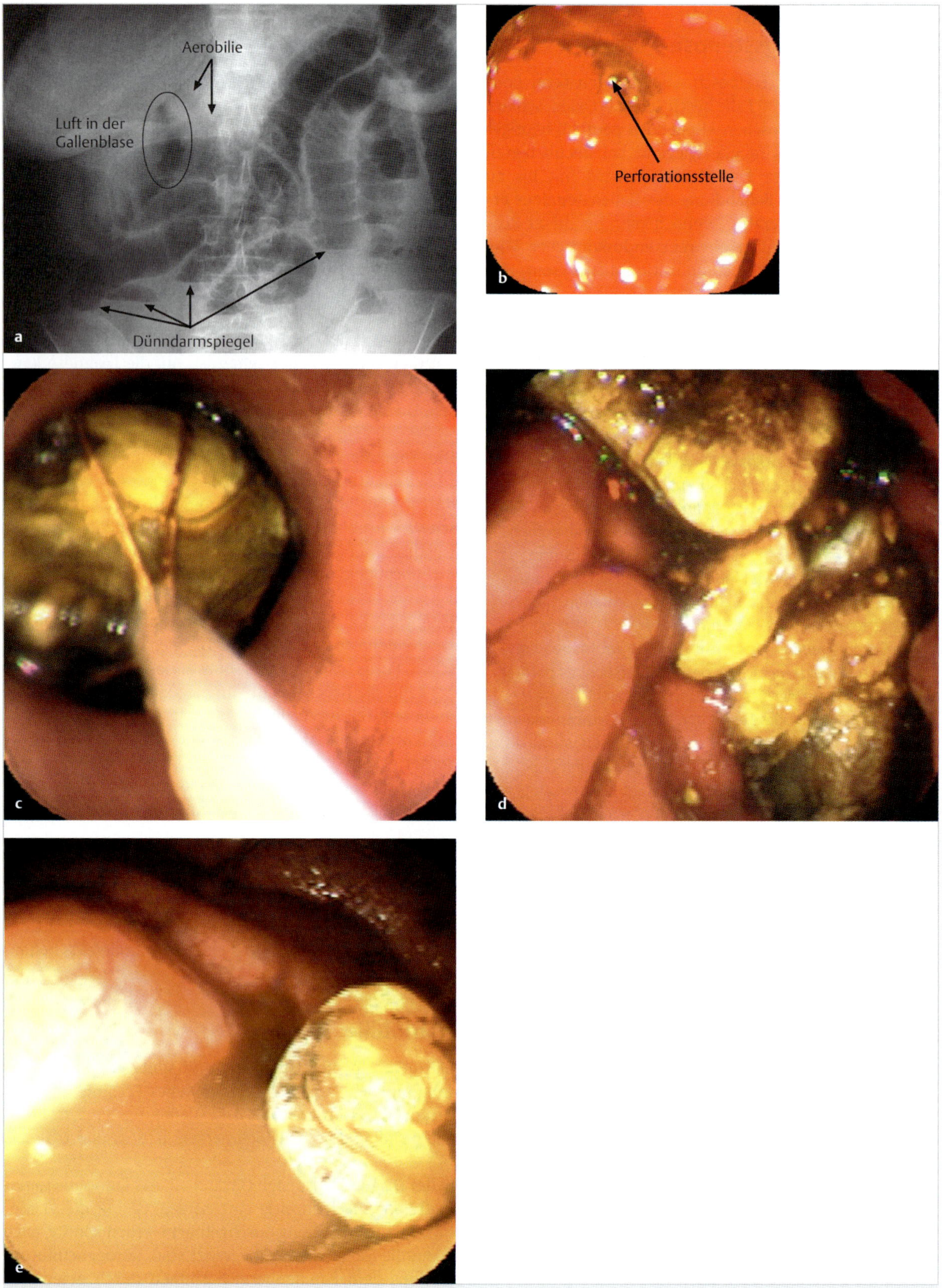

Abb. 8.38 a – e Gallensteinileus.
a Radiologischer Befund: Dünndarmileus mit Aerobilie.
b Perforationsstelle im Bulbus duodeni.
c Steineinklemmung in der Kardia beim endoskopischen Extraktionsversuch.
d Fragmente im Magen nach mechanischer Lithotripsie.
e Konkrement im Zökum nach endoskopischer Lösung aus der Valvula Bauhini.

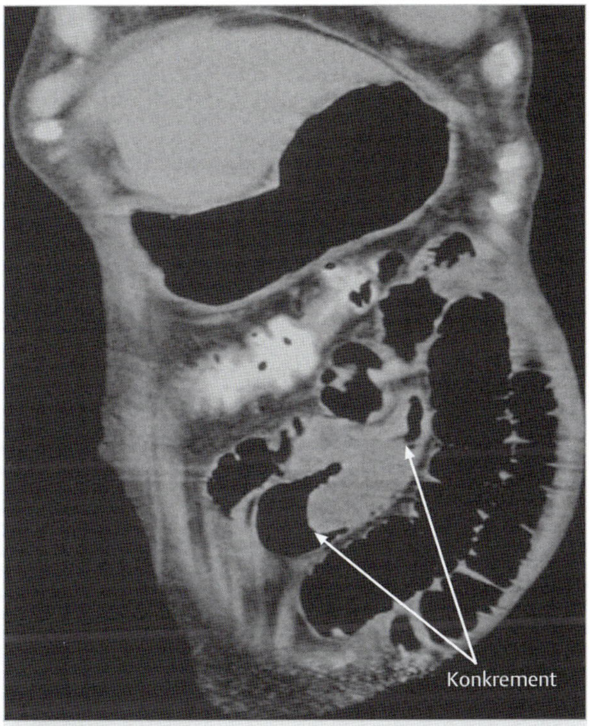

Abb. 8.39 Dünndarmileus bei Tonnenkonkrement (Computertomografie).

Tab. 8.4 Ursachen für eine Hämobilie.

Ursachen für Hämobilie
• Neoplasien • Cholezystitis • Pankreatitis • iatrogen • posttraumatisch • infektiös

oder Dilatation einer Stenose, kann eine nasobiliäre Sonde zur Verlaufskontrolle eingelegt werden. Ist eine Kompression notwendig, so sollte versucht werden, die Blutung mit einem voll ummantelten, wieder extrahierbaren Metallstent zu stoppen. Bei einer Tumorblutung in einer palliativen Situation kann auch ein nicht ummantelter Stent ausreichen (s. Kap. 8.5). Voraussetzung ist, dass die Blutungsquelle mit einem Stent erreichbar ist. Häufig sistieren Hämobilien allerdings auch spontan (▶ Abb. 8.40). Blutungen bei Cholezystitis (▶ Abb. 8.41) bedürfen der Cholezystektomie [42] ebenso wie Blutungen aus Zysten der Bauchspeicheldrüse (s. Haemosuccus pancreaticus, S. 233).

Blutungen nach Interventionen an der Leber, wie beispielsweise Leberpunktionen, sistieren meist spontan

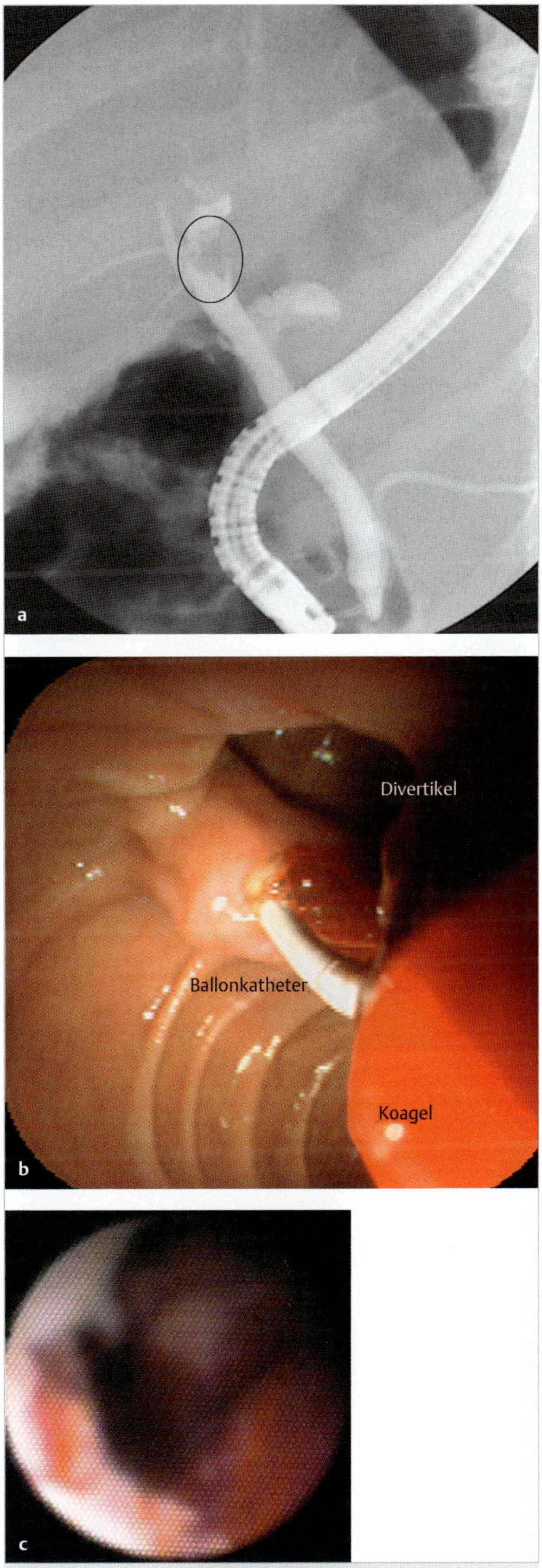

Abb. 8.40 a – c Hämobilie bei Metastase im Leberhilus.
a Zentrale Kontrastmittelaussparung.
b Ein Blutkoagel wird mit dem Ballonkatheter herausgezogen.
c Cholangioskopischer Aspekt.

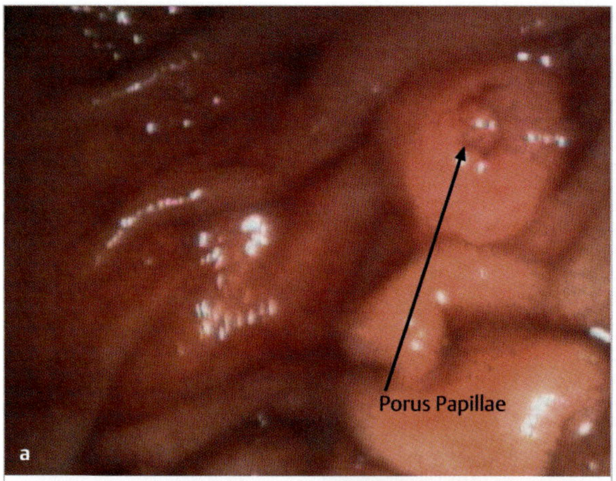

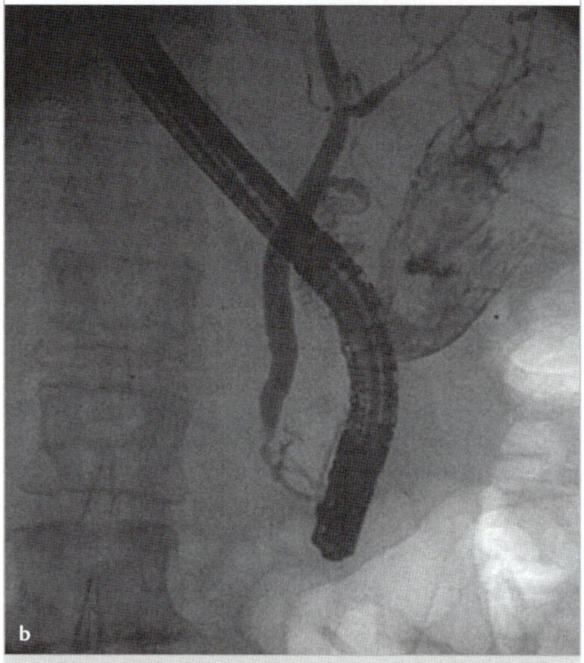

Abb. 8.41 a, b Hämobilie bei Cholezystitis.
a Aus der Papille sickerndes Blut.
b Radiologischer Befund der hämorrhagisch nekrotisierenden Cholezystitis.

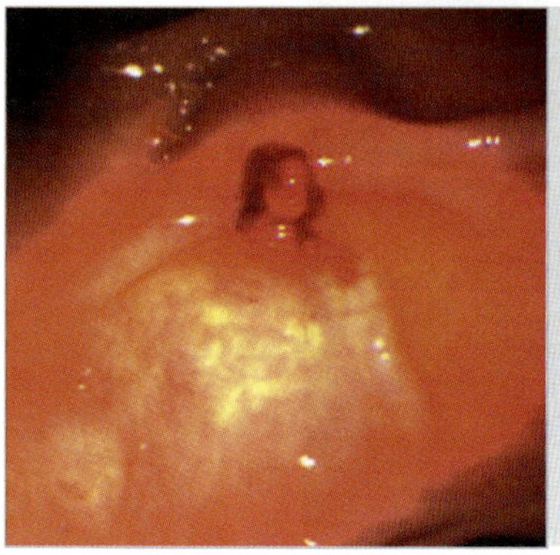

Abb. 8.42 Passagere Hämobilie nach Leberpunktion.

Tab. 8.5 Parasiten, die zu biliären Komplikationen führen.

Intrabiliäre Parasiten
• Ascaris lumbricoides • Clonorchis sinensis • Opistorchis viverrini • Echinococcus granulosus

(▶ Abb. 8.42), können aber auch radiologisch interventionell durch Coiling gestoppt werden [9].

Selten ist nach Cholezystektomie ein arterielles Pseudoaneurysma zu beobachten, das zu einer Hämobilie führen kann (▶ Abb. 8.55, S. 189). Hier kann eine Angiografie Diagnose und mittels Coiling auch Therapie zugleich sein [39].

Parasiten

Parasitäre Erkrankungen der Gallenwege sind in unseren Breiten sehr seltene Ereignisse. Am häufigsten ist ein Befall mit Ascaris lumbricoides (▶ Tab. 8.5). Die Spulwürmer besiedeln den Gastrointestinaltrakt und können auch in den Gallengang wandern und dort sowohl einen Ikterus als auch eine Pankreatitis verursachen [8, 21]. Die Diagnose erfolgt mittels Ultraschall, Endosonografie oder ERC. Die Therapie der Wahl ist die endoskopische Extraktion, wobei anschließend eine medikamentöse Gabe von Albendazol empfohlen wird.

Der parasitäre Befall mit den Leberegeln Clonorchis sinensis oder Opistorchis viverrini wird überwiegend in Ostasien beobachtet. Die Bedeutung liegt insbesondere in dem Risiko für das Auftreten eines intrahepatischen Cholangiokarzinoms. Die Therapie besteht in der endoskopischen Ausräumung etwaiger Konkremente sowie der Gabe von Albendazol.

Der auch in Mitteleuropa vorkommende Echinococcus granulosus (Hundebandwurm) befällt ebenfalls die Leber, wo er Zysten bildet. Diese können gelegentlich in den Gallengang rupturieren und ein akutes Krankheitsbild mit Verschlussikterus hervorrufen. Die Therapie der Wahl ist die endoskopische Ausräumung (▶ Abb. 8.43) und die anschließende Behandlung mit Albendazol.

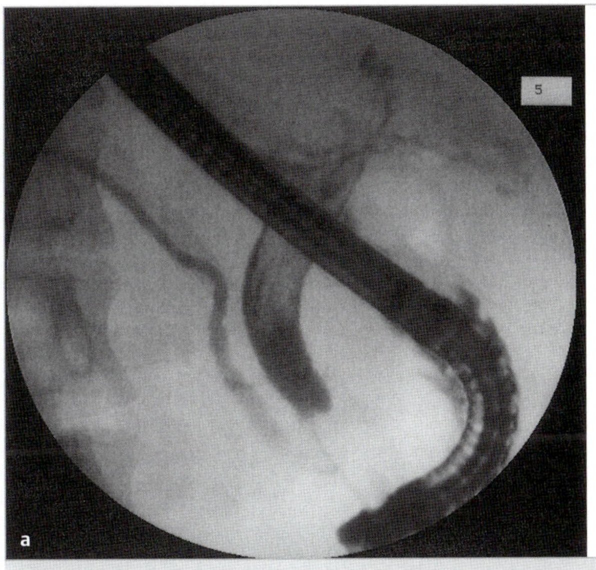

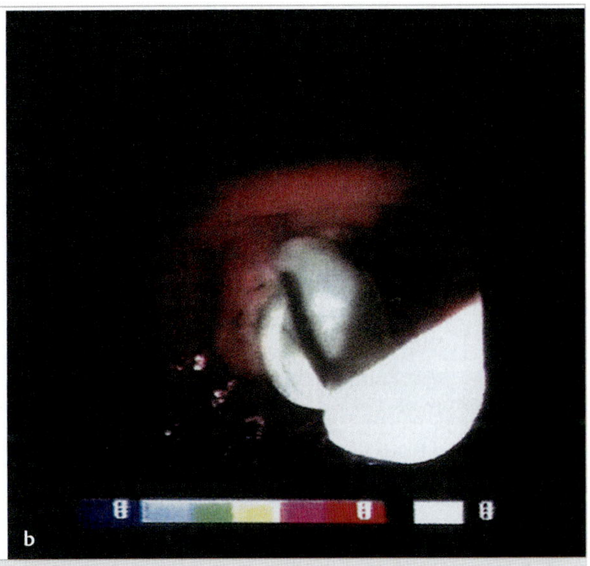

Abb. 8.43 a, b Extraktion einer Echinokokkus-Zystenmembran [21].
a Endoskopischer Aspekt.
b Radiologischer Befund.

Literatur

[1] Adamek HE, Maier M, Jakobs R et al. Management of retained bile duct stones: a prospective open trial comparing extracorporeal and intracorporeal lithotripsy. Gastrointest Endosc 1996; 44: 40 – 47

[2] Akcakaya A, Ozkan OV, Bas G et al. Mechanical lithotripsy and/or stenting in management of difficult common bile duct stones. Hepatobiliary Pancreat Dis Int 2009; 8: 524 – 528

[3] Ang TL, Fock KM, Teo EK et al. An audit of the outcome of long-term biliary stenting in the treatment of common bile duct stones in a general hospital. J Gastroenterol 2006; 41: 765 – 771

[4] Arya N, Nelles SE, Haber GB et al. Electrohydraulic lithotripsy in 111 patients: a safe and effective therapy for difficult bile duct stones. Am J Gastroenterol 2004; 99: 2330 – 2334

[5] Attasanaranya S., Cheon YK, Vittal H et al. Large diameter biliary orifice ballon dilatation to aid in endoscopic bile duct stone removal: a multicenter series. Gastrointest Endosc 2008 Jun; 67(7): 1046 – 52

[6] Attila T, May GR, Kortan P. Nonsurgical management of an impacted mechanical lithotriptor with fractured traction wires: endoscopic intracorporeal electrohydraulic shock wave lithotripsy followed by extra-endoscopic mechanical lithotripsy. Can J Gastroenterol 2008; 22: 699 – 702

[7] Benninger J, Rabenstein T, Farnbacher M et al. Extracorporeal shockwave lithotripsy of gallstones in cystic duct remnants and Mirizzi syndrome. Gastrointest Endosc 2004; 60: 454 – 459

[8] Catalano OA, Sahani DV, Forcione DG et al. Biliary infections: spectrum of imaging findings and management. Radiographics 2009; 29: 2059 – 2080

[9] Chin MW, Enns R. Hemobilia. Arch Surg 2010; 145: 202 – 204

[10] Chong VH, Lim KS, Mathew VV. Spontaneous gallbladder perforation, pericholecystic abscess and cholecystoduodenal fistula as the first manifestations of gallstone disease. Hepatobiliary Pancreat Dis Int 2009; 8: 212 – 214

[11] Chong VH, Yim HB, Lim CC. Endoscopic retrograde cholangiopancreatography in the elderly: outcomes, safety and complications. Singapore Med J 2005; 46: 621 – 626

[12] Christoforidis E, Mantzoros I, Goulimaris I et al. Endoscopic management strategies in relation to the severity of acute cholangitis. Surg Laparosc Endosc Percutan Tech 2006; 16: 325 – 329

[13] Crespo Pérez L, Angueira Lapeña T, Defarges Pons V et al. A rare cause of gastric outlet obstruction: Bouveret's syndrome. Gastroenterol Hepatol 2008; 31: 646 – 6451

[14] Draganov PV, Forsmark CE. Prospective evaluation of adverse reactions to iodine-containing contrast media after ERCP. Gastrointest Endosc 2008 Dec; 68(6): 1098 – 101.

[15] Durakbasa CU, Balik E, Yamaner S. Diagnostic and therapeutic endoscopic retrograde cholangiopancreatography (ERCP) in children and adolescents: experience in a single institution. Eur J Pediatr Surg 2008; 18: 241 – 244

[16] Ell C, Boosfeld C, Henrich R et al. Endoscopic treatment of the "sump syndrome" after choledochoduodenostomy: a new technique using an amplatzer septal occluder. Z Gastroenterol 2006; 44: 1231 – 1235

[17] Ellis RD, Jenkins AP, Thompson RP et al. Clearance of refractory bile duct stones with extracorporeal shockwave lithotripsy. Gut 2000; 47: 728 – 731

[18] Engelberger S, Kollmar O, Schilling MK et al. Cholecystocolonic fistula prevents upper intestinal obstruction by a large gallstone after perforation into the duodenum. Langenbecks Arch Surg 2010; 395: 95 – 97

[19] Froehlich F. Intraoperative rendezvous endoscopic retrograde cholangiopancreatography for choledocholithiasis: what about big stones? Endoscopy 2007; 39: 174

[20] García-Cano J, Arana LT, Ayllón CJ et al. Biliary sphincterotomy dilation for the extraction of difficult common bile duct stones. Rev Esp Enferm Dig 2009; 101: 541 – 545

[21] Greulich T, Kohler B. Obstructive jaundice cused by spontaneous rupture of an Echinococcus granulosus cyst into the bile duct system. Z Gastroenterol 2000; 38: 301 – 306

[22] Hagenmüller F, Schwacha H. Diagnostic procedures and endoscopic measures for bile duct stones. Baillieres Clin Gastroenterol 1992; 6: 785 – 798

[23] Harris HW, Davis BR, Vitale GC. Cholecystectomy after endoscopic sphincterotomy for common bile duct stones: is surgery necessary? Surg Innov 2005; 12: 187 – 194

[24] Hawes DR, Pelsang RE, Janda RC et al. Imaging of the biliary sump syndrome. Am J Roentgenol 1992; 158: 315 – 319

[25] Heo JH, Kang DH, Jung HJ, Kwon DS, An JK, Kim BS, Suh KD, Lee SY, Lee JH, Kim GH, Kim TO, Heo J, Song GA, Cho M. Endoscopic sphincterotomy plus large-balloon dilation versus endoscopic sphincterotomy for

removal of bile-duct stones. Gastointest Endosc. 2007 Oct; 66(4): 720 - 6
[26] Hochberger J, Bayer J, May A et al. Laser lithotripsy of difficult bile duct stones: results in 60 patients using a rhodamine 6G dye laser with optical stone tissue detection system. Gut 1998; 43: 823 - 829
[27] Ito Y, Tsujino T, Togawa O et al. Endoscopic papillary balloon dilation for the management of bile duct stones in patients 85 years of age and older. Gastrointest Endosc 2008; 68: 477 - 482
[28] Katsinelos P, Kountouras J, Chatzimavroudis G et al. Combined endoscopic and ursodeoxycholic acid treatment of biliary cast syndrome in a non-transplant patient. World J Gastroenterol 2008; 14: 5223 - 5225
[29] Kharbutli B, Velanovich V. Management of preoperatively suspected choledocholithiasis: a decision analysis. J Gastrointest Surg 2008; 12: 1973 - 1980
[30] Kim HG, Cheon YK, Cho YD et al. Small sphincterotomy combined with endoscopic papillary large balloon dilation versus sphincterotomy. World J Gastroenterol 2009; 15: 4298 - 4304
[31] Lai KH, Lo GH, Lin CK et al. Do patients with recurrent choledocholithiasis after endoscopic sphincterotomy benefit from regular follow-up? Gastrointest Endosc 2002; 55: 523 - 526
[32] Lammert F, Neubrand MW, Bittner B et al. für die Teilnehmer der Konsensuskonferenz. S 3-Leitlinie der Deutschen Gesellschaft für Verdauungs- und Stoffwechselkrankheiten und der Deutschen Gesellschaft für Viszeralchirurgie zur Diagnostik und Behandlung von Gallensteinen. AWMF-Register-Nr. 021/008. Gastrointest Endosc 2010; 72: 1317 - 1319
[33] Lee JK, Lee SH, Kang BK et al. Is it necessary to insert a nasobiliary drainage tube routinely after endoscopic clearance of the common bile duct in patients with choledocholithiasis-induced cholangitis? A prospective, randomized trial. Gastrointest Endosc 2010; 71: 105 - 110
[34] Li KW, Zhang XW, Ding J et al. A prospective study of the efficacy of endoscopic biliary stenting on common bile duct stones. J Dig Dis 2009; 10: 328 - 331
[35] Maiss J, Hochberger J, Hahn EG et al. frequency doubled doublepulse Nd:YAG laser (FREDDY). Scand J Gastroenterol 2004; 39: 791 - 794
[36] Martin-Cuesta L, Marco de Lucas E, Pellon R et al. Migrating intrathoracic gallstone: imaging findings. J Thorac Imaging 2008; 23: 272 - 274
[37] Masannat YA, Caplin S, Brown T. A rare complication of a common disease: Bouveret syndrome, a case report. World J Gastroenterol 2006; 12: 2620 - 2621
[38] McAlister VC, Davenport E, Renouf E. Cholecystectomy deferral in patients with endoscopic sphincterotomy. Cochrane Database Syst Rev 2007; (4): CD 006 233
[39] Moses V, Keshava SN, Wann VC et al. Cystic artery pseudoaneurysm after laparoscopic cholecystectomy presenting as haemobilia: a case report. Trop Gastroenterol 2008; 29: 107 - 109
[40] Mullady DK, Ahmad J. Clinical challenges and images in GI. Gallstone impacted in duodenum causing gastric outlet obstruction (Bouveret syndrome). Gastroenterology 2007; 133: 1075, 1394
[41] Ohashi A, Tamada K, Wada S et al. Risk factors for recurrent bile duct stones after endoscopic papillary balloon dilation: long-term follow-up study. Dig Endosc 2009; 21: 73 - 77
[42] Parekh J, Corvera CU. Hemorrhagic cholecystitis. Arch Surg 2010; 145: 202 - 204
[43] Pezzolla A, Lattarulo S, De Luca GM et al. Management of intrahepatic biliary lithiasis after pancreatic cancer surgery. Chir Ital 2008; 60: 843 - 848
[44] Pierce RA, Jonnalagadda S, Spitler J et al. Incidence of residual choledocholithiasis detected by intraoperative cholangiography at the time of laparoscopic cholecystectomy in patients having undergone preoperative ERCP. Surg Endosc 2008; 22: 2365 - 2372
[45] Psarras K, Ballas KD, Pavlidis TE et al. A case of Mirizzi's syndrome mimicking carcinoma: the role of CBD-stenting for easy surgical management. J Laparoendosc Adv Surg Tech A 2009; 19: 513 - 516
[46] Rábago LR, Vicente C, Soler F et al. Two-stage treatment with preoperative endoscopic retrograde cholangiopancreatography (ERCP) compared with single-stage treatment with intraoperative ERCP for patients with symptomatic cholelithiasis with possible choledocholithiasis. Endoscopy 2006; 38: 779 - 786
[47] Schiphorst AH, Besselink MG, Boerma D et al. Timing of cholecystectomy after endoscopic sphincterotomy for common bile duct stones. Surg Endosc 2008; 22: 2046 - 2050
[48] Sharma M, Babu CS, Dhiman RK et al. Induced hypotension in the management of acute hemobilia during therapeutic ERCP in a patient with portal biliopathy (with videos). Curr Gastroenterol Rep 2010; 12: 121 - 129
[49] Shim CS, Moon JH, Cho YD et al. The role of extracorporeal shock wave lithotripsy combined with endoscopic management of impacted cystic duct stones in patients with high surgical risk. Hepatogastroenterology 2005; 52: 1026 - 1029
[50] Siddiqui AA, Mitroo P, Kowalski T et al. Endoscopic sphincterotomy with or without cholecystectomy for choledocholithiasis in high-risk surgical patients: a decision analysis. Aliment Pharmacol Ther 2006; 24: 1059 - 1066
[51] Spelsberg FW, Nusser F, Hüttl TK et al. Aktuelle Therapie der Cholezysto- und Choledocholithiasis – Umfrageergebnisse mit Analyse von 16 615 Eingriffen in Bayern. Zentralbl Chir 2009; 134: 120 - 126
[52] Tandan M, Reddy DN, Santosh D et al. Extracorporeal shock wave lithotripsy of large difficult common bile duct stones: efficacy and analysis of factors that favor stone fragmentation. J Gastroenterol Hepatol 2009; 24: 1370 - 1374
[53] Thomas M, Howell DA, Carr-Locke D et al. Mechanical lithotripsy of pancreatic and biliary stones: complications and available treatment options collected from expert centers. Am J Gastroenterol 2007; 102: 1896 - 1902
[54] Ticehurst FM, Hutchins RR, Davidson BR. Spontaneous perforation of the bile duct. HPB (Oxford) 2001; 3: 285 - 287
[55] Tsuchiya S, Tsuyuguchi T, Sakai Y et al. Clinical utility of intraductal US to decrease early recurrence rate of common bile duct stones after endoscopic papillotomy. J Gastroenterol Hepatol 2008; 23: 1590 - 1595
[56] Uchiyama K, Onishi H, Tani M et al. Long-term prognosis after treatment of patients with choledocholithiasis. Ann Surg 2003; 238: 97 - 102
[57] Venerito M, Fry LC, Rickes S et al. Cholangitis as a late complication of choledochoduodenostomy: the sump syndrome. Endoscopy 2009; 41 (Suppl. 2): E142-E143
[58] Weickert U, Jakobs R, Hahne M et al. Cholangioskopie nach erfolgreicher Therapie einer komplizierten Choledocholithiasis Ist steinfrei wirklich steinfrei? Dtsch Med Wschr 2003; 128: 481 - 484
[59] Demling L, Seuberth K, Riemann JF. A mechanical lithotripter-Endoscopy 1982; 14(3): 100- 101
[60] Riemann JF, Seuberth K, Demling L. Mechanical lithotripsy of common bile duct stones. Gastrointest Endosc 1985; 31(3): 207 - 210

8.4 Stenosen

Die Abklärung und Therapie von Gallenwegsstenosen stellt neben der Choledocholithiasis eine Hauptindikation zur ERC dar. Dabei kann die ERC per se nur begrenzt zur Klärung der Ursache und Dignität beitragen. Meist müssen zusätzliche Untersuchungen oder Interventionen durchgeführt werden, um die erforderliche diagnostische Sicherheit zu gewinnen. Es empfiehlt sich, die Stenosen zunächst rein morphologisch zu beschreiben und nicht gleich eine histologisch formulierte Diagnose zu erstellen, die bereits das weitere Vorgehen prädestinieren könnte.

Tab. 8.6 Mögliche Ursachen für eine benigne Gallengangsstenose.

Vaskulär	Postoperativ	Raumforderung	Entzündlich
Impression durch die Vena portae	Zustand nach Cholezystektomie	Duodenaldivertikel	primär sklerosierende Cholangitis
portal hypertensive Biliopathie	Zustand nach Lebertransplantation	Pankreaszyste	sekundär sklerosierende Cholangitis
Angiom		Duodenalwandzyste	
		Choledochuszyste	
		chronische Pankreatitis	
		Mirizzi-Syndrom	
		Lymphknoten	
		heterotopes Pankreas	

8.4.1 Benigne Stenosen

Die potenziell benigne Stenose zeichnet sich morphologisch meist durch eine glatte Wandbegrenzung aus. Sie zeigt entweder eine bogige Verlagerung wie bei einer Kompression von außen, eine Sanduhrform oder einen schmalen Ring. Wichtig ist, dass die Morphologie nur einen Hinweis auf die Dignität geben kann, keinesfalls aber pathognomonische Qualität hat.

So kann etwa ein Pankreastumor zunächst eine Verdrängung des Ductus choledochus ähnlich einer Zyste verursachen, bevor er durch Infiltration zu einer irregulär begrenzten Stenose führt. Andererseits kann auch eine chronische Pankreatitis oder eine hypertensive Biliopathie zu einer irregulär begrenzten Einengung des Ductus choledochus führen. Mögliche Ursachen für eine benigne Gallengangsstenose sind in ▸ Tab. 8.6 aufgeführt.

Für die Differenzialdiagnose der benignen Stenose stehen heute in erster Linie nicht invasive Verfahren wie Ultraschall, MRCP und Endosonografie zur Verfügung. Die Indikation zur ERC besteht in der Notwendigkeit weiterer diagnostischer Maßnahmen, wie etwa dem Einsatz der endosonografischen Minisonde oder einer transpapillären Cholangioskopie zur direkten Visualisierung der Stenose und anschließender Gewebsprobe durch Bürstenzytologie bzw. Biopsie. Für die Anwendung lokal therapeutischer Interventionen ist die ERC nach wie vor unerlässlich.

Primär sklerosierende Cholangitis

Die primär sklerosierende Cholangitis (PSC) wird allgemein als eine chronisch progrediente, destruktive Gallenwegserkrankung verstanden, deren Ursache nicht bekannt ist. Sie präsentiert sich durch multiple fibrosierende, entzündliche Strikturen der intra- und extrahepatischen Gallenwege. Die Krankheit führt zur Leberzirrhose und geht mit einem erhöhten Risiko für ein cholangiozelluläres Karzinom, Gallenblasenkarzinom, primäres Leberzellkarzinom und – bei begleitender Colitis ulcerosa – für ein kolorektales Karzinom einher. Die Prävalenz dieser Erkrankung liegt bei etwa 6 pro 100 000 Einwohner [4].

Klinisches Bild

Die Krankheit zeigt sich meist mit uncharakteristischen Beschwerden wie Inappetenz, Übelkeit, Müdigkeit, Schmerzen im rechten Oberbauch oder Pruritus. Durch die weite Verbreitung von Endoskopie und Kernspintomografie erfolgt die Diagnose zunehmend in frühen Stadien, sodass ca. 50% der Patienten bei Diagnosestellung frei von Symptomen sind. Neben den Allgemeinbeschwerden fällt bei den meisten Patienten eine Erhöhung der alkalischen Phosphatase auf, die insbesondere bei Vorliegen typischer Begleiterkrankungen zur Diagnostik führt. Dies sind in erster Linie Colitis ulcerosa oder auch Morbus Crohn. Es sind aber eine Vielzahl weiterer mit der PSC assoziierter Krankheiten beschrieben [4]. Bei etwa 20% der Patienten wird keine Begleiterkrankung festgestellt, wobei darauf hingewiesen werden muss, dass sich die Begleiterkrankung gelegentlich erst in zeitlichem Abstand zum Auftreten der PSC manifestiert. Laborchemisch lässt sich eine Differenzierung gegenüber anderen autoimmunen Gallenwegserkrankungen meist über die Bestimmung der Antikörper erreichen (▸ Tab. 8.11).

Nakazawa et al. [54] beschrieben 2001 die Kombination von sklerosierender Cholangitis mit einer autoimmunen Pankreatitis (▸ Abb. 8.44). Diese stellt eine Sonderform dar, die sich serologisch durch erhöhte IgG4-Spiegel auszeichnet (▸ Tab. 8.7). Da diese Patienten im Gegensatz zur PSC auf Steroidgabe gut, zum Teil mit Rückbildung der morphologischen Veränderungen reagieren, ist diese Unterscheidung bedeutsam [47, 54, 55].

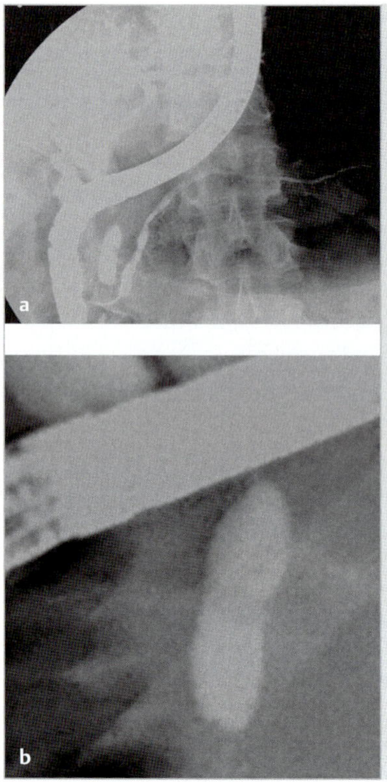

Abb. 8.44 a, b Sklerosierende Cholangitis mit Cholangiokarzinom und autoimmuner Pankreatitis bei einem 35-jährigen Patienten ohne Nachweis einer chronisch entzündlichen Darmkrankheit (a). Besonders beachtenswert sind die feinen Unregelmäßigkeiten am distalen Ductus choledochus (b).

Diagnostik

Sonografie

Bei der Erstdiagnose der PSC kommt der Sonografie nur eingeschränkte Bedeutung zu. So können intrahepatische Veränderungen, wie zum Beispiel intrahepatischen Zysten oder Tumormassen, nur in fortgeschrittenen Stadien dargestellt werden. Hingegen sind Veränderungen an den extrahepatischen Gallenwegen wie etwa Wandverdickungen oder Dilatationen darstellbar und weisen eine gute Übereinstimmung mit ERC-Befunden auf [45, 56]. Der Nachweis von vergrößerten perihepatischen Lymphknoten bei Patienten mit chronisch entzündlicher Darmkrankheit hat – nach Ausschluss anderer entzündlicher Lebererkrankungen – ebenfalls einen hohen prädiktiven Wert für das Vorliegen einer PSC [28].

Endosonografie

Die Methode ist bei vorliegender chronisch entzündlicher Darmkrankheit ebenfalls durch den damit möglichen Nachweis von Verbreiterungen der Choledochuswand (> 1,5 mm) und Kaliberschwankungen zur Diagnose einer PSC geeignet [48]. Auch die endosonografisch kontrollierte Feinnadelbiopsie von perihepatisch vergrößerten Lymphknoten kann zur Differenzialdiagnose gegenüber einer malignen Lymphknotenvergrößerung herangezogen werden [85].

Minisonde

Der Einsatz der Minisonde für den intraduktalen Ultraschall bei der ERC ist eine zunehmend verbreitete Methode zur Differenzierung unklarer Veränderungen des Ductus choledochus. So kann eine externe Kompression gut von einer verdickten Choledochuswand unterschieden werden. Durch die Bestimmung der Wanddicke < 7 mm lässt sich mit großer Genauigkeit das Vorliegen einer malignen Stenose ausschließen [39]. Bei zusätzlichem Einsatz eines Kontrastmittels (Sonovue) konnte bei einem kleinen Kollektiv gezeigt werden, dass es bei primär oder sekundär sklerosierender Cholangitis zu einer Anreicherung in der Gallengangswand kommt, hingegen nicht beim Cholangiokarzinom. Damit scheint die Kontrastmittelgabe bei der Minisondenendosonografie zusätzliche Informationen zur Differenzierung eines Cholangiokarzinoms bei PSC geben zu können [30].

Endoskopisch retrograde Cholangiografie

Die Diagnose und die Stadieneinteilung der primär sklerosierenden Cholangitis erfolgt durch morphologische Darstellung der Gallenwege. Hierfür stehen die MRC, die ERC und die Endosonografie zur Verfügung. Über Sensitivität, Spezifität und Risiken dieser Verfahren bezüglich der PSC sind in den letzten Jahren mehrere Untersuchungen durchgeführt worden.

Die Darstellung der extra- und intrahepatischen Gallenwege gibt ein klares Bild von Wandunregelmäßigkeiten, Strikturen oder Aussackungen, wie sie für das Krankheitsbild typisch sind. Neuere Untersuchungen zeigten für die ERC in der Darstellung der PSC eine Sensitivität von 85 – 92 % und eine Spezifität von 78 – 81 % [5].

Zur **Stadieneinteilung der PSC**, die sowohl für die Verlaufsdokumentation als auch für die prognostische Beurteilung bedeutsam ist, kann der von Majoie vorgestellte sog. Amsterdam Score herangezogen werden [44, 67]. Dabei wird zwischen Veränderungen der extra- und der

Tab. 8.7 Gegenüberstellung wichtiger Befunde bei sklerosierender Cholangitis in Kombination mit Autoimmunpankreatitis (ScAiP) und bei primär sklerosierender Cholangitis (PSC) (nach [55]).

	Alter	Eosinophilie	IgG4	Chronisch entzündliche Darmkrankheiten	Chronische Pankreatitis	Leberfibrose	Ansprechen auf Steroid
ScAiP	↑	normal	erhöht	–	+	keine	++
PSC	↓	erhöht	normal	+	–	vorhanden	–

Tab. 8.8 Amsterdam-Klassifikation der PSC nach Majoie et al. [44, 67].

Score	Intrahepatische Gänge	Ductus hepatocholedochus
0	keine sichtbaren Veränderungen	keine sichtbaren Veränderungen
1	multiple Strikturen, normales Gangkaliber	geringe Irregularitäten der Gangkontur, keine Dilatation
2	multiple Strikturen, sackartige Dilatation, Rarefizierung	segmentäre Strikturen
3	nur zentrale Äste sichtbar	Striktur fast des ganzen Ganges
4		extreme Irregularität, divertikelartige Aussackungen

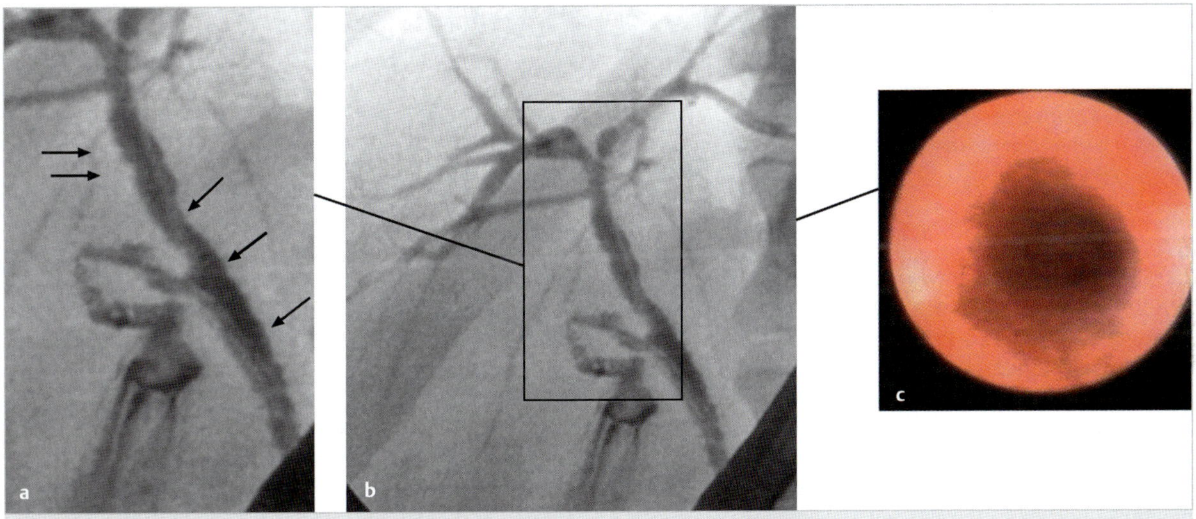

Abb. 8.45 a – c PSC Typ 1: extrahepatisch geringe Irregularitäten (a), intrahepatisch geringe Veränderungen (b), cholangioskopisch etwas geschwollene, hyperämische Schleimhaut (c).

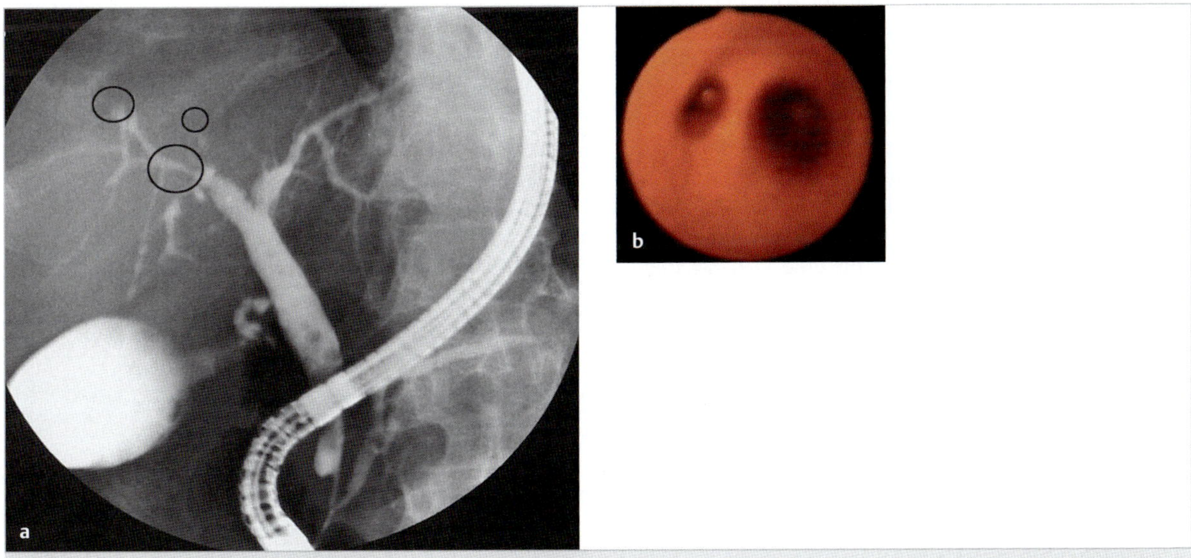

Abb. 8.46 a, b PSC Typ 1: nur intrahepatisch sichtbare Strikturen mit beginnender Dilatation (a), extrahepatische Gallenwege in der ERC und Cholangioskopie unauffällig (b).

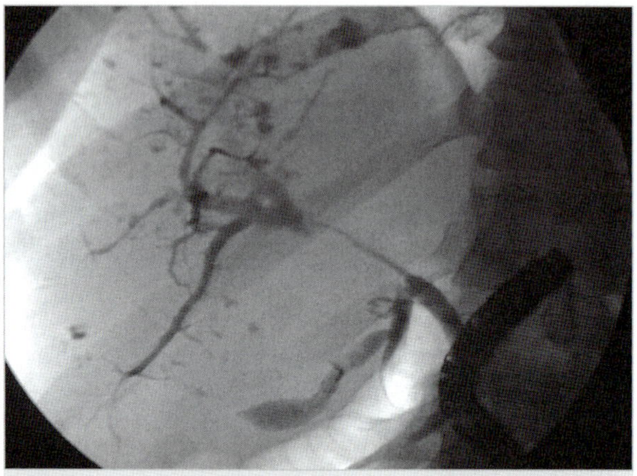

Abb. 8.47 PSC Typ 2/3: intrahepatisch multiple Zystchen, Strikturen und Rarefizierung der kleinen Gallengänge; extrahepatisch hochgradige Striktur des Ductus hepatocholedochus bis zum Zystikusabgang.

intrahepatischen Gallenwege unterschieden (▶ Tab. 8.8, ▶ Abb. 8.45, ▶ Abb. 8.46, ▶ Abb. 8.47). Einer Untersuchung von 273 PSC-Patienten zufolge haben 9 % ausschließlich Veränderungen an den kleinen Gallenwegen, bei 25 % beschränkt sich die Krankheit auf die intrahepatischen Gänge und bei 4 % findet man typische Veränderungen ausschließlich an den extrahepatischen Gallenwegen. Bei 68 % der untersuchten Patienten war die PSC an intra- und extrahepatischen Gallenwegen nachweisbar, was mit einer signifikant schlechteren Prognose einherging [83].

Nach Angaben von Parlak [60] soll bei Befall der externen Gallenwege in bis zu 70 % der Fälle endoskopisch eine Retraktion der Papille auf die Krankheit hinweisen.

Der hohen Sensitivität und Spezifität der ERC stehen die **Risiken** der Methode gegenüber. So stellt die Post-ERCP-Pankreatitis (s. Kap. 4) nach wie vor ein relevantes Risiko der Methode dar, was den klinischen Verlauf komplizieren und die Kosten erhöhen kann. Hinweise auf ein diagnosebezogenes erhöhtes Risiko für eine Post-ERCP-Pankreatitis finden sich bislang jedoch nicht. Auch die Post-ERCP-Cholangitis ist bei vorliegenden Stenosen ein Risiko und kann den Krankheitsverlauf ungünstig beeinflussen, ist aber bei gleichzeitiger endoskopischer Therapie der Stenose selten [78].

Merke **M!**

Bei Gallenwegsstrikturen sollte vor der ERCP eine Antibiotika-Prophylaxe durchgeführt werden. Für die weitere Abklärung wird eine Bürstenzytologie empfohlen. Die Probenentnahme kann über ein Cholangioskop unter direkter Sicht auf die zu untersuchende Stenose oder aber auch durch den Arbeitskanal des Duodenoskops unter Durchleuchtungskontrolle erfolgen.

Magnetresonanz-Cholangiografie

Die mit wesentlich geringerem Risiko belegte MRC wurde bei zunehmend besseren Ergebnissen bezüglich der Gallenwegsdiagnostik in den letzten Jahren vermehrt als primäres Untersuchungsverfahren bei Verdacht auf Gallenwegserkrankungen eingesetzt. Die Sensitivität bezüglich der PSC wird mit 80 % und die Spezifität mit ca. 87 % angegeben [5].

Die meisten Autoren sehen im Vergleich von MRC und ERC in der Diagnostik der PSC bei intrahepatischem Befall keine signifikanten Unterschiede hinsichtlich Sensitivität und Spezifität der Beurteilung von Veränderungen am Gallenwegssystem (▶ Tab. 8.9). Insbesondere durch das mit 8 % relativ hohe Risiko postprozeduraler Beschwerden mit folgender Hospitalisation des Patienten und durch das mögliche Scheitern der Untersuchung, weil es nicht gelingt, den Ductus choledochus zu kanülieren, ergeben sich Vorteile für die MRC. Auch wenn zusätzliche Befunde wie Leberzirrhose, Splenomegalie, Pfortaderthrombose etc. entdeckt werden, ist die MRC der ERC überlegen. Für die ERC spricht hingegen die Möglichkeit, Interventionen wie Bürstenzytologie, Minisondensonografie, Cholangioskopie, Ballondilatation oder Stenting durchführen zu können.

Allgemein wird die Durchführung einer MRC als die am wenigsten invasive Untersuchungsmethode bei Verdacht auf das Vorliegen einer PSC zur Sicherung der Diagnose empfohlen. In letzter Zeit wurde auch der Endosonografie in der Diagnostik der PSC vermehrt Beachtung geschenkt, da mit EUS zum einen die Wandstärke des Ductus choledochus (> 1,5 mm) genauer beurteilt werden kann und sich zum anderen perihepatische Lymphknoten als Indikator für das Vorliegen einer PSC nachweisen lassen [30, 48, 85]. Bei unklaren Befunden oder bei Stenosen muss zur weiteren Differenzierung die ERC mit den Möglichkeiten der weiterführenden diagnostischen und therapeutischen Interventionen durchgeführt werden (▶ Tab. 8.10).

Tab. 8.9 Sensitivität und Spezifität von ERC und MRC bei der Diagnostik der PSC [51].

	Sensitivität	Spezifität
ERC	81 – 83 %	96 %
MRC	88 – 91 %	85 – 90 %

Tab. 8.10 Indikationen zur ERC bei PSC

Indikationen zur ERC bei primär sklerosierender Cholangitis
• unklarer MRT-Befund • Abklärung zur Dignität einer Stenose (Cholangioskopie, Biopsie, Bürstenzytologie, Minisonde) • Entfernen von Konkrementen in den Gallenwegen • Therapie einer Stenose

Tab. 8.11 Antikörper bei primär biliärer Zirrhose, primär sklerosierender Cholangitis und Autoimmuncholangiopathie (nach [64]).

	Primär biliärer Zirrhose	Primär sklerosierende Cholangitis	Autoimmuncholangiopathie
ANA	25 – 50 %	32 – 71 %	100 %
SMA	22 %	16 – 74 %	50 %
AMA	95 %	0 %	0 %
p-ANCA	13 – 33 %	82 %	?
CAII	35 %	?	77 %
wichtigster Antikörper	AMA	p-ANCA	CAII

ANA = antinukleärer Antikörper, SMA = Antikörper gegen glatte Muskulatur, AMA = antimitochondrialer Antikörper, p-ANCA = perinukleärer antineutrophiler Antikörper, CAII = Carboanhydrase-Antikörper

Labor

Bei Verdacht auf das Vorliegen einer PSC müssen weitere immunologische Gallenwegserkrankungen abgegrenzt werden wie primär biliäre Zirrhose und Autoimmuncholangiopathie. Für diese Differenzierung sind in erster Linie serologische Parameter zu bestimmen (▶ Tab. 8.11). Weitere Untersuchungen durch Leberbiopsie sind erforderlich. Die Differenzierung wird gelegentlich durch Mischbilder (sog. Overlap-Syndrom) kompliziert.

PSC bei Kindern

Die primär sklerosierende Cholangitis wird zunehmend im Kindesalter festgestellt (▶ Abb. 8.48). Dabei ist sie nur in 81 % der Fälle von einer chronisch entzündlichen Darmkrankheit begleitet. In einer Langzeitbeobachtung bei 52 Kindern zeigten Feldstein et al. [19], dass 32 % eine Colitis ulcerosa, 15 % eine Kolitis Crohn und 4 % eine nicht klassifizierbare Kolitis aufwiesen. Bei 15 % dieser Kinder manifestierte sich die Krankheit erst nach Diagnosestellung der PSC.

Methode der Wahl in der Diagnostik ist die MRC, die risikoärmer ist als die ERC und keine Strahlenbelastung darstellt.

Bei 35% der untersuchten Kinder fand sich zusätzlich eine Autoimmunhepatitis im Sinne eines „Overlap-Syndroms". Diese Zahl ist signifikant höher als bei Erwachsenen, bei denen eine Häufigkeit von bis zu 10% abgegeben wird [19].

11 Kinder wurden im Verlauf der Jahre einer Lebertransplantation unterzogen, von denen 3 ein Rezidiv innerhalb von 6 Jahren erlitten [19]. Ein Unterschied im zeitlichen Ablauf der PSC zu Erwachsenen wurde nicht festgestellt.

Therapeutisch wird neben der Behandlung der chronisch entzündlichen Darmkrankheit mit Kortikosteroiden und/oder Immunsuppressiva die Gabe von Ursodesoxycholsäure (UDCA) empfohlen. Diese Medikamente können die Symptomatik vorübergehend bessern, ein hemmender Einfluss auf die Progression der PSC konnte aber bislang nicht nachgewiesen werden.

Verlauf

Unabhängig von der Varianz der Symptome handelt es sich bei der primär sklerosierenden Cholangitis meist um eine progrediente Krankheit (▶ Abb. 8.49), die mit chronischer Cholestase einhergeht und zu Zirrhose, portaler Hypertension, Leberversagen und Cholangiokarzinom führen kann. Patienten ohne Symptome haben dabei einen günstigeren Verlauf als solche mit Symptomen. Im Mittel vergehen von der Erstdiagnose bis zur Transplantation oder zum Tod des Patienten 12 Jahre. Folgende Faktoren sollen einen eher ungünstigen Verlauf bedeuten: Alter, hohe Serumspiegel für Bilirubin und Cholesterin, weibliches Geschlecht, Hepatosplenomegalie, Zirrhose > Child B, Enzephalopathie, Anämie und ein fortgeschrittenes histologisches Stadium. 10 – 15 % der Patienten entwickeln ein Cholangiokarzinom, wobei diesbezüglich bis heute kein prognostischer Parameter bekannt ist.

Die die PSC häufig begleitende chronisch entzündliche Darmkrankheit zeigt in vielen Fällen geringere klinische Aktivität [50], allerdings besteht bei Patienten mit langjährig verlaufender chronisch entzündlicher Darmkrankheit nach Lebertransplantation wegen PSC ein erhöhtes Risiko, ein kolorektales Karzinom zu entwickeln [88].

Medikamentöse Therapie

Zahlreiche Studien zur Therapie der PSC haben ergeben, dass eine wirksame medikamentöse Therapie nicht existiert. Niedrig dosierte UDCA, Kortikosteroide, Immunsuppressiva und transdermale Nikotinsäure gelten als obsolet [87]. Die Beurteilung der Wirksamkeit von Ursodesoxycholsäure fällt unterschiedlich aus. Während in einer 2008 vorgestellten Untersuchung an 42 Patienten mit

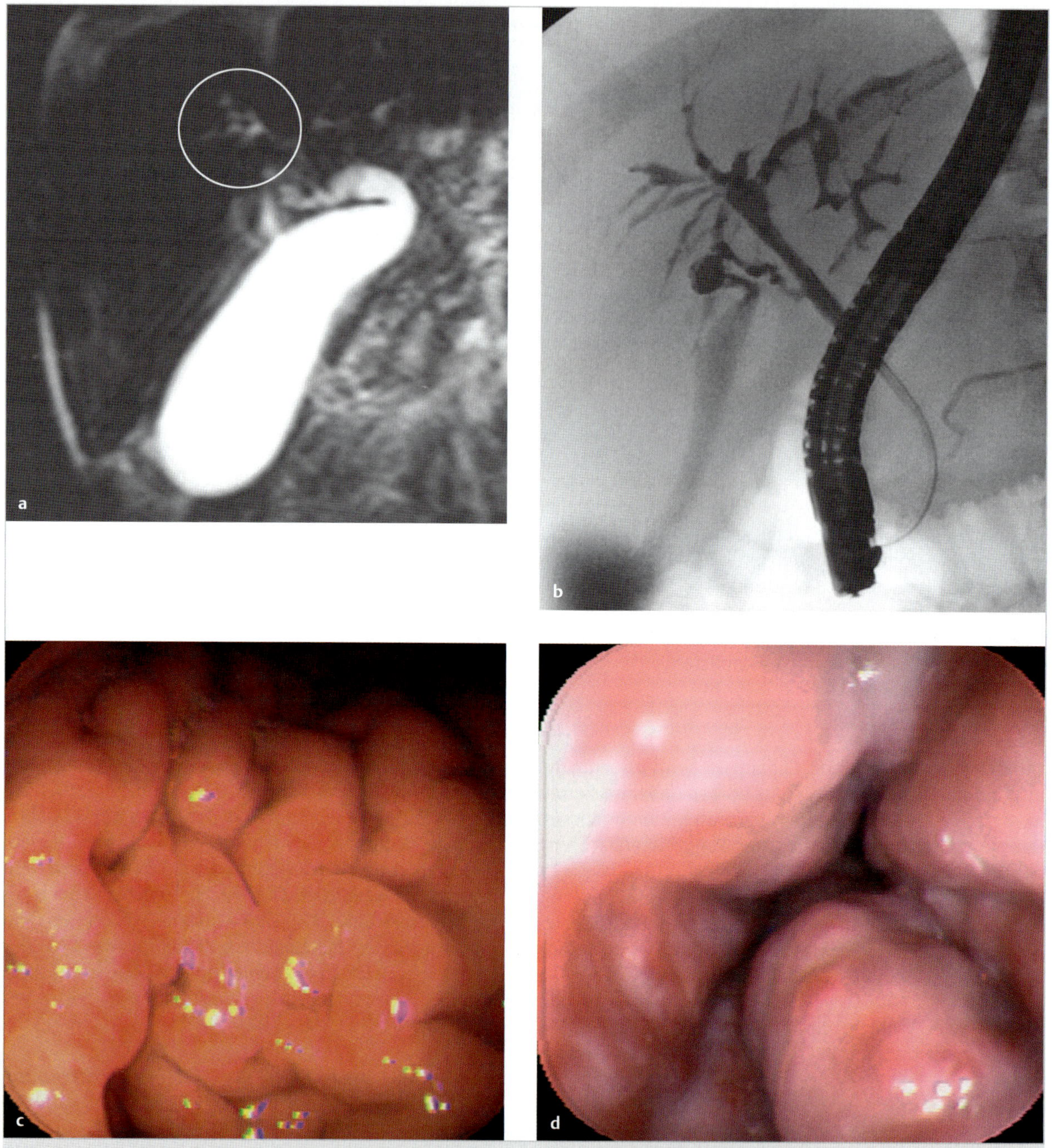

Abb. 8.48 a – d Primär sklerosierende Cholangitis bei einem 9-jährigen Kind. MRC (a), ERC (b), mit schwerer portal hypertensiver Gastropathie (c) und Ösophagusvarizen (d).

PSC, die 13 – 15 mg UDCA/kg/d erhielten, zwar ein Abfall der erhöhten Leberwerte festgestellt, aber keine Verlangsamung der Progression beobachtet wurde [13], konnte in einer placebokontrollierten Untersuchungen über 2 Jahre an 13 Patienten mit einer sehr hohen UDCA-Gabe von 20 mg/kg/d neben signifikant niedrigeren Leberenzymen eine deutlich geringere Progression der Leberfibrose in der Verum-Gruppe festgestellt werden [49].

Bei akzidenteller infektiöser Cholangitis werden Antibiotika empfohlen (Ciprofloxacin, Sulfamethoxazol-Trimethoprim oder Metronidazol). Bei chronischem Pruritus helfen neben Histamin-H_1-Rezeptorblockern Colestyramin oder ggf. Naloxon [87].

Außer bei Intensivpatienten wurde das Auftreten einer SSC auch nach Gabe von Bevacizumab und Paclitaxel beobachtet [21].

Differenzialdiagnose

Differenzialdiagnostisch muss die SSC von der akuten ischämischen Hepatitis abgegrenzt werden, die vor allem durch akutes Auftreten und die Laborzeichen des zu Grunde gehenden Lebergewebes charakterisiert ist. Die Gegenüberstellung ist ► Tab. 8.12 zu entnehmen. Auch die Endotoxin vermittelte Cholestase bei Sepsis muss in der Frühphase differenzialdiagnostisch bedacht werden. Da es keinen pathognomonischen Laborwert gibt, kann nur die Morphologie der Gallenwege im Verlauf Auskunft geben, da die Endotoxin vermittelte Cholestase keine Veränderungen an den Gallenwegen hinterlässt [10, 25, 52].

Therapie

Die Therapie der SSC besteht zunächst in der adäquaten intensivmedizinischen Behandlung der Grunderkrankung. Endoskopisch sollten die Gallenwege, die oft mit Gallethromben komplett ausgegossen sind, mit einem Ballonkatheter gereinigt und anschließend einige Tage über eine nasobiliäre Sonde mit NaCl-Spülungen drainiert werden. Ob diese Therapie allerdings das progrediente Leiden wesentlich beeinflussen kann, ist gegenwärtig in der Literatur nicht belegt [33].

Prognostisch ist die Krankheit von der raschen Entwicklung einer Leberzirrhose gekennzeichnet und führt bei einer Beherrschung des Grundleidens oft kurzfristig zu einer Lebertransplantation [17, 40].

Portal hypertensive Biliopathie

Bei der portal venösen Biliopathie handelt es sich um eine seltene Kompression des Ductus choledochus im Zusammenhang mit extrahepatischer portal venöser Hypertension (► Abb. 8.53). Die Ursachen für die Entstehung der selten vorkommenden Biliopathie sind unklar, denkbar ist die Ausbildung von peribilären Umgehungskreisläufen bei Patienten mit Thrombose der V. lienalis. Diese kann in Einzelfällen dazu führen, dass der Gallengang von varikösen Veränderungen eingeengt wird [90]. Langfristig können sich Strikturen und eine Choledocholithiasis entwickeln.

Der Nachweis wird durch MRT und Endosonografie erbracht. Die ERC ist nur indiziert, wenn die Einengung zu klinischen Beschwerden führt, und eignet sich nur für die kurzfristige Therapie. In solchen Fällen ist die Platzierung einer Plastikprothese ratsam. Die Behandlung des portalen Hochdrucks kann durch Legen eines TIPPS (► Abb. 8.54) oder auch durch einen operativen portosystemischen Shunt erfolgen [11, 15, 69].

Mit zunehmender Verbreitung der Endosonografie werden auch biliäre Varizen beschrieben. Palazzo et al. [59] fanden bei 76 % einer Gruppe von 21 Patienten mit extrahepatischer portal venöser Hypertonie Varizen pericholedochal und bei 3 % eine klinisch wirksame Obstruktion, die mit einem portosystemischen Shunt oder auch in einem Fall mit einer Gallenwegsprothese behandelt wurde.

Angiom

Seltene Fälle von Angiomen der A. hepatica oder A. cystica sind beschrieben, die eine Choledochusstenose verursachen können. Die Stenose kann, wenn sie klinisch bedeutsam ist, vorübergehend mit einem Plastikstent versorgt werden, bis die definitive Behandlung des Angioms (radiologisch interventionell oder operativ) abgeschlossen ist [82].

Nach laparaskopischer Cholezystektomie sind selten Pseudoaneurysmata der A. hepatica dextra beschrieben, die zu Impressionen des Ductus choledochus und Hämo-

Tab. 8.12 Unterschiede zwischen der sekundär sklerosierenden Cholangitis des Intensivpatienten und der ischämischen Hepatitis und der Endotoxin vermittelten Cholestase.

Parameter	SSC	Ischämische Hepatitis	Endotoxin vermittelte Cholestase
Bilirubin	stark erhöht	mäßig erhöht	mäßig bis stark erhöht
alkalische Phosphatase	stark erhöht	mäßig erhöht	stark erhöht
Transaminasen	mäßig erhöht	stark erhöht	mäßig bis stark erhöht
LDH	gering erhöht	stark erhöht	gering erhöht
Beginn	langsam	fulminant	langsam
Gallenwege	Strikturen, Aussackungen	keine	keine
Verlauf	Schnell, Zirrhose	reversibel	reversibel

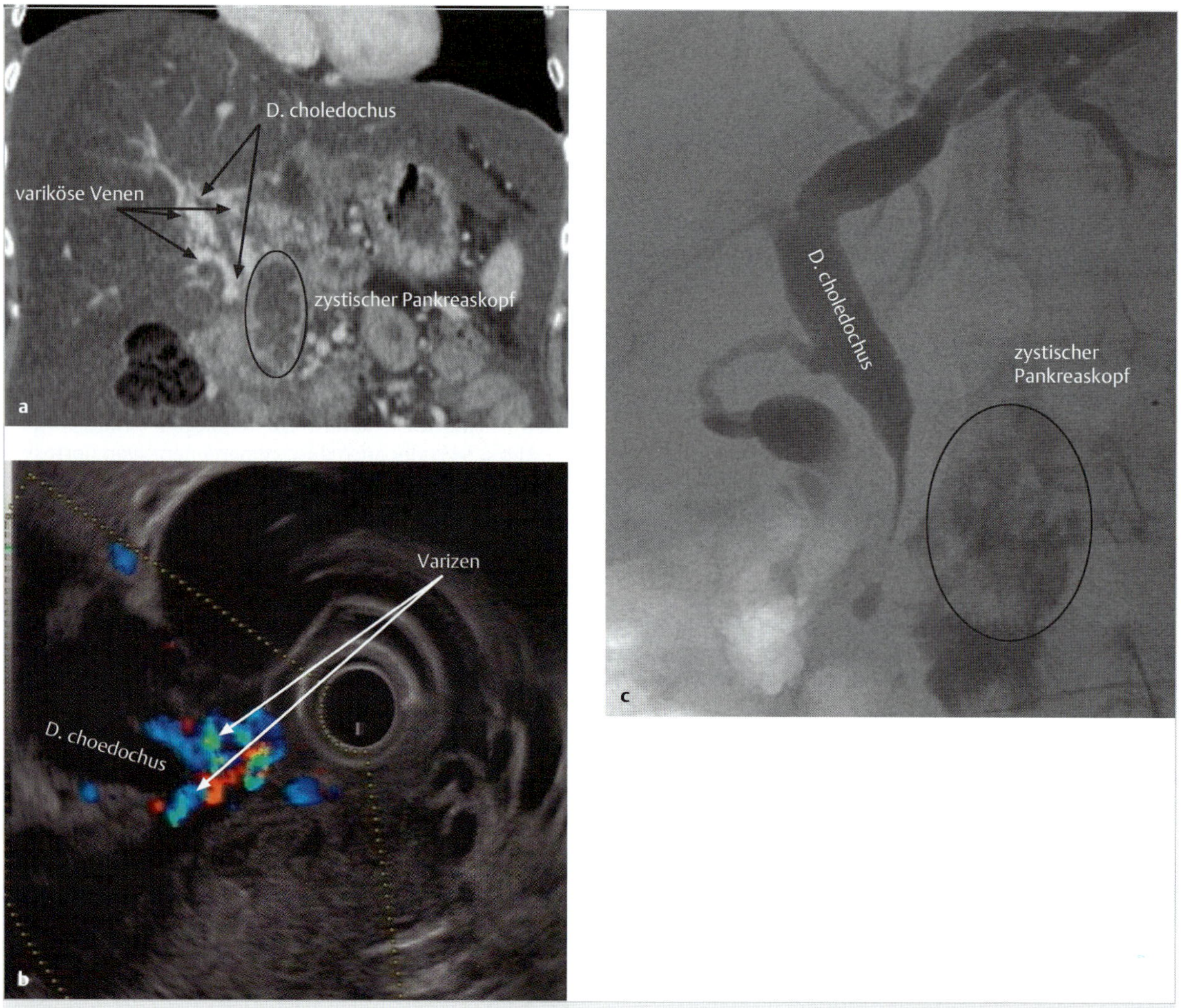

Abb. 8.53 a – c Hypertensive Biliopathie.
a Computertomografie.
b Endosonografie.
c ERCP.

bilie führen können (▶ Abb. 8.55). Die Behandlung ist radiologisch interventionell oder operativ [46].

Divertikel

Juxtapapilläre Divertikel finden sich bei 4 – 20 % aller Patienten, die einer ERCP zugeführt werden [14, 16]. Die meisten Divertikel sind asymptomatisch und stellen lediglich mitunter bei der endoskopischen Intubation eine technische Herausforderung an den Untersucher dar. Diese sind an anderer Stelle ausführlich beschrieben (s. Kap. 7.2.2).

Lediglich 5 % aller Patienten mit duodenalem Divertikel werden symptomatisch durch Blutung, Entzündung und Perforation oder Kompression der Nachbarorgane [73]. Patienten mit juxtapapillärem Divertikel haben in ca. 30 % Veränderungen des distalen Ductus choledochus wie Kompression oder Verdrängung (▶ Abb. 8.56). Dabei scheint eine Abhängigkeit sowohl von der Größe des Divertikels als auch von der Lage der Papille zum Divertikel zu bestehen. Veränderungen am Ductus choledochus waren besonders bei Patienten mit einem Divertikel > 11 mm zu beobachten, ebenso bei denen, deren Papille im Divertikel gelegen war.

Eine neuere Untersuchung von Chen et al. aus China an 225 Patienten mit juxtapapillärem Divertikel ergab allerdings operationspflichtige Komplikationen wie Blutung, Divertikulitis und Perforation in 43 % der Fälle [14]. Ob diese hohe Zahl mit lokalen Besonderheiten im Krankheitsverlauf oder den grundsätzlichen Therapiestrategien

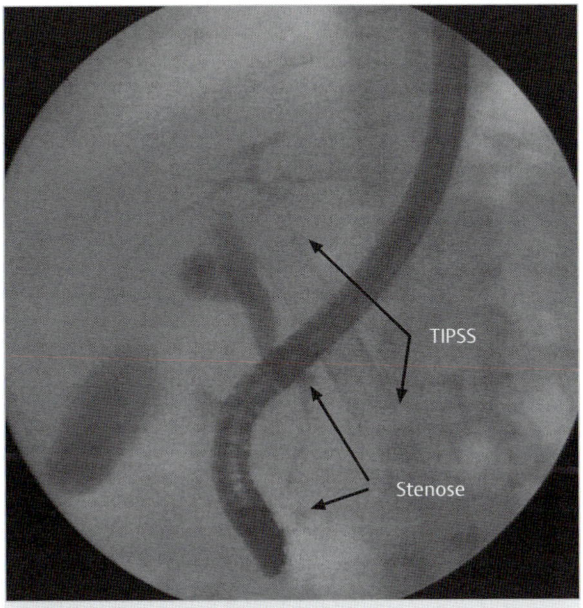

Abb. 8.54 Unregelmäßige distale Choledochusstenose und Zustand nach Anlage eines TIPSS bei einem Patienten mit hypertensiver Biliopathie.

zusammenhängt, ist nicht sicher. In der angloamerikanischen Literatur werden sie jedenfalls nicht bestätigt.

Nur in Ausnahmefällen kommt es durch das Divertikel aber zu einer klinisch relevanten Kompression des Ductus choledochus [92]. Da eine endoskopische Drainage das Problem nur vorübergehend löst, sollte in diesen seltenen Fällen eine Resektion des Divertikels erwogen werden.

Zysten

Zysten verschiedener Organe können zu einer Einengung des Ductus choledochus führen. Sie können vom Ductus choledochus selbst ausgehen oder aber von der Duodenalwand bzw. vom Pankreas. Sowohl Duodenalwandzysten als auch Pankreaszysten entstehen im Zusammenhang mit entzündlichen Veränderungen des Pankreas (s. Kap. 9.5). Da Ausmaß und klinische Beschwerden der Cholestase von Größe und Lage der Zyste abhängig sind, besteht die Behandlung zunächst in einer Therapie der Zyste (s. Kap. 9.5). In Fällen wie etwa bei der akuten Pankreatitis, in denen bei einem großen Teil der Patienten eine Spontanremission der Zyste erwartet werden kann, sollte bei klinisch bedeutsamer Cholestase eine vorübergehende Implantation eines Plastikstents erwogen werden.

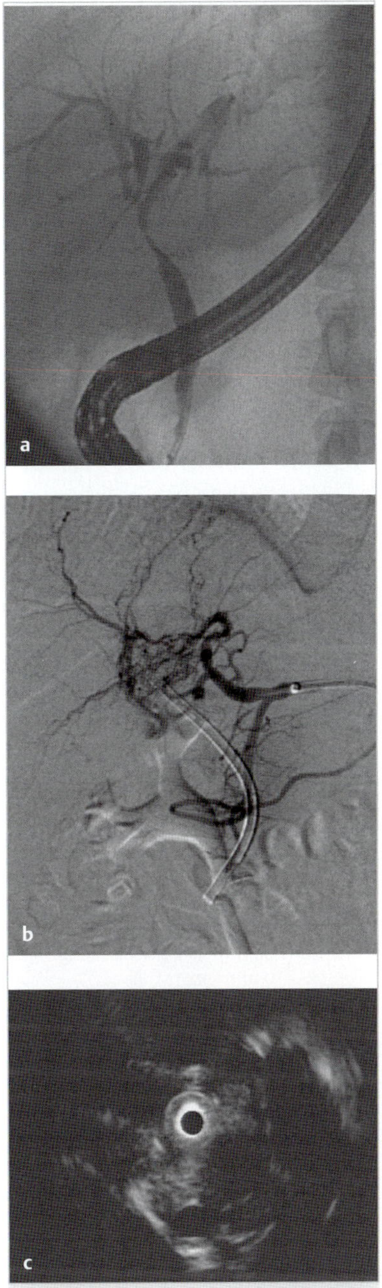

Abb. 8.55 a – c Bogige Einengung des Ductus hepaticus communis durch ein Pseudoaneurysma der A. hepatica dextra nach laparaskopischer Cholezystektomie.

a ERC.
b Angiografie.
c Ultraschalluntersuchung mit Minisonde.

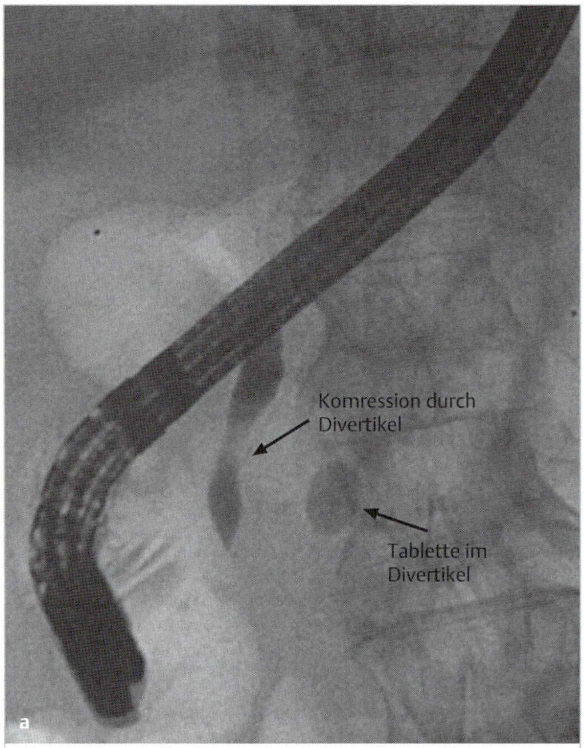

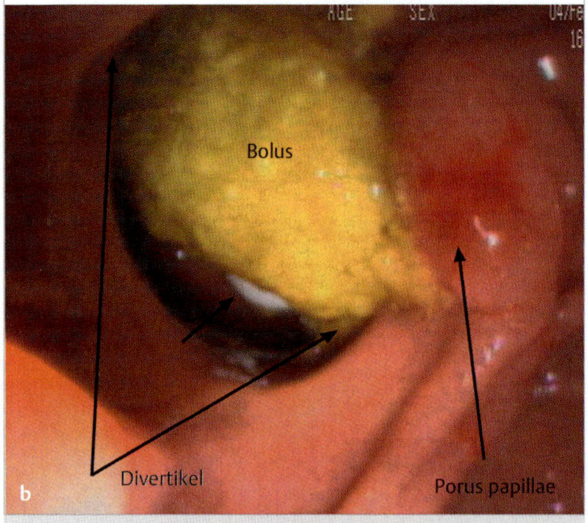

Abb. 8.56 a, b Distale Choledochusstenose durch ein juxtapapilläres Divertikel mit Speisebolus und Tablette.

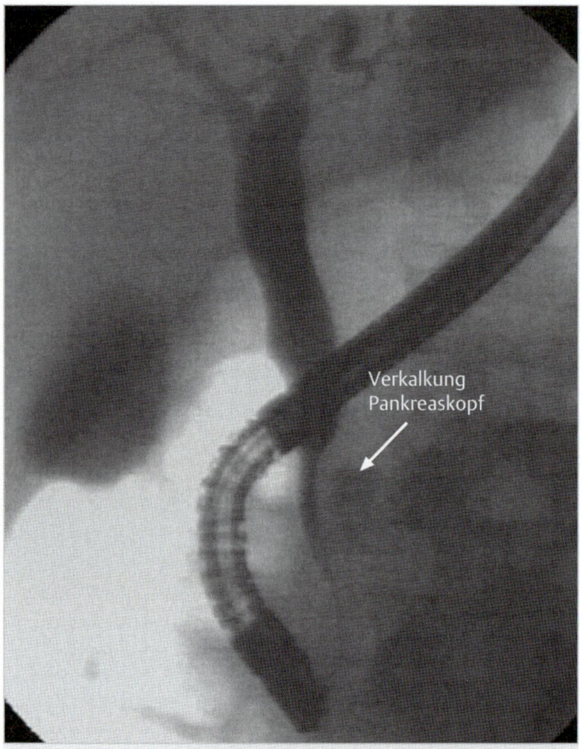

Abb. 8.57 Bogenförmige, glatte Stenose des distalen Ductus choledochus bei chronisch kalzifizierender Pankreatitis.

Chronische Pankreatitis

Bei Patienten mit chronischer Pankreatitis muss in etwa 9% der Fälle mit dem Auftreten eine Choledochusstenose gerechnet werden (▶ Abb. 8.57) [29]. Die Versorgung der Stenose mit einem Plastikstent gilt als Methode der ersten Wahl [31, 36]. Aufgrund von begrenzt erfolgreichen Langzeitergebnissen wird die Stentapplikation jedoch nur für die Erstversorgung empfohlen. Insbesondere Patienten mit Kalzifikationen in der Bauchspeicheldrüse profitieren mittel- und langfristig mehr von einer operativen Versorgung [36] (s. auch Kap. 9.4).

Auch Gallengangszysten können zu einer Kompression des Ductus choledochus führen. Ihre Bedeutung wird in Kap. 8.2 abgehandelt.

Mirizzi-Syndrom

Beim Mirizzi-Syndrom handelt es sich um eine Kompression des Ductus choledochus durch einen inkazerierten Zytikusstein. Einzelheiten sind auf S. 163 erläutert.

Heterotopes Pankreas

Heterotopes Pankreasgewebe ist in den unterschiedlichsten gastrointestinalen Lokalisationen beschrieben, im Magen, Duodenum, proximalen Jejunum oder Ileum ebenso wie im Meckel-Divertikel, Pankreasgang oder der Ampulla Papillae Vateri. Wenngleich es Berichte über ein Vorkommen von 1 – 2% in Autopsiestudien gibt, so ist die klinische Beobachtung einer solchen Veränderung doch eine Rarität. Auch im Ductus choledochus sind Einzelfälle solcher Heterotopien beschrieben, die die Differenzialdiagnose zu malignen Stenosen schwierig machen kön-

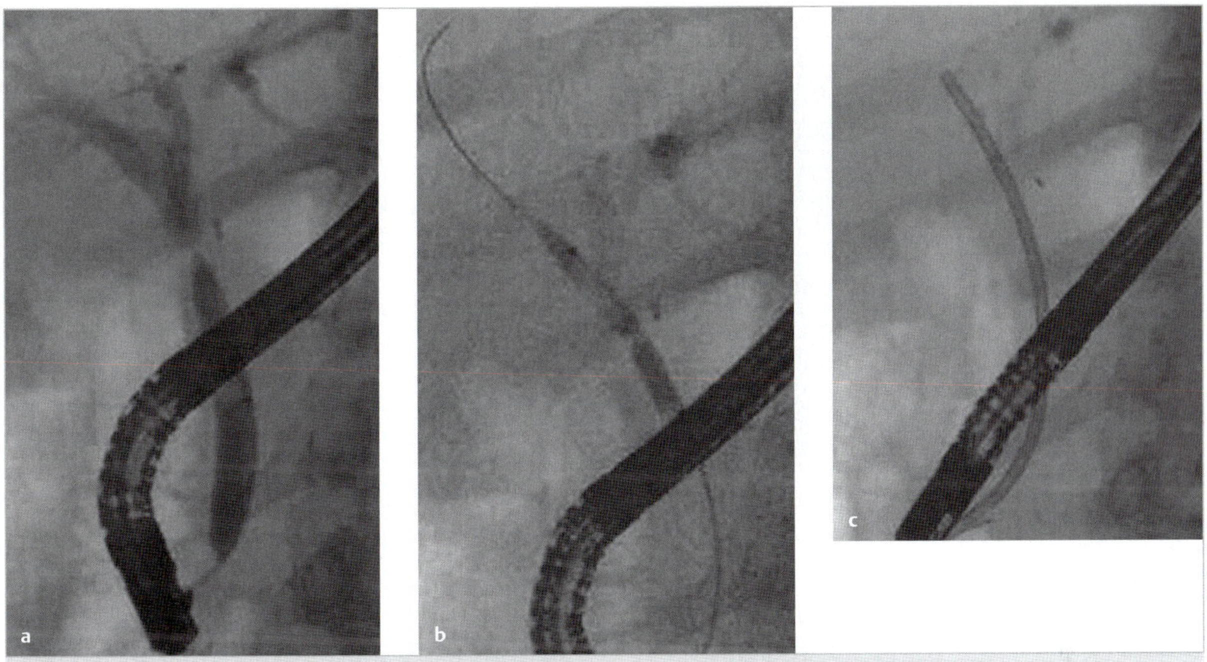

Abb. 8.58 a – c Narbige Stenose nach Cholezystektomie.
a ERC-Befund.
b Ballondilatation der Stenose.
c Applikation eines Plastikstents.

nen. Die Sicherung dieser seltenen Diagnose erfolgt meist erst durch Resektion [81, 86].

Postoperative Stenose

Narbige Strikturen nach Cholezystektomie (▶ Abb. 8.58) können verschiedene Ursachen haben, beispielsweise einen zu eng positionierten Clip, Ischämie oder auch eine Clip-Migration. Sie treten bevorzugt nach 100 Tagen auf. Die Behandlung durch therapeutische ERC ist die Methode der Wahl [66]. Sie besteht in einer endoskopischen Dilatation, wobei eine Ballondilatation wegen der hohen Rezidive die schlechteste Langzeitprognose hat. Als am effektivsten hat sich die Implantation von 2 – 3 Plastikstents in die Stenose für 6 – 12 Monate erwiesen, die alle 6 – 8 Wochen gewechselt werden (cave Konkrementbildung). Neuerdings sind auch komplett ummantelte Metallstents für die Applikation bei benignen Erkrankungen zugelassen. Vergleichende Ergebnisse zu den Plastikstents liegen für diese Indikation allerdings noch nicht vor. Bei Therapieversagen sollte eine operative Revision diskutiert werden.

8.4.2 Potenziell maligne Gallengangsstenose

Maligne Stenosen der Gallenwege sind häufige Ursache von Cholestase und Ikterus. Bei der Diagnose sind mehrere Aspekte bedeutsam: zum einen die Differenzialdiagnose gegenüber benignen Stenosen, zum anderen die Frage, ob es sich um ein cholangiozelluläres Karzinom oder einen anderen Tumor (Pankreas, Metastase, Lymphom etc.) handelt. Ferner muss geklärt werden, ob eine kurative oder palliative Behandlungssituation besteht. Da alle Aspekte für das weitere Vorgehen und die Prognose des Patienten von elementarer Bedeutung sind, müssen sie mit äußerster Sorgfalt geklärt werden.

Klinik

Der primäre Tumor der Gallenwege, das Cholangiokarzinom, tritt mit einer Häufigkeit von 1 – 2 pro 100 000 Einwohner pro Jahr auf. Die intrahepatischen Gallengangskarzinome machen etwa 8 % aller primär malignen Lebertumoren aus [91].

Symptome sind Gewichtsverlust, Inappetenz, schmerzlose, selten palpable Vergrößerung der Gallenblase (Courvoisiersches Zeichen), Fieber, Schüttelfrost, Ikterus, Pruritus, aber auch abdominelle Schmerzen bei distalem Cholangiokarzinom. 90 % der Fälle treten sporadisch, ohne er-

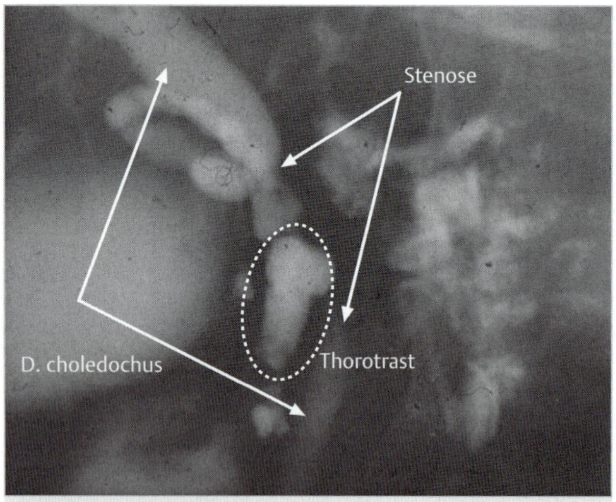

Abb. 8.59 Maligne Choledochusstenose bei Thorotrastose.

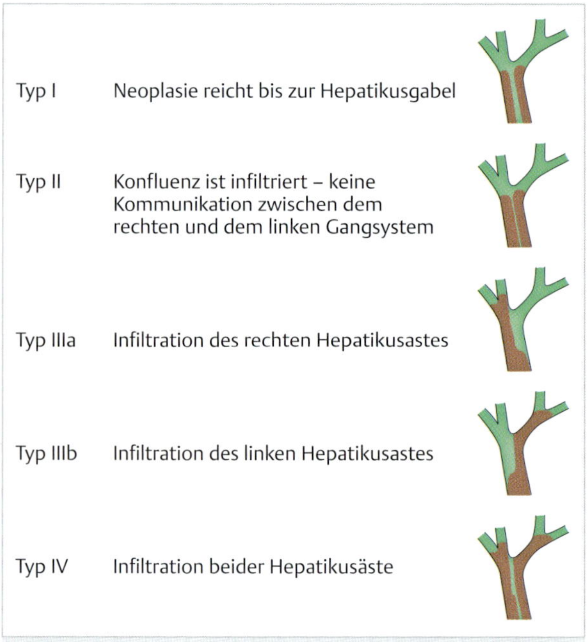

Abb. 8.60 Typeneinteilung der hilusnahen Gallengangstumoren.

kennbares Risiko auf [62]. Bekannte Risikofaktoren sind in erster Linie die PSC mit einer Häufigkeit von 5 – 15 % [4, 8, 9], ferner die sekundär sklerosierende Cholangitis als Folge rezidivierender eitriger Cholangitiden, Infektionen mit Clonorchis sinensis, kongenitale Choledochuszysten mit oder ohne pankreatikobiliäre Mündungsanomalien (s. Kap. 10) und – historisch – die Exposition zum Kontrastmittel Thorotrast (▶ Abb. 8.59).

Klassifikation

Für die Tumoren der Hepatikusgabel (Klatskin-Tumor) ist die Einteilung nach Bismuth-Corlette allgemein anerkannt (▶ Abb. 8.60).

Für die Frage der Operabilität ist neben dem Allgemeinbefinden des Patienten und evtl. Komorbiditäten das Tumorstadium nach der TNM-Klassifikation wichtig (▶ Tab. 8.13).

Die Eindringtiefe des Tumors kann mit intraduktalem Ultraschall bestimmt werden [75].

Darstellung der Stenose

Die Darstellung der Stenose erfolgt – nach den entsprechenden Voruntersuchungen mittels Endosonografie und MRT – mittels direkter Kontrastdarstellung des Gallenganges.

Merke **M!**

Insbesondere bei hilusnahen Stenosen ist das MRT zur Therapieplanung von besonderer Bedeutung und sollte vor der ERCP durchgeführt werden, damit die Untersuchung nicht durch mögliche Artefakte nach der ERC (Aerobilie, Stent) gestört wird und bei evtl. erforderlicher Trisektorektomie eine gezielte Operationsplanung möglich ist.

Tab. 8.13 Tumorstadieneinteilung nach der TNM-Klassifikation.

UICC-Stadium	Größe und Ausdehnung	Lymphknoten Status	Metastasen	Kriterien
I	T 1	N0	M0	Infiltration von Schleimhaut oder Muskulatur
II	T 2	N0	M0	Infiltration von perimuskulärem Bindegewebe
III	T 1/T 2	N1	Mo	regionaler oder hepatoduodenaler Lymphknotenbefall
IVa	T 3	jedes N	Mo	Invasion von Leber oder Nachbarorganen
IVb	jedes T	jedes N	M1	Fernmetastasierung

Nach Einführen des Katheters in den Ductus choledochus wird Kontrastmittel unter Durchleuchtungskontrolle eingespritzt und die Gallenwege dargestellt. Kommt es beim Einspritzen zu einem Kontrastmittelabbruch, so kann versucht werden, die Passage mit einem Draht mit hydrophiler Spitze zu erreichen und danach den Katheter über die Stenose zu führen. Gelingt auch mit dem Führungsdraht keine Passage der Stenose, kann mit einem distal geblockten Ballonkatheter der Injektionsdruck im Gallengang erhöht werden, um dadurch die Stenose darzustellen.

Cave

Nach Kontrastmittelinjektion über eine hochgradige Stenose hinaus muss eine Drainage eingelegt werden, da sonst das Risiko einer eitrigen Cholangitis besteht.

Ist auch nach Gebrauch des Ballonkatheters keine Kontrastmittelpassage der Stenose nachzuweisen, muss von einem kompletten Gallengangsverschluss ausgegangen werden. Die Indikation für eine perkutan transhepatische Cholangiografie ist damit gegeben. Ist auch auf diesem Wege eine Drahtpassage der Stenose nicht möglich, kann mit einer perkutanen Cholangioskopie versucht werden, unter direkter Sicht den Eingang in die Stenose zu finden.

Neben dem kompletten Verschluss des Ductus choledochus kann eine hochgradige, irreguläre Gangstenose die Passage des Führungsdrahtes erschweren.

Bei erschwerter Drahtpassage empfiehlt sich folgendes Vorgehen:

- Einen dünneren Draht verwenden. Dieser hat jedoch den Nachteil, dass er wegen der geringeren Rigidität nicht so gut führbar ist und wegen des geringeren Durchmessers das Kontrastverhalten unter Durchleuchtung schlechter ist. Gelingt die Passage der Stenose mit diesem Draht (z. B. jagwire), sollte der Katheter auf dem Draht über die Stenose geführt und der Draht anschließend gegen einen größer kalibrigen ausgetauscht werden, auf dem die weiteren endoskopischen Manöver sicherer durchgeführt werden können.
- Einen komplett hydrophilen Draht verwenden. Dieser auch als Pfadfinder in der Endoskopie sehr geschätzte Draht ist aufgrund seiner hohen Gleitfähigkeit in der Lage, auch schwierige Passagen zu meistern. Ist die Passage erfolgreich, muss auch hier mit dem Katheter die Stenose überbrückt werden, damit der Draht für die anschließenden Manöver ausgetauscht werden kann, da der komplett hydrophile Draht z. B. für das Einbringen von Stents nicht geeignet ist.
- Bleibt die Spitze des Drahtes immer wieder in der unregelmäßigen Stenose hängen, kann versucht werden, mit einem Draht mit vorgebogener Spitze das Hindernis zu passieren oder durch „Einhaken“ der Drahtspitze in der Stenose eine Biegung zu formen, mit deren Scheitel dann die Stenose passiert werden kann. Es ist darauf zu achten, dass dieses Manöver nur mit einer hydrophilen, weichen Spitze durchgeführt werden sollte, da sonst Perforationsgefahr besteht. Liegt das Hindernis sehr weit distal, kann schon beim Einführen des Drahtes an der Papille versucht werden, eine Schleife zu bilden (▶ Abb. 8.61).
- Die Drahtpassage durch den Ductus choledochus kann mitunter dadurch kompliziert werden, dass der Draht immer in den Ductus cysticus gleitet. Dies kann bei jeder Abgangsvariante passieren, ist aber besonders bei im Papillenniveau mündendem Ductus cysticus mitunter ein Problem. Hilfreich kann hier der Einsatz eines Papillotoms sein. Mit dessen beweglicher Spitze kann der Draht bereits beim Vorschub im Papillenniveau zusätzlich dirigiert werden, was häufig zum Erfolg führt.

Gelingt die gezielte Platzierung des Drahtes mit diesen Methoden nicht, kann versucht werden, unter Zuhilfenahme eines Cholangioskops unter Sicht den rechten Weg zu finden. Scheitern alle bisher skizzierten Versuchsmöglichkeiten, kann auf perkutanem Wege im Rendezvous-Verfahren ein Führungsdraht platziert werden.

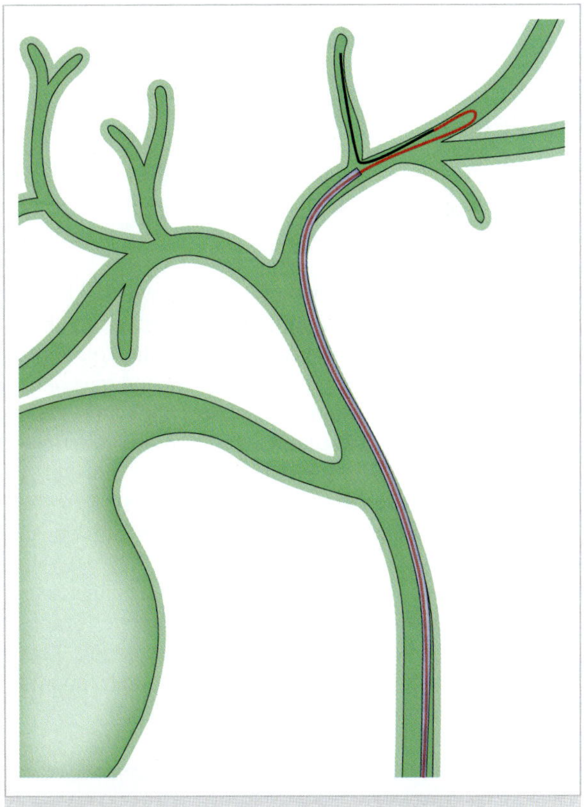

Abb. 8.61 Schematische Darstellung der Drahtführung über eine Schlaufe bei schwieriger Passage durch eine Stenose.

Auch hier kann bei Bedarf auf die dann perkutan durchgeführte Cholangioskopie zurückgegriffen werden, die gegenüber der transpapillären Variante den Vorteil einer deutlich besseren Optik hat.

Praxistipp

Möglichkeiten zur Platzierung des Drahtes bei schwieriger Passage:
- hydrophiler Draht
- gebogene Drahtspitze
- Schleifenbildung der Drahtspitze
- Papillotom oder Katheter mit steuerbarer Spitze
- Drehhilfen
- Cholangioskop

Bei der Auswahl der verschiedenen Tools ist die persönliche Expertise des Untersuchers bzw. der Expertenrat von wesentlicher Bedeutung, da keine validen vergleichenden Untersuchungen zu den Einsatzmöglichkeiten vorliegen.

Die Sensitivität der ERC bei intraepithelialen Gallengangstumoren beträgt ca. 80% [38]. Die Genauigkeit kann insbesondere bezüglich der Ausbreitung durch eine transpapilläre Cholangioskopie erhöht werden. Allerdings gelingt in etwa 15% der Fälle eine Passage der duktalen Stenose mit dem Cholangioskop nicht [38].

Vorgehen bei Undurchführbarkeit der ERC

Bedingt durch die Krankheit kann der endoskopische Zugang zur Papille unmöglich sein, sodass die ERC primär nicht gelingt.

Eine Tumorinfiltration des Duodenums, wie sie besonders beim Pankreaskarzinom häufiger vorkommt, kann das Vorschieben des Endoskops zur Papille unmöglich machen. Folgende Lösungsmöglichkeiten sind gegeben.
- Ballondilatation der Stenose und anschließende Passage des Endoskops. Detaillierte Berichte zur Wertigkeit dieses Vorgehens liegen nicht vor. Es sollte nur bei geringfügigen Duodenalstenosen und unter größter Vorsicht angewendet werden, da eine Perforation ein hohes Risiko für den Patienten darstellt.
- Besser ist die endoskopische Implantation eines selbst expandierenden Metallstents in die Stenose (▶ Abb. 8.62). Diese kann dann nach wenigen Tagen entweder nach einer Ballondilatation, oder spontan mit dem Endoskop passiert werden (s. Kap. 9).

Cave

Von einem einzeitigen Vorgehen wird abgeraten, da die Gefahr besteht, dass der Duodenalstent noch nicht in der Wand fixiert ist und somit bei der Passage des Endoskops leicht disloziert. Bei der Platzierung des Duodenalstents muss zudem beachtet werden, dass der distale Stentrand kranial der Papille positioniert wird.

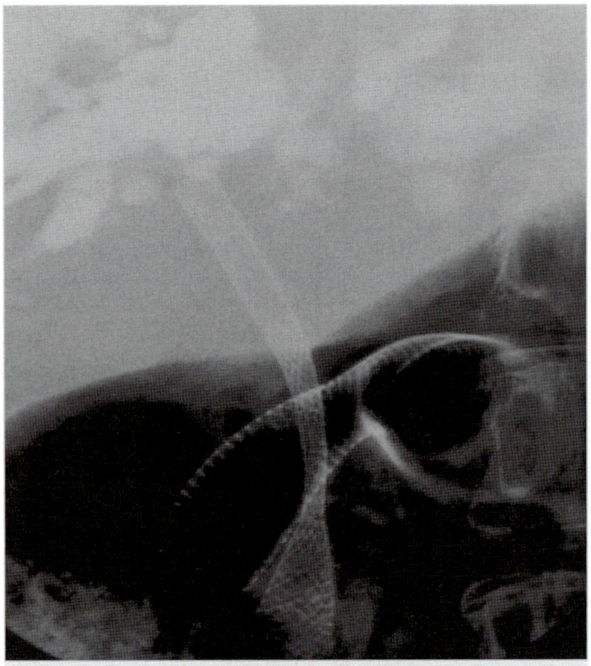

Abb. 8.62 Tumorstenose von Duodenum und distalem Ductus choledochus – beide mit Metallstent versorgt.

Gelingt dies nicht, oder ragt die Tumorstenose bis zur Papille, so muss die Gallenwegsdrainage perkutan transhepatisch oder im Rendezvous-Verfahren durchgeführt werden.

Ist die Papille selbst durch einen Tumor so alteriert oder die Sicht beispielsweise durch einen Muzintumor oder ein ulzeriertes Papillenkarzinom so stark behindert, dass die Papille nicht erfolgreich sondiert werden kann, bietet sich ebenfalls das Rendezvous-Verfahren an (▶ Abb. 8.63). Hierbei wird zunächst eine PTC durchgeführt und ein Führungsdraht perkutan durch die Stenose in das Duodenum vorgeschoben. Der Draht wird dann mit einer Fasszange mit dem Duodenoskop ergriffen und aus dem Mund des Patienten herausgezogen. Da es meist nicht gelingt, den Draht mit der Zange durch den Arbeitskanal des Duodenoskops zu ziehen, wird er zusammen mit dem Endoskop herausgezogen. Dann wird das Endoskop mit dem Arbeitskanal auf dem Draht aufgefädelt und wieder zur Papille geführt. Nun kann über den liegenden Führungsdraht sowohl perkutan als auch transpapillär unproblematisch ein Stent in die Stenose platziert werden.

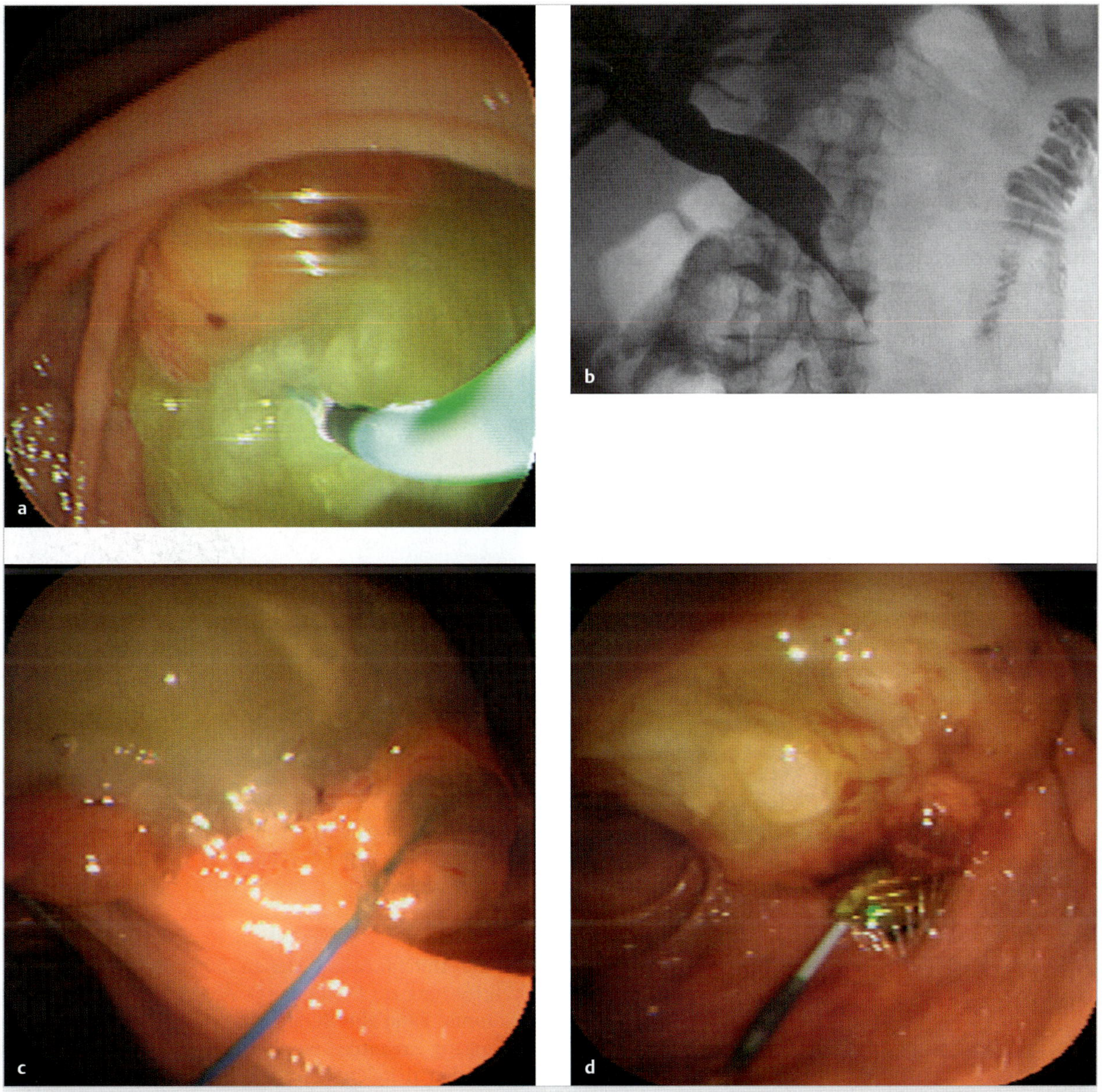

Abb. 8.63 a – d Rendevous-Verfahren bei einem Muzintumor.
a Nicht absaugbare Gallertmassen versperren die Sicht auf die Papilla Vateri.
b Darstellen der Stenose mittels PTC.
c Über einen perkutan gelegten Führungsdraht wird ein Metallstent implantiert.
d Endoskopisch kontrolliertes Legen eines Metallstents (dieser wurde wegen des größeren Durchmessers gewählt).

Ursachen für die Undurchführbarkeit der ERC bei maligner Gallenwegsstenose

- Magenausgangsstenose
- Duodenaltumor
- Papillentumor
- postoperative Zustände
- Muzintumor

Charakterisierung der Stenose

Für das weitere Vorgehen muss die Morphologie der Stenose genau beschrieben werden. Beurteilungskriterien sind:

- Konfiguration:
  - regulär, irregulär, bogig, ringförmig
- Lokalisation
  - Abstand zu Papille und Hepatikusgabel
  - Lage zum Ductus cysticus

- Länge
- Stenosegrad, prästenotischer Gangdurchmesser
- Umgebungsbefunde
  - Kalzifikationen (biliäres System, Pankreas)
  - Pankreasgangstenose (double duct sign)

Zur Kalkulation der Länge der Stenose legt man Metallstreifen (am einfachsten ist eine aufgebogene Büroklammer) unter Durchleuchtung auf den Patienten und markiert so das proximale und distale Ende der Stenose. Die Messung erfolgt dann mit einem Lineal zwischen den Metallstreifen. Durch die Atemexkursionen des Patienten und die fehlende dritte Ebene ist die Genauigkeit dieses Vorgehens allerdings eingeschränkt.

Alternativ können die Maße in Bezug zum Durchmesser des Endoskops geschätzt werden – dieses Vorgehen ist aber ebenfalls ungenau.

Praxistipp

Für die Auswahl der Stentlänge ist die alleinige Bestimmung der Stenosemaße nicht ausreichend, da das distale Ende des Stents wegen möglicher späterer Revisionen aus der Papille herausragen sollte. Es muss also der Abstand zwischen proximalem Stenoserand und der Papille zu Grunde gelegt werden. Nach Kontrastieren der Stenose und Passage derselben mit einem Führungsdraht (röntgendichte Spitze!) und ERCP-Katheter wird der Draht im liegenden Katheter zurückgezogen und der Weg zwischen den Punkten dadurch bestimmt, dass die Länge am Draht außerhalb des Endoskops am Einführungsteil gemessen wird.

Differenzialdiagnose mittels Zytologie/Histologie

Für die Differenzialdiagnose sollte wenn immer möglich eine zytologische/histologische Klärung herbeigeführt werden, zumal mitunter kurativ behandelbare Tumore (Lymphome) zur Diskussion stehen [37]. Nur bei bekanntem malignem Grundleiden kann mit ausreichender Sicherheit vom ERCP-Befund auf die Dignität und das Stadium der Erkrankung geschlossen werden (▶ Abb. 8.64).

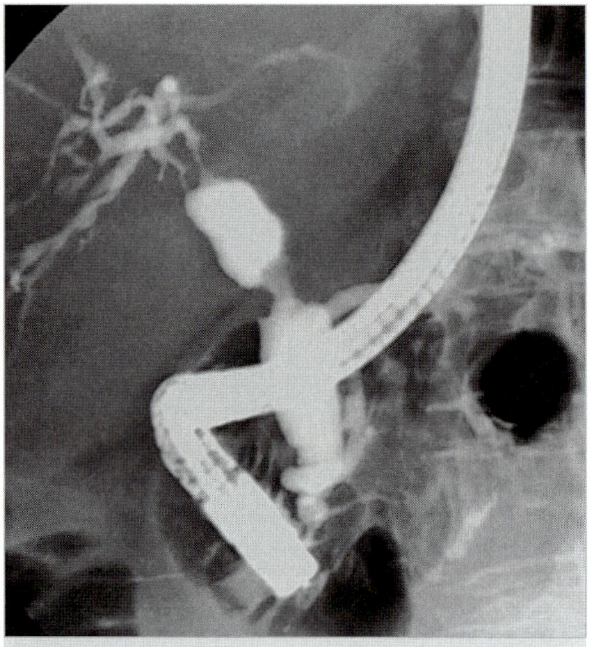

Abb. 8.64 Doppelte Choledochusstenose bei einem Patienten mit bekanntem fortgeschrittenem Bronchialkarzinom. In diesem Fall konnte gleich die endoskopische Palliativtherapie eingeleitet werden.

Bürstenzytologie

Die Bürstenzytologie ist technisch einfach und kann auch ohne Cholangioskopie durchgeführt werden. Die Sensitivität der Methode liegt bei 49 %, die Spezifität bei 100 % [41].

Für die Durchführung stehen Bürsten mit und ohne Drahtführung zur Verfügung (▶ Abb. 8.65). Bei breiter Papillotomie kann die Bürste ohne Führungsdraht in den Gallengang eingeführt werden. Man schiebt den Katheter bis an den distalen Rand der Stenose und führt dann unter Durchleuchtungskontrolle die Bürste in der Stenose mehrfach hin und her, zieht sie schließlich in den Katheter zurück und entfernt den Katheter aus dem Endoskop. Für ein gutes zytologisches Ergebnis ist neben einem erfahrenen Pathologen eine rasche und korrekte Aufarbeitung des gewonnenen Materials erforderlich. Dafür gibt es 2 Möglichkeiten:

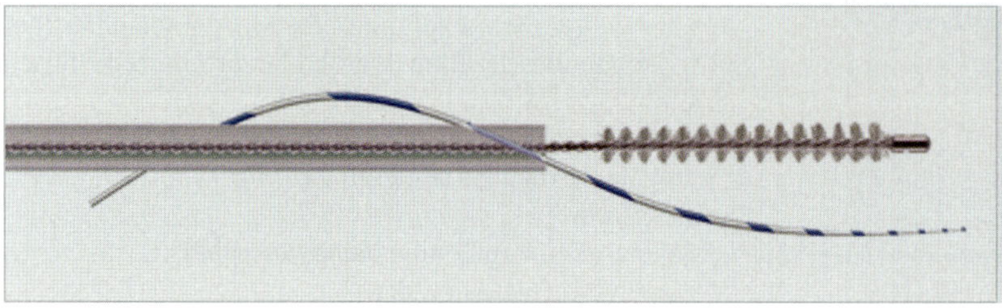

Abb. 8.65 Drahtgeführte Zytologiebürste (Medi-Globe).

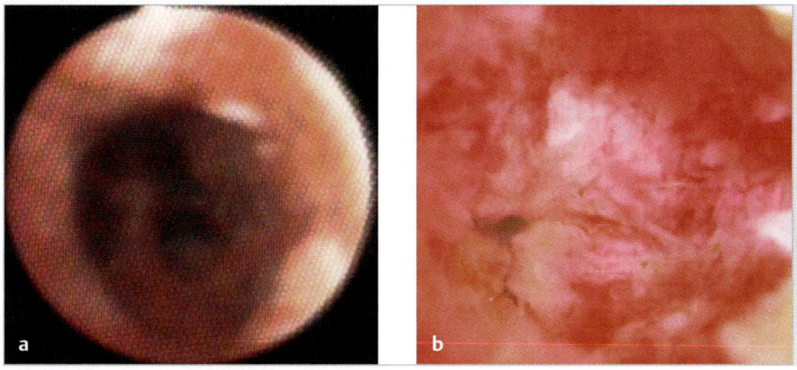

Abb. 8.66 a, b Transpapilläre (a) und perkutane Cholangioskopie (b) zur Probenentnahme.

1. Bürste abschneiden: Da es sich bei der Zytologiebürste um einen Einmalartikel handelt, kann sie problemlos nach Gebrauch mit einer Zange vom Draht abgetrennt werden und in einem Formalingefäß an den Pathologen gesendet werden.
2. Ausstrichpräparat: Alternativ kann die Bürste direkt nach Gebrauch auf einem Objektträger ausgestrichen und nach dem Trocknen an der Luft bzw. nach der Bearbeitung mit einem Fixierspray versandt werden.

Für optimale Ergebnisse sollte man sich vor der Untersuchung mit einem zytologisch erfahrenen Pathologen über Vorbereitung und Versand des entnommenen Materials persönlich abstimmen.

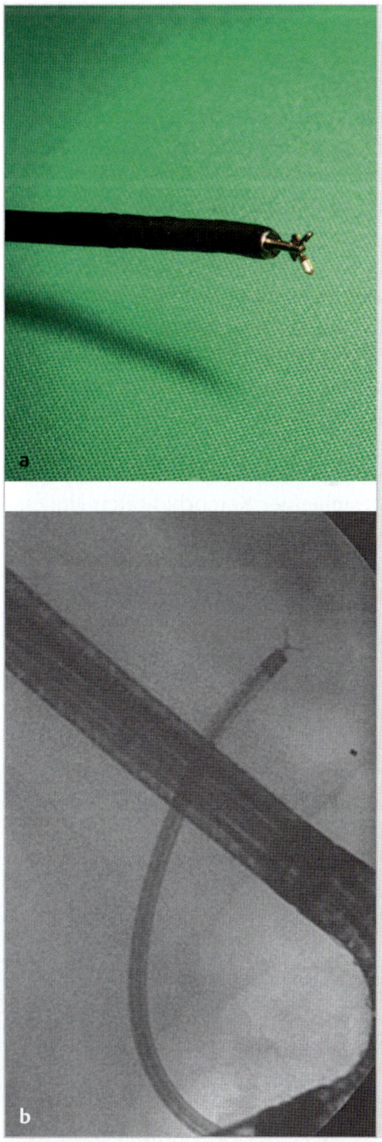

Abb. 8.67 a, b Direkte Cholangioskopie mit Biopsie.
a Transpapillär geführtes Cholangioskop mit geöffneter Biopsiezange.
b Cholangioskop im Ductus choledochus.

Cholangioskopie mit Biopsie

Natürlich kann die Bürstenzytologie nur einen Erfolg bringen, wenn Tumorzellen endoluminal an der Gallengangswand vorhanden sind. Bei Gallengangskompressionen durch maligne Tumoren, die den Choledochus nicht infiltrieren, bleibt die Zytologie negativ. Für eine genauere Darstellung der Stenose ist die direkte Cholangioskopie (transpapillär oder perkutan) die bessere Alternative, bei der eine Probe für die Zytologie und Histologie unter direkter Sicht entnommen werden kann (▶ Abb. 8.66, ▶ Abb. 8.67).

Auch durch das transpapilläre Cholangioskop kann eine Bürste geschoben werden. Diese wird dann allerdings vorher aus dem Katheter entfernt und durch den Arbeitskanal des Cholangioskops geschoben. Nach der Materialgewinnung sollte die Bürste nicht durch das Cholangioskop zurückgezogen werden, da zu viele Zellen verloren gehen könnten. Deshalb wird sie in die Spitze des Cholangioskops gezogen und dann zusammen mit diesem durch das Endoskop gezogen. Anschließend wird sie wieder etwas vorgeschoben und das Material gewonnen.

Stent versus sofortige Operation

Bei Patienten mit maligner Gallengangsstenose ist zunächst die Frage der Operabilität zu klären [12]. Hierzu sind weitere Untersuchungen notwendig, sodass sich die Frage der endoskopischen Versorgung der Stenose stellt.

Merke M!

Eine maligne endoskopisch diagnostizierte Gallengangsstenose per se rechtfertigt keinesfalls ein primär endoskopisch palliatives Vorgehen!

Die Frage, ob ein präoperativer Stent notwendig ist oder ein solcher einen negativen Einfluss auf das Operationsergebnis hat, ist in der Literatur mehrfach behandelt worden. Nach gegenwärtigem Stand der Erkenntnis, basierend auf 2 Meta-Analysen, konnte bei frühzeitiger Operation kein Vorteil für eine präoperative Stentimplantation bei maligner Gallenwegsobstruktion festgestellt werden, da die Überlebensraten mit und ohne Stent gleich waren und sich bei den postoperativen Komplikationen eher ein ungünstiger Effekt der Stentapplikation zeigte. Ist also eine zeitnahe Operation gewährleistet, so ist keine Indikation für die Stentimplantation gegeben [68, 71, 74]. Ist die Stenose allerdings so hochgradig, dass eine Cholangitis droht, da das eingebrachte Kontrastmittel nicht mehr abfließen kann, oder ist ein erfahrener Viszeralchirurg nicht verfügbar, sollte zunächst ein Plastikstent eingelegt werden. Auch wenn wegen des hohen Alters des Patienten oder bestehender Komorbiditäten Nutzen- und Risikoabschätzung des Eingriffes noch ausführlich mit Patient und Angehörigen besprochen werden müssen, sollte ein passagerer Plastikstent zur Schienung der Stenose eingebracht werden.

Eine besondere Situation ist die geplante erweiterte Hemihepatektomie rechts als sog. Trisegmentektomie, bei der die Segmente I und IV–VII reseziert werden. Hier wird zur Erweiterung des zu erwartenden Restvolumens der Leber präoperativ die entsprechende Pfortader okkludiert und gleichzeitig ein Plastikstent zur besseren Drainage in den linken Ductus hepaticus gelegt (▸ Tab. 8.14).

Tab. 8.14 Präoperative Stentapplikation [68].

Indikationen zur präoperativen Gallenwegsdrainage
• Pruritus • Nierenversagen • akute Cholangitis • präoperative Chemoembolisation (Trisegmentektomie) • neoadjuvante Chemotherapie bei Pankreaskarzinom • verspäteter operativer Eingriff

Solange eine kurative Option besteht, sollte für die Drainage einer Gallenwegsstenose wegen der leichteren Entfernbarkeit und auch aus Kostengründen lediglich ein Plastikstent verwendet werden. Wenn sich im weiteren Verlauf eine Palliativsituation ergibt, wird man abhängig von der Anatomie der Stenose sowie der kurzfristigen Prognose des Patienten auf einen Metallstent wechseln.

Vorgehensweise bei Roux-Y-Syndrom

Das Roux-Y-Syndrom ist gekennzeichnet durch einen Verschluss der intestinalen Anastomose mit konsekutivem Aufstau der zuführenden Schlinge bis hin zu Cholestase und Gallengangsstau. Die Diagnose kann sonografisch oder mittels MRT gestellt werden. Die Stenose ist mit einem Duodenoskop meist nicht erreichbar bzw. passierbar, sodass die Darstellung und Therapie auf perkutanem Weg oder mittels Doppelballonenteroskop erfolgen.

Über eine Chiba-Nadel wird das Gallenwegssystem perkutan dargestellt. Dann wird über einen Seldinger-Draht die Nadel gegen eine Schleuse ausgetauscht, über die ein 36er Führungsdraht perkutan transpapillär in das Duodenum vorgeschoben wird. Anschließend wird die Schleuse entfernt und der Zugangsweg mit Dilatationsstiften bougiert, bis ein Durchmesser von mindestens 6 mm erreicht ist. Nun wird bei liegendem Draht ein 6-mm-Endoskop in den Gallengang eingeführt, mit dem die Papille passiert werden kann. Im vorliegenden Fall (▸ Abb. 8.68) wurde ein sterilisiertes transnasales Endoskop (Fa. Pentax) verwendet. Hiermit kann die Stenose dargestellt und unter Durchleuchtung ein Führungsdraht platziert werden. Danach wird das Endoskop entfernt und perkutan radiologisch kontrolliert ein Metallstent in die Jejunalstenose appliziert. Über den noch liegenden Führungsdraht wird anschließend ein perkutaner Metallstent in die Choledochusstenose gelegt.

8.4.3 Endoskopische Therapie von Stenosen

Für die endoskopische Therapie von Stenosen stehen neben der Dilatation verschiedene Drainageverfahren zur Verfügung: nasobiliäre Sonde, Plastikstent oder auch ein voll ummantelter Metallstent. Außerdem kann versucht werden, mit photodynamischer Therapie direkt auf den Tumor Einfluss zu nehmen.

Ballondilatation

Die Dilatation von benignen Gallenwegsstenosen kann mit hierfür angebotenen Dilatationsballons erfolgen (▸ Abb. 8.69).

Zur Dilatation wird ein bis 8 mm aufdehnbarer Ballon über einen Führungsdraht in die Stenose hineingescho-

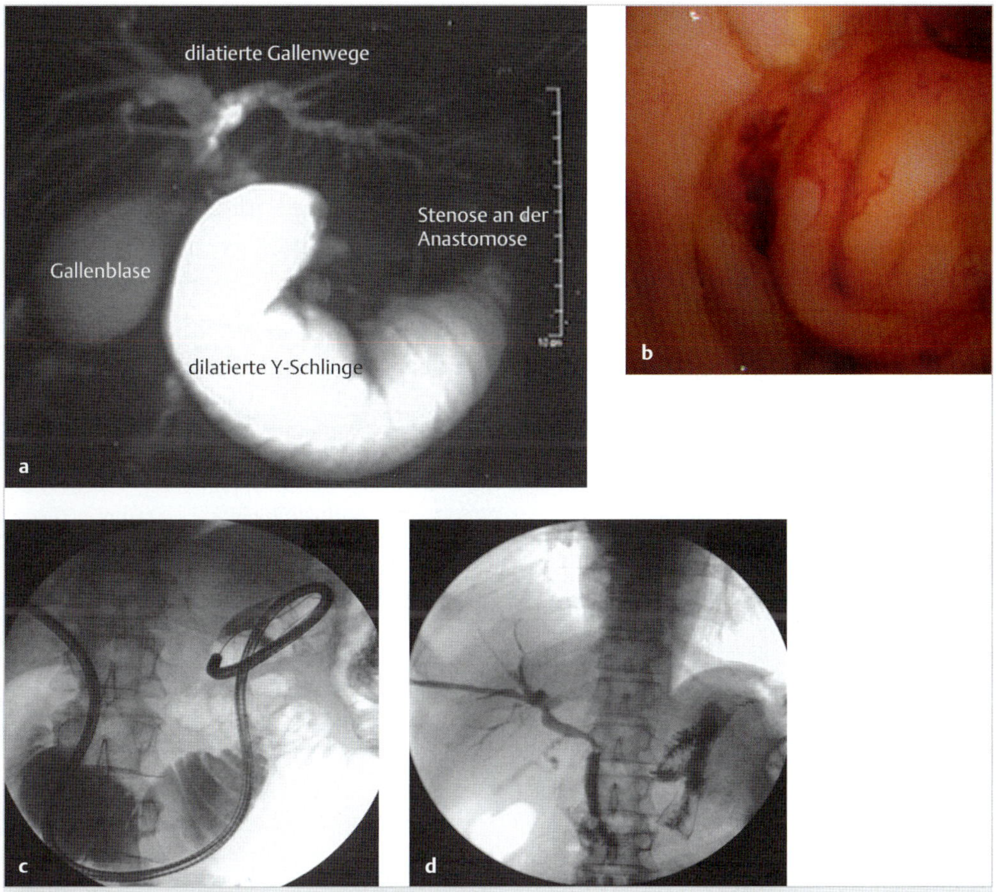

Abb. 8.68 a – d Roux-Y-Syndrom mit dilatierter Y-Schlinge bei Tumorstenose an der Anastomose. Zusätzlich dilatierte Gallenwege bei Choledochusstenose.
a MRT-Bild.
b Perkutan transhepatische Intestinoskopie der Kompressionsstenose.
c Applikation eines Führungsdrahtes.
d Sequenziell in einer Sitzung perkutan transhepatisch gelegte Metallstents in Jejunum und Ductus choledochus.

ben. Proximales und distales Ende des Ballons sind radiologisch sichtbar markiert. Die Insufflation des Ballons über eine Druckspritze erfolgt dann mit NaCl-verdünntem Kontrastmittel, so dass der Verlauf der Prozedur radiologisch gut verfolgt werden kann. Die Insufflation wird unter ausreichender Sedierung des Patienten vorgenommen, bis die durch die Stenose verursachte Taillierung des Ballons verstrichen ist bzw. bis zu einem Druck von 3 – 5 Atm. Für das Desufflieren des Ballons braucht man etwas Zeit, da das verdünnte Kontrastmittel durch den sehr dünnen Kanal im Ballonkatheter nur verzögert abfließt.

Schneideballon

Einzelne Berichte erwähnen den Einsatz eines Schneideballons, bei dem über den Ballon Schneidedrähte gespannt sind, die in Kombination mit der Ballondilatation eine thermische Inzision der Stenose bewirken. Das Verfahren war bisher den Patienten vorbehalten, denen eine alleinige Ballondilatation nicht ausreichend geholfen hat. Die Ergebnisse an bislang kleinen Kollektiven weisen das Verfahren als risikoarm aus und die funktionellen Langzeitergebnisse sind mit einer Offenheitsrate von 55% nach 2 Jahren befriedigend. Da es diese Ballonkatheter bislang nur in einer kurzen Version gibt, kann das Verfahren an den Gallenwegen zurzeit ausschließlich perkutan transhepatisch durchgeführt werden [2].

Nasobiliäre Sonde

Die nasobiliäre Sonde kann für den kurzzeitigen Gebrauch während eines stationären Aufenthaltes eingesetzt werden. Sie ist immer dann von Vorteil, wenn eine kurzfristige Kontrolle des Befundes am Gallengang (etwa ein postoperatives Leck) ohne Re-Endoskopie erforderlich

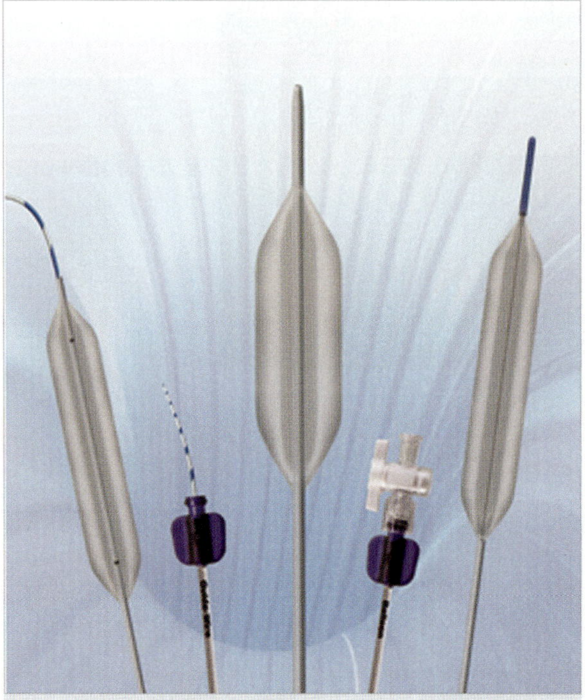

Abb. 8.69 Drahtgeführte Katheter verschiedener Stärke für die Ballondilatation (Medi-Globe).

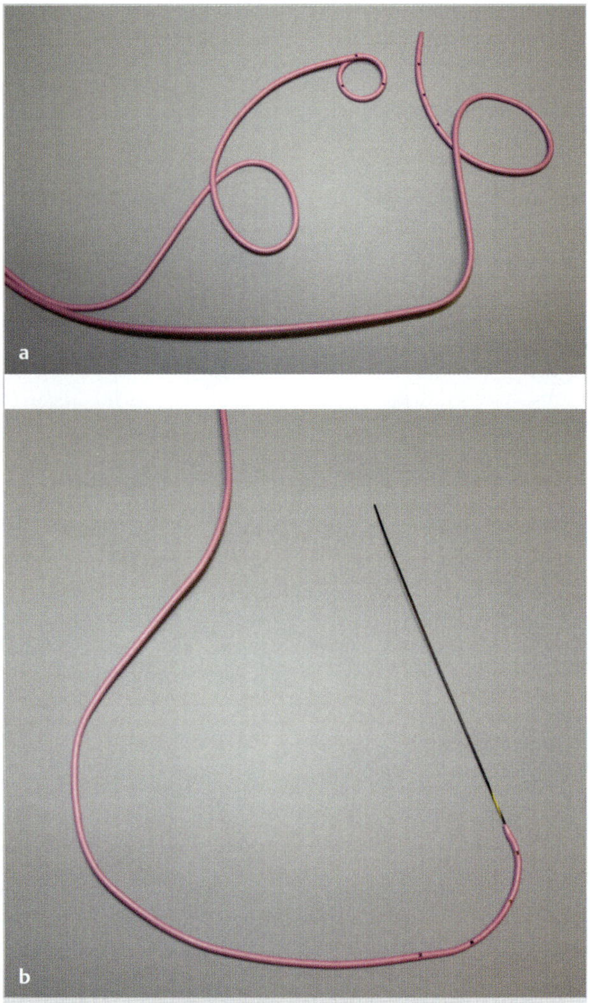

Abb. 8.70 a, b Verschieden konfigurierte nasobiliäre Sonden (a), deren Spitze für die Applikation durch den Führungsdraht aufgerichtet wird (b).

ist. Sie kann auch über die Entwicklung der Gallenflüssigkeit bei einer eitrigen Cholangitis Auskunft geben. Eine weitere Indikation besteht bei großen Choledochuskonkrementen, die zur extrakorporalen Stosswellenlithotripsie anstehen. Hier kann Kontrastmittel über die liegende Sonde zur Steinlokalisation gegeben werden.

Die Sonde ist 4 m lang und besteht aus Polyurethan. An der zur intraduktalen Lage vorgesehenen Spitze ist sie vorgebogen, was ihr nach der Applikation Lagestabilität geben soll. An diesem Ende befinden sich zusätzlich mehrere Seitenlöcher, die die abzuleitende Galleflüssigkeit aufnehmen sollen (▶ Abb. 8.70).

Die Applikation der nasobiliären Sonde erfolgt in mehreren Schritten:

1. Nach erfolgreicher Darstellung der Gallenwege und der Indikationsstellung für eine nasobiliäre Sonde, wird zunächst über den liegenden ERCP-Katheter oder das Papillotom ein Führungsdraht gelegt, dessen Spitze unter Durchleuchtung in einen extrahepatischen Ast geschoben wird. Dann wird in enger Koordination zwischen Endoskopiker und Assistenz der Katheter aus dem Instrumentierkanal des Endoskops entfernt und gleichzeitig der Führungsdraht stabil in Position gehalten. Die Durchleuchtung sollte aus Gründen des Strahlenschutzes sparsam angewendet werden

Praxistipp

Zur besseren Stabilisierung des Drahtes sollte dieser – unmittelbar nachdem die Katheterspitze in das Endoskop zurückgezogen wurde – mit dem Albarranhebel fixiert werden.
Die stabile Lage des Drahtes muss während des Zurückziehens des Katheters unbedingt optisch über die Musterung kontrolliert werden.

2. Ist der Katheter entfernt, fädelt die Assistenz die Sonde auf den Draht auf und schiebt diese bis zum Ventil an den Arbeitskanal des Endoskops heran. Hierbei muss die Lagestabilität des Führungsdrahtes die ganze Zeit beachtet werden. Am Ventil übernimmt der Endoskopiker die Sonde von der Endoskopieassistenz und führt sie bis an die Papille. Die Sonde wird in den Ductus

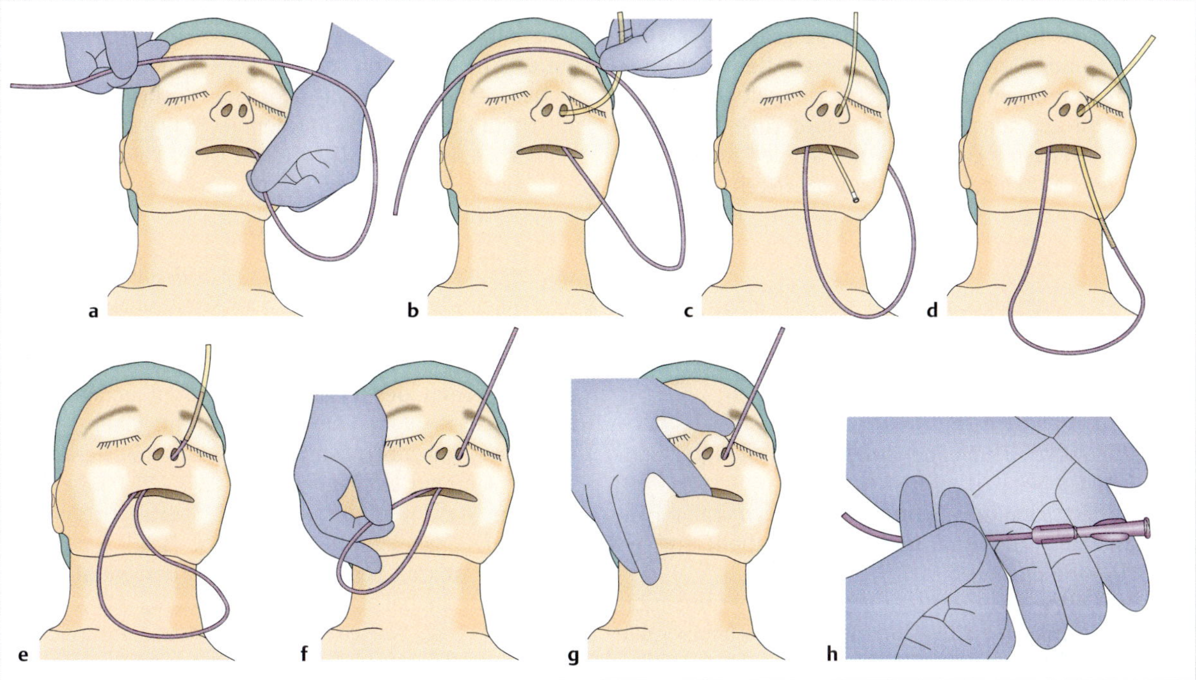

Abb. 8.71 a – h Ausleiten und Umnasalieren einer nasobiliären Sonde. Nach dem Abziehen des Endoskops liegt die Sonde aus dem Mund heraus (a). Einführen des Umnasalierungsschlauches in die Nase (b) und Ausleiten aus dem Mund (c), Konnektieren von nasobiliärer Sonde und Nasalierungsschlauch (d). Die nasobiliäre Sonde wird durch die Nase gezogen (e). Beim Begradigen der Sonde wird der intestinale Teil der Schlaufe fixiert (f) und unter behutsamem Dirigieren mit dem Finger im Rachen begradigt, sodass keine Schlaufe zurückbleibt (g). Aufschrauben eines Anschlussstückes für den Drainagebeutel (h).

choledochus vorgeschoben, die Assistenz hält den Führungsdraht unter Spannung, damit sich einerseits präpapillär keine Schlaufe bilden kann, andererseits aber die Drahtspitze nicht disloziert. Ist die Sondenspitze intrahepatisch in ihrer endgültigen Position angekommen, wird der Führungsdraht langsam entfernt, wobei sich die vorgebogene Spitze dann aufrollt.

3. Nach komplettem Entfernen des Drahtes wird dann das Endoskop am Schaft von der Assistenz langsam zurückgezogen, während der Endoskopiker durch entsprechenden Vorschub die Sonde in Position hält. Eine Person muss nun die ganze Zeit die Sonde am Patientenmund festhalten, damit sie nicht disloziert. Ist das Endoskop komplett über die Sonde zurückgezogen, wird es abgelegt und der Patient für die Umnasalierung (▸ Abb. 8.71) in Rückenlage gebracht. Es empfiehlt sich, für diesen Schritt, den Patienten noch einmal ausreichend zu sedieren.
4. Der Nasalierungsschlauch wird durch ein Nasenloch bis in den Larynx vorgeschoben, dort mit Intubationsspatel und Magill-Zange hervorgezogen. Die nasobiliäre Sonde wird jetzt in den aboralen Teil des Nasalierungsschlauches eingeführt und mit diesem zusammen aus der Nase herausgezogen. An das distale Ende wird ein Adapter geschraubt, an dem wiederum ein Ablaufbeutel angebracht wird. Pflasterverband an Nase und Wange. Zum Abschluss erfolgt eine radiologische Lagekontrolle mit Kontrastmittel (▸ Abb. 8.72).

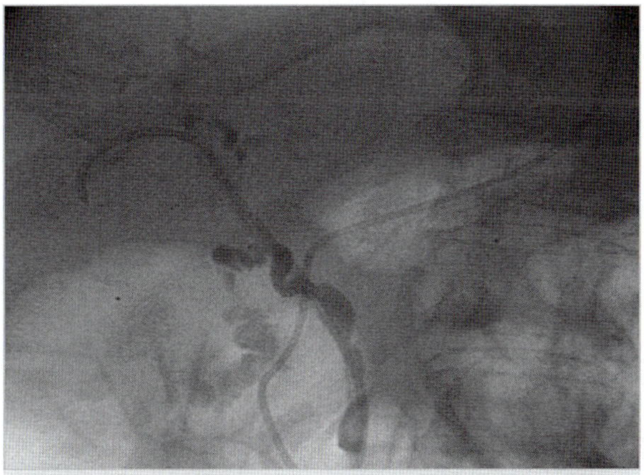

Abb. 8.72 Nasobiliäre Sonde in situ.

Der Patient kann mit liegender nasobiliärer Sonde Nahrung zu sich nehmen und ist – mit Einschränkung durch den Ablaufbeutel – auch mobil. Die ablaufende Flüssigkeit wird quantitativ erfasst und optisch kontrolliert. Bedarfsweise kann aber auch eine Kultur angelegt werden oder es können zytologische Untersuchungen durchgeführt werden. Eine Kontrolle des Gallengangsbefundes kann jederzeit unter Durchleuchtung mittels Kontrastmittelapplikation erfolgen. Für das Entfernen der Sonde ist eine neuerliche Endoskopie nicht erforderlich. Es werden einfach die Pflaster gelöst und die Sonde langsam (am besten unter Durchleuchtung) herausgezogen.

Plastikstents

Für eine längere Liegedauer und auch für einen höheren Patientenkomfort ist ein Plastikstent besser geeignet. Plastikstents sind in mehreren Konfigurationen verfügbar (▸ Abb. 8.73).

Die Applikationstechnik ähnelt der von nasobiliären Sonden (▸ Abb. 8.74):

1. Nach Platzierung des Führungsdrahtes wird der Führungskatheter entfernt und der Stentapplikator auf den Draht aufgezogen.
2. Ist der Führungskatheter am Ventil des Instrumentierkanals angekommen, übernimmt der Endoskopiker den Stent von der Assistenz und führt ihn bis an die Spitze des Endoskops. Beim Einführen des Plastikstents ist darauf zu achten, dass die Flaps eng anliegen und nicht durch vorzeitiges Abspreizen insbesondere des hinteren Flaps zusätzlicher Reibungswiderstand im Instrumentierkanal entsteht. Hierzu wird eine Einführhilfe in das Ventil geschoben.
3. Der Stent wird mit leichter Unterstützung durch den Albarranhebel in den Ductus choledochus eingebracht. Ist sein distales Ende mit dem jetzt abgespreizten Flap endoskopisch sichtbar, wird der Draht langsam zurückgezogen und der Stent durch eine leichte Drehung am Applikator freigesetzt.

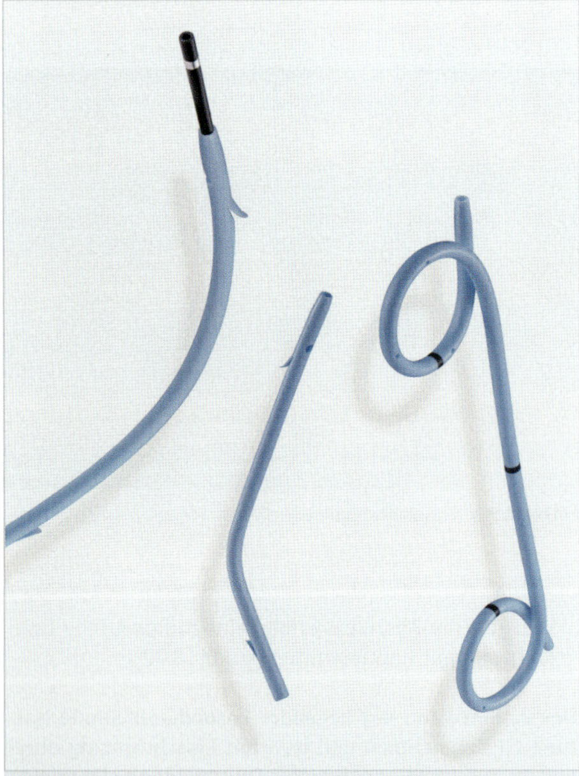

Abb. 8.73 Plastikstents verschiedener Konfiguration (Medi-Globe).

Der Plastikstent sollte nach ca. 3 Monaten gewechselt werden, um Inkrustierungen oder Konkrementbildungen zu vermeiden.

Das **Entfernen des Plastikstents** erfolgt endoskopisch, indem der Stent am distalen Ende mit einer Schlinge oder einer Hakenmaulzange erfasst und mit dem Endoskop zusammen entfernt wird (▸ Abb. 8.75). Eine Alternative ist das Entfernen mit einem Stent-Retriever über einen zuvor gelegten Führungsdraht (s. u.). Der Vorteil dieses Verfahrens besteht darin, dass der initial gelegte Führungsdraht bei der Stentextraktion in situ belassen wird und so als Leitschiene für den neuen Stent genutzt werden kann.

▸ **Bergen eines dislozierten Stents.** Ist der Stent *nach distal* disloziert, kann es schwierig sein, das distale Ende mit der Schlinge zu umfassen, auch kann in seltenen Fällen das Stentende in der Duodenalwand eingewachsen sein (▸ Abb. 8.76). In diesem Fall kann der Stent mit einer Hakenmaulzange oder mit einer Zange, wie sie für die Applikation von Ernährungssonden Verwendung findet, entfernt werden. Ein dislozierter Plastikstent kann in Einzelfällen auch die Duodenalwand perforieren, was zur Drainage der Gallenflüssigkeit in das Retroperitoneum führt. Die Prognose dieser seltenen Komplikation ist ernst, die Letalität wird mit 50 % angegeben. Zur Reduzierung des Risikos ist es wichtig, dass die Stentlänge richtig gewählt wird, da zu lange Prothesen besonders dislokationsgefährdet sind [43, 72].

Ist der Stent *nach proximal* disloziert und das distale Stentende komplett im Ductus choledochus verschwunden, empfiehlt es sich, einen Stent-Retriever zu verwenden. Hierzu wird zunächst unter Durchleuchtung ein Führungsdraht in den dislozierten Stent gelegt, dann hierüber der Stent-Retriever in das distale Stentende eingebracht und durch Drehung verankert. Anschließend wird der Stent mit dem Stent-Retriever herausgezogen (▸ Abb. 8.77).

Merke M!

Es ist darauf zu achten, dass der Retriever dieselbe Stärke wie der Stent hat.

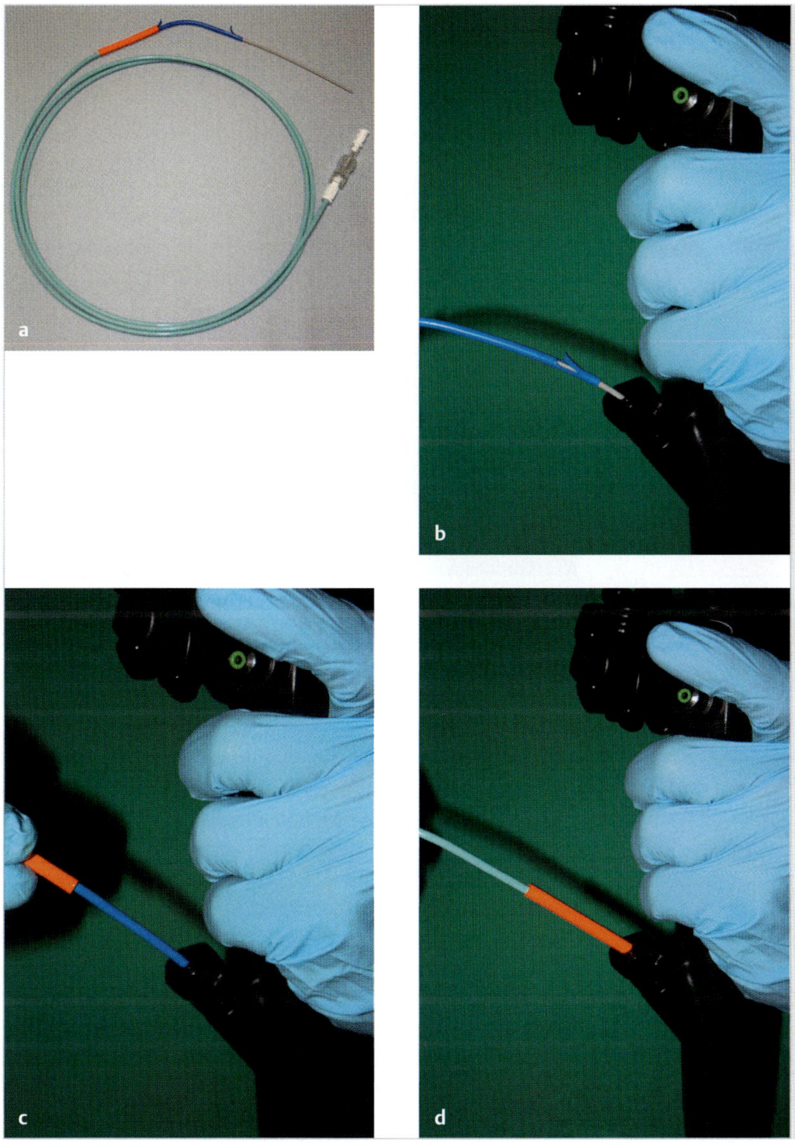

Abb. 8.74 a – d Einführen eines Plastikstents in den Ductus choledochus.
a Plastikstent mit Applikator.
b Einführen des Plastikstent in das Ventil am Handgriff des Endoskops.
c Überziehen der Einführungshilfe.
d Komplettes Einführen des Stents mit angelegtem Flap.

Mehrfache Stents

Bei hochgradigen narbigen, insbesondere postoperativen Stenosen kann die Einbringung mehrfacher Plastikstents sinnvoll sein, um das Dilatationsergebnis langfristig zu sichern (▸ Abb. 8.78). Hierzu muss vor der Stentapplikation eine Ballondilatation der Stenose durchgeführt werden. Im Anschluss an die erste Stentapplikation wird dann erneut ein Führungsdraht gelegt und ein weiterer Stent appliziert. Dieser wird unter endoskopischer und radiologischer Lagekontrolle des ersten sehr langsam vorgeschoben. Ein vorheriges Einsprühen des Stents mit Silikon kann die Gleitfähigkeit etwas erhöhen. Um eine Dislokation der vorbestehenden Stents nach proximal in den Ductus choledochus hinein zu verhindern, kann es sinnvoll sein, den zweiten Stent mit einem etwas kleineren Lumen zu wählen. Wie viele Stents in den Ductus choledochus eingebracht werden können, hängt vom Ausmaß der Stenose und dem Ergebnis der Dilatation ab.

Metallstents

Bis vor kurzer Zeit war die Implantation eines Metallstents einer palliativen Indikation bei malignem Grundleiden vorbehalten, da diese Stents – einmal gelegt – wegen der folgenden Gewebeinfiltration als nicht wieder entfernbar galten. Mit der Entwicklung wieder entfernbarer, voll ummantelter Stents sind diese nun offiziell auch für den Einsatz bei benignen Stenosen zugelassen. Erste Berichte zeigen, dass sie effektiv und komplikationsarm sind [35].

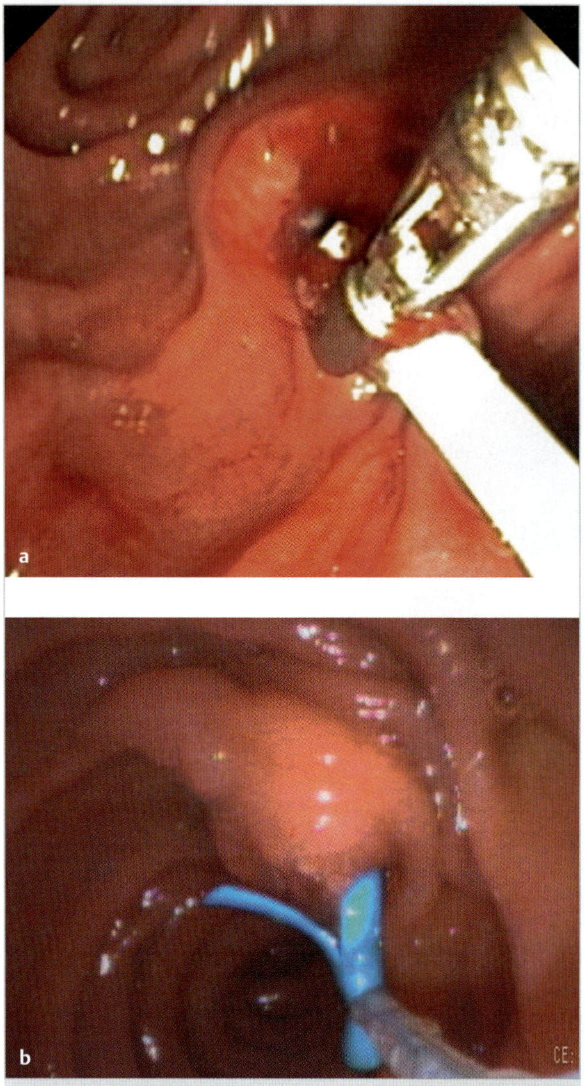

Abb. 8.75 a, b Entfernen eines Plastikstents aus dem Ductus choledochus mit der Hakenmaulzange (a) und der Polypektomieschlinge (b).

Die Stents bestehen aus einem zu Maschen geflochtenen Nitinol-Draht, der komplett mit einer Polyurethanmembran bespannt ist (▶ Abb. 8.79). Sie sind auf einem Applikator aufgespannt und werden von einer Rollmembran gehalten. Mit dem Zurückziehen der Membran entfaltet sich der Stent durch seine Expansionskräfte von selbst.

Die Applikation erfolgt, indem zunächst mittels ERC ein Führungsdraht über die Stenose gelegt wird. Dann werden Länge und Lage der Stenose ausgemessen und der Stent über den Führungsdraht in seine finale Position geschoben. Dabei ist zu beachten, dass der Stent sich beim Freisetzen etwas verkürzt. Dann wird unter Durchleuchtungskontrolle die Rollmembran langsam zurückgezogen, bis der Stent endgültig frei gesetzt ist. Es sollte

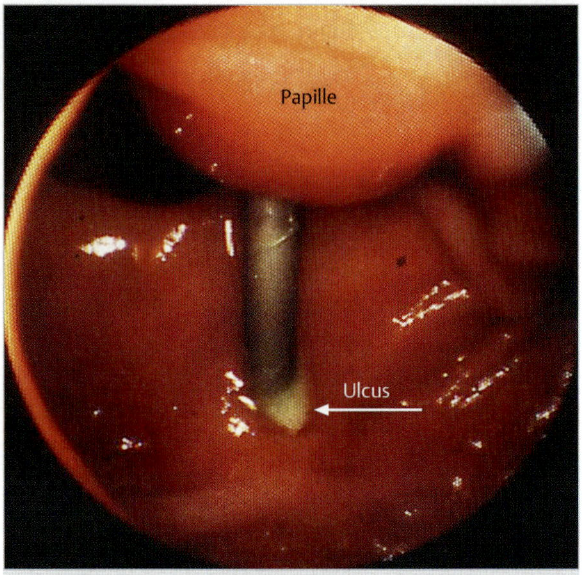

Abb. 8.76 Nach distal dislozierter Plastikstent, der in die gegenüber liegende Duodenalwand penetriert.

darauf geachtet werden, dass das distale Ende des Stents aus der Papille herausragt, damit er zum Entfernen mit einer Zange gegriffen werden kann. Sollte der Stent komplett im Ductus choledochus platziert werden, besteht die Gefahr, dass sein Ende von hyperplastischem Gewebe überwuchert wird und der Stent daher nicht mehr problemlos extrahiert werden kann.

Bei malignen Stenosen haben sich Metallstents in der Palliativtherapie in den letzten Jahren weitgehend durchgesetzt. Den Plastikstents sind sie hinsichtlich verschiedener Parameter wie Offenheitsrate oder Komplikationen wie Cholangitis, Perforation oder Migration deutlich überlegen [63]. In einer Studie mit 49 Patienten konnten Soderlund et al. 2006 die Überlegenheit der Metallstents zeigen (▶ Tab. 8.15) [76].

Lediglich unter Kostengesichtspunkten kann für Menschen mit einer sehr kurzen vorhersehbaren Lebenserwartung (< 2 Monate) die Implantation eines Plastikstents favorisiert werden. Metallstents gelten als sicher, auch wenn bis zu 10 % Fehlplatzierungen in einer größeren Serie beschrieben wurden [53]. Die weiteren Komplikationen waren Stentmigration 6 %, Cholezystitis 6 %, Stentokklusion 7 %, Cholangitis 7 % und Pankreatitis 5 %. Trotz der sich hieraus ergebenden Mehrfachendoskopien und Mehrkosten ist das Verfahren einer palliativen operativen Lösung vorzuziehen. Die Frage, ob ein ummantelter oder ein nicht ummantelter Stent gelegt werden sollte, kann nach dem derzeitigen Kenntnisstand nicht beantwortet werden, da sich beide in der Komplikations- und Offenheitsrate summarisch nicht unterscheiden (▶ Tab. 8.16) [61].

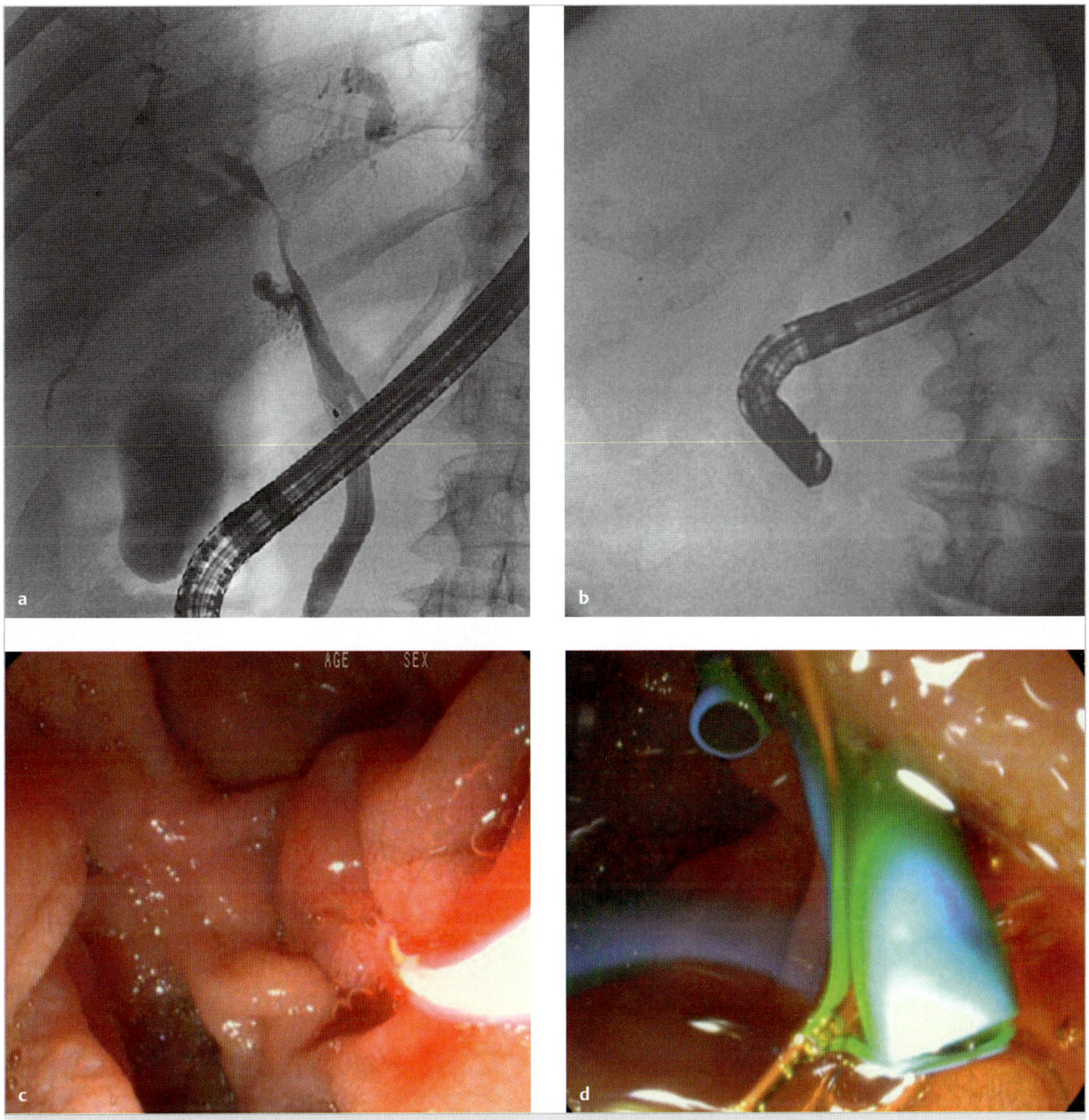

Abb. 8.82 a – d Photodynamische Therapie einer malignen Obstruktion beider Ductus hepatici (Klatskin-Tumor Typ IV, a). Nach Applikation des Lasers (b) werden 2 Platikstents implantiert (c, d).

Kasuistik

Eine 82-jährige Patientin leidet an einer malignen Obstruktion beider Ductus hepatici (Klatskin IV). Die Patientin ist in klinisch sehr gutem Allgemeinbefinden, die Inoperabilität ist durch eine Lungenmetastase gegeben. Für die photodynamische Therapie wird transpapillär in den linken Ductus hepaticus ein Draht geschoben und das Licht appliziert. Da sich trotz Kontrastmittelgabe über einen Ballonkatheter das rechte Gallenwegssystem nicht darstellen lässt, wird eine PTC durchgeführt und hiermit ebenso eine Lichtexposition der Stenose erreicht. Anschließend wird ein 10 F Flexima-Katheter perkutan eingelegt, der nach 3 Tagen im Rendevous-Verfahren in eine transpapilläre 10 F Plastikprothese umgewandelt wird (► Abb. 8.82).

Literatur

[1] Al-Benna S, Willert J, Steinau HU et al. Secondary sclerosing cholangitis, following major burn injury. Burns 2010; 36: e106–e110

[2] Atar E, Bachar GN, Eitan M et al. Peripheral cutting balloon in the management of resistant benign ureteral and biliary strictures: long-term results. Diagn Interv Radiol 2007; 13: 39–41

[3] Baluyut AR, Sherman S, Lehman GA et al. Impact of endoscopic therapy on the survival of patients with primary sclerosing cholangitis. Gastrointest Endosc 2001; 53: 308–312

[4] Bergquist A, Said K, Broomé U. Changes over a 20-year period in the clinical presentation of primary sclerosing cholangitis in Sweden. Scand J Gastroenterol 2007; 42(1): 88–93

[5] Berstad AE, Aabakken L, Smith HJ et al. Diagnostic accuracy of magnetic resonance and endoscopic retrograde cholangiography in primary sclerosing cholangitis. Clin Gastroenterol Hepatol 2006; 4: 514–520

[6] Beuers U, Wiedmann KH, Kleber G et al. für die Konsensuskonferenz der Deutschen Gesellschaft für Verdauungs- und Stoffwechselkrankheiten. Therapie der autoimmunen Hepatitis, primär biliären Zirrhose und primär sklerosierenden Cholangitis. Konsensus der Deutschen Gesellschaft für Verdauungs- und Stoffwechselkrankheiten. Z Gastroenterol 1997; 35: 1041–1049

[7] Boberg KM, Jebsen P, Clausen OP et al. Diagnostic benefit of biliary brush cytology in cholangiocarcinoma in primary sclerosing cholangitis. J Hepatol 2006; 45: 568–574

[8] Broomé U, Hauzenberger D, Klominek J. Adhesion molecules in primary biliary cirrhosis and primary sclerosing cholangitis. Hepatogastroenterology 1996; 43: 1109–1112

[9] Burak K, Angulo P, Pasha TM et al. Incidence and risk factors for cholangiocarcinoma in primary sclerosing cholangitis. Am J Gastroenterol 2004; 99: 523–526

[10] Dresing K, Armstrong VW, Leip CL, Streit F, Burchardi H, Stürmer KM, Oellerich M. Real-time assessment of hepatic function is related to clinical outcome in critically ill patients after polytrauma. Clin Biochem. 2007 Nov; 40(16–17): 1194–200

[11] Cantù P, Bezzio C. Role of a short-term stent-trial in a patient with biliary stricture and portal hypertensive biliopathy: long-term outcome result. Dig Dis Sci 2011; 56: 1242–1244

[12] Cavallaro A, Cavallaro V, Di Vita M et al. Main bile duct carcinoma management. Our experience on 38 cases. Ann Ital Chir 2009; 80: 107–111

[13] Charatcharoenwitthaya P, Angulo P, Enders FB et al. Impact of inflammatory bowel disease and ursodeoxycholic acid therapy on small-duct primary sclerosing cholangitis. Hepatology 2008; 47: 133–142

[14] Chen Q, Li Z, Li S et al. Diagnosis and treatment of juxta-ampullary duodenal diverticulum. Clin Invest Med 2010; 33: E298–E303

[15] D'Souza MA, Desai D, Joshi A et al. Bile duct stricture due to caused by portal biliopathy: Treatment with one-stage portal-systemic shunt and biliary bypass. Indian J Gastroenterol 2009; 28: 35–37

[16] Egawa N, Anjiki H, Takuma K et al. Juxtapapillary duodenal diverticula and pancreatobiliary disease. Dig Surg 2010; 27: 105–109

[17] Engler S, Elsing C, Flechtenmacher C et al. Progressive sclerosing cholangitis after septic shock: a new variant of vanishing bile duct disorders. Gut 2003; 52: 688–693

[18] Esposito I, Kubisova A, Stiehl A et al. Secondary sclerosing cholangitis after intensive care unit treatment: clues to the histopathological differential diagnosis. Virchows Arch 2008; 453: 339–345

[19] Feldstein AE, Perrault J, El-Youssif M et al. Primary sclerosing cholangitis in children: a long-term follow-up study. Hepatology 2003; 38: 210–217

[20] Fevery J, Verslype C, Lai G et al. Incidence, diagnosis, and therapy of cholangiocarcinoma in patients with primary sclerosing cholangitis. Dig Dis Sci 2007; 52: 3123–3135

[21] von Figura G, Stephani J, Wagner M, Wegener M, Wolf C, Adler G, Kulaksiz H. Secondary sclerosing cholangitis after chemotherapy with bevacizumab and paclitaxel. Endoscopy. 2009;41 Suppl 2:E153–4

[22] Friman SR, Foss A, Isoniemi H et al. Liver transplantation for cholangiocarcinoma: Selection is essential for acceptable results. Scand J Gastroenterol 2011; 46: 370–375

[23] Furmanczyk PS, Grieco VS, Agoff SN. Biliary brush cytology and the detection of cholangiocarcinoma in primary sclerosing cholangitis: evaluation of specific cytomorphologic features and CA19–9 levels. Am J Clin Pathol 2005; 124: 355–360

[24] Gelbmann CM, Rümmele P, Wimmer M et al. Ischemic-like cholangiopathy with secondary sclerosing cholangitis in critically ill patients. Am J Gastroenterol 2007; 102: 1221–1229

[25] Gelbmann CM, Schölmerich J. Sekundär sklerosierende Cholangitis bei Intensivpatienten. Gastroenterologie 2008; 3: 45–50

[26] Gilroy RK, Mailliard ME, Gollan JL. Gastrointestinal disorders of the critically ill. Cholestasis of sepsis. Best Pract Res Clin Gastroenterol 2003; 17: 357–367

[27] Gotthardt D, Stiehl A. Endoscopic retrograde cholangiopancreatography in diagnosis and treatment of primary sclerosing cholangitis. Clin Liver Dis 2010; 14: 349–358

[28] Hirche TO, Russler J, Braden B et al. Sonographic detection of perihepatic lymphadenopathy is an indicator for primary sclerosing cholangitis in patients with inflammatory bowel disease. Int J Colorectal Dis 2004; 19: 586–594

[29] Huizinga WK, Thomson SR, Spitaels JM et al. Chronic pancreatitis with biliary obstruction. Ann R Coll Surg Engl 1992; 74: 119–123; discussion 123–125

[30] Hyodo T, Hyodo N, Yamanaka T et al. Contrast-enhanced intraductal ultrasonography for thickened bile duct wall. J Gastroenterol 2001; 36: 557–559

[31] Itani KM, Taylor TV. The challenge of therapy for pancreatitis-related common bile duct stricture. Am J Surg 1995; 170: 543–546

[32] Iwamoto H, Hama K, Nakamura Y et al. Biliary complications after 52 adult living donor liver transplantations: a single-center experience. Transplant Proc 2008; 40: 2539–2541

[33] Jaeger C, Mayer G, Henrich R et al. Secondary sclerosing cholangitis after long-term treatment in an intensive care unit: clinical presentation, endoscopic findings, treatment, and follow-up. Endoscopy 2006; 38: 730–734

[34] Jonas S, Benckert C, Thelen A et al. Radical surgery for hilar cholangiocarcinoma. Eur J Surg Oncol 2008; 34: 263–271

[35] Kahaleh M, Behm B, Clarke BW et al. Temporary placement of covered self-expandable metal stents in benign biliary strictures: a new paradigm? Gastrointest Endosc 2008; 67: 446–454

[36] Kahl S, Zimmermann S, Genz I et al. Risk factors for failure of endoscopic stenting of biliary strictures in chronic pancreatitis: a prospective follow-up study. Am J Gastroenterol 2003; 98: 2448–2453

[37] Kang HG, Choi JS, Seo JA et al. A case of primary biliary malignant lymphoma mimicking Klatskin tumor. Korean J Gastroenterol 2009; 54: 191–195

[38] Kawakami H, Kuwatani M, Etoh K et al. Endoscopic retrograde cholangiography versus peroral cholangioscopy to evaluate intraepithelial tumor spread in biliary cancer. Endoscopy 2009; 41: 959–964

[39] Krishna NB, Saripalli S, Safdar R et al. Intraductal US in evaluation of biliary strictures without a mass lesion on CT scan or magnetic resonance imaging: significance of focal wall thickening and extrinsic compression at the stricture site. Gastrointest Endosc 2007; 66: 90–96

[40] Kulaksiz H, Heuberger D, Engler S et al. Poor outcome in progressive sclerosing cholangitis after septic shock. Endoscopy 2008; 40: 214–218

[41] Kulaksiz H, Strnad P, Römpp A et al. A novel method of forceps biopsy improves the diagnosis of proximal biliary malignancies. Dig Dis Sci 2011; 56: 596–601

[42] Lindberg B, Arnelo U, Bergquist A et al. Diagnosis of biliary strictures in conjunction with endoscopic retrograde cholangiopancreaticography, with special reference to patients with primary sclerosing cholangitis. Endoscopy 2002; 34: 909–916

[43] Lo CH, Chung S, Bohmer RD. A devastating complication: duodenal perforation due to biliary stent migration. Surg Laparosc Endosc Percutan Tech 2008; 18: 608–610

[44] Majoie CB, Reeders JW, Sanders JB et al. Primary sclerosing cholangitis: a modified classification of cholangiographic findings. AJR Am J Roentgenol 1991; 157: 495–497

[45] Majoie CB, Smits NJ, Phoa SS et al. Primary sclerosing cholangitis: sonographic findings. Abdom Imaging 1995 Mar-Apr; 20: 109–112

[46] Masannat YA, Al-Naser S, Al-Tal Y et al. A rare complication of a common operation: hepatic artery pseudo aneurysm following cholecystectomy report of a case.Ir J Med Sci 2008; 177: 397–398

[47] Mendes FD, Jorgensen R, Keach J et al. Elevated serum IgG4 concentration in patients with primary sclerosing cholangitis. Am J Gastroenterol 2006; 101: 2070 - 2075

[48] Mesenas S, Vu C, Doig L et al. Duodenal EUS to identify thickening of the extrahepatic biliary tree wall in primary sclerosing cholangitis. Gastrointest Endosc 2006; 63: 403 - 408

[49] Mitchell SA, Bansi DS, Hunt N et al. A preliminary trial of high-dose ursodeoxycholic acid in primary sclerosing cholangitis. Gastroenterology 2001; 121: 900 - 907

[50] Moayyeri A, Daryani NE, Bahrami H et al. Clinical course of ulcerative colitis in patients with and without primary sclerosing cholangitis. J Gastroenterol Hepatol 2005; 20: 366 - 370

[51] Moff SL, Kamel IR, Eustace J, Lawler LP, Kantsevoy S, Kalloo AN, Thuluvath PJ. Diagnosis of primary sclerosing cholangitis: a blinded comparative study using magnetic resonance cholangiography and endoscopic retrograde cholangiography. Gastrointest Endosc 2006; 64(2): 219 - 23

[52] Moseley RH. Sepsis and cholestasis. Clin Liver Dis 2004; 8: 83 - 94

[53] Nakai Y, Isayama H, Komatsu Y et al. Efficacy and safety of the covered wallstent in patients with distal malignant biliary obstruction. Gastrointest Endosc 2005; 62: 742 - 748

[54] Nakazawa T, Ohara H, Sano H et al. Clinical differences between primary sclerosing cholangitis and sclerosing cholangitis with autoimmune pancreatitis. Pancreas 2005; 30: 20 - 25

[55] Nishino T, Oyama H, Hashimoto E et al. Clinicopathological differentiation between sclerosing cholangitis with autoimmune pancreatitis and primary sclerosing cholangitis. J Gastroenterol 2007; 42: 550 - 559

[56] Oikarinen H, Pääkkö E, Suramo I et al. Imaging and estimation of the prognostic features of primary sclerosing cholangitis by ultrasonography and MR cholangiography. Acta Radiol 2001; 42: 403 - 408

[57] Ortner MA. Photodynamic therapy for cholangiocarcinoma: overview and new developments. Curr Opin Gastroenterol 2009; 25: 472 - 476

[58] Ortner ME, Caca K, Berr F et al. Successful photodynamic therapy for nonresectable cholangiocarcinoma: a randomized prospective study. Gastroenterology 2003; 125: 1355 - 1363

[59] Palazzo L, Hochain P, Helmer C et al. Biliary varices on endoscopic ultrasonography: clinical presentation and outcome. Endoscopy 2000; 32: 520 - 524

[60] Parlak E, Ciçek B, Dişibeyaz S, Köksal AS, Sahin B. An endoscopic finding in patients with primary sclerosing cholangitis: retraction of the main duodenal papilla into the duodenum wall. Gastrointest Endosc 2007; 65(3): 532 - 6

[61] Park do H, Kim MH, Choi JS et al. Covered versus uncovered wallstent for malignant extrahepatic biliary obstruction: a cohort comparative analysis. Clin Gastroenterol Hepatol 2006; 4: 790 - 796

[62] Patel T. Cholangiocarcinoma. Nat Clin Pract Gastroenterol Hepatol 2006; 3: 33 - 42

[63] Perdue DG, Freeman ML, DiSario JA et al; ERCP Outcome Study ERCOST Group. Plastic versus self-expanding metallic stents for malignant hilar biliary obstruction: a prospective multicenter observational cohort study. J Clin Gastroenterol 2008; 42: 1040 - 1046

[64] Peters MG. Pathogenesis of primary biliary cirrhosis, primary sclerosing cholangitis, and autoimmune cholangiopathy. Clin Liver Dis 1998; 2: 235 - 247

[65] Ponsioen CY, Vrouenraets SM, van Milligen de Wit AW et al. Value of brush cytology for dominant strictures in primary sclerosing cholangitis. Endoscopy 1999; 31: 305 - 309

[66] Prat F, Pelletier G, Ponchon T, et al. What role can endoscopy play in the management of biliary complications after laparoscopic cholecystectomy? Endoscopy 1997; 29: 341 - 348

[67] Rajaram R, Ponsioen CY, Majoie CB et al. Evaluation of a modified cholangiographic classification system for primary sclerosing cholangitis. Abdom Imaging 2001; 26: 43 - 47

[68] Rerknimitr R, Kullavanijaya P. Operable malignant jaundice: To stent or not to stent before the operation? World J Gastrointest Endosc 2010; 2: 10 - 14

[69] Rosenthal MD, White GH, Stephen MS et al. Vascular biliopathy as a cause of common bile duct obstruction successfully treated by mesocaval shunt and endoscopic retrograde cholangiopancreatography biliary stent placement. Vascular 2008; 16: 356 - 358

[70] Ruemmele P, Hofstaedter F, Gelbmann CM. Secondary sclerosing cholangitis. Nat Rev Gastroenterol Hepatol 2009; 6: 287 - 295

[71] Saleh MM, Nørregaard P, Jørgensen HL et al. Preoperative endoscopic stent placement before pancreaticoduodenectomy: a meta-analysis of the effect on morbidity and mortality. Gastrointest Endosc 2002; 56: 529 - 534

[72] Saranga Bharathi R, Rao P, Ghosh K. Iatrogenic duodenal perforations caused by endoscopic biliary stenting and stent migration: an update Endoscopy 2006; 38: 1271 - 1274

[73] Schnueriger B, Vorburger SA, Banz VM, Schoepfer AM, Candinas D. Diagnosis and management of the symptomatic duodenal diverticulum: a case series and a short review of the literature. J Gastrointest Surg 2008; 12(9): 1571 -6

[74] Sewnath ME, Karsten TM, Prins MH et al. A meta-analysis on the efficacy of preoperative biliary drainage for tumors causing obstructive jaundice. Ann Surg 2002; 236: 17 - 27

[75] Shim CS, Cheon YK, Cha SW et al. Prospective study of the effectiveness of percutaneous transhepatic photodynamic therapy for advanced bile duct cancer and the role of intraductal ultrasonography in response assessment. Endoscopy 2005; 37: 425 - 433

[76] Soderlund C, Linder S. Covered metal versus plastic stents for malignant common bile duct stenosis: a prospective, randomized, controlled trial. Gastrointest Endosc 2006; 63: 986 - 995

[77] Stauber RE, Fickert P, Trauner M. Hepatobiliäre Funktionsstörungen, Leberversagen. In: Burchardi H, Larsen R, Kuhlen R, Jauch KW, Schölmerich J, Hrsg. Die Intensivmedizin, 10. Aufl. Berlin, Heidelberg, New York: Springer; 2007: 558 - 567

[78] Stiehl A. Primary sclerosing cholangitis: the role of endoscopic therapy. Semin Liver Dis 2006; 26: 62

[79] Stiehl A, Rost D. Endoscopic treatment of dominant stenoses in patients with primary sclerosing cholangitis. Clin Rev Allergy Immunol 2005; 28: 159 - 165

[80] Suk KT, Kim HS, Kim JW et al. Risk factors for cholecystitis after metal stent placement in malignant biliary obstruction. Gastrointest Endosc 2006; 64: 522 - 529

[81] Suzuki K, Uchida T, Nakayama H et al. Heterotopic pancreatic tissue associated with intra- and extrahepatic choledochal cysts. Pathol Int 1999; 49: 759 - 762

[82] Takamatsu M, Furutake M, Hisa T et al. Obstructive jaundice caused by a portal cavernoma. Jpn J Radiol 2010; 28: 754 - 758

[83] Tischendorf JJ, Hecker H, Krüger M et al. Characterization, outcome, and prognosis in 273 patients with primary sclerosing cholangitis: A single center study. Am J Gastroenterol 2007; 102: 107 - 114

[84] Tischendorf JJ, Meier PN, Schneider A et al. Transpapillary intraductal ultrasound in the evaluation of dominant bile duct stenoses in patients with primary sclerosing cholangitis. Scand J Gastroenterol 2007; 42: 1011 - 1017

[85] Tsukinaga S, Imazu H, Uchiyama Y et al. Diagnostic approach using endosonography guided fine needle aspiration for lymphadenopathy in primary sclerosing cholangitis.World J Gastroenterol 2007; 13: 3758 - 3759

[86] Tsunoda T, Eto T, Yamada M et al. Heterotopic pancreas: a rare cause of bile duct dilatation – report of a case and review of the literature. Jpn J Surg 1990; 20: 217 - 220

[87] Vacca M, Krawczyk M, Petruzzelli M et al. Current treatments of primary sclerosing cholangitis. Curr Med Chem 2007; 14: 2081 - 2094

[88] Vera A, Gunson BK, Ussatoff V et al. Colorectal cancer in patients with inflammatory bowel disease after liver transplantation for primary sclerosing cholangitis. Transplantation 2003; 75: 1983 - 1988

[89] von Figura G, Stephani J, Wagner M et al. Secondary sclerosing cholangitis after chemotherapy with bevacizumab and paclitaxel. Endoscopy 2009; 41 (Suppl. 2): E153 -E154

[90] Walser EM, Runyan BR, Heckman MG et al. Extrahepatic portal biliopathy: proposed etiology on the basis of anatomic and clinical features. Radiology 2011; 258: 146 - 153

[91] Wittekind C. Prognostic factors in liver tumors. Verh Dtsch Ges Pathol 1995; 79: 109 - 115

[92] Yoneyama F, Miyata K, Ohta H et al. Excision of a juxtapapillary duodenal diverticulum causing biliary obstruction: report of three cases. J Hepatobiliary Pancreat Surg 2004; 11: 69 - 72

8.5 Kontrastmittelaustritt

Das Gallenwegssystem ist normalerweise ein in der Leber entspringendes, abgeschlossenes, glatt begrenztes Kanalsystem, das sich lediglich zur Papilla Vateri in das Duodenum hinein öffnet. Kontrastmittel, das retrograd eingespritzt wird, verlässt diesen Raum im Normalfall nicht. Bei Verletzungen können allerdings Defekte entstehen, die sich durch einen Kontrastmittelaustritt darstellen lassen. Dieser Umstand sowie die Tatsache, dass in den meisten dieser Fälle eine endoskopische Therapieoption besteht, machen bei Verdacht auf eine Gallenwegsverletzung die ERC zur Methode der Wahl [6].

Die häufigsten Ursachen für einen pathologischen Kontrastmittelaustritt aus dem Gallenwegssystem sind:

- intraoperative Verletzungen
- endoskopische Verletzungen
- externes Trauma
- Gallensteinpassage
- Fistel (entzündlich, Tumor)

8.5.1 Intraoperative Verletzungen der Gallenwege

Das häufigste Gallenwegstrauma entsteht während eines operativen Eingriffs zur (laparaskopischen oder offenen) Cholezystektomie. Hierbei wird regelhaft die Gallenblase am Ductus cysticus abgesetzt. Der entstehende Defekt wird meist mit einer Klammer verschlossen. Ein Abrutschen oder eine Fehlplatzierung der Klammer führt unmittelbar postoperativ zum Galleaustritt. Aber auch an anderen Stellen wie am Ductus hepatocholedochus können intraoperativ Verletzungen entstehen – besonders bei wegen chronischer Verwachsungen oder Entzündungen erschwerten Präparationsbedingungen. In einer Untersuchung an über 30 000 Patienten geben Giger et al. 2011 die Quote der Gallengangsverletzungen mit 0,3 % an [4]. Nach Lebertransplantation treten Insuffizienzen der biliären Anastomose bei etwa 8 % der Patienten auf [1].

Die Diagnose erfolgt zunächst in den meisten Fällen klinisch, indem ein vermehrter Galleabfluss über die gelegte Zieldrainage bemerkt wird. Einige Patienten entwickeln abdominelle Beschwerden mit und ohne erhöhte Körpertemperatur, Ikterus oder auch Übelkeit. Selten wird auch ein biliärer Aszites beobachtet [6].

ERC

Die ERC sollte sofort durchgeführt werden, wenn der Verdacht auf einen Defekt geäußert wurde. Eine notwendige Karenzzeit nach Cholezystektomie besteht nicht. In Fällen frischer biliodigestiver Anastomosen sollten die Erfolgsaussichten einer ERC wegen der veränderten anatomischen Gegebenheiten sorgfältig bedacht werden und ggf. auf ein den Magen-Darm-Trakt nicht belastendes Verfahren wie die PTC ausgewichen werden. Kann der Patient wegen der frischen postoperativen Wundverhältnisse nicht auf dem Bauch gelagert werden, erfolgt die ERC in Rückenlage, wobei ein Intubationsschutz ratsam ist.

Zur primären Intubation der Papille empfiehlt es sich, gleich ein Papillotom zu nehmen. Bei der Beachtung des Kontrastmittelstroms muss sorgfältig auch auf kleine Kontrastmittelparavasate geachtet werden, da der Defekt nicht immer groß ist. Die typischen Defekte finden sich im Bereich des Zystikusstumpfes oder im Leberbett der Gallenblase (▶ Abb. 8.83, ▶ Abb. 8.84, ▶ Abb. 8.85).

Ist der Defekt lokalisiert, wird ein Führungsdraht eingebracht und für die Drainage ein Plastikstent oder eine nasobiliäre Sonde gelegt, um den Druck im Gallesystem zu reduzieren und so einen spontanen Verschluss des Defektes zu ermöglichen. Es ist dabei nicht zwingend erforderlich, dass die Drainage den Defekt im Gallengang abdeckt. Periphere Defekte wie in ▶ Abb. 8.84 dargestellt heilen nach Implantation eines kurzen Plastikstents problemlos aus.

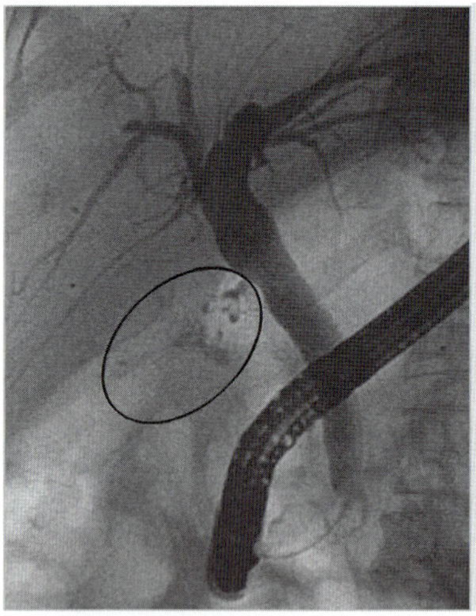

Abb. 8.83 Zystikusstumpfinsuffizienz nach laparaskopischer Cholezystektomie.

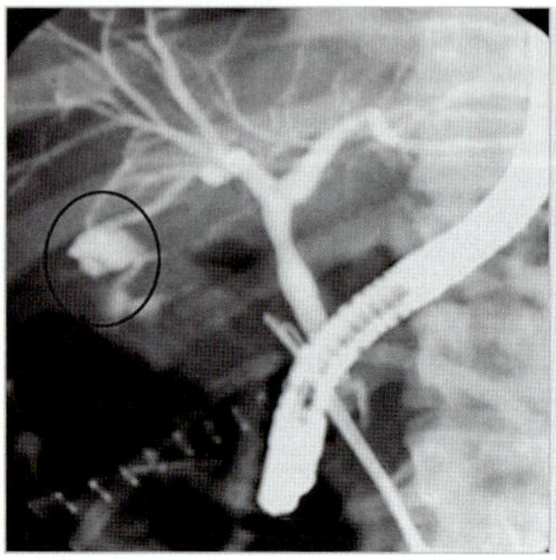

Abb. 8.84 Postoperatives Galleleck nach offener Cholezystektomie bei nekrotisierender Cholezystitis.

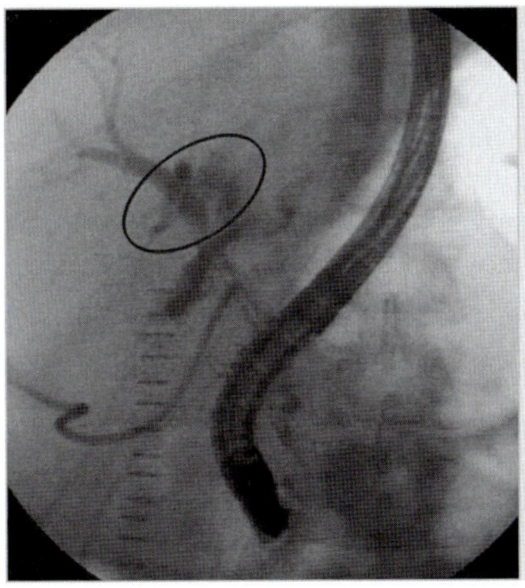

Abb. 8.85 Hepatikusleck nach offener Cholezystektomie.

Die Frage, ob zu einer Druckentlastung eine endoskopische Papillotomie allein, eine Stentimplantation oder eine nasobiliäre Sonde der beste Weg ist, wird unterschiedlich beurteilt. In einer vergleichenden Untersuchung haben Kaffes et al. [5] an 100 Patienten festgestellt, dass die Implantation eines Plastikstents (mit oder ohne Papillotomie) die niedrigste Rate für Folgeeingriffe und die größte Sicherheit bietet (▶ Tab. 8.17). Allerdings muss angemerkt werden, dass eine multizentrisch prospektiv kontrollierte Studie zu diesem Thema bisher fehlt.

Die Alternative einer nasobiliären Sonde dürfte bei korrekter Handhabung den gleichen drucksenkenden Effekt haben, bietet aber den Vorteil, dass der Gallenwegsdefekt jederzeit ohne Endoskopie radiologisch durch Kontrastmittelapplikation kontrolliert werden kann. Von Nachteil sind die Beeinträchtigung für den Patienten und die stark eingeschränkte ambulante Handhabbarkeit.

Merke M!

Bei postoperativem Galleleck empfiehlt sich für den Regelfall eine Stentimplantation mit vorausgehender kleiner Papillotomie, um das Risiko einer stentinduzierten Pankreatitis zu minimieren. Bei ausgedehnten Defekten und Intensivpatienten sollte eine nasobiliäre Sonde gelegt werden.

Der notwendigen Liegedauer für einen Stent bei Gallengangsverletzungen wird in der Literatur kaum Aufmerksamkeit gewidmet. Nach eigener Erfahrung ist ein postoperatives Galleleck nach 2 – 3 Wochen geschlossen, sodass die Drainage wieder entfernt werden kann.

Operatives oder endoskopisches Vorgehen

In Fällen, in denen die endoskopische Drainage des Ductus choledochus keinen Erfolg hat, wird meist ein operatives Vorgehen vorgeschlagen. In Einzelfällen ist in dieser Situation der defekte Zystikusstumpf auch erfolgreich mittels endoskopischer Intervention verschlossen worden. So berichten Ganguly und Mitarbeiter [3] über die erfolgreiche endoskopische Applikation von N-Butylcyanoacrylat in einen defekten Zystikusstumpf.

8.5.2 Andere Ursachen

Gallenwegsverletzungen durch äußere Gewalteinwirkung sind sehr selten. Bei umschriebenen Defekten wird genauso vorgegangen wie bei postoperativer Leckage. Umfangreiche Defekte (▶ Abb. 8.86) müssen von erfahrenen Leberchirurgen versorgt werden.

Fisteln können durch Entzündungen, Tumoren oder auch spontanen Steinabgang entstehen. Die Sanierung sollte operativ erfolgen.

Kasuistik

Ein 65 Jahre alter Mann kommt mit Entzündungsparametern, geringer Cholestase und Oberbauchbeschwerden zur Aufnahme. Sonografisch ergibt sich der Verdacht auf ein Konkrement bei kleiner Gallenblase, was im Widerspruch zu der 25 Jahre zuvor durchgeführten Cholezystektomie zu stehen scheint. Unterlagen der damaligen Operation lassen sich nicht vollständig bekommen.
Die ERC zeigt einen regelrechten Ductus cysticus mit großer Konkrementaussparung und Kontrastmittelübertritt in das Kolon (▶ Abb. 8.87 a). Dort wird endoskopisch in der rechten Flexur eine Fistelöffnung bestätigt (▶ Abb. 8.87 b). Die folgende Resektion (▶ Abb. 8.87 c)

Tab. 8.17 Ergebnisse von 100 Eingriffen mittels ERC bei postoperativem Galleleck: 4 sind misslungen, 3 wurden primär operativ versorgt [5].

Prozeduren	Verlauf
Stent (n = 40)	keine Operation, 1 Re-ERC
Papillotomie (n = 18)	4 Re-Operationen, 2 Re-ERC
Papillotomie und Stent (n = 31)	keine Zusatzmaßnahmen
keine Intervention (n = 3)	keine Zusatzmaßnahmen
Dilatation mit Stent (n = 1)	keine Zusatzmaßnahmen

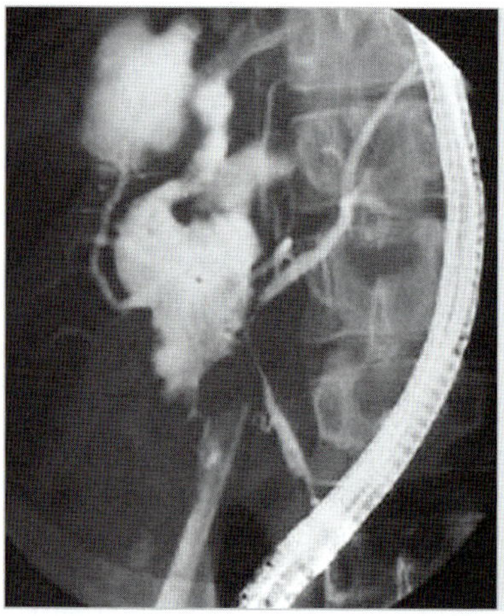

Abb. 8.86 Mehrfache Zerreißungen im Bereich der Gallenwege nach körperlicher Gewalteinwirkung (intraoperative ERC in Rückenlage).

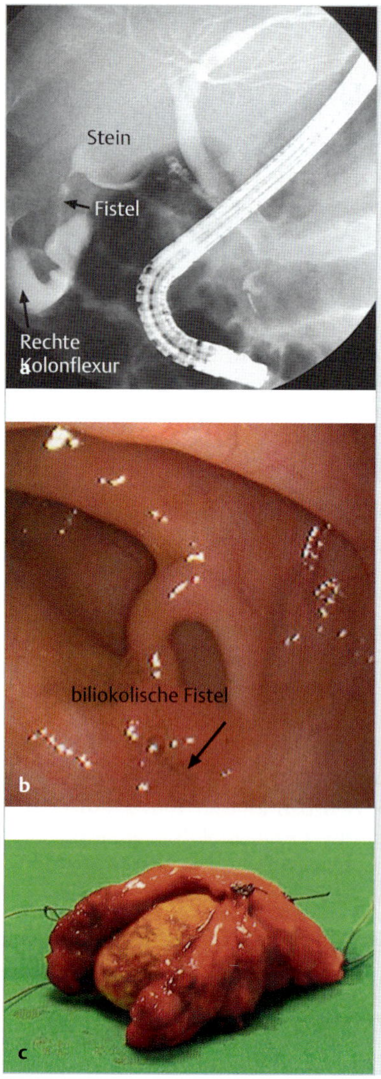

Abb. 8.87 a – c Biliokolische Fistel in der rechten Kolonflexur.
- **a** Große Konkrementaussparung mit Kontrastmitteläbertritt in das Kolon.
- **b** Fistelöffnung in der rechten Flexur.
- **c** Resektat.

der Fistel zeigt ein großes Konkrement. Die histologische Aufarbeitung beschreibt Gallenblasenschleimhaut. Es wird vermutet, dass bei der erstmaligen Cholezystektomie in stark entzündlichem Gebiet möglicherweise eine untypisch unvollständige Gallenblasenentfernung vorgenommen wurde und sich in dem verbliebenen Teil über Jahre eine Cholezystitis mit Konkrement entwickelt hat. Der Wundheilungsverlauf war unkompliziert.

Literatur

[1] Akamatsu N, Sugawara Y, Hashimoto D. Biliary reconstruction, its complications and management of biliary complications after adult liver transplantation: a systematic review of the incidence, risk factors and outcome. Transpl Int 2011; 24: 379 – 392

[2] Dolay K, Soylu A, Aygun E. The role of ERCP in the management of bile leakage: endoscopic sphincterotomy versus biliary stenting. J Laparoendosc Adv Surg Tech A 2010; 20: 455 – 459

[3] Ganguly EK, Najarian KE, Vecchio JA et al. Endoscopic occlusion of cystic duct using N-butyl cyanoacrylate for postoperative bile leakage. Dig Endosc 2010; 22: 348 – 350

[4] Giger U, Ouaissi M, Schmitz SF et al. Bile duct injury and use of cholangiography during laparoscopic cholecystectomy. Br J Surg 2011; 98: 391 – 396

[5] Kaffes AJ, Hourigan L, De Luca N et al. Impact of endoscopic intervention in 100 patients with suspected postcholecystectomy bile leak. Gastrointest Endosc 2005; 61: 269 – 275

[6] Katsinelos P, Kountouras J, Paroutoglou G et al. The role of endoscopic treatment in postoperative bile leaks. Hepatogastroenterology 2006; 53(68): 166 – 170

[7] Panpimanmas S, Ratanachuek T, Chantawiboon S. Endoscopic management of cystic duct stump leakage after cholecystectomy. Hepatogastroenterology 2008; 55: 1962 – 1964

[8] Singh V, Singh G, Verma GR et al. Endoscopic management of postcholecystectomy biliary leakage. Hepatobiliary Pancreat Dis Int 2010; 9: 409 – 413

9 Pankreaserkrankungen

Heinrich J. Lübke

Die differenzierte exokrine und endokrine Funktion des Pankreas entwickelt sich aus einer gemeinsamen Pankreasstamm- oder -vorläuferzelle. Parallel zur Pankreasentwicklung vollzieht sich das Wachstum anderer vom Entoderm abstammender Organe in der Region des oberen Verdauungstraktes. Unsachgemäße zeitliche oder räumliche Signale können zu einer fehlerhaften Organentwicklung führen. Parallel zur Entwicklung des Organs bilden sich auch die vaskulären und neuralen Netzwerke.

9.1 Anatomie

Als exokrines und endokrines Organ liegt das Pankreas im Retroperitoneum der oberen Abdominalhöhle. Anatomisch lassen sich Kopf-, Korpus- und Schwanzanteil unterscheiden, wobei der Kopf direkten Kontakt zur Pars descendens des Duodenums aufweist (der Hauptgang des Pankreasganges drainiert ins Duodenum) und der Schwanz an die Milz angrenzt. Im Kopf ist die Hauptmasse des Organs gelegen, das Gewebe setzt sich aus zwei unabhängigen Anlagen zusammen (s. u.). 90 – 95 % des Pankreasgewebes werden dem exokrinen Anteil des Organs zugerechnet, die endokrinen Gewebegruppen der Langerhans-Inseln sind über das exokrine Gewebe verteilt.

Das normale Pankreatikogramm verläuft zwischen dem 12. BWK und 1. LWK nach links laterokranial in Richtung auf den Milzhilus. Der Verlauf und die Kaliberstärke des Ductus pancreaticus (Ductus Wirsungianus) sind sehr variabel. Er läuft meistens von der Papille steil und parallel zum distalen Ductus choledochus, knickt am Kopf-Korpus-Übergang in eine horizontale Achse („Pistolenform") und verjüngt sich langsam ansteigend im Pankreasschwanzteil. Die regulären Konturen des ca. 20 cm langen Ganges sind glatt. Bei stärkerem Füllungsdruck kommt es zu einer Darstellung der Nebengänge I. und II. Ordnung (▸ Abb. 9.1). Das Kaliber des Ganges nimmt mit dem Alter zu, es beträgt maximal 4 mm, 3 mm und 2 mm im Kopf-, Korpus- und Schwanzteil. Häufig verläuft ein kräftiger Nebenast nach kaudal; dieser drainiert den parallel zum Pars descendens duodeni verlaufenden Processus uncinatus. Im Bereich des abgeknickten und horizontal verlaufenden Ductus pancreaticus liegt normalerweise die Fusionsstelle der ventralen mit der dorsalen Pankreasanlage und damit auch evtl. der Abgang des Ductus Santorini, der in die kranial der Hauptpapille gelegene Minorpapille mündet.

Kenntnisse von Anomalien und Formvarianten sind aus vielerlei Gründen wichtig: Einige Anomalien können die Ursache für bis dahin nicht erklärte Beschwerden sein.

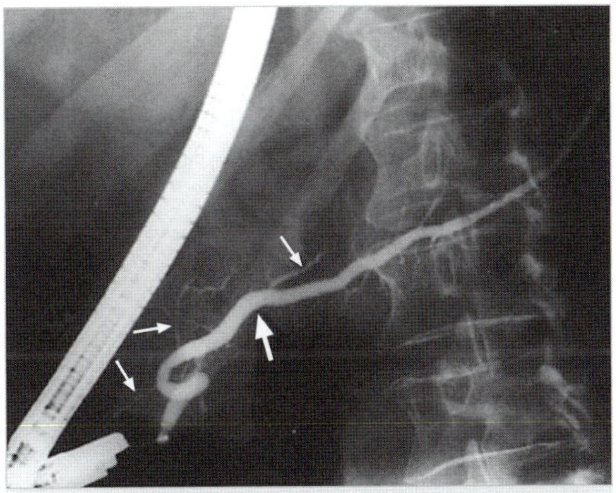

Abb. 9.1 Normales Pankreatikogramm bei glatt begrenztem Hauptgang (großer Pfeil) und schmalkalibrigen Nebengängen erster Ordnung [4].

Solche Veränderungen fallen primär (häufig als unklarer Befund) in der Sonografie, in der Endosonografie oder in der MRCP und CT auf. Nicht selten wird eine Formvariante auch als (Pseudo-)Raumforderung bekannt. Die exakte Interpretation des Pankreatikogramms im Rahmen der ERP oder auch die subtile Untersuchung der MRCP können falsch-positive Befunde korrigieren und exakte Diagnosen liefern [1, 2, 3, 4].

Literatur

[1] Kim HJ, Kim MH, Lee SK et al. Normal structure, variations, and anomalies of the pancreaticobiliary ducts of Koreans: a nationwide cooperative prospective study. Gastrointest Endosc 2002; 55: 889 – 896

[2] Kleitsch WP. Anatomy of the pancreas. Arch Surg 1955, 71: 795 – 802

[3] Lasser RB, Silvis SE, Vennes JA. The normal cholangiogram. Am J Dig Dis 1978; 23: 586 – 590

[4] Lübke HJ. Pankreas: ERCP. In: Mödder U, Hrsg. Leber, Galle, Pankreas. Referenz-Reihe Radiologische Diagnostik. Stuttgart: Thieme; 1996: 242 – 259

9.2 Anomalien und Formvarianten

Bei der frühembryonalen Verschmelzung der dorsalen und ventralen Pankreasanlage können eine Reihe von Drüsenversprengungen und Varianten des Gangverlaufs sowie Anomalien von Mündungsvarianten des Ductus choledochus und Ductus pancreaticus entstehen [12, 65]. Die meisten dieser Veränderungen bleiben ohne Krankheitswert. Ein kleiner Teil der Gangvarianten be-

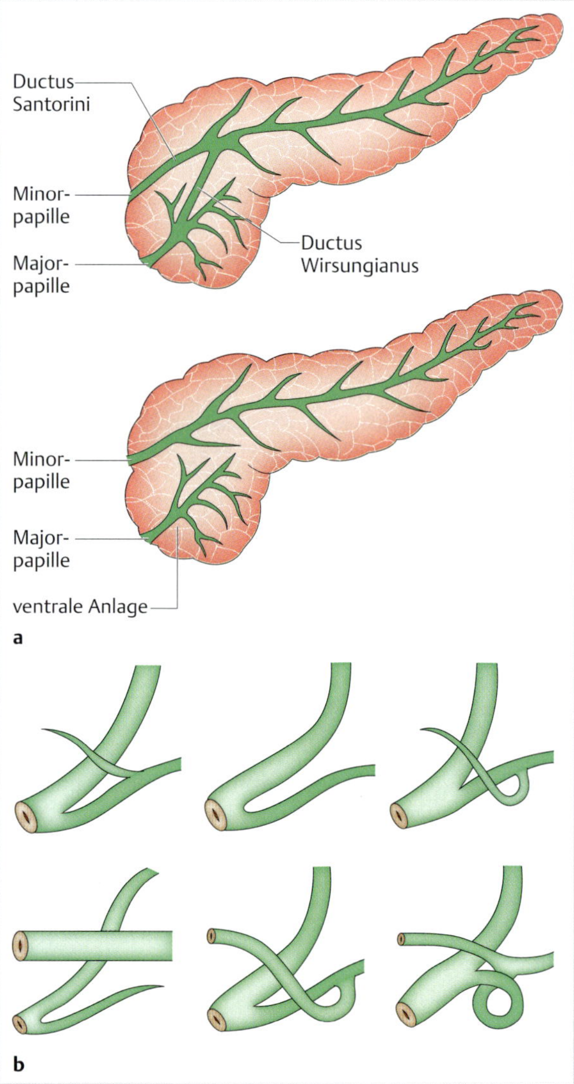

Abb. 9.2 a, b Varianten des Pankreasganges [46].
a Ventrale und dorsale Anlage.
b Varianten im präpapillären Verlauf.

kommt funktionelle Bedeutung im Rahmen von Pankreaserkrankungen (▶ Abb. 9.2).

Die meisten dieser Varianten werden unter der Rubrik von kongenitalen Ursachen einer akuten Pankreatitis subsumiert [1, 2, 26, 36, 62, 80]. Bis zu 10% der weißen Bevölkerung sollen eine dieser kongenitalen Varianten des Pankreas aufweisen, die Mehrzahl dieser Varianten sind klinisch stumm, sie können sich auch erst spät im erwachsenen Alter manifestieren (▶ Tab. 9.1).

Tab. 9.1 Varianten des Pankreas.

Veränderungen der anatomischen Anlage
• **Wanderungsvarianten** • Pancreas anulare • heterotopes Pankreas
• **Fusionsvarianten** • Pancreas divisum • funktionelles/inkomplettes Pancreas divisum
• **Duplikatur-Varianten** • Mehrzähligkeit der Gänge (u. a. doppelter Gang; ▶ Abb. 9.3) • Verlaufsvarianten (Schleife, Spirale etc.)

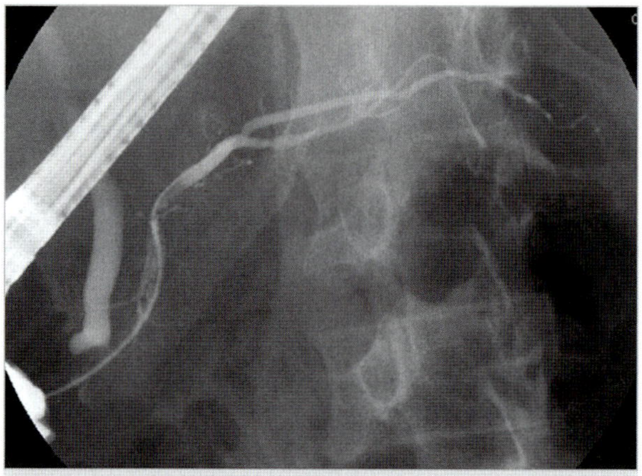

Abb. 9.3 Mehrzähligkeit des Pankreashauptganges; nach intensivierter KM-Injektion geringe Parenchymografie.

9.2.1 Pancreas divisum

Die am häufigsten beobachtete Fusionsanomalie ist das Pancreas divisum; sie wird bei bis zu 14% in Autopsie-Studien und bei bis zu 7% in ERCP-Studien beschrieben. In Asien ist diese Anomalie möglicherweise seltener [71, 87]. Die Fusion der ventralen mit der dorsalen Anlage ist dabei völlig ausgeblieben oder nur inkomplett. Der dorsale Pankreasgang (Ductus Santorini) drainiert das Hauptvolumen der pankreatischen exokrinen Sekretion ins Duodenum über die Minorpapille. Ductus Santorini und Ductus pancreaticus besitzen dabei keine Anastomose, es kommt nicht zum Druckausgleich zwischen beiden Gangsystemen. Ein meistens dünnkalibriger Ductus pancreaticus drainiert nur das Sekret des Processus uncinatus und der kaudalen Kopfanteile.

Das „komplette Pancreas divisum" wird vom sog. „inkompletten Pancreas divisum" unterschieden, bei welchem meist dünnkalibrige Verbindungen zwischen dorsaler und ventraler Pankreasganganlage bestehen (▶ Tab. 9.2). In dieser Situation der inkompletten Verschmelzung wird

Tab. 9.2 Einteilung des Pancreas divisum nach Warshaw [89].

Gruppe	Definition
I	Beide Gänge existieren, keinerlei Verbindung = komplettes Pancreas divisum.
II	Nur das dorsale Gangsystem existiert, dieses mündet in die Papilla duodeni minor (selten).
III	Beide Gänge existieren, kleinkalibrige Verbindung = inkomplettes Pancreas divisum.

der Großteil der exokrinen Volumensekretion entweder über die Minorpapille (dominante dorsale Ganganlage) drainiert oder die Verbindungsgänge zwischen den beiden Anlagen sind in ihrem Kaliber ausreichend, sodass die Sekretdrainage vorrangig oder ausschließlich über die Hauptpapille erfolgt (▶ Abb. 9.2) [89].

Diagnose

▶ **ERCP:** Die ERCP bleibt der Goldstandard für die Diagnose dieser Fusionsvarianten [3, 10, 13, 37, 54]. Die Kontrastmittelinjektion beim kompletten Pancreas divisum zeigt in der Regel einen dünnkalibrigen und nur kurzstreckig auffüllbaren ventralen Pankreasganganteil, der sich auch an der Spitze in die Nebengänge feingliedrig verästelt (▶ Abb. 9.4, ▶ Abb. 9.5, ▶ Abb. 9.6). Eine submaximale Füllung macht dabei die Unterscheidung eines Pancreas divisum von anderen Formen einer Pankreasgangobstruktion schwierig. Auch hier ist die Parenchymografie zu vermeiden! Der Beweis eines Pancreas divisum erfordert die Kontrastmittelinjektion über die Minorpapille mit korrespondierender Darstellung des Pankreatikogramms der dorsalen Anlage. Erst mit der kompletten Darstellung beider Anlagen können andere Ursachen des Kontrastmittelstopps ausgeschlossen werden (z. B. Stenose bei Karzinom, obstruktive chronischer Pankreatitis) (▶ Abb. 9.7).

▶ **Diagnostische Alternativen:** Komplexe Verhältnisse können definitiv nur mittels ERCP geklärt werden (▶ Abb. 9.8). Grundsätzlich kann die Diagnose des Pancreas divisum auch durch CT, MRT oder Endosonografie gestellt werden, wobei hier in allen Fällen das besondere Augenmerk auf die Möglichkeit einer solchen Anlage gerichtet sein muss. Die embryologische ventrale Anlage lässt sich sehr häufig im endoskopischen Ultraschall als relativ klar abgrenzbare echoärmere Region im infererioren Anteil des Pankreaskopfes darstellen. Die Darstellung der anatomischen Variante des Ganges gelingt jedoch nur, wenn der Pankreasganganteil der ventralen Anlage nicht in die größere dorsale Anlage weiter beweisend verfolgt werden kann oder wenn zweifelsfrei die Mündung des Gallenganges und der dorsalen Pankreasganganlage separat bewiesen wird. Lässt sich kontinuierlich der Gang von

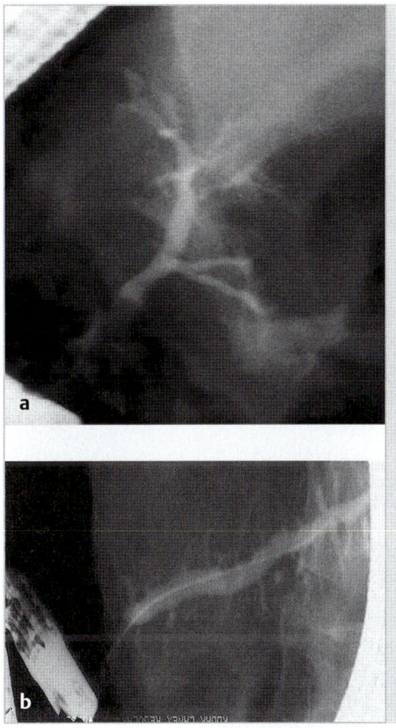

Abb. 9.4 a, b Typischer röntgenmorphologischer Aspekt eines Pancreas divisum.
a Ventrale Anlage.
b Darstellung der dorsalen Anlage über die Nebenpapille mit drahtgeführtem Katheter.

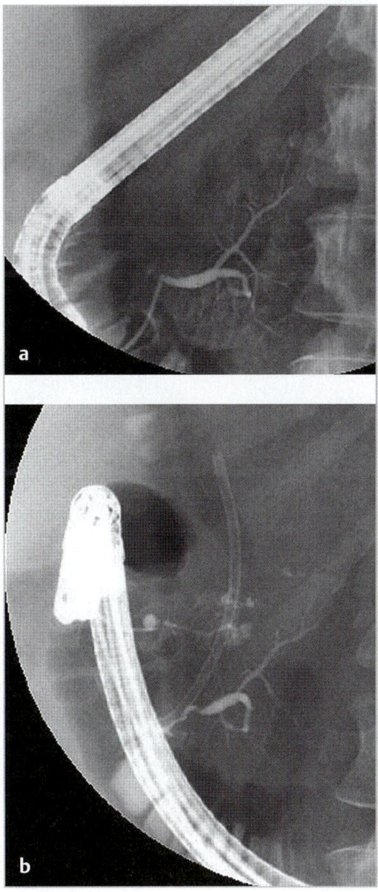

Abb. 9.5 a, b Patientin mit Pankreaskopfkarzinom bei Pancreas divisum.
a Normale ventrale Anlage (geringe Parenchymografie).
b Stenting bei Ikterus. Erst die Darstellung über die Nebenpapille beweist morphologisch das Pankreaskarzinom in der dorsalen Anlage.

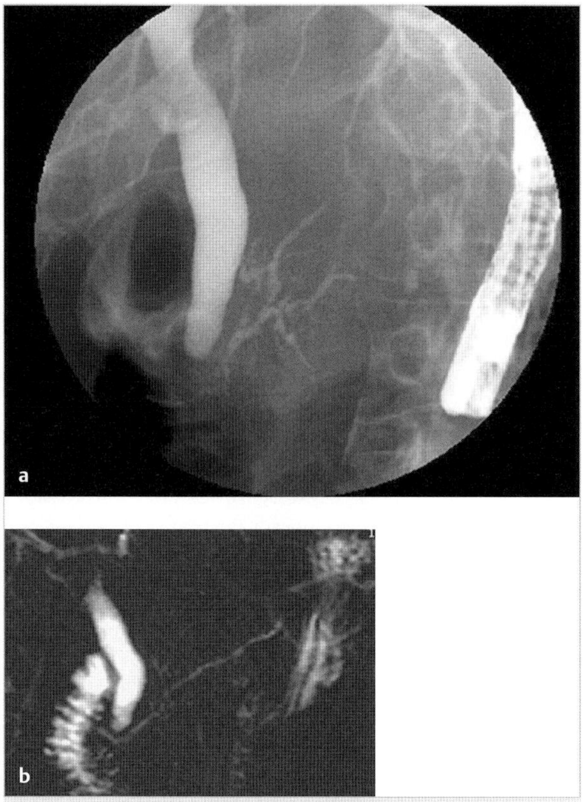

Abb. 9.6 a, b Neben einem dilatierten Ductus choledochus findet sich in der ERCP eine fein verästelte ventrale Anlage des Pancreas divisum, die übermäßige Injektion erbringt eine Parenchymografie (a). Der Beweis wird durch die nachfolgende MRCP erbracht (die dorsale Anlage kreuzt den Ductus choledochus oral der Papille) (b).

der ventralen in die dorsale Anlage verfolgen, dann ist die Diagnose eines Pancreas divisum ausgeschlossen [73].

Problematisch sind die genannten sonomorphologischen Zeichen bei einer chronischen Pankreatitis, bei Pankreaskopftumoren, zusätzlich aber auch bei Patienten mit einem Diabetes mellitus.

Während die Genauigkeit der endoskopischen Ultraschalluntersuchung zur Diagnose des Pancreas divisum sehr hoch sein soll (97 %), können CT und MRT als native Untersuchungen einen schmalkalibrigen oder kollabierten Verbindungsgang zwischen ventraler und dorsaler Anlage nicht ausschließen. Die Sensitivität der Magnetresonanz-Cholangiopankreatikografie (MRCP) zum Nachweis eines Pancreas divisum ist beträchtlich höher beim Einsatz von intravenösem Sekretin (s. Kap. 7). Die Postsekretin-MR zeigt eine erhöhte Signalintensität im Duodenum durch die Stimulation der exokrinen Sekretion, sie kann ebenfalls eine zystische Erweiterung des distalen akzessorischen Santorini-Ganges (sog. Santorinozele) nachweisen, die möglicherweise die Folge eines veränderten Flusswiderstands durch die Minorpapille darstellt (s. ► Abb. 6.11, S. 77). Es wird vermutet, dass Patienten mit einem Pancreas divisum und einer nachweisbaren Santorinozele ein höheres Risiko für eine Pankreatitis aufweisen. Die mittels Sekretin-MRCP erzielte bessere Darstellung des Pankreasganges hat in größeren Serien zeigen können, dass in der nativen MRCP bei 5 %, in der Sekretin-MRCP dagegen bei 9 % der Patienten ein Pancreas divisum diagnostiziert werden konnte. Nicht in allen Studien ließ sich durch die Gabe von Sekretin die Sensitivität steigern. Der Erfahrungsgrad der Untersuchung in

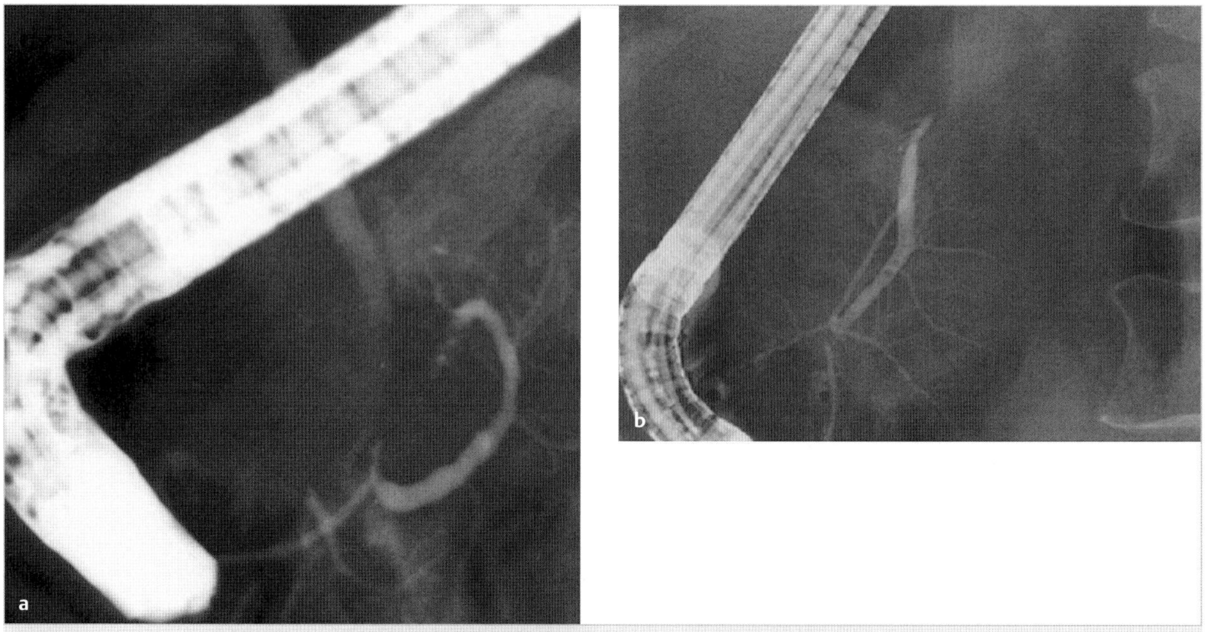

Abb. 9.7 a, b Kurzstreckige Darstellung der ventralen Anlage mit Kontrastmittelstopp bei 2 verschiedenen Patienten.
a Pankreaskarzinom – kein Pancreas divisum!
b Kleine Luftblasen als Kontrastmittelaussparungen, Patientin mit Pankreaskopfkarzinom bei Pancreas divisum.

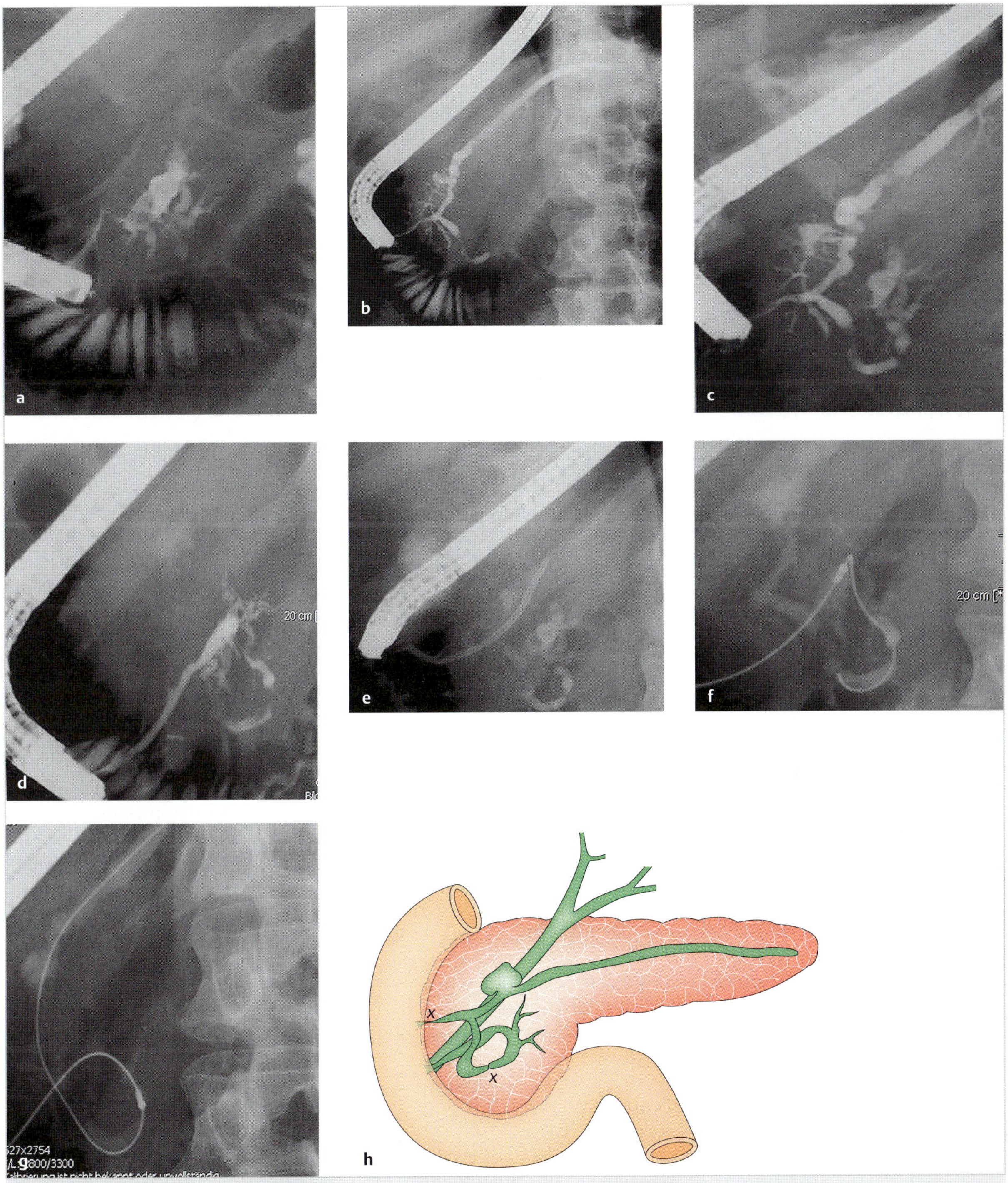

Abb. 9.8 a – h Komplexe Pankreasanatomie (mit funktionellem Pancreas divisum) bei einem Patienten mit chronisch rezidivierender Pankreatitis. Die Darstellung über die Hauptpapille zeigt Konkremente /Proteinplaques in der Schlaufe des Pankreaskopfes (a) mit einem KM-Stopp, die weitere Kontrastierung gelingt nur retrograd durch die Darstellung über die Minorpapille (b, f). In der Schlaufe finden sich entzündliche Veränderungen mit einer höhergradigen Stenose. Die vollständige Kontrastierung von Korpus und Schwanzanteil des Pankreas gelingt nur über die Minorpapille, hier finden sich Unregelmäßigkeiten, Proteinpräzipitate und eine angedeutet Striktur (deshalb passager Stentplatzierung und Minorpapillotomie) (a und e); somit ist trotz Abflussbehinderung in der Schlaufe der Sekretfluss aus der dorsalen Anlage gesichert. Nach Einbringen eines Drahtes gelingt die Entfernung der Proteinpräzipitate. Der Patient ist seit ca. 10 Jahren beschwerdefrei (e, f, g). Die Anatomie mit der Kontrastmittelflussrichtung über die Papilla major ist aus der Schemazeichnung ersichtlich (h).

einem dafür spezialisierten Zentrum erhöht wahrscheinlich die Sensitivität im Vergleich zu Untersuchern, die diese Leistung im Rahmen der Primärversorgung erbringen [11, 15, 17, 48, 75, 79].

Zusammenhang zwischen Pancreas divisum und Pankreatitis

Obwohl bei 7 – 10% der Bevölkerung ein Pancreas divisum als kongenitale Variante der Pankreasgangentwicklung angenommen werden muss und obwohl die meisten dieser Patienten mit Pancreas divisum asymptomatisch sind, werden einige Patienten, bei denen ein Ausflusswiderstand im Bereich der Minorpapile vermutet wird, mit akuter rezidivierender Pankreatitis oder chronischer Pankreatitis auffällig, andere stellen sich mit chronischen pankreatitistypischen Oberbauchschmerzen vor (ohne laborchemische oder andere Zeichen der Pankreatitis) [63]. Es bleibt schwierig, bei jeder dieser 3 Untergruppen die funktionelle Obstruktion nachzuweisen und damit Patienten für eine chirurgische oder endoskopische Therapie zu selektionieren [18, 42, 72, 90]. Heute wird für die Diagnosesicherung die endoskopische Dekompressionstherapie der Papilla minor gewählt. Frühe Daten hatten gezeigt, dass der Therapieerfolg einer endoskopischen Therapie der Papilla minor in diesen 3 Gruppen unterschiedlich ist. Initiale Versuche bestanden in einer Dilatation oder in einem passageren alleinigen Stenting der Minorpapille. Beides hat sich wegen der möglichen Post-ERCP-Pankreatitis und einer röntgenmorphologisch nachweisbaren Veränderung des dorsalen Pankreasganges nicht durchgesetzt. Auch die präinterventionelle Sphinktermanometrie und die probatorische Botulinum-Toxin-Injektion in die peripapilläre Region haben keinen Eingang in die Praxis gefunden. Die Botulinum-Toxin-Injektion kann möglicherweise den späteren Erfolg einer endoskopischen Intervention der Papille vorhersagen, benötigt aber immer ein 2. Therapiemanöver [42, 90].

Obwohl die meisten der inzwischen erschienenen Untersuchungen kleine unkontrollierte Fallserien sind, wird zunehmend klarer, dass Patienten mit **akuter rezidivierender Pankreatitis** am ehesten von einer endoskopischen Intervention, gewöhnlich einer Minorpapillotomie, profitieren (Übersicht bei [37, 38]). Patienten mit einer **chronischen Pankreatitis** haben eine geringere Erfolgsrate, da möglicherweise die bereits eingetretene Schädigung abgelaufen ist und Symptome Folge dieser chronischen Pankreatitis sind. Diese sprechen dann verständlicherweise weniger gut auf eine Minorpapillotomie an. Bei einem Teil dieser Patienten können die nachweisbare Pankreasgangschädigung und die Symptome bei chronischer Pankreatitis auch unabhängig und ohne Folge des Pancreas divisum verstanden werden. Die Patienten mit **alleinigen Oberbauchschmerzen** (pankreatitistypisch?) sind eine heterogene Gruppe, hier wird nur ein geringer Anteil durch das Pancreas divisum per se erklärbar sein [9, 14, 18, 27, 41, 43, 44, 72, 76, 88].

Die klinische Verbesserung nach endoskopischer Minorpapillentherapie bei Patienten mit rezidivierender Pankreatitis beinhaltet eine Reduktion der Schmerzen, des Analgetikaverbrauchs, der notfallmäßigen ärztlichen Erste-Hilfe-Versorgung und stationären Aufenthalte. Die wesentlichsten Ergebnisse der endoskopischen Therapie des Pancreas divisum entstammen retrospektiven Fallkontrollstudien aus den Jahren 1992 bis 2002, lediglich eine randomisierte kontrollierte Studie aus dem Jahr 1992 hat sich mit dieser Frage beschäftigt [43]. Die Ergebnisse der endoskopischen Therapie des Pancreas divisum bei **chronischer Pankreatitis** sind enttäuschend. Subjektive Beschwerdelinderung erscheint möglich, maximal ein Drittel der Patienten zeigt sich völlig beschwerdefrei während eines durchschnittlichen Follow-up von 4 Jahren [9].

Die bisher mitgeteilten retrospektiven Daten von Patienten mit **rezidivierender akuter Pankreatitis** sind mit einem Verlauf von 20 – 39 Monaten noch unzureichend, da sie zwischen den unterschiedlichen Attacken lange asymptomatisch sein können. Der natürliche Verlauf würde Follow-up-Daten von mindestens 5 – 10 Jahren erfordern (▸ Tab. 9.3). Die chirurgische Therapie erbringt im Vergleich zur endoskopischen Papillentherapie keine besseren Resultate (▸ Abb. 9.9) [8, 45, 56, 66, 67, 68, 74].

Merke **M!**

Übereinstimmend zeigen mehrere retrospektive Analysen, dass Patienten mit rezidivierender akuter Pankreatitis nach der Dekompression der dorsalen Ganganlage signifikant im Verlauf gebessert werden konnten. Bei Patienten mit alleinigen chronischen abdominellen Schmerzen ist der Verlauf sehr variabel, die Selektion dieser Patienten zur endoskopischen Therapie bleibt schwierig.

Endoskopische Therapie

Zugang zur Minorpapille – Kanülierungstechnik

Die Minorpapille kann relativ groß und deshalb leicht auffindbar sein, sie ist in der Form variabel. Selbst bei guter Lokalisierung kann das Auffinden und die Kanülierung der dorsalen Pankreasganganlage eine Herausforderung sein. Die neuen Videoendoskope und die Angebote an Zubehör erleichtern die Identifizierung der Minorpapille und Kanülierung. Die Identifikation wird durch die Anregung des pankreatischen Sekretionsflusses durch i. v.-Gabe von Sekretin (30 KE Secrelux, d. h. ca. ⅓ Amp.; 1 Amp. mit 24,4 mg Trockensubstanz enthält: Secretin-5HCl 0,029 mg entspr. 100 klinischen Einheiten [KE], Her-

Tab. 9.3 Endoskopische Therapie des Pancreas divisum (nach [38]).

Autor, Jahr	Anzahl der Patienten / Typ	Therapie	Komplikation	Follow up / Ergebnis
Satterfield 1988 [26]	10 retrospektiv, Fallserie	6 × ARP 4 × CP Papillendilatation ± Stent dorsale Anlage	k.A.	Fu 18 Monate signifikante Verbesserung (Hospitalisation, Schmerz) bei ARP, nicht bei CP
Lans et al. 1992 [43]	19 randomisiert kontrolliert	19 × ARP 10 × Stent für 4 Monate 9 × Kontrolle	–	Fu ca. 30 Monate weniger Nofallbehandlungen und Hospitalisationen (p < 0,05)
Lehmann et al. 1993 [44]	51 retrospektiv, Fallserie	17 × ARP 11 × CP 24 × Schmerz Minor-EPT über Stent	2 größere 1 Todesfall	Fu 20 Monate signifikant weniger Symptome und Hospitalisationen bei ARP vs. CP und Schmerzgruppe (p < 0,05)
Coleman et al. 1994 [14]	34 retrospektiv, Fallserie	9 × ARP 20 × cP 5 × Schmerz Stenting ± Minor-EPT	2 größere	Fu 23 Monate Verbesserung eines „Schmerz-Scores“: ARP 78 %, CP 60 %, Schmerz 40 %; kein Unterschied für ± Minor-EPT
Sherman et al. 1994 [76]	33 randomisiert kontrolliert	33 × Schmerz: 16 × Minor-EPT 17 × Kontrollen	Pankreatitis: 2 × Minor-EPT 1 × Kontrolle	Fu ca. 18 Monate tendenzielle (n. s.) Verbesserung von Schmerz und Hospitalisationszahl
Kozarek et al. 1995 [41]	39 retrospektiv, Fallserie	15 × ARP 19 × CP 5 × Schmerz Stent, Minor-EPT oder beides	–	Fu 20 Monate signifikante Reduktion der Pankreatitisepisoden
Boerma et al. 2000 [9]	16 retrospektiv, Fallserie	16 × CP, Stent	–	Fu 51 Monate Stents für ca. 13 Wochen, 31 % schmerzfrei
Heyries et al. 2002 [27]	24 retrospektiv, Fallserie	16 × ARP 8 × Minor-EPT 16 × Minor-EPT + Stent	–	Fu 39 Monate Tendenziell weniger Schmerz, mit Minor-EPT weniger Komplikationen als bei Stenttherapie

ARP = akut rezidivierende Pankreatitis, CP = chronische Pankreatitis, EPT = endoskopische Papillotomie, Fu = Follow-up, k.A. = keine Angaben

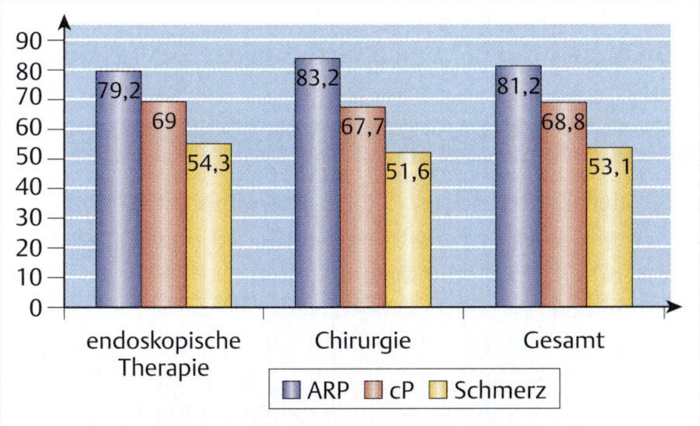

Abb. 9.9 Erfolg (Angaben in %) der endoskopischen und chirurgischen Therapie bei Patienten mit Pancreas divisum – abhängig vom klinischen Verlauf unter dem Bild der akut rezidivierenden Pankreatitis (ARP), der chronischen Pankreatitis (cP) oder des dominierenden Schmerzes (Auswertung von 47 Studien; [45]).

steller Sanochemia Diagnostics) erleichtert, weil ein sichtbarer Fluss des Sekretes ins Duodenum erkennbar wird. Das Orifizium erweitert sich und erleichtert die Führungsdraht- und Katheterkanülierung. Für die Kanülierung stehen spezielle filiforme Katheter, dünne Führungsdrähte und Papillotome zur Verfügung. Manchmal muss zur exakten Positionierung eines Papillotoms der Porus mit einem dünnen Katheter oder einem Bougie aufgeweitet werden. Intravenös appliziertes Sekretin erleichtert zwar die Kanülierung der Minorpapille in ausgewählten besonders schwierigen Situationen. Zu beachten dabei ist jedoch, dass das applizierte Kontrastmittel während eines intensiven Flusses retrograd schwierig bis zum Pankreasschwanz zu applizieren ist und die KM-Kontrastierung rasch wieder ausgewaschen wird. Forcierte Versuche der Kontrastierung können eine Post-ERCP-Pankreatitis induzieren [16]. Eine vollständige röntgenmorphologische Kontrastdarstellung bis zum Korpus-

und Schwanzanteil des Pankreasganges wird deshalb nicht empfohlen. Hilfreich zur Lokalisation der Minorpapille kann auch die Methylenblaufärbung (Verdünnung 1:10) der Mukosa über die Oberfläche der Papille sein. Das klare Pankreassekret wäscht dann den Hintergrund der blauen Farbe frei.

Sphinkterotomie, Papillendilatation, Stentplatzierung

Es gibt eine Vielfalt von therapeutischen endoskopischen Optionen: Sphinkterotomie, Minorpapillendilatation und passagere Stentplatzierung. Diese 3 Möglichkeiten wurden in den publizierten retrospektiven Studien oft in Kombination angewandt. Dadurch wird die Interpretation der Daten erschwert.

Die alleinige Papillen-Ballondilatation ist mit einer hohen Pankreatitisrate verbunden und wurde deshalb weitgehend aufgegeben. Die alleinige Sphinkterotomie oder Stentplatzierung und die Kombination dieser beiden Möglichkeiten sind die am häufigsten geübte Technik. Die alleinige passagere Stentplatzierung ohne Papillotomie hat sich nicht durchgesetzt [19].

Die Papille kann von 5 – 7 French dilatiert werden, anschließend erfolgt eine 4 – 6 mm lange Inzision in der konventionellen Positionierung von 10 – 12 Uhr. Meistens wird (ohne Dilatation) ein 5-F-Stent in der dorsalen Pankreasanlage positioniert, um anschließend mit dem Nadelmesser die Papillotomie über den Stent als Führung vornehmen zu können. Der Stent bleibt gewöhnlich kurz- oder mittelfristig in Position, um eine Pankreatitis und eine eventuelle Re-Stenosierung der Papillotomie zu verhindern (► Abb. 9.10). Re-Stenosierungen werden bei bis zu 20 % der behandelten Patienten beschrieben [44]. Bei dilatiertem Gang und längerstreckiger Stenose muss eine längerdauernde Stentplatzierung (z. B. 7 oder 8,5 F) erwogen werden.

Merke **M!**

Die Kanülierung erfolgt entweder mit einem Katheter mit ausgezogener 3-F-Spitze und einem 0,018" Führungsdraht oder direkt mit einem speziellen, ebenfalls drahtgeführten (0,018") Minitom. Nach korrekter Positionierung des Katheters wird der sehr dünne Draht gegen einen Draht normaler Stärke (0,032" oder 0,035") ausgewechselt. Darüber erfolgt die Stentpositionierung (5-F-Stent ohne innere Flaps). Der Stent verbleibt längstens 14 Tage; falls die Röntgenkontrolle den Spontanabgang nicht bestätigen kann, erfolgt die endoskopische Entfernung. Nur bei zusätzlichem Nachweis einer Stenose wird von diesem Konzept abgewichen.

Insgesamt kann die endoskopische Papillotomie der Minorpapille bei einem Teil von Patienten mit Pancreas divisum therapeutisch hilfreich sein. Die Rolle der endoskopischen Therapie ist begrenzt, die Auswahl der Patienten für eine solche Therapie muss gewissenhaft und selektiv erfolgen. Prätherapeutische Tests haben sich bisher nicht durchgesetzt, sie sind entweder nicht überall verfügbar oder mit Risiken behaftet. Die Manometrie der Minorpapille kann im Zweifelsfall erhöhte Basaldrücke der Minorpapille nachweisen, kontrollierte Daten fehlen hierzu (s. o.).

Der direkte Vergleich von verschiedenen endoskopischen Therapietechniken ist bisher lediglich in kleinen retrospektiven Serien erfolgt. Daraus kann vorsichtig geschlossen werden, dass zusätzlich zur Sphinkterotomie die passagere zusätzliche Stentplatzierung mit regelmäßigem Austausch nach 4 Monaten die Rate der Pankreatitisrezidive mit Stenosen möglicherweise senken kann. Dieser mögliche Vorteil wird aber mit einer höheren Komplikationsrate erkauft, zu den klassischen Frühkomplikationen zählen eine akute Pankreatitis und Post-EPT-Blutung, später stehen Re-Stenosierungen des Sphinkters und Gangstenosen im Vordergrund.

Dieses Spektrum der Komplikationen hat bei längerfristiger Stentimplantation eine Prävalenz von 50 %. Die erwähnten Pankreasgangveränderungen mit Gangerweiterung, Pseudozysten und Gangstenose können bei etwa einem Drittel der Patienten erwartet werden. Da die meisten dieser Patienten mit akut rezidivierender Pankreatitis vor Therapiebeginn eine normale Röntgenmorphologie des Pankreasganges aufweisen, wird die Gangveränderung als Folge einer unerkannten Stentokklusion interpretiert. Ein Teil dieser Veränderungen ist reversibel, andere Gangveränderungen ähneln der einer chronischen Pankreatitis. Derzeit kann nicht entschieden werden, ob die Gangveränderung als Folge einer Obstruktion, einer zu langen Stentplatzierung oder einer fehlerhaften Konfiguration des Stents zuzuschreiben ist. Die Bedeutung für den Verlauf bleibt unklar [40, 52, 55, 78].

Merke **M!**

Mit der längerfristigen Pankreasstentimplantation muss wegen der potenziellen Komplikationen überlegt und zurückhaltend umgegangen werden.

9.2.2 Inkomplettes Pancreas divisum

Bei dieser seltenen Variante bestehen dünnkalibrige Kommunikationen zwischen der ventralen und der dorsalen Ganganlage. Meistens erfolgt der Sekretfluss über

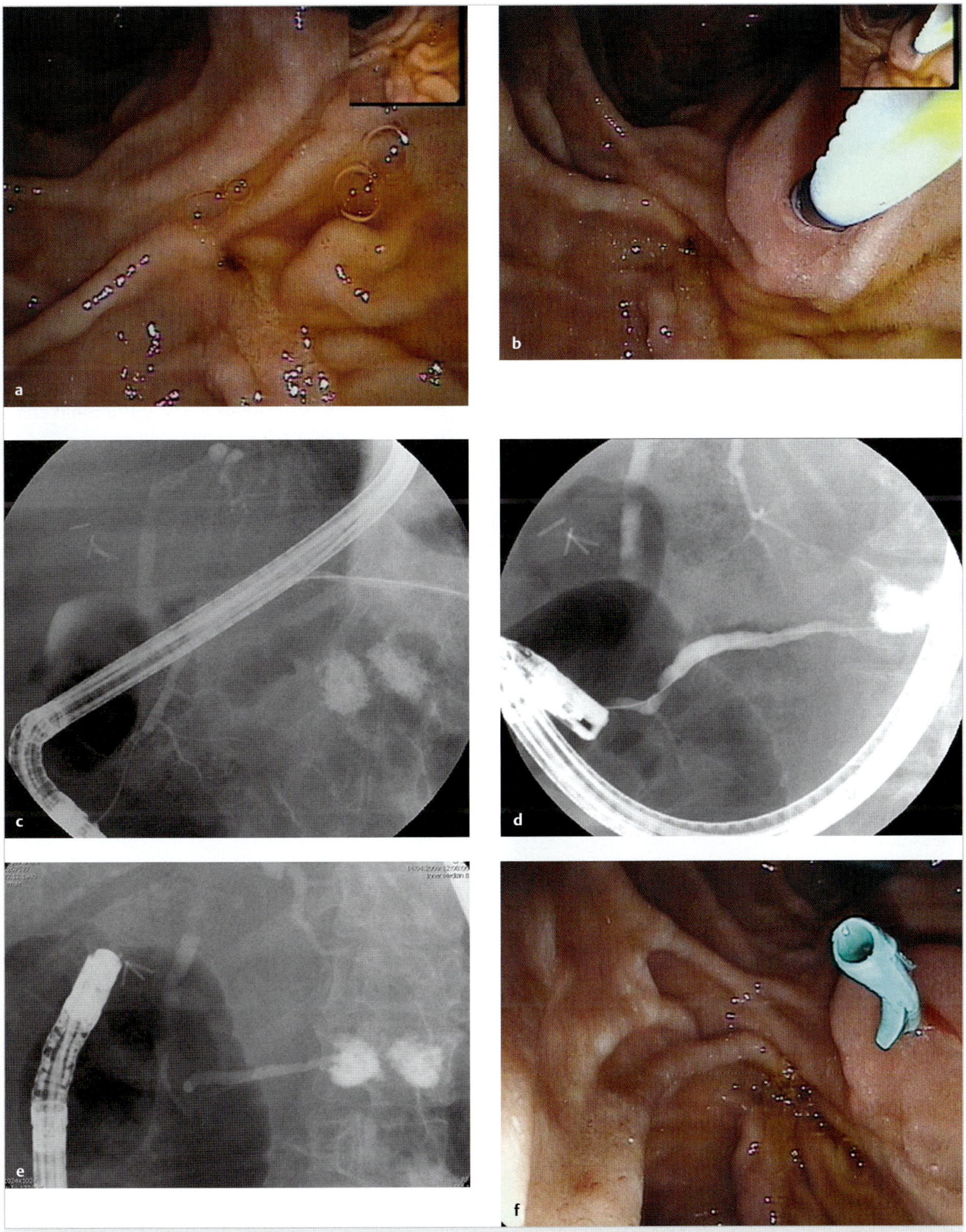

Abb. 9.10 a – f Patient mit rezidivierenden Oberbauchschmerzen und Lipaseerhöhung. a: Zustand nach Cholezystektomie und endoskopischer Papillotomie (nebenbefundlich Zustand nach Kyphoplastie). In der ERC mit Ballondarstellung keine Auffälligkeiten, die ventrale Anlage wird über die Majorpapille nicht dargestellt (b–d). Nach selektiver drahtgeführter Darstellung der dorsalen Pankreasanlage Platzierung eines 5-F-Stents (e, f). Nach Nadelmesserpapillotomie und späterer Entfernung des Stents Beschwerdefreiheit.

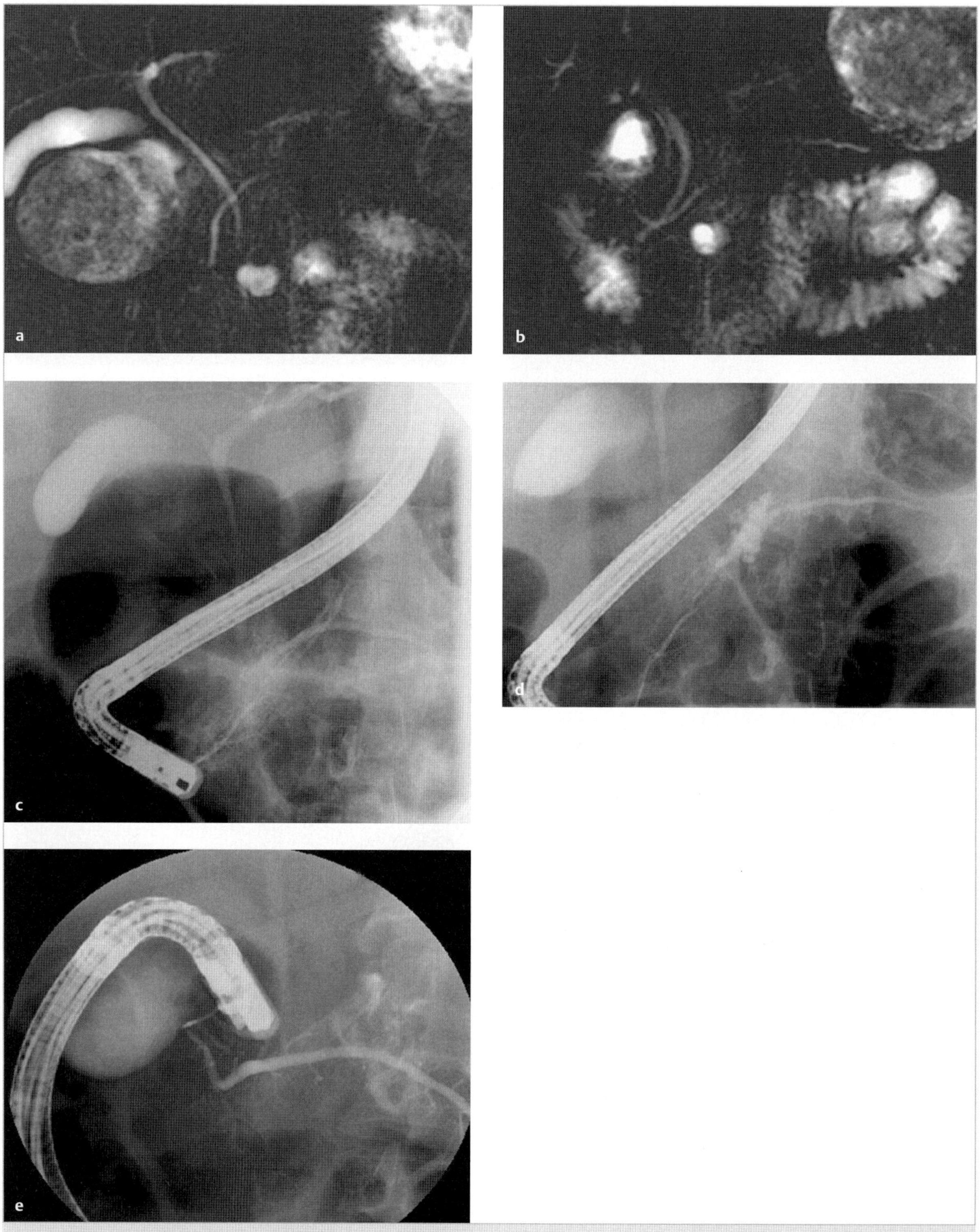

Abb. 9.11 a – e MRCP-Bild (a, b) und ERCP-Befund (c–e) bei inkomplettem Pancreas divisum. Der vermehrte KM-Füllungsdruck über die Majorpapille führt zur Parenchymografie, aber auch zur Visualisierung der dünnkalibrigen Verbindungsgänge zwischen Ductus pankreaticus und Ductus Santorini (c). Die letzte Bestätigung liefert die Darstellung über die Minorpapille (e).

Major- und Minorpapille. Nur diejenigen Patienten werden vermutlich symptomatisch, bei denen entweder über eine der Papillen oder in beiden eine relative Abflussbehinderung und Obstruktion besteht. Die Entscheidung für eine endoskopische Therapie erfolgt auch hier individuell. Die Therapie erscheint bei den Patienten mit ungeklärter rezidivierender akuter Pankreatitis am vielversprechendsten. Hier muss entschieden werden, ob die direkte endoskopische Behandlung an der Minorpapille, der Majorpapille oder bei beiden sinnvoll erscheint. Entscheidend ist auch hier der suffiziente Sekretabfluss aus der dorsalen Anlage (▸ Abb. 9.11) [29, 31, 33].

9.2.3 Pancreas anulare

Die seltene Anomalie der Bauchspeicheldrüse, das Pancreas anulare, ist eine Folge einer Wanderungsanomalie der ventralen Anlage (▸ Abb. 9.12). Diese inkomplette Rotation führt zu einer manschettenförmigen Einschnürung der Pars descendens duodeni. Obwohl die Prävalenzen in der Literatur mit 1:10 000 bis 1:20 000 angegeben werden, sind bisher nur ca. 800 Fälle eines Pancreas anulare in der englischen Fachliteratur beschrieben worden.

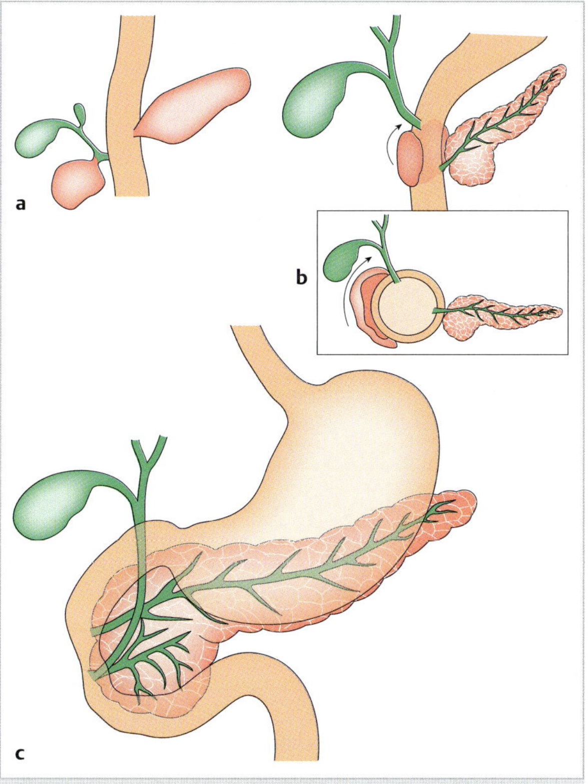

Abb. 9.12 a – c Entwicklung eines Pancreas anulare: Die Verschmelzung der ventralen mit der dorsalen Anlage unterbleibt (a), die ventrale Anlage liegt zirkulär um die Pars descendens duodeni (b, c).

Die breite Anwendung von CT, MRT und vielleicht auch der ERCP zeigt diese Anomalie nun häufiger [21, 47, 92].

Die ersten Beschwerden können sowohl im Säuglingsalter als auch erst später als Erwachsener geäußert werden. Nicht selten werden parallel zum Pancreas anulare ein Down-Syndrom, kardiale und intestinale (Malrotation, duodenale Webs und Atresie, Schatzki-Ring) angeborene Veränderungen beschrieben. Im Erwachsenenalter ist der abdominelle, zum Teil nahrungsabhängige Oberbauchschmerz führendes Symptom (75 %); Erbrechen (24 %), Pankreatitis (22 %) oder pathologisch veränderte leberspezifische Labortests sind selten (11 %).

Bei Kindern erfordert die Anlagestörung in den meisten Fällen ein operatives Bypassverfahren (Duodenoduodenostomie, Duodenojejunostomie oder Gastrojejunostomie). Bei Erwachsenen sind häufiger endoskopische Interventionen am pankreatikobiliären System (67 %) oder eine Cholezystektomie (56 %) erforderlich. Möglicherweise sind Neoplasien häufiger als rein zufällig. Die Passage der relativen duodenalen Enge mit einem normalkalibrigen Endoskop gelingt beim Erwachsenen fast immer. Die Majorpapille liegt direkt aboral der Stenose (▸ Abb. 9.13), die Manövrierbarkeit des Gerätes kann bei der ERCP eingeschränkt sein (▸ Abb. 9.14).

Merke **M!**

Ein Pancreas anulare mit dem klinischen Bild einer Duodenalobstruktion kann auch erst im Erwachsenenalter manifest werden. Die endoskopische Abklärung mittels Ösophagogastroduodenoskopie muss diese kongenitale Anomalie berücksichtigen.
Bei hochgradiger Duodenalobstruktion ist eine ERCP mit normalkalibrigem Duodenoskop nicht unproblematisch. Alternativverfahren (vor allem MRCP mit/ohne Sekretin) sollten diagnostisch vorgeschaltet werden.

9.2.4 Pankreatikobiliäre Mündungsvarianten

Die Mündungsstellen des Gallen- und Pankreasganges sind intensiv untersucht worden. Zwei Varianten, in denen der Pankreashauptgang (ventrale Anlage) und der Gallengang ins Duodenum münden, werden unterschieden: die separate eigenständige Mündungen beider Gänge in die Papille oder die häufigere Variante eines gemeinsamen Ausführungsganges („long common channel“) vor dem Eintritt ins Duodenum (55 – 91 %) (▸ Abb. 9.15) [5, 7, 30, 91].

Die Länge dieser gemeinsamen Endstrecke kann zwischen 1 und 12 mm variieren, durchschnittlich hat sie

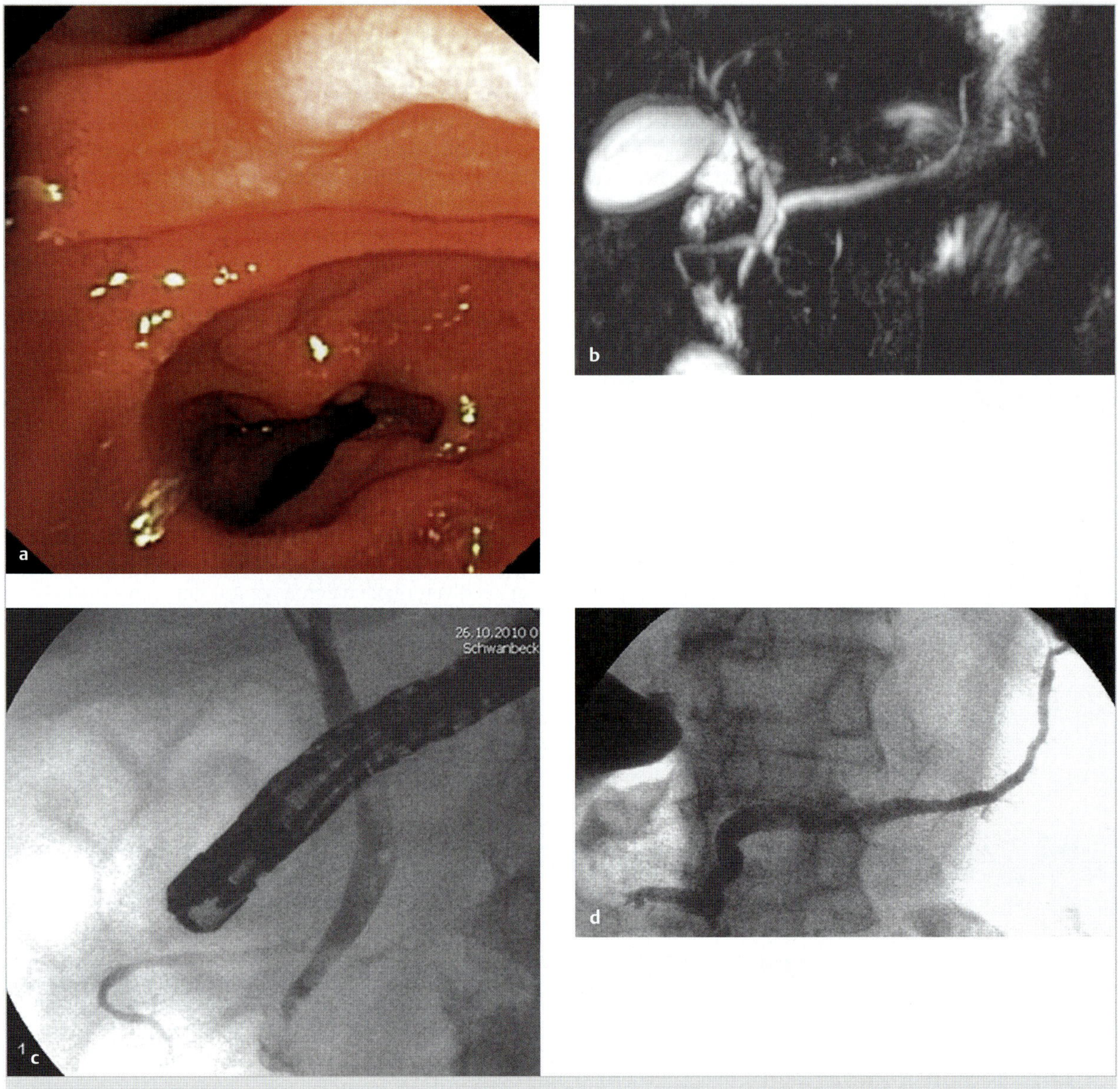

Abb. 9.13 a – d 70-jährige Patientin mit ungeklärten Oberbauchschmerzen: Sonografisch mäßig dilatierter Pankreasgang. In der Duodenoskopie mäßige zirkuläre Einengung der Pars descendens duodeni (a). Die MRCP zeigt eine von der Norm abweichende Konfiguration (b), die als Pancreas anulare in der folgenden ERP interpretiert wird (c). Der mäßig weite Ductus pancreaticus kann bei Darstellung über die Nebenpapille bestätigt werden, keine Intervention bei zeitgerechtem Kontrastmittelabfluss (d).

eine gemeinsame Strecke von ca. 4 – 5 mm. Ein verlängerter gemeinsamer Kanal von mehr als 6 – 10 mm wird in der englischsprachigen Literatur als **pankreatikobiliäre Maljunction (PBM)** definiert. In dieser Situation ist der Sphinkter des Ductus choledochus, der gewöhnlich in der Submukosaschicht des Duodenums gelegen ist und der den Ausfluss von Galle reguliert sowie die freie Kommunikation zwischen Pankreasgang und Gallengangssystem verhindert, in seiner Funktion verändert. Der intraduktale Druck des Ductus pancreaticus, der normalerweise höher ist als der Binnendruck im Ductus choledochus, bewirkt eine Druckumkehr und die „unphysiologische" Flussrichtung der Sekrete. Röntgenmorphologisch kann bei einer hoch gelegenen pankreatikobiliären Gangverbindung keine Sphinkterfunktion nachgewiesen werden, es kommt zur freien Kommunikation zwischen den beiden Systemen, insbesondere der Reflux in das Gallengangssystem soll für die erhöhte Inzidenz von Cholangitis, Gallenblasen- und Gallengangskarzinomen sowie Gallensteinen verantwortlich sein. Andererseits ist der Reflux von Galle ins Pankreassystem (mit Aktivierung der Phospholipase) für die höhere Pankreatitisrate und die Entwicklung von Pankreasgangsteinen verantwortlich.

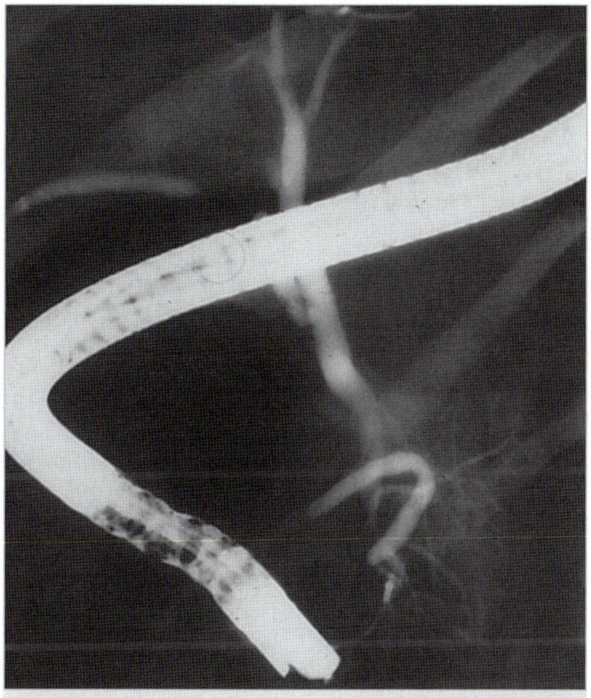

Abb. 9.14 Pancreas anulare mit submaximaler KM-Füllung und Darstellung der Pankreasnebengänge in der ventralen Anlage.

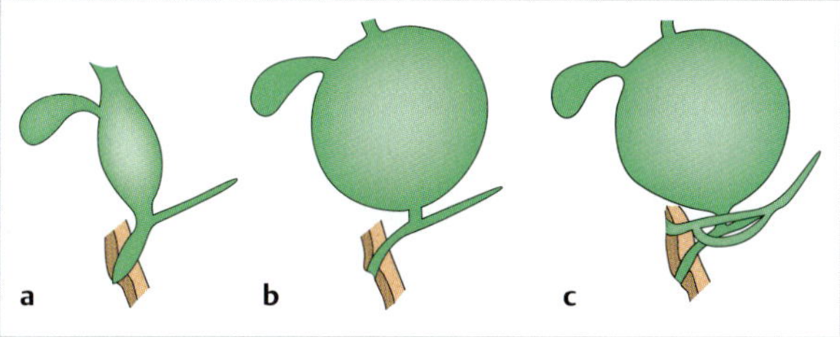

Abb. 9.16 a – c Pankreatikobiliäre Mündungsvarianten („long common channel") in Kombination mit einer kongenitalen Dilatation des gemeinsamen Gallenganges und/oder distalen Choledochuszysten (s. Kap. Gallengangszysten). a = Kimura Typ I, b = Kimura Typ II, c = Kimura Typ III [34].

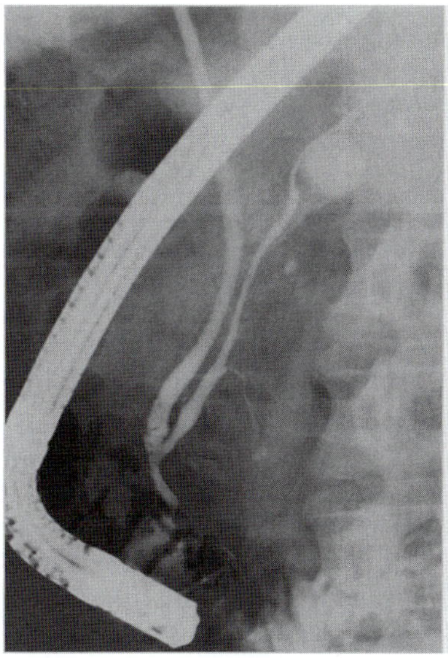

Abb. 9.17 77-jähriger Patient mit akut rezidivierender Pankreatitis „unklarer Ursache". Die ERCP beweist den „long common channel"und die Folgen der Pankreatitis (mehrer kleine Pseudozysten). Die endoskopische Papillotomie hat seit 7 Jahren Beschwerdefreiheit gebracht.

Dieses Konzept greift die Opie'sche „Obstruktionstheorie" von 1901 auf [22, 53, 59, 81]. Die klassische Hypothese besagt, dass die biliäre Pankreatitis durch die Passage eines Gallensteins durch das terminale biliopankreatische Gangsystem verursacht werden kann. Dabei tritt gelegentlich eine Inkarzeration im ampullären Bereich mit Gallereflux ins Pankreasgangsystem auf.

Die kongenitale Dilatation des gemeinsamen Gallenganges wird häufiger mit einer pankreatikobiliären Mündungsvariante beschrieben, auch die Kombination mit einem normalkalibrigen Ductus choledochus kommt vor (▶ Abb. 9.16, ▶ Abb. 9.17) [4, 85, 86]. In der letztgenannten Konstellation wird die Entwicklung eines Gallengangskarzinoms in 30 – 40 % und die Entstehung eines Gallenblasenkarzinoms in 90 % beschrieben. Die Mündungsvariante soll das Gallenblasenkarzinomrisiko eher erhöhen als die isolierte Gallengangszyste [34] (s. Kap. Gallengangszysten).

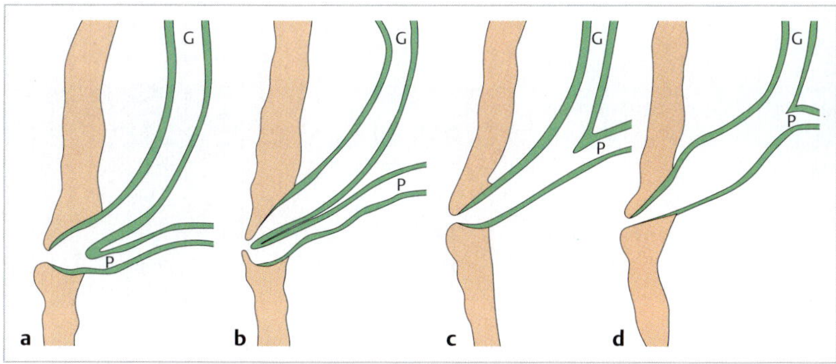

Abb. 9.15 a – d Häufigste Varianten der getrennten Mündungen der Ausführungsgänge und des normalen „kurzen" (a, b) und unterschiedlich „langen" Verlaufs der gemeinsamen Endstrecke (c, d). C = Ductus choledochus; P = Ductus pancreaticus.

Diagnose

Die außerhalb der Duodenalwand gelegene pankreatikobiliäre Verbindung mit einem langen gemeinsamen Ausführungsgang sollte mithilfe der MRCP und oder ERCP gesichert werden (▸ Tab. 9.4). Hohe Lipasewerte in der Galle stützen die Diagnose und das vormals beschriebene Konzept. Die frühe Diagnose ist bei Patienten mit schmalkalibrigem Ductus choledochus in den meisten Fällen schwierig. Eine solche Mündungsvariante sollte immer vermutet werden, wenn sonografisch eine (vor allem epitheliale) **Verdickung der Gallenblasenwand ohne Steinnachweis** gesehen und reproduzierbar beschrieben wird [23, 30, 34, 69, 83, 84].

Zu den röntgenologischen Kriterien für diese Mündungsvariante zählt am häufigsten das verengte Segment des distalen Ductus choledochus (81 %). Die Dilatation des Ductus choledochus (> 10 mm) ist sehr häufig mit der Verengung des terminalen Ductus choledochus verbunden, das Ausmaß der Dilatation hängt wahrscheinlich vom Stenosegrad des terminalen Ductus choledochus ab [83].

Therapie

Das therapeutische Konzept muss diese Daten berücksichtigen. Eine Mündungsvariante der pankreatikobiliären Verbindung mit einer Choledochuszyste oder einem erweiterten Gallengang erfordert neben der Cholezystektomie auch die Zystenexzision. Parallel nachgewiesene Steine sowie Proteinpräzipitate im Ductus choledochus oder im Pankreasgang sollten endoskopisch extrahiert werden, eine Sphinkterotomie soll das Risiko einer Pankreatitis reduzieren. Bei einem **normalkalibrigen** Ductus choledochus (ohne Zyste) sollte in jedem Fall wegen des hohen Risikos für ein Gallenblasenkarzinom die laparoskopische Cholezystektomie angestrebt werden. Die chirurgische Therapie der Hepatikojejunostomie, um Gallenfluss und Pankreassekretion voneinander zu trennen, wird kontrovers diskutiert. Die hohe Cholangitisrate nach Hepatikojejunostomie steht dem relativ geringen (?) Gallengangskarzinomrisiko entgegen [6, 35, 39, 50, 51, 82, 70].

Fazit

Die Mündungsvarianten des pankreatikobiliären Systems („long common channel") können mit Pankreatitis, Choledochuszysten, Gallenwegs- und Pankreasgangstrikturen, Steinbildung sowie Gallengangskarzinomen assoziiert sein. Die endoskopische Therapie mit endoskopischer Papillotomie und Steinextraktion erscheint zunächst als logische und therapeutische Alternative zur Chirurgie, sofern nicht andere Komplikationen (Cholezystolithiasis, Choledochuszysten) vorliegen [70]. Die laparoskopische Cholezystektomie wird bei begrenzter Datenlage als Karzinomprophylaxe empfohlen.

Kasuistik: Doppelte Gallenblase mit „long common channel"

Anamnese/Klinik

Die 51-jährige Patientin stellte sich wegen rezidivierender Oberbauchschmerzen und einem Gewichtsverlust von 10 kg in den letzten 6 Monaten vor. Die Beschwerden waren auch nach der vor 6 Monaten in einer anderen Klinik erfolgten Cholezystektomie nicht verschwunden, vor der Cholezystektomie war eine akute biliäre Pankreatitis aufgetreten, es war eine endoskopische Papillotomie erfolgt.

Diagnostik

▸ **Labor:** Bilirubin 1,3 mg%, CA19-9 50 kU/l (minimal erhöht), Transaminasen, γ-GT unauffällig.

▸ **Komplementäre Bildgebung:** In der Abdomensonografie Gallengangserweiterung unklarer Ursache mit deutlichen Zeichen der Aerobilie. Im Gallenblasenbett fand sich eine Flüssigkeitsansammlung, die differenzialdiagnostisch eher entweder einer Restgallenblase mit einer Heister'schen Klappe entsprach oder einer intakten zweiten Gallenblase. In der Kontrolle nach Reizmahlzeit mit 300 kcal deutliche Verminderung des Flüssigkeitsvolumens im Bereich des Gallenblasenbettes, damit also Verdacht auf eine zweite kleine funktionstüchtige Gallenblase. In der MRT/MRCP regelrechte Darstellung der intra- und extrahepatischen Gallenwege,

Tab. 9.4 Diagnostische Genauigkeit der ERCP zur Diagnose des anomalen pankreatikobiliären Übergangs [57].

ERCP-Befund	Sensitivität (%)	Spezifität (%)	PPV (%)	NPV (%)	Genauigkeit (%)
enges Segment des terminalen Ducrus choledochus (n = 29)	81	100	100	98	98
Gallengangsdilatation > 10 mm (n = 25)	69	68	20	95	68
proximale Dilatation des Ductus pancreaticus > 5 mm (n = 7)	19	100	100	91	92

PPV = positive predictive value, NPV = negative predictive value

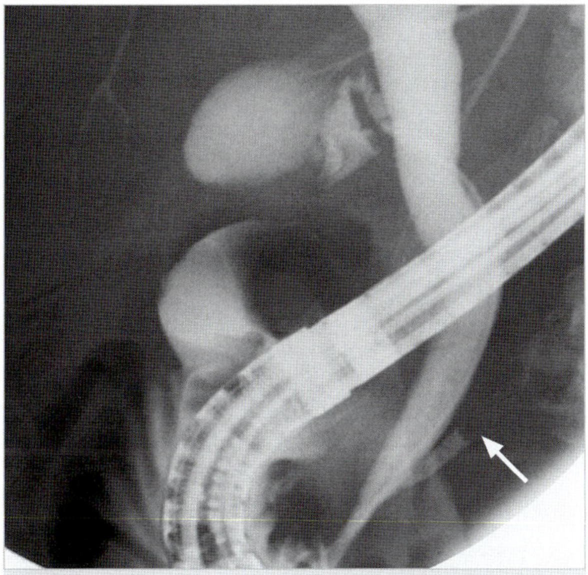

Abb. 9.18 55-jährige Patientin mit rezidivierenden Oberbauchbeschwerden und rezidivierender Pankreatitis. Es findet sich ein langer gemeinsamer Ausführungsgang mit spontanem biliopankreatischem Reflux und Lufteinlagerung (s. Pfeil) bei Kontrastierung des Gallenganges und der 2. Gallenblase.

keine Cholestase, kein Nachweis konkrementsuspekter Veränderungen. Pankreas unauffällig.

► **ERCP:** Zustand nach endoskopischer Papillotomie. Trotz entlüftetem Kontrastmittelkatheter bei geringer Manipulation Eintritt von Luft in die Gallenwege und auch in die präpapillären Anteile des Pankreasganges. Es fand sich ein relativ langer gemeinsamer Ausführgang von ca. 8 mm Länge, in der Auffüllungsphase Kommunikation des Kontrastmittelflusses zwischen DHC und Ductus pancreaticus. Mündung des langen Ductus cysticus im mittleren Drittel, relativ große zweite Gallenblase, keine Konkremente eindeutig nachweisbar. Insgesamt Verdacht auf „long common channel" mit gemeinsamer Kommunikation zwischen Ductus pancreaticus und Ductus choledochus, Verdacht auf Zweitgallenblase nach eindeutig erfolgter früherer Cholezystektomie (► Abb. 9.18).

► **Therapie, Verlauf:** Die diagnostische Laparoskopie erbrachte die vorbeschriebene Zweitgallenblase, es erfolgte die Cholezystektomie. Steine wurden in der Restgallenblase nicht nachgewiesen. Die Beschwerden bestanden weiter direkt postoperativ (mit erneuter Pankreatitis), auch bei unauffälligen Laborwerten konnte keine eindeutige Beschwerdefreiheit erzielt werden. Für eine erneute Intervention an den Gallenwegen oder am Pankreas bestand bei Zustand nach ausreichender endoskopischer Papillotomie keine Indikation. Das Gewicht war stabil.

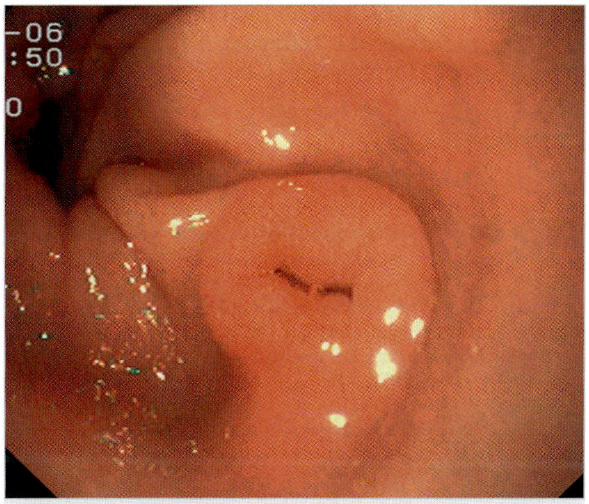

Abb. 9.19 Makroskopischer Aspekt einer ektopen Pankreasanlage im Antrum des Magens großkurvaturseitig.

9.2.5 Ektopes Pankreas

Ektope Reste des Pankreasgewebes finden sich entweder in der Submukosa des Magenantrums oder im ersten Drittel des Duodenums. Die Diagnose eines ektopen Pankreas ist häufig ein Zufallsbefund (► Abb. 9.19). Bei erhaltener Funktionalität können hier in seltenen Fällen auch entzündliche oder neoplastische Folgeprobleme entstehen (Adenokarzinom) [26]. Die Entwicklung einer intraduktalen muzinösen Neoplasie (IPMN) ist ebenfalls beschrieben, präoperativ ist trotz endoskopischem Ultraschall (EUS) die Zuordnung eines solchen Befunds schwierig [61].

Das ektope Pankreas ist häufig ein Zufallsbefund, die Patienten sind meistens asymptomatisch. Der Befund wird während einer Untersuchung wegen abdomineller Schmerzen, Übelkeit, Blutung oder intestinaler Obstruktion erhoben. Die Diagnose des heterotopen Pankreas ist gewöhnlich möglich durch die typische Lokalisation (Antrum große Kurvatur/Hinterwand) und den typischen makroskopischen knotenartigen und schüsselförmigen Aspekt [28, 32, 49, 60].

Die Knoten variieren zwischen 0,2 und 4 cm, größere werden insbesondere im oberen Teil des Gastrointestinaltrakts beschrieben. Kleine Ausführungsgänge werden beobachtet. Differenzialdiagnostische Schwierigkeiten ergeben sich in der Abgrenzung zum gastrointestinalen Stomatumor, Lymphom, Karzinoid oder adenomatösen Polypen. Die Entwicklung zu einer zystischen Dystrophie in einer entzündlich oder fibrös veränderten Ektopie in der Duodenal- oder Magenwand ist beschrieben [20]. Die ERCP ist hier bei der Diagnostik nicht hilfreich. Bei submuköser Lage dieser Veränderung ist eine Mukosabiopsie in den meisten Fällen nicht sinnvoll. Endoskopischer Ultraschall mit Feinnadelbiopsie kann hier beweisend sein [64]. Eine endoskopische Abtragung der Heterotopie soll in bestimmten Fällen möglich sein.

Literatur

[1] Agha FP, Williams KD. Pancreas divisum: incidence, detection, and clinical significance. Am J Gastroenterol 1987; 82: 315 – 320

[2] Alempijevic T, Stimec B, Kovacevic N. Anatomical features of the minor duodenal papilla in pancreas divisum. Surg Radiol Anat 2006; 28: 620 – 624

[3] Allendorph M, Werlin SL, Geenen JE et al. Endoscopic retrograde cholangiopancreatography in children. J Pediatr 1987; 110: 206 – 211

[4] Alonso-Lej F, Rever WB, Pessagno DJ. Congenital choledochal cyst with a report of two and analysis of 94 cases. Int Abstr Surg 1999; 108: 1 – 23

[5] Arey LB. Developmental anatomy: a textbook and laboratory manual of embryology. 7th ed. Philadelphia, London: WB Saunders; 1974: 255 – 262

[6] Arima E, Akita H. Congenital biliary tract dilatation and anomalous junction of the pancreaticobiliary ductal system. J Pediatr Surg 1979; 14: 9 – 15

[7] Babbitt DP. Congenital choledochal cyst: new etiological concept based on anomalous relationships of common bile duct and pancreatic duct. Ann Radiol 1969; 12: 231 – 241

[8] Blair AJ 3rd, Russell CG, Cotton PB. Resection for pancreatitis in patients with pancreas divisum. Ann Surg 1984; 200: 590 – 594

[9] Boerema D, Huibregtse K, Gulik TM et al. Long-term outcome of endoscopic stent placement for chronic pancreatitis associated with pancreas divisum. Endoscopy 2000; 32: 452 – 426

[10] Brown CW, Werlin SL, Geenen JE et al. The diagnostic and therapeutic role of endoscopic retrograde cholangiopancreatography in children. J Pediatr Gastroenterol Nutr 1993; 17: 19 – 23

[11] Carnes ML, Romagnuolo J, Cotton PB. Miss rate of pancreas divisum by magnetic resonance cholangiopancreatography in clinical practice. Pancreas 2008; 37: 151 – 153

[12] Charels K, Klöppel G. The bile duct system and its anatomical variations. Endoscopy 1989; 21: 300 – 308

[13] Cheng CL, Fogel EL, Sherman S et al. Diagnostic and therapeutic endoscopic retrograde cholangiopancreatography in children: a large series report. J Pediatr Gastroenterol Nutr 2005; 41: 445 – 453

[14] Coleman SD, Eisen GM, Troughton AB et al. Endoscopic treatment in pancreas divisum. Am J Gastroenterol 1994; 89: 1152 – 1155

[15] Costamagna G, Ingrosso M, Tringali A et al. Santorinicele and recurrent acute pancreatitis in pancreas divisum: diagnosis with dynamic secretin-stimulated magnetic resonance pancreatography and endoscopic treatment. Gastrointest Endosc 2000; 52: 262 – 267

[16] Devereaux M, Fein S, Purich E et al. A new synthetic porcine secretin for facilitation of cannulation of the dorsal pancreatic duct at ERCP in patients with pancreas divisum: a multicenter, randomized, double-blind comparative study. Gastrointest Endosc 2003 57: 643 – 647

[17] Eisen G, Schutz S, Metzler D et al. Santorinocele: new evidence for obstruction in pancreas divisum. Gastrointest Endosc 1994; 40:73 – 76

[18] Eleftherladis N, Dinu F, Delhaye M et al. Long-term outcome after pancreatic stenting in severe chronic pancreatitis. Endoscopy 2005; 37: 223 – 230

[19] Ertan A. Long-term results after endoscopic pancreatic stent placement without pancreatic papillotomy in acute recurrent pancreatitis due to pancreas divisum. Gastrointest Endosc 2000; 52: 9 – 14

[20] Flejou JF, Potet F, Molas G et al. Cystic dystrophy of gastric and duodenal wall developing in heterotopic pancreas: an unrecognized entity. Gut 1993; 34: 343 – 347

[21] Fogel EL, Zyromski NJ, McHenry L et al. Annular pancreas (AP) in the adult: experience at a large pancreatobiliary endoscopy center. Gastrointest Endosc 2006; 63: AB 308

[22] Fujii H, Matsumoto Y, Yamamoto M et al. Bile flow analysis by hepatobiliary scintigraphy in the terminal bile duct in patients with congenital malformations of the pancreatico-biliary ductal system. J Gastroenterol Jap 1991; 86: 201 – 344

[23] Fujii H, Yang Y, Tang R et al. Epithelial cell proliferation activity of the biliary ductal system with congenital biliary malformations. J Hepatobiliary Pancreat Surg 1999; 6: 294 – 302

[24] Garcia CJ, Weber A, Serrano BF et al. Double gallbladder treated successfully by laparoscopy. J Laparoendosc Surg 1993; 3: 153 – 155

[25] Goel A, Narain K, Srivastava et al. Double gallbladder-laparoscopic management. Surg Laparosc Endosc Percutan Tech 2003; 13: 348 – 349

[26] Herold G, Kraft K. Adenocarcinoma arising from ectopic gastric pancreas: two case reports with a review of the literature. Z Gastroenterol 1995; 33: 260 – 264

[27] Heyries L, Barthet M, Delvasto C et al. Long-term results of endoscopic management of pancreas divisum with recurrent acute pancreatitis. Gastrointest Endosc 2002; 55: 376 – 381

[28] Hideki U, Ryuichi D, Koichi H et al. Carcinoma arising from ectopic pancreas in the stomach: endosonographic detection of malignant change. J Clin Ultrasound 1998; 26: 265 – 268

[29] Jacob L, Geenen JE, Catalano MF et al. Clinical presentation and short-term outcome of endoscopic therapy of patients with symptomatic incomplete pancreas divisum. Gastrointest Endosc 1999; 49: 53 – 57

[30] Kamisawa T, Amemiya K, Tu Y et al. Clinical significance of a long common channel. Pancreatology 2002; 2: 122 – 128

[31] Kamisawa T, Tu Y, Egawa N et al. Clinical implications of incomplete pancreas divisum. JOP 2006; 7: 625 – 663

[32] Kaneda M, Yano T, Yamamoto T et al. Ectopic pancreas in the stomach presenting as an inflammatory abdominal mass. Am J Gastroenterol 1989; 84: 663 – 666

[33] Kim MH, Lee SS, Kim CD et al. Incomplete pancreas divisum: is it merely a normal anatomic variant without clinical implications? Endoscopy 2001; 33: 778 – 785

[34] Kimura K, Ohto M, Saisho H et al. Association of gallbladder carcinoma and anomalous pancreaticobiliary ductal union. Gastroenterology 1985; 89: 1258 – 1265

[35] Kimura W. Congenital dilatation of the common bile duct and pancreaticobiliary maljunction: clinical implications. Langenbecks Arch Surg 2009; 394: 209 – 213

[36] Kin T, Shapiro AM, Lakey JR. Pancreas divisum: a study of the cadaveric donor pancreas for islet isolation. Pancreas 2005; 30: 325-327

[37] Klein SD, Affronti JP. Pancreas divisum, an evidence-based review: part I, pathophysiology. Gastrointest Endosc 2004; 60: 419 – 425

[38] Klein SD, Affronti JP. Pancreas divisum, an evidence-based review: part II, patient selection and treatment. Gastrointest Endosc 2004; 60: 585 – 589

[39] Kobayashi S, Asano T, Yamasaki M et al. Prophylactic excision of the gallbladder and bile duct for patients with pancreaticobiliary maljunction. Arch Surg 2004; 136: 759 – 763

[40] Kozarek RA. Pancreatic stents can induce ductal changes consistent with chronic pancreatitis. Gastrointest Endosc 1990; 36: 93 – 95

[41] Kozarek RA, Ball TJ, Patterson DJ et al. Endoscopic approach to pancreas divisum. Dig Dis Sci 1995; 40: 1974 – 1981

[42] Ladas SD, Tassios PS, Katsogridakis J et al. The clinical need for sphincter of Oddi manometry in gastrointestinal endoscopy units. Endoscopy 1993; 25: 387 – 391

[43] Lans JI, Geenen JE, Johanson JF et al. Endoscopic therapy in patients with pancreas divisum and acute pancreatitis: a prospective, randomized, controlled clinical trial. Gastrointest Endosc 1992; 38: 430 – 434

[44] Lehman GA, Sherman S, Nisi R et al. Pancreas divisum: results of minor papilla sphincterotomy. Gastrointest Endosc 1993; 39: 1 – 8

[45] Liao Z, Gao R, Wang W et al. A systematic review on endoscopic detection rate, endotherapy, and surgery for pancreas divisum. Endoscopy 2009; 41: 439 – 444

[46] Lübke HJ. Pankreas: ERCP. In: Mödder U, Hrsg. Leber, Galle, Pankreas. Referenz-Reihe Radiologische Diagnostik. Stuttgart: Thieme; 1996: 242 – 259

[47] Maker V, Gerzenshtein J, Lerner T. Annular pancreas in the adult: two case reports and review of more than a century of literature. Am Surg 2003; 69: 404 – 410

[48] Manfredi R, Costamagna G, Brizi MG et al. Pancreas divisum and "santorinicele": diagnosis with dynamic MR cholangiopancreatography with secretin stimulation. Radiology 2000; 217: 403 - 408
[49] Marshall SF, Curtiss FM. Aberrant pancreas in stomach wall. Surg Clin North Am 1952; 32: 867 - 875
[50] Matsumoto Y, Uchida K, Nakase A et al. Congenital cystic dilatation of the common bile duct as a cause of primary bile duct stone. Am J Surg 1977; 134: 346 - 352
[51] Matsumoto Y, Uchida K, Nakase A et al. Clinicopathological classification of congenital cystic dilatation of the common bile duct. Am J Surg 1977; 134: 569 - 574
[52] McCarthy J, Geenen JE, Hogan WJ. Preliminary experience with endoscopic stent placement in benign pancreatic diseases. Gastrointest Endosc 1988; 34: 16 - 18
[53] Moody FG, Senninger N, Runkel N. Another challenge to the Opie myth. Gastroenterology 1993; 104: 927 - 931
[54] Morgan DE, Logan K, Baron TH et al. Pancreas divisum: implications for diagnostic and therapeutic pancreatography. AJR Am J Roentgenol 1999; 173: 193 - 198
[55] Morgan DE, Smith JK, Hawkins K et al. Endoscopic stent therapy in advanced chronic pancreatitis: relationships between ductal changes, clinical response, and stent patency. Am J Gastroenterol 2003; 98: 821 - 826
[56] Neblett WW 3rd, O'Neill JA jr. Surgical management of recurrent pancreatitis in children with pancreas divisum. Ann Surg 2000; 231: 899 - 908
[57] Nomura T, Shirai Y, Wakai T et al. Narrow portion of the terminal choledochus is a cause of upstream biliary dilatation in patients with anomalous union of the pancreatic and biliary ducts. World J Gastroenterol 2005; 11: 6503 - 6507
[58] Ohtani Y, Tobita K, Dowaki S et al. Duplicate gallbladder diagnosed with endoscopic retrograde cholangiopancreatography and treated with laparoscopic cholecystectomy. Dig Endosc 2003; 15: 69 - 71
[59] Opie E. The anatomy of the pancreas. Johns Hopkins Hospital Bull 1903; 150: 229 - 232
[60] Pearson S. Aberrant pancreas: review of literature and report of 3 cases, one of which produced common bile duct and pancreatic duct obstruction. Arch Surg 1951; 63: 168 - 184
[61] Phillips J, Katz A, Zopolsky P. Intraductal papillary mucinous neoplasm in an ectopic pancreas located in the gastric wall. Gastroint Endosc 2006; 5: 64 - 69
[62] Quest L, Lombard M. Pancreas divisum: opinio divisa. Gut 2000; 47: 317 - 319
[63] Richter JM, Schapiro RH, Mulley AG et al. Association of pancreas divisum and pancreatitis, and its treatment by sphincteroplasty of the accessory ampulla. Gastroenterology 1981; 81: 1104 - 1110
[64] Riyaz A, Cohen H. Ectopic pancreas presenting as a submucosal gastric antral tumor that was cystic on EUS. Gastrointest Endosc 2001; 53: 675 - 677
[65] Rizzo RJ, Szucs RA, Turner MA. Congenital abnormalities of the pancreas and biliary tree in adults. Scientific Exhibit 1995; 15: 49 - 68
[66] Rollins MD, Meyers RL. Frey procedure for surgical management of chronic pancreatitis in children. J Pediatr Surg 2004; 39: 817 - 820
[67] Rusnak CH, Hosie RT, Kuechler PM et al. Pancreatitis associated with pancreas divisum: results of surgical intervention. Am J Surg 1988; 155: 641 - 643
[68] Russell RC, Wong NW, Cotton PB. Accessory sphincterotomy (endoscopic and surgical) in patients with pancreas divisum. Br J Surg 1984; 71: 954 - 957
[69] Sai JK, Suyama M, Nobukawa B et al. Precancerous mucosal changes in the gallbladder ofpatients with occult pancreatobiliary reflux Gastrointestinal Endoscopy 2005; 61: 264 - 268
[70] Samavedy R, Sherman S, Lehman GA. Endoscopic therapy in anomalous pancreatobiliary duct junction. Gastrointest Endosc 1999; 50: 623 - 627
[71] Saowaros V. Pancreas divisum: incidence and clinical evaluation in Thai patients. J Med Assoc Thai 1992; 75: 692 - 696
[72] Satterfield ST, McCarthy JH, Geenen JE et al. Clinical experience in 82 patients with pancreas divisum: preliminary results of manometry and endoscopic therapy. Pancreas 1988; 3: 248 - 253
[73] Savides TJ, Gress FG, Zaidi SA et al. Detection of embryologic ventral pancreatic parenchyma with endoscopic ultrasound. Gastrointest Endosc 1996; 43: 14 - 19
[74] Schlosser W, Rau BM, Poch B et al. Surgical treatment of pancreas divisum causing chronic pancreatitis: the outcome benefits of duodenum-preserving pancreatic head resection. J Gastrointest Surg 2005; 9: 710 - 715
[75] Seibert DG, Matulis SR. Santorinicele as a cause of chronic pancreatic pain. Am J Gastroenterol 1995; 90: 121 - 123
[76] Sherman S, Gottlieb K, Lehman GA Therapeutic biliary endoscopy. Endoscopy 1994; 26: 93 - 112
[77] Shirahane K, Yamaguchi K, Ogawa T et al. Gallbladder duplication successfully removed laparoscopically using endoscopic nasobiliary tube. Surg Endosc 2003; 17: 1156 - 1157
[78] Smith MT, Sherman S, Ikenberry SO et al. Alterations in pancreatic ductal morphology following polyethylene pancreatic stent therapy. Gastrointest Endosc 1996; 44: 268 - 275
[79] Soto JA, Lucey BC, Stuhlfaut JW. Pancreas divisum: depiction with multi-detector row CT. Radiology 2005; 235: 503 - 508
[80] Stern CD. A historical perspective on the discovery of the accessory duct of the pancreas, the ampulla of Vater' and pancreas divisum. Gut 1986; 27: 203 - 212
[81] Suda K, Matsumoto Y, Miyano T. Narrowed duct segment distal to choledochal cyst. Am J Gastroenterol 1991; 86: 1259 - 1263
[82] Takayashiki T, Miyazaki M, Kato A et al. Double cancer of gallbladder and bile duct associated with anomalous junction of the pancreaticobiliary ductal system. Hepatogastroenterology 2002; 49: 109 - 112
[83] Tanno S, Obara T, Fujii T et al. Proliferative potential and K-ras mutation in epithelial hyperplasia of the gallbladder in patients with an anomalous pancreaticobiliary ductal union. Cancer 1998; 83: 267 - 275
[84] The Japanese Study Group on Pancreaticobiliary Malformation. Diagnostic criteria of pancreaticobiliary maljunction. J Hepatobiliary Pancreat Surg 1994; 1: 219 - 221
[85] Todani T. Congenital choledochal dilatation. Classification, clinical features, and long term results. J Hepatobiliary Pancreat Surg 1997; 4: 276 - 282
[86] Todani T, Watanabe Y, Urushihara N et al. Choledochal cyst, pancreatobiliary malunion, and cancer. J Hepatobiliary Pancreat Surg 1994; 1: 247 - 251
[87] Uomo G, Manes G, D'Anna L et al. Fusion and duplication variants of pancreatic duct system. Clinical and pancreatographic evaluation. Int J Pancreatol 1995; 17: 23 - 28
[88] Vitale GC, Vitale M, Vitale DS et al. Long-term follow-up of endoscopic stenting in patients with chronic pancreatitis secondary to pancreas divisum. Surg Endosc 2007; 21: 2199 - 2202
[89] Warshaw AL, Simeone JF, Schapiro RH et al. Evaluation and treatment of the dominant dorsal duct syndrome (pancreas divisum redefined). Am J Surg 1990; 159: 59 - 64
[90] Wehrmann T, Seifert H, Seipp M et al. Endoscopic injection of botulinum toxin for biliary sphincter of Oddi dysfunction. Endoscopy 1998; 30: 702 - 707
[91] Wong KC, Lister J. Human fetal development of the hepatopancreatic duct junction - a possible explanation of congenital dilatation of the biliary tract. J Pediatr Surg 1981; 16: 139 - 145
[92] Zyromski NJ, Sandoval JA, Pitt HA et al. Annular pancreas: dramatic differences between children and adults. J Am Coll Surg 2008; 206: 1019 - 1025

9.3 Kontrastmittel-aussparungen

9.3.1 Luft

Akzidentell gelangt Luft ins Pankreasgangsystem, wenn die kontrastmittelgefüllte Spritze mit dem Katheter nicht ausreichend entlüftet wird. Der Einsatz eines Führungsdrahtes in einem einlumigen Katheter prädisponiert zur unerwünschten Lüftfüllung. Mehrlumige Katheter und Papillotome, in denen der Führungsdraht in einem separaten Lumen gesteuert wird, sollen diese Problem minimieren. Nach Pankreassphinkter-Papillotomie wird der freie Luftübertritt vom Duodenum seltener als nach EPT des Gallengangs beobachtet. Im schlanken Ductus pancreaticus blockiert die Luftblase den freien KM-Fluss, die Druckerhöhung vor der blockierenden Luftblase kann prinzipiell eine Pankreasirritation mit konsekutiver Pankreatitis verursachen (▶ Abb. 9.20).

Merke **M!**

Grundsätzlich empfiehlt es sich, vor dem definitiven Kanülierungsversuch das gesamte System auf Luftfreiheit zu überprüfen und einige wenige Tropfen oder Milliliter des Kontrastmittels frei ins Duodenum zu injizieren.

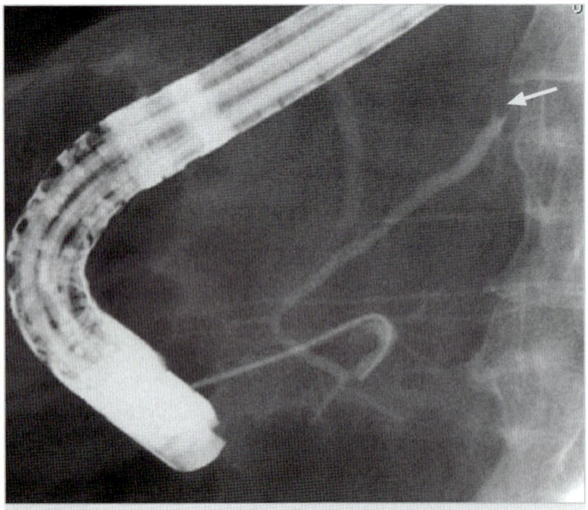

Abb. 9.20 Patient mit Schleife des Ductus pancreaticus im Kopfbereich. Die KM-Injektion wird durch eine Luftblase (Pfeil) im Korpus behindert. Der Patient entwickelt eine Post-ERCP-Pankreatitis.

9.3.2 Pankreolithiasis

Die intraduktale Steinbildung im Pankreashauptgang (vor allem im Kopfbereich), in den kleinen Seitenästen oder auch kombiniert ist ein häufiges komplizierendes Merkmal der chronischen Pankreatitis (s. Kap. 9.7). Sog. Parenchymverkalkungen sind alle jene kalkhaltigen (röntgenmorphologisch und endosonografisch am ehesten nachweisbaren) Strukturen, die außerhalb des Hauptganges liegen und den Sekretfluss hier nur unwesentlich behindern. Der Mechanismus dieser Steinbildung ist noch nicht vollständig verstanden, obwohl tierexperimentell die andauernde Stase des proteinreichen Sekretes infolge Obstruktion zur intraduktalen Steinbildung führen soll. Bei der Analyse der Proteinkomponenten als Kristallisationspunkt in der Steinentstehung wurden das sog. Pankreassteinprotein, Laktoferrin sowie Trypsin im Stein nachgewiesen. Es bleibt unklar, welches dieser Proteine entscheidend für die Proteinpräzipitation ist. Die Initialisierung wird heute über die Zymogen-Aktivierung, über die Trypsin-vermittelte Überführung des löslichen Pankreassteinproteins S_{1-5} in das unlösliche Protein S_1 vermutet. Zusätzliche andere Mechanismen und Protein-Kandidaten werden diskutiert [2, 8, 14].

Folgende Überlegungen sollten beim Nachweis von Verkalkungen präsent sein:

- Bei der KM-Aussparung in der Pankreatikografie kann man nicht immer sicher zwischen Steinen, Proteinplaques und zähem Muzin unterscheiden (▶ Abb. 9.21).
- Seltene Ursachen der Steinbildung neben Alkoholkonsum müssen ausgeschlossen werden (z. B. Hyperkalzämie/Hyperparathyreoidismus).
- Verkalkungen sind nicht immer ein Spätzeichen der chronischen Pankreatitis.
- Verkalkungen korrelieren nicht mit der Exkretionsleistung der Bauchspeicheldrüse.
- Verkalkungen/Pankreasgangsteine können völlig asymptomatisch sein.
- Steine sollten bei Beschwerden immer eine Stase oder Obstruktion des Pankreasganges ausschließen (s. chronische Pankreatitis).

9.3.3 Muzin

Eine klaffende Ampulle, angefüllt mit zähem, gläsernem Schleim („Fischmaulpapille") lässt bereits vor der Kontrastmittelinjektion „prima vista" eine Schleimakkumulation im Hauptgang des Pankreas vermuten. Extrem selten können auch muzinproduzierende Gallengangstumoren zu einer ähnlichen Schleimextrusion aus der Papille führen. Der Schleim wird vom Kontrastmittel umflossen und zeigt eine gewisse Formveränderbarkeit der KM-Aussparung, besonders nach Austritt des Schleims aus der Papille. Die KM-Aussparungen müssen von intraduktalen soliden Knoten unterschieden werden.

Tab. 9.6 Fortsetzung

Veränderungen	ERCP	CT und EUS
mäßig	Veränderungen des Pankreasganges ± der Seitenäste	alle oben genannten Veränderungen
schwer		eine der oben genannten Veränderungen bei chronischer Pankreatitis plus eine oder mehr der Folgenden: • zystische Strukturen > 10 mm • intraduktuläre Füllungsdefekte • Kalksteine • Gangobstruktion (Strikturen) • schwere Gangunregelmäßigkeiten • ausgeprägte Gangdilatation oder -unregelmäßigkeiten

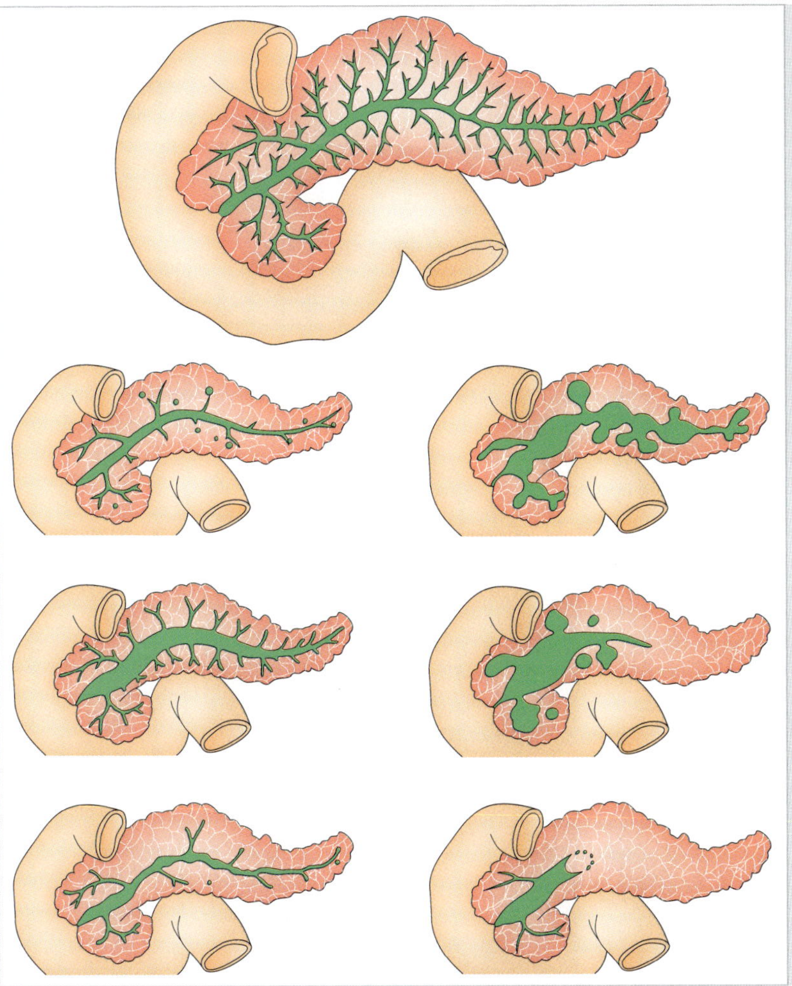

Abb. 9.23 Schematische Darstellung möglicher Pankreasgangveränderungen bei chronischer Pankreatitis (oben normale Kaliber des Gangsystems).

14]. Parallel werden Stenosen der intrapankreatisch verlaufenden Gallenwege manifest, die lange asymptomatisch sind und passager zum Ikterus führen können. Sie fallen je nach Anlage der Papille im Duodenum als unterschiedlich lange Stenosen auf, sie sind meistens glatt begrenzt oder uhrglasförmig (▶ Abb. 9.23) [42, 208]. Der Grund zur Ausbildung von Pankreasgang-Dilatationen wird nicht immer augenscheinlich und kann durch viele Faktoren erklärt werden: Strikturen, Proteinpräzipitate, duktale Steine, Narbengewebe infolge periduktaler Fibrose sowie periinflammatorisches Ödem.

Unabhängig von der Ätiologie sind die **intraduktulären Steine und Parenchym- und Gangverkalkungen** pathognomonisch für die chronische Pankreatitis und werden bei 90% aller Patienten mit lange bestehender Erkrankung beschrieben. Steine werden generell eher als Folge denn als die Ursache dieser Erkrankung betrachtet, sie verursachen zunehmende Obstruktion und behindern somit den Fluss des exokrinen Pankreas, führen zu Rezidiven der Pankreatitis und abdominellen Schmerzen. Zusätzlich können Strikturen, Pseudozysten, entzündliche Raumforderungen mit Vergrößerung der Organstruktur oder komplexe Parenchymbilder des Pankreas entstehen, die teilweise von der Ätiologie der Erkrankung abhängen sollen. Patienten mit alkoholischer chronischer Pankreatitis haben normalerweise komplexere röntgenmorphologische Befunde mit Strikturen, Steinen, Pseudozysten und entzündlichen Vergrößerungen des Organs (▶ Abb. 9.24, ▶ Abb. 9.25). Idiopathische oder genetisch bedingte Formen können andererseits Steine ohne Strik-

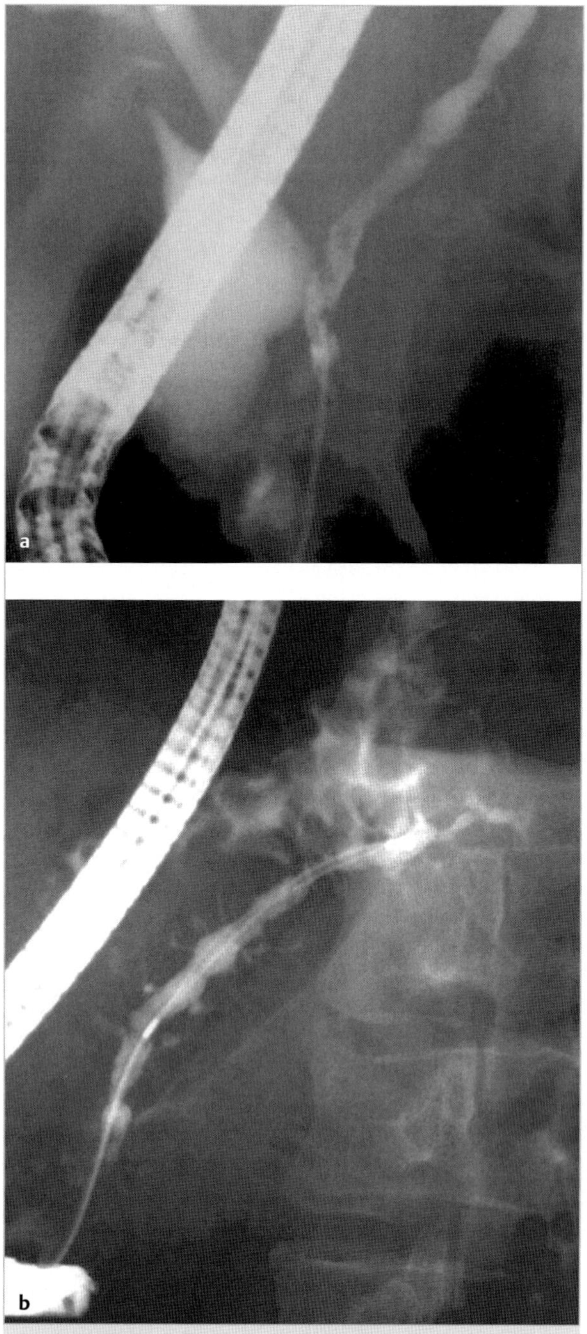

Abb. 9.24 a, b ERP bei einem Patienten mit chronischer Pankreatitis.
a Präpapillär kleinste Gangkonkremente ohne Dilatation des Pankreasganges.
b Nach Steinextraktion deutliche Gangunregelmäßigkeiten des Hauptganges und der Nebengänge I. Ordnung.

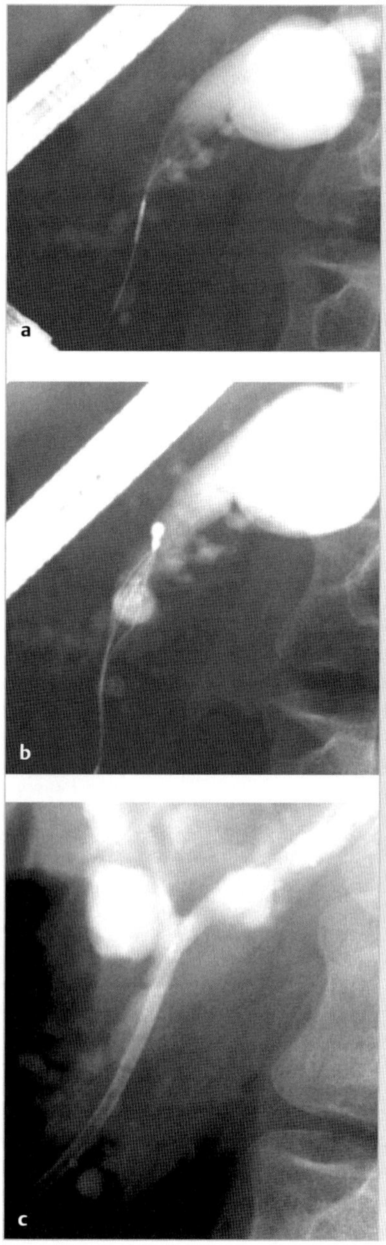

Abb. 9.25 a – c ERP bei einem Patienten mit chronischer Pankreatitis. Präpapilläre/papilläre Stenose mit Proteinplaques und zystischer Dilatation des Hauptganges (a). Nach Entfernung von kleinen Konkrementen (b) passagere Einlage eines 7-F-Plastikstents und Abnahme der Dilatation (c).

turen oder ohne die übrigen komplexen Röntgenmorphologien entwickeln [43, 235].

Bei fortgeschrittener Pankreatitis zeigt sich ein typisches Bild von **Hauptgangveränderungen** [13, 140]:

- deutliche Gangerweiterung mit unregelmäßiger Begrenzung
- zystische Gangdilatation neben segmentalen Stenosen
- grobschollige Kontrastierung des Parenchyms
- eventuell Kontrastierung von Zysten
- intraduktale Konkremente
- Gangabbrüche (DD: Pankreaskarzinom)
- sekundäre Einbeziehung des intrapankreatischen Teils des Ductus choledochus (Stenose, bogige Verlagerung) (► Abb. 9.26, ► Abb. 9.27)

Zur Differenzialdiagnose „Gallengangsstenose bei chronischer Pankreatitis" siehe ► Abb. 9.28.

Historisch wurde die ERCP als die spezifischste und sensitivste Art der Bildgebung für die Diagnose der chronischen Pankreatitis betrachtet. In vielen Studien wird die Sensitivität und Spezifität für die Diagnose zwischen 70 und 90 bzw. zwischen 80 und 100 % angegeben. Die Sensitivität und auch die Spezifität sind am größten, wenn eindeutige, vor allem fortgeschrittene Pankreashauptgangabnormalitäten vorhanden und nachweisbar sind. Die geringe Genauigkeit bei diskreten Veränderungen werden durch ein hohes Ausmaß an subjektiver Interpretation der Röntgenbilder und durch eine hohe Interobservervariabilität bei der Interpretation erklärt. Die Qualität der Untersuchung hat wesentlichen Einfluss auf die diagnostische Genauigkeit. Sehr frühe entzündliche Veränderungen werden heute am ehesten durch die Endosonografie entdeckt [43] (s. Kap. 6).

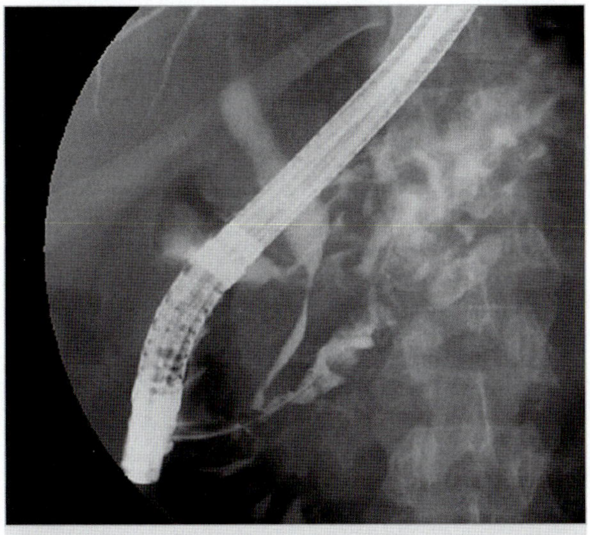

Abb. 9.26 Hochgradige distale Choledochusstenose bei chronischer Pankreatitis, korrespondierende Veränderungen mit Stein im präpapillären Anteil des Ductus pancreaticus.

Merke M!

Eine ERP mit hohem Qualitätsstandard wird definiert durch die Füllung der Pankreasnebengänge I. und II. Ordnung. Artefakte durch Unschärfe und Überlagerung sowie eine Parenchymografie sollten vermieden werden.

Eine Reihe von vermeintlich typischen röntgenmorphologischen Zeichen der chronischen Pankreatitis ist auch **unspezifisch**. Altersveränderungen des Pankreashauptganges (geringe Konturunregelmäßigkeiten, generelle Kaliberzunahme), das Pankreaskarzinom, eine abgelaufene akute Pankreatitis und Befunde nach Pankreasstentplatzierung können ähnliche Röntgenmorphologien wie bei Pankreatitis produzieren. Alle Befunde sollten deshalb im Kontext mit Anamnese, Funktion und Symptomen der Patienten interpretiert werden. Das Ausmaß der röntgenologisch nachweisbaren Veränderungen korreliert nur mäßig (und nicht immer) mit der Veränderung der exokrinen Pankreasfunktion [123, 140].

Die ERCP zur Diagnostik der chronischen Pankreatitis hat bei weiter Verbreitung anderer nicht invasiver diagnostischer Verfahren nahezu an Bedeutung verloren. Sie hat aber nach wie vor einen Stellenwert mit der exaktesten Orientierung bei all den Patienten, die einen schweren Verlauf der Erkrankung oder Komplikationen entwickeln und die entweder interventionell-endoskopisch oder chirurgisch operativ angegangen werden müssen (z. B. diskonnektierter Pankreasgang; nach Trauma).

Endoskopische Therapie der Gallengangsstenose bei chronischer Pankreatitis

Eine der häufigsten Präsentationen der komplizierten chronischen, vor allem der kalzifizierenden Pankreatitis ist der **Ikterus** oder die **inkomplette Cholestase** (Erhöhung der Cholestase anzeigenden Enzyme ohne Bilirubinerhöhung) mit sonografisch nachweisbarer Aufweitung der intra- und extrahepatischen Gallenwege. Bei ca. 20 % ist diese Form der Abflussbehinderung, die oft durch eine Pankreaspseudozyste mitverursacht wird, asymptomatisch. 30 – 50 % der Patienten entwickeln einen Ikterus, der nach Abklingen des akut-entzündlichen Prozesses wieder verschwindet und nur selten persistiert (► Tab. 9.7). Eine GPT und GGT-Erhöhung bleibt als serologisches Indiz für die Abflussstörung bei intensiver Fibrose und Kalzifizierung bestehen (► Abb. 9.29). 10 % entwickeln eine Cholangitis mit dem Spektrum der subklinischen Infektion bis zur lebensbedrohlichen Sepsis [1, 117, 190, 229]. Die Entwicklung einer sog. **biliären Zirrhose** wird sicherlich in ihrer Häufigkeit überschätzt (► Tab. 9.8).

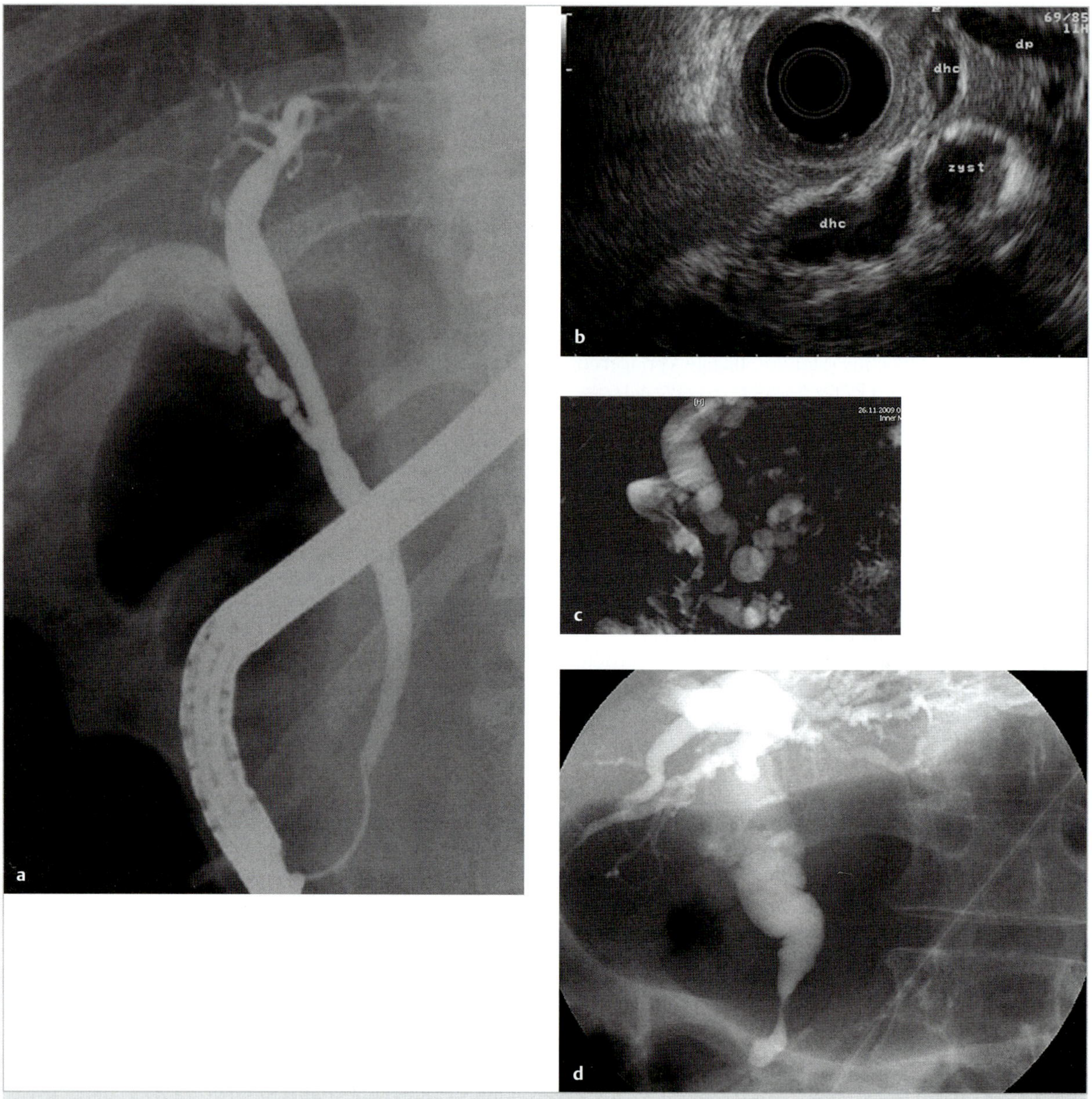

Abb. 9.27 a – d Entwicklung einer hochgradigen distalen Choledochusstenose („Sanduhraspekt") über 10 Jahre. Beim ersten Schub der akuten (alkoholbedingten) Pankreatitis schmalkalibriger Ductus hepatocholedochus (a). 10 Jahre später sanduhrartige Stenose im unteren Drittel des Ductus hepatocholedochus durch zystisch dilatierten Ductus pancreaticus: EUS- (b), MRCP- (c) und ERCP-Befund (d).

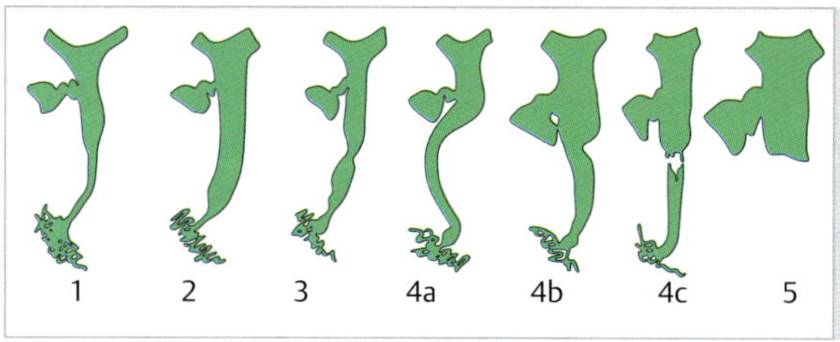

Abb. 9.28 Differenzialdiagnose „Gallengangsstenose: bei chronischer Pankreatitis": Typ 1 (lange retropankreatische Stenose) und Typ 3 (Uhrglasstriktur) sind charakteristisch für eine chronische Pankreatitis. Typ 2 (Dilatation des Gallenhauptgangs, Striktur des Sphincter Oddi) ist typisch bei ampullären Läsionen. Typ 4 ist symptomatisch entweder für eine Zyste (a) oder ein Gallengangsneoplasma (b und c). Typ 5: Pankreaskarzinom, bei Unpassierbarkeit ist eine chronische Pankreatitis eher unwahrscheinlich (nach [42, 208]).

Tab. 9.7 Prävalenz der Gallengangsstenose bei Patienten mit chronischer Pankreatitis [1].

Autor, Jahr	Patienten mit chronischer Pankreatitis	Mit Obstruktion (%)
Yadegar 1980 [259]	651	3
Stabile 1987 [228]	910	4
Huizinga 1992 [103]	509	9
Petrozza 1985 [189]	151	10
Aranha 1984 [11]	1262	4
Afroudakis 1981 [7]	300	8
Wislooff et al. 1982 [258]	79	46
Sand 1995 [205]	77	23

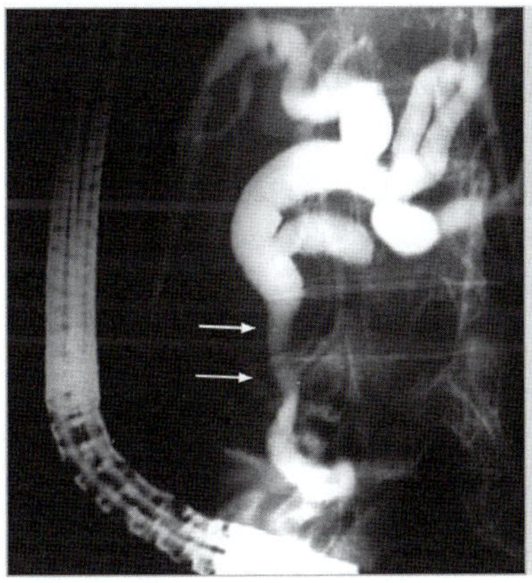

Abb. 9.29 „Uhrglas-Striktur“ bei chronischer Pankreatitis mit Dilatation der intra- und extrahepatischen Gallenwege. Die laborchemischen Parameter sind nahezu normal.

Das Behandlungskonzept hängt von der klinischen Situation (Alter, Fieber etc.), von morphologischen Veränderungen, begleitenden Schmerzen, Vorhandensein und Dauer des Ikterus sowie von der Wahrscheinlichkeit und Möglichkeit des Pankreaskarzinoms ab, das bei bekannter chronischer Pankreatitis auch mit dem gesamten Spektrum der Bildgebung und der Laboruntersuchung schwer zu differenzieren oder auszuschließen ist (s. u.). Vorsicht muss bei Cholestase bei der Interpretation der Tumormarker geübt werden: Unspezifische Erhöhungen des CA 19-9 bis 2000 U/ml sind beschrieben worden!

Merke M!

Die zufällig nachgewiesene klinisch inapparente Gallenabflussbehinderung benötigt keine endoskopische Drainage! Diese Patienten werden klinisch und sonografisch überwacht, da die Entwicklung einer sekundären Zirrhose ungewöhnlich ist und die unberechtigte Stentplatzierung sekundär infektiöse Risiken impliziert. Bei der Rückbildung der inflammatorischen Schwellung nimmt der Grad der Stenosierung ab, Doppelpigtail-Stents können im Zweifelsfall bei Bedarf für eine Gallengangsdrainage die Stentdislokationen verhindern (keine ausreichende Datenlage) (▶ Abb. 9.30).

Tab. 9.8 Prävalenz der biliären Zirrhose/Fibrose und Gallengangsstenose infolge chronischer Pankreatitis [84].

Autor, Jahr	Patienten mit chronischer Pankreatitis	Patienten mit biliärer Zirrhose	Patienten mit Cholangitis
Warshaw 1976 [252]	6	3	3
Scott 1977 [215]	11	1	4
Bradley 1977 [32]	13	–	2
Yadegar 1980 [259]	21	2	3
Afroudakis 1981 [7]	24	4	–
Creaghe 1983 [53]	10	2	1
DaCunha 1984 [56]	24	–	3
Aranha 1984 [11]	51	–	3
Sugerman 1986 [231]	16	–	1
Stabile 1987 [228]	40	6	6
Stahl et al. 1988 [229]	38	3	1
Gesamt	**288**	**21**	**27**

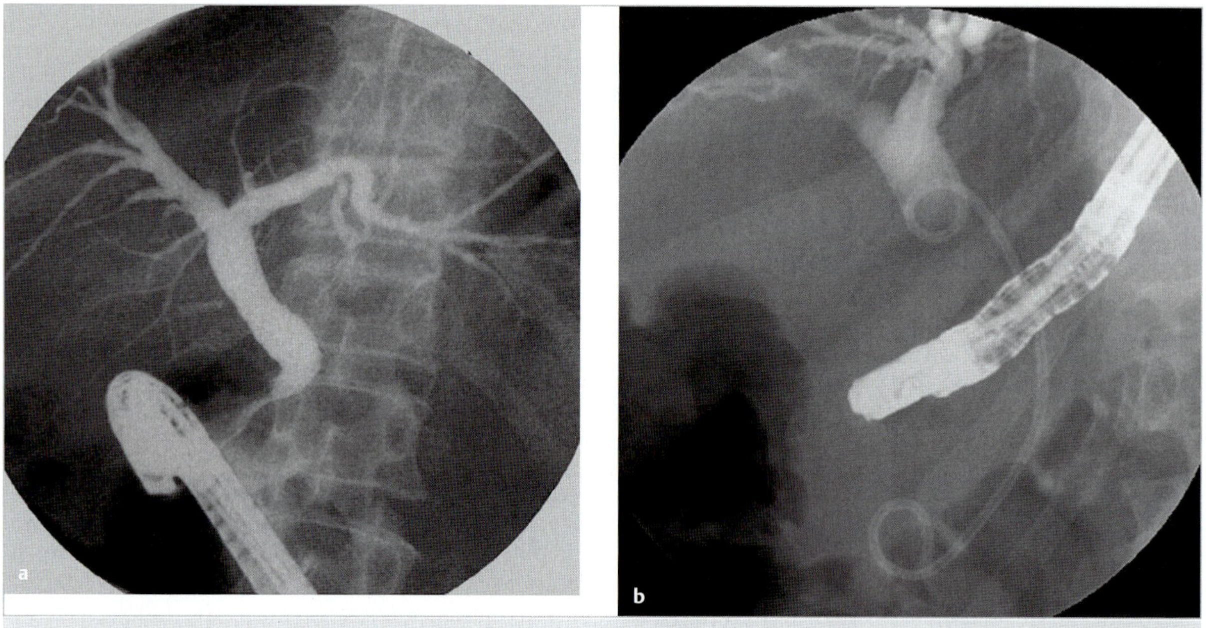

Abb. 9.30 a, b Distale Choledochusstenose mit prästenotischer Dilatation bei akutem Schub einer chronischen äthyltoxischen Pankreatitis (a). Einlage eines Doppelpigtails-Stents zur Vermeidung einer potenziellen Dislokation des Stents (b).

Tab. 9.9 Studien zur endoskopisch-interventionellen Therapie von Gallengangsstrikturen bei chronischer Pankreatitis – Versorgung mit Plastikstents [115].

Autor, Jahr	Anzahl der Patienten	Technischer Erfolg (%)	Follow-up (Monate)	Langfristiger Erfolg (%)
Deviere et al. 1990 [62]	25	100	14	12
Barthet et al. 1994 [17]	19	100	18	10
Smits et al. 1996 [224]	58	100	46	28
Born et al. 1998 [29]	18	100	13	17
Kiehne et al. 2000 [127]	14	100	52	16
Vitale et al. 2000 [247]	25	100	32	80
Farnbacher et al. 2000 [75]	31	94	28	32
Kahl et al. 2003 [115]	61	100	40	26

Bei Schmerzen sollte versuchsweise konservativ therapiert werden, sofern nicht Gallengangssteine nachweisbar sind. Die Spontanrückbildung des Ikterus innerhalb eines Monats ist bei 20 – 50 % der Patienten zu erwarten. Eine frühe Gallengangsdrainage ist unbedingt bei Choledocholithiasis und Cholangitis erforderlich. Wenn der Ikterus mehrere Wochen beschwerdefrei anhält, ist die Entlastung mit einer Gallenwegsdrainage sinnvoll und angezeigt.

Die **Therapiestrategie der Drainage** hängt ab von

- der Morbidität des Patienten
- der Einwilligungsbereitschaft des Patienten in die Intervention (Endoskopie oder Operation)
- morphologischen Veränderungen des Pankreaskopfes
- Strukturveränderungen des Gallengangs- und Pankreasgangsystems
- einem potenziellen Malignomverdacht

Die endoskopische Therapie mit **Plastikstents** hat eine hohe technische Erfolgsrate und kann den Ikterus und ebenso die Cholangitis sehr rasch beheben (▶ Abb. 9.30). Die mittel- und langfristigen Ergebnisse sind dagegen bei narbig-indurierter Striktur und Kalzifikationen enttäuschend: Neben einem wiederholten Verschluss des Stents (mit Infektionsrisiko) und Stentdislokationen sind die Erfordernisse des wiederholten längerfristigen Stentwechsel über eine Dauer von bis zu 10 – 12 Monaten zu bedenken. Die Strikturbehandlung ist in vielen Fällen unzureichend und neigt besonders bei Verkalkungen des Parenchyms im Kopfbereich und bei fortgesetztem Alkoholabusus zu Rezidiven [17, 29, 62, 75, 115, 127, 224, 247, 258] (▶ Tab. 9.9). Multiple Stents (bis 4 – 5 pro Patient) können den Gallefluss länger garantieren, in ausgesuchten Fällen ein Strikturrezidiv und damit eine operative Intervention verhindern (▶ Abb. 9.31) (Übersicht bei

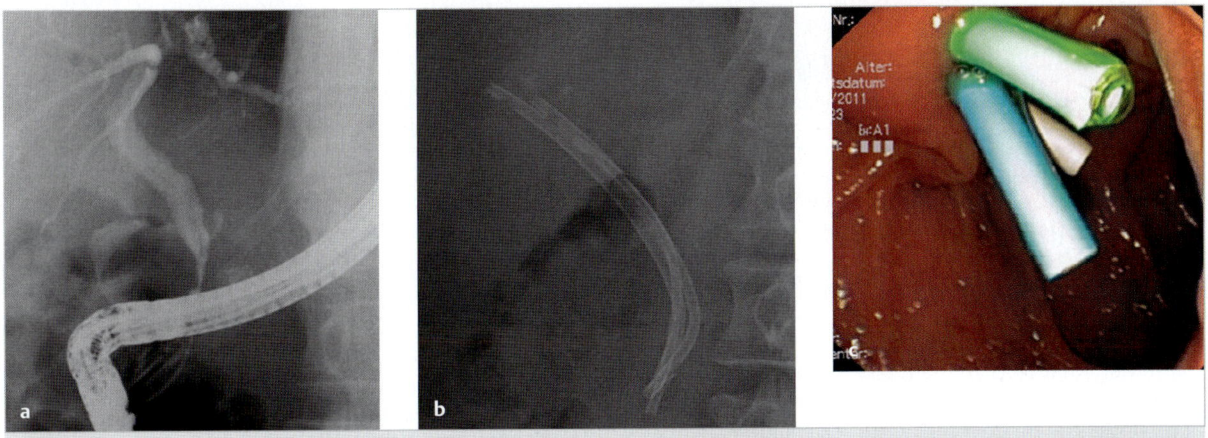

Abb. 9.31 a – c ERC bei einem Patienten mit benigner symptomatisch rezidivierender distaler Choledochusstenose infolge chronischer Pankreatitis (a). Eine Operation wurde wegen Pfortaderthrombose und erheblichem Umgehungskreislauf abgelehnt. Erst die längerfristige Multi-Stenting-Therapie bringt Aussicht auf einen rezidivfreien Verlauf (b, c).

Tab. 9.10 Technischer und klinischer Erfolg beim Einsatz einzelner und multipler Plastikstents oder unbeschichteter Metallstents bei der Therapie benigner Gallengangsstrikturen [241].

	Einzelner Plastikstent		**Unbeschichteter Metallstent**		**Multiple Plastikstents**	
	Technischer Erfolg[1]	Klinischer Erfolg[2]	Technischer Erfolg[1]	Klinischer Erfolg[2]	Technischer Erfolg[1]	Klinischer Erfolg[2]
alle Indikationen	94,1 %	61,3 %	98,5 %	62,4 %	97,6 %	87,5 %
postoperativ	86,6 %	64,9 %	97,6 %	59,6 %	100,0 %	87,6 %
chronische Pankreatitis	100,0 %	36,6 %	100,0 %	80,4 %	–	-
Zustand nach orthotoper Lebertransplantation	97,2 %	81,0 %	100,0 %	50,0 %	88,0 %	89,0 %

[1] Technischer Erfolg: technisch erfolgreiche Stentplatzierung
[2] Klinischer Erfolg: keine weitere Therapie nach Stentplatzierung erforderlich, Beschwerdefreiheit oder signifikanter Bilirubinabfall

[241]), Der Einsatz von permanenten, unbeschichteten Metallstents hat sich wegen des Stentverschlusses durch hyperplastisches Granulationsgewebe nicht durchgesetzt [37, 61, 68, 81, 102, 116] (▶ Tab. 9.10). Die neuen beschichteten Metallstents werden hier möglicherweise wegen ihrer Aufstellkraft, wegen ihres größeren Durchmessers als Plastikstents und wegen ihrer Entfernbarkeit weitere differenzialtherapeutische Gesichtspunkte im Vergleich zum chirurgischen Eingriff eröffnen. Erste Ergebnisse können bei chronischer Pankreatitis und anderen benignen Strikturen nach einer relativ kurzen Stenttherapiedauer von ca. 3 – 4 bzw. 6 Monaten die grundsätzliche Therapieoption (83 % Erfolg) bei kurzer Nachbeobachtung belegen [78, 91, 153]. Dislokationen der Stents (in bis zu 30 %) und Rezidivstrikturen sind zu beachten, sie sind möglicherweise abhängig vom Design des Stents [187]. Langzeitergebnisse sind abzuwarten.

Fazit

Bei kalzifizierender Pankreatitis und relevanter Gallengangsstenose ist die endoskopische Therapie (mit Plastikstents und unbeschichteten Metallstents) langfristig häufig enttäuschend. Sie bietet meist aber einen Zeitgewinn bis zur Operation.
Wenn die Operation nicht erfolgt, ist die Einzel-Stenttherapie zunächst die Methode der Wahl. Der Einsatz mehrerer Platikstents ist bei hartnäckigen Strikturen erfolgreicher.

Schmerztherapie durch Beseitigung von Obstruktionen des Pankreasganges

Schmerz ist ein dominantes Symptom bei chronischer Pankreatitis. Die primär schmerzlose chronische Pankreatitis ist eine Untergruppe, die selten bei der alkoholtoxischen Form (in weniger als 10 %), aber in etwa der

Tab. 9.11 Schmerzursachen bei chronischer Pankreatitis.

Schmerzursachen

• entzündlicher Schub der Erkrankung
• Stenosesymptome
  ○ Pseudozysten-Kompression
  ○ narbige Pankreasgangstenose
  ○ Pankreasgangsteine
• Gallengangsstenose/-steine
• Duodenalstenose
• Ulcera duodeni et ventriculi

Hälfte der Fälle bei Patienten mit idiopathischer seniler chronischer Pankreatitis oder bei Pankreatitis mit seltenen Ursachen beobachtet wird. Die Entstehung des Schmerzes ist sicherlich multifaktoriell (▸ Tab. 9.11).

Viele interventionelle chirurgische oder endoskopische Therapiestudien berücksichtigen nicht, dass sie bei ihrer Beschäftigung mit den schweren Schmerzformen der chronischen Pankreatitis ca. 50% der Patient außer acht lassen, die niemals eine schmerzlindernde Intervention benötigen. Die Ergebnisse der entsprechenden Schmerzbehandlung aus verschiedenen Zentren beziehen sich auf unterschiedliche Therapiemodalitäten, die nicht miteinander vergleichbar sind (▸ Tab. 9.12). Es gibt in den vorwiegend retrospektiven Studien

- kein einheitliches Schmerzprofil,
- keine einheitliche Klassifizierung der Erkrankung,
- keine einheitliche Schmerzursache und
- keine standardisierte konservative Begleittherapie.

Die Mehrzahl der verfügbaren Studien entstammt aus hochspezialisierten endoskopischen oder chirurgischen Zentren mit besonders ausgewählten Patienten. Die meisten Serien wurden retrospektiv ausgewertet. Die endoskopischen Techniken haben beweisen können, dass

Tab. 9.12 Medizinische Schmerztherapie bei chronischer Pankreatitis.

Optionen für die Schmerztherapie

• unspezifisch medikamentös
  ○ Analgetika
  ○ Antidepressiva
• Verminderung des intrapankreatischen Sekretionsdruckes
  ○ Protonenpumpenhemmer
  ○ Pankreasenzymsubstitution
  ○ Octreotid
• Behebung der Obstruktion
  ○ Stenttherapie
  ○ Steinextraktion
• Ganglion-coeliacum-Blockade (CT/EUS)
• Reduktion des „oxidativen Stresses"
  ○ Antioxidanzien (Selen, Vitamin C und E, Betakarotin)
  ○ Allopurinol

sie eine Pankreasgangobstruktion durch eine Ampullenstenose, durch Strikturen oder Steine beseitigen können. Dennoch fehlen validierte Leitlinien für die Definition einer signifikanten Obstruktion und für die Auswahlkriterien von Patienten für eine endoskopische Behandlung, und es fehlen Kriterien, die den Effekt einer Behandlung als adäquat beurteilen. Jede der zu besprechenden Interventionen trägt ein definiertes Risiko, die Leitlinien müssten daher die Indikation für eine solche Intervention näher präzisieren. Derzeit wird die Entscheidung für eine endoskopische Intervention zur Schmerztherapie bei chronischer Pankreatitis vorwiegend auf die subjektive Beurteilung gestützt [10, 158, 253]. Diese beschäftigt sich mit der Notwendigkeit einer langfristigen analgetischen Therapie, mit der subjektiven Beurteilung einer verminderten Lebensqualität wegen therapieresistenter Schmerzen oder sie basiert auf der drohenden Mangelernährung infolge schmerzbedingter Anorexie (▸ Abb. 9.32).

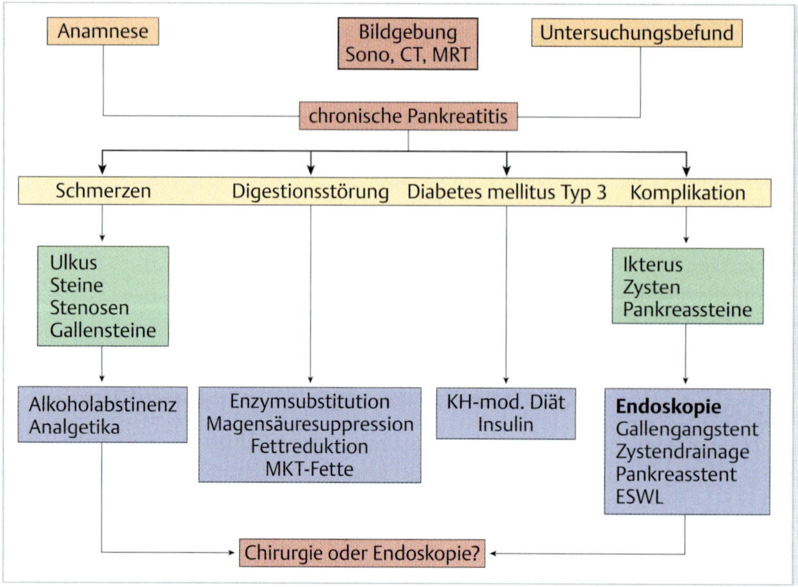

Abb. 9.32 Schmerztherapie im multimodalen Therapiekonzept der chronischen Pankreatitis [158].

Merke **M!**

Wenn lang anhaltende Schmerzepisoden nicht durch Langzeitanalgetikatherapie zu beherrschen sind, wenn langfristig Opiate oder wiederholte Hospitalisationen unvermeidbar sind, dann wird der Versuch einer endoskopischen Therapie (oder chirurgischen Therapie) als indiziert betrachtet. Es bleibt ungesichert und fraglich, ob durch die endoskopische Intervention und Gangdekompression die Entwicklung einer exokrinen Insuffizienz verhindert oder verzögert werden kann [201].

Voruntersuchungen

Durch vorgeschaltete Labortests werden akute Entzündungsepisoden, Komplikationen (Ikterus) oder Ernährungsdefizite ermittelt. Pankreaskalzifizierungen lassen sich am besten mit einer Abdomenübersichtsaufnahmen der Pankreasregion oder einem Oberbauch-CT (ohne Kontrastmittel) feststellen. Die ergänzende MRCP ist hilfreich in der präinterventionellen Beurteilung. Sie zeigt am besten die Pankreasgangmorphologie, Strikturen, Pseudozysten und andere Auffälligkeiten. Die Sekretinunterstützte MRCP ist in bestimmten Situationen hilfreich, jedoch bei fortgeschrittenen Stadien nicht erforderlich. Bei komplexen Parenchymveränderungen und Zysten sollte man mit der endoskopischen Ultraschalluntersuchung all die Patienten herausfiltern, die für eine endoskopische Therapie nicht geeignet sind und eher einer Operation zugeführt werden sollten (▶ Abb. 9.33).

Der Erfolg der endoskopischen Steintherapie hängt ab von der Dichte, der Anzahl und der Lokalisation der intraduktalen Konkremente (▶ Abb. 9.34) wie auch vom Vorhandensein duktaler Strikturen und Pseudozysten sowie von der klaren Abgrenzung von Parenchymverkalkungen. Steine ohne Striktur in einem dilatierten Pankreasgang, Steine hinter sehr weichen Strikturen oder mit

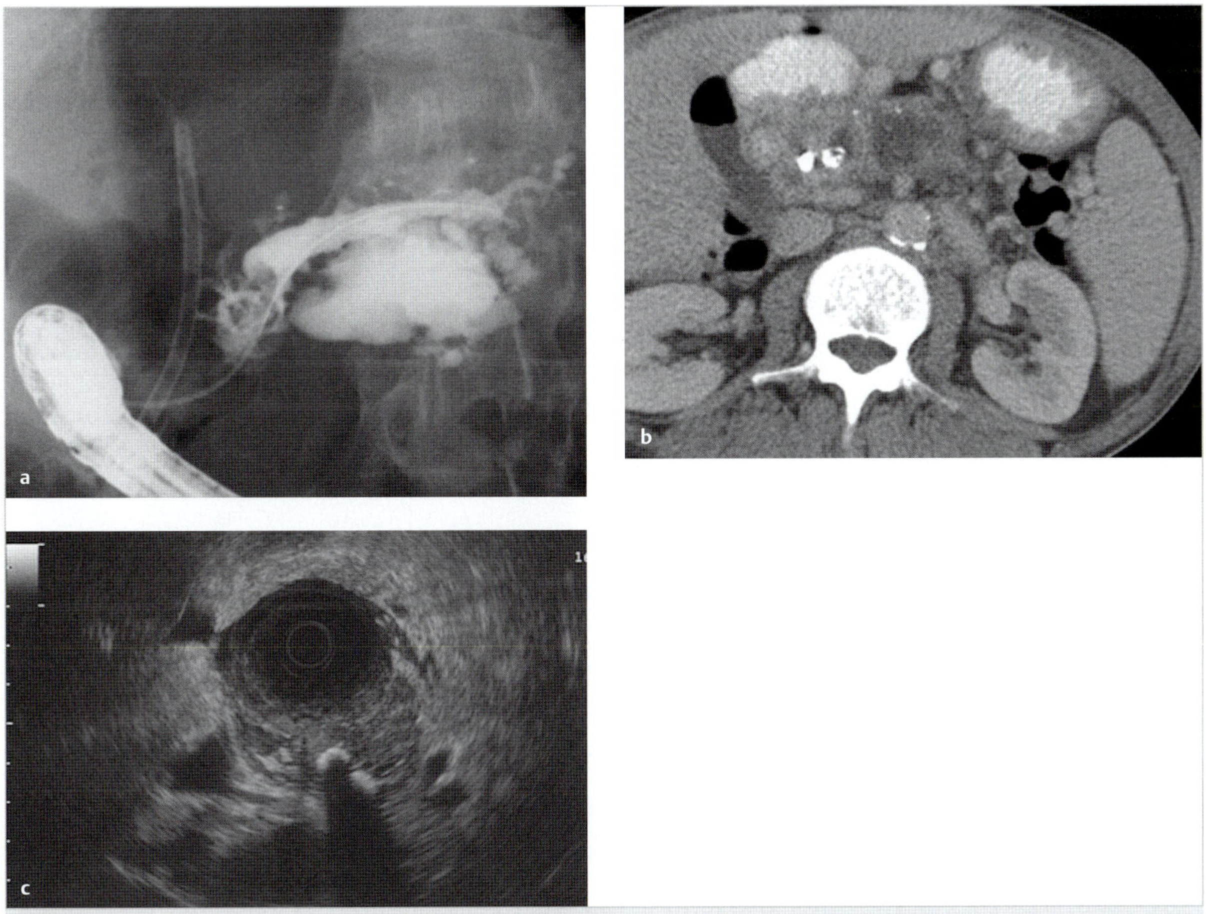

Abb. 9.33 a – c Patient mit chronischer Pankreatitis, Steinen und Pankreaskopfnekrose.
a ERP.
b Korrespondierende CT-Aufnahme.
c Endosonografische Pankreaskopfdarstellung der Konkremente.

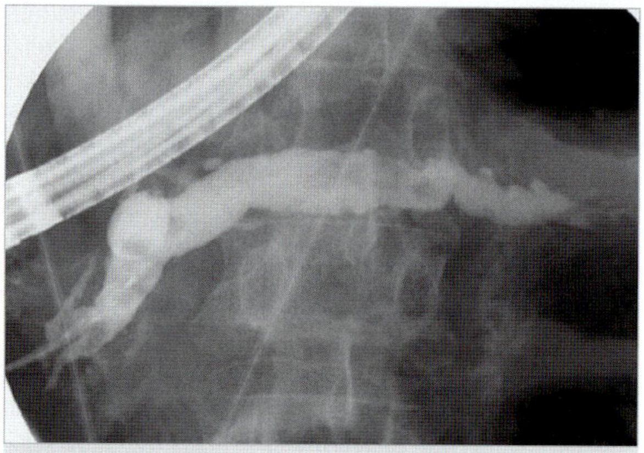

Abb. 9.34 Patient mit chronischer Pankreatitis mit mehreren intraduktalen Konkrementen (präpapillär und im Korpus).

Tab. 9.13 Günstige Faktoren für eine komplette Steinentfernung.

Günstige Voraussetzungen für die endoskopische Steinentfernung
• maximal 3 Steine • papillennahe Steine • keine Striktur zwischen Papille und Stein • Stein < 10 mm • keine Impaktierung des Steins

einem Pancreas divisum gelten grundsätzlich als geeignet für die endoskopische Therapie (▶ Tab. 9.13).

Der Nachweis von Pseudozysten kompliziert das Vorgehen bei der Steinentfernung und der evtl. erforderlichen ESWL-Behandlung. Die Strikturtherapie kann gleichzeitig eine transpapilläre Zystentherapie ergänzen, wenn die ERCP eine Kommunikation zwischen Gang und Zyste nachweist.

Behandlung von Strikturen des Pankreasganges durch Einlage von Stents

Es gibt zahlreiche Berichte, die den schmerzlindernden Effekt einer endoskopischen Stentplatzierung in den Pankreashauptgang bei Patienten mit chronischer Pankreatitis belegen (▶ Tab. 9.14, ▶ Tab. 9.15) [201, 239]. Durch die Platzierung von Stents (▶ Abb. 9.35) in den Pankreashauptgang kann die Entlastung eines gestauten Gangsystems und – sofern der erhöhte intraluminale Druck bei der Schmerzentstehung im Rahmen der chronischen Pankreatitis eine Rolle spielt – dadurch eine Schmerzlinderung erreicht werden (▶ Abb. 9.36). Häufig erfolgt diese Maßnahme im Rahmen einer komplexen endoskopischen Therapie (Papillotomie, ESWL, Steinextraktionsversuche, passagere Stentpositionierung nach Ballondilatation einer Striktur, transpapilläre Pseudozystentherapie) [174].

Tab. 9.14 Studien zur Therapie von Strikturen mit einem Pankreasstent* [239].

Autor, Jahr	Anzahl der Patienten	Frühe Beschwerdefreiheit (%)	Strikturverbesserung (%)	Beobachtungszeitraum (Monate)
Cremer 1991 [54]	75	94	9	37
Binmoeller 1995 [24]	93	74	k.A.	58
Ponchon 1995 [194]	23	74	48	14
Smits 1995 [223]	49	82	k.A	34
Vitale 2004 [247]	89	68	k.A.	43
Elefteriadis 2005 [69]	100	70	62	69
Weber 2007 [255]	17	89	k.A.	24

* programmierter Stentwechsel alle 2 – 3 Monate, z. T. Stententfernung nach 6 Monaten
k.A. = keine Angaben

Tab. 9.15 Endoskopische Therapie der chronischen Pankreatitis. Ergebnisse einer retrospektiven Multicenterstudie: 1000 Patienten mit langem Follow-up, bei 25 % erfolgte später ein chirurgischer Eingriff [201].

	Anzahl der Patienten	Erfolg komplett (%)	Erfolg partiell (%)	Versager (%)	Komplikationen (%)
alle	1018	69	19	12	14
Strikturen	478	72	16	12	21
Steine	182	66	20	14	7
Strikturen und Steine	323	67	23	10	11
komplexe Pathologie	35	48	29	23	13

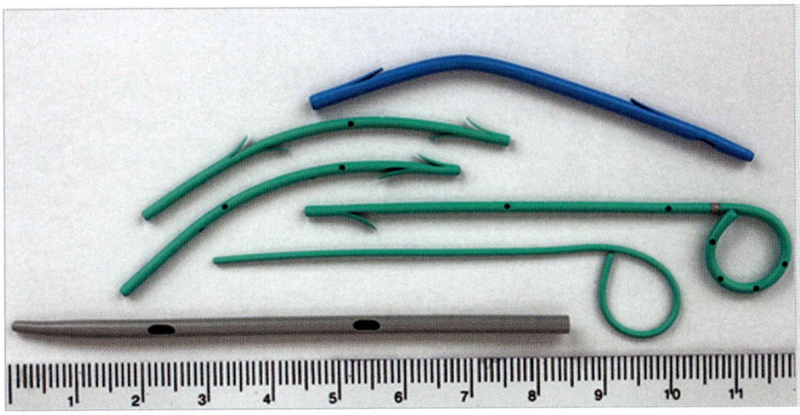

Abb. 9.35 Konfektionierte Pankreas-Plastikstents unterschiedlicher Konfiguration zur kurzfristigen Pankreasgangdrainage: gerade oder gebogen, mit oder ohne innere Flaps, mit oder ohne Pigtail, in verschiedene Längen und mit verschiedenen Durchmessern (Cook).

Merke **M!**

Dem Entschluss zur Pankreasstentplatzierung muss eine umfassende Nutzen-Risiko-Überlegung vorangehen:

- Die Vorteile der Schmerztherapie müssen vorrangig und prinzipiell erreichbar sein.
- Der Erhalt oder die Verbesserung der sekretorischen und endokrinen Funktion des Pankreas sind allein zu wenig gesichert und reichen als Begründung nicht aus.
- Die sekundären Gangveränderungen durch Stenttherapie sind bei normalem Kaliber nicht zu unterschätzen.
- Pankreasinfektionen durch infizierte und okkludierte Stents können verheerende Folgen haben.
- Zum optimalen Nutzen des Patienten muss ein mittelfristiges Therapiekonzept (z. B. programmierter Stentwechsel, Strikturtherapie) ebenso wie eine langfristige Prognoseabschätzung (Compliance, chirurgische Therapiemöglichkeiten) formuliert werden.

Impaktierte Steine hinter einer Striktur, direkt in der präpapillären Region oder im entfernten Schwanzanteil werden mit geringer Erfolgsaussicht behandelt. Parenchymverkalkungen können einen Gangstein vortäuschen, wenn sie eine unmittelbare Kompression des Ganges bewirken (► Abb. 9.37). Wenn die Bildgebung dagegen den Patienten für eine endoskopische interventionelle Therapie ohne nachweisbare Strikturen als geeignet betrachtet, können selbst in Reihen angeordnete multiple Steine erfolgreich durch eine extrakorporale Stoßwellenlithotripsie pulverisiert und durch ERCP entfernt werden. In der Regel wird vor einer ESWL eine Inspektion des Duodenums, der Papille und der periampullären Region vorgenommen.

Bei guter Visualisierung des Ductus pancreaticus (mittels MRCP) kann die ESWL auch ohne ERCP oder Pankreas-EPT begonnen werden. Gewöhnlich sind die Kalzifizierungen im Pankreaskopf bei einer Dilatation des Pankreasganges schwer zu mobilisieren, da sie in die Wand des Ganges impaktiert sind. Hier sollten unnötige endoskopische Mobilisierungsversuche unterlassen werden. Bei

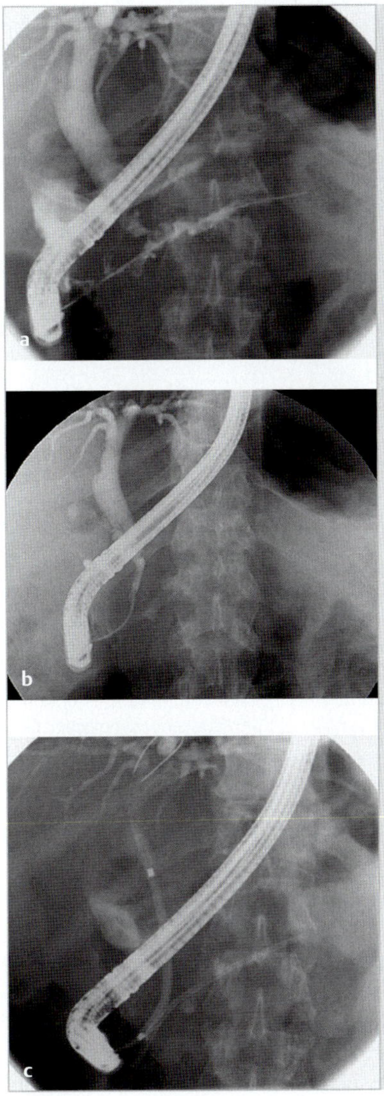

Abb. 9.36 a – c ERP bei einem 42-jährigen Patienten mit chronischer Pankreatitis (ohne Alkoholanamnese), postprandialen Schmerzen, Cholestase. Im Pankreas finden sich erhebliche Veränderungen mit präpapillärer Stenose, duktalem Konkrement sowie einer kleinen kommunizierenden Zyste (a), der distale Ductus choledochus weist eine distale Röhrenstenose auf (b). Die kombinierte vorübergehende Entlastung durch Stentversorgung bringt eine Reduktion der Schmerzen sowie eine Entlastung der aufgeweiteten Gallenwege mit rückläufigen Cholestasewerten (c).

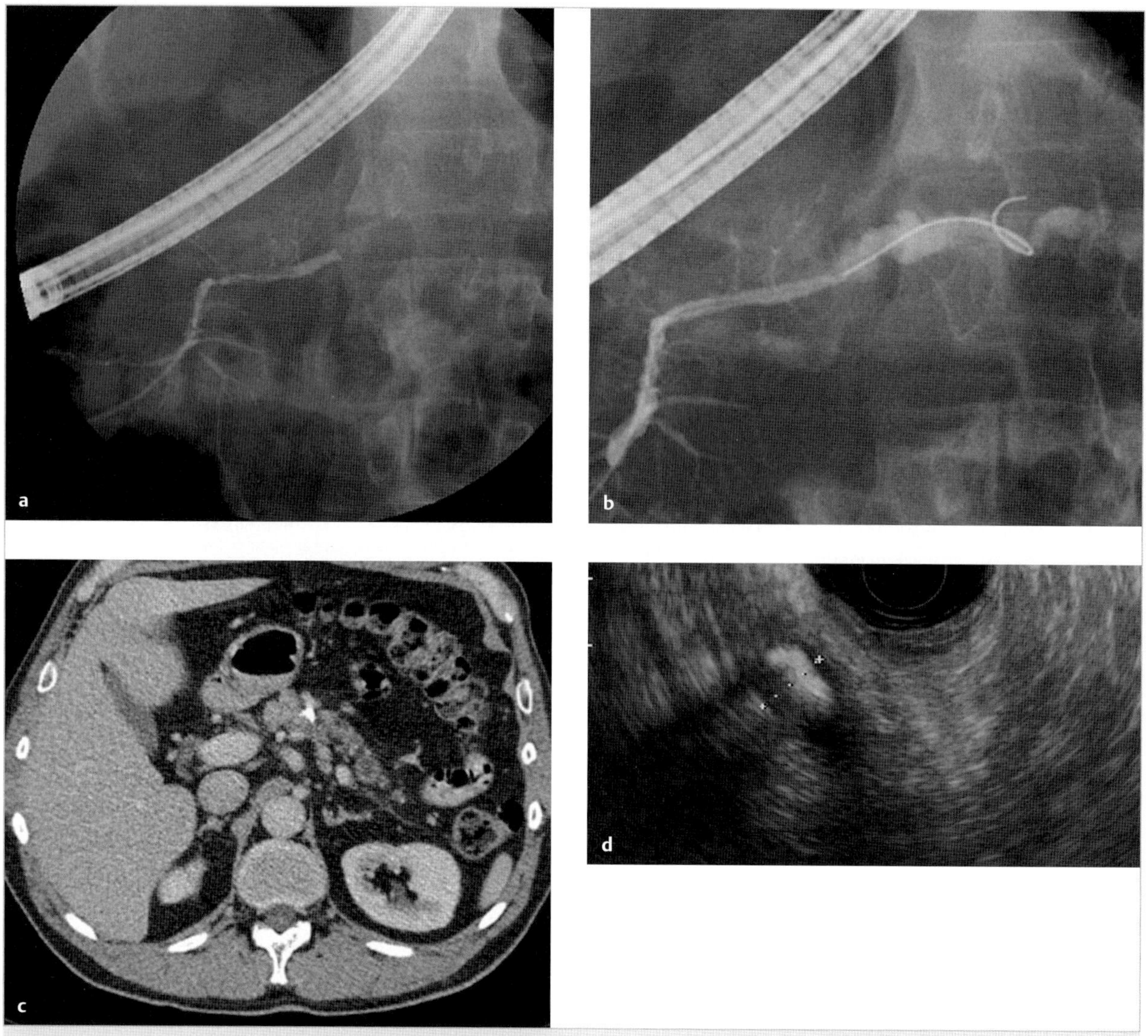

Abb. 9.37 a – d ERP bei einem Patienten mit chronischer Pankreatitis. Im Korpus findet sich eine ca. 9 mm große Verkalkung (a), die zu einer Upstream-Dilatation des Ductus pancreaticus führt (b). Die Verkalkung wird partiell im Gang vermutet, eine Parenchymverkalkung ist schwer zu unterscheiden, CT (c) und Endosonografie (d) können den Stein darstellen, aber für die Therapieentscheidung nicht ausreichend. Aufgrund der Lokalisation im Korpus und infolge des Missverhältnisses von papillenwärtigem Pankreasgangdurchmesser zu Konkrement ist hier ein primärer endoskopischer Eingriff nicht sinnvoll und indiziert.

manchen Patienten ist zur Darstellung der Steine die Platzierung einer nasopankreatischen Sonde hilfreich und sinnvoll.

Bei einer kleinen Anzahl von Patienten in den Frühstadien der chronischen Pankreatitis kann mit der alleinigen Pankreaspapillotomie die eigentliche Stenose oder auch der Schmerzen ohne Steinnachweis behoben werden [50, 239], hier ist der Versuch einer Steinextraktion gerechtfertigt.

Die Voraussetzung für jede ergänzende Intervention ist die **pankreatische Papillotomie**. Sie kann als primäre Maßnahme erfolgen; meistens wird sie erst nach einer biliären Papillotomie durchgeführt, da gleichzeitig Galleabflussbehinderungen oder eine Cholangitis vorliegen können. Die biliäre Papillotomie ist aber nicht unabdingbare Voraussetzung für diesen Schritt. Die zusätzliche EPT des Gallengangssphinkters, d. h. die duale Sphinkterotomie, sollte bei Patienten erfolgen, die eine relative Dilatation des Ductus choledochus (> 12 mm) und eine Erhöhung der alkalischen Phosphatase (über das 2-Fache des Normalwerts) aufweisen und bei denen sich die Pankreaspapillotomie schwierig gestaltet [128].

Der Zugang zum Pankreasgang liegt bei 3 bis 6 Uhr. Er wird durch einen hydrophilen Führungsdraht (0,035" oder 0,032") erleichtert. Diese (geraden oder gebogenen)

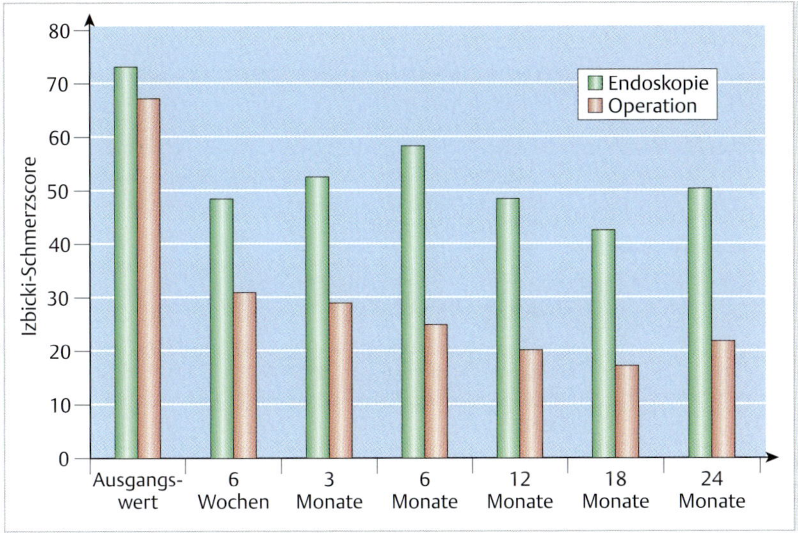

Abb. 9.40 Schmerzscore bei Beginn und nach endoskopischer/chirurgischer Pankreasgangdrainage (Izbicki-Schmerzscore: mittlerer Score für Endoskopie = 51, für Operation = 25; p < 0,0001) [39].

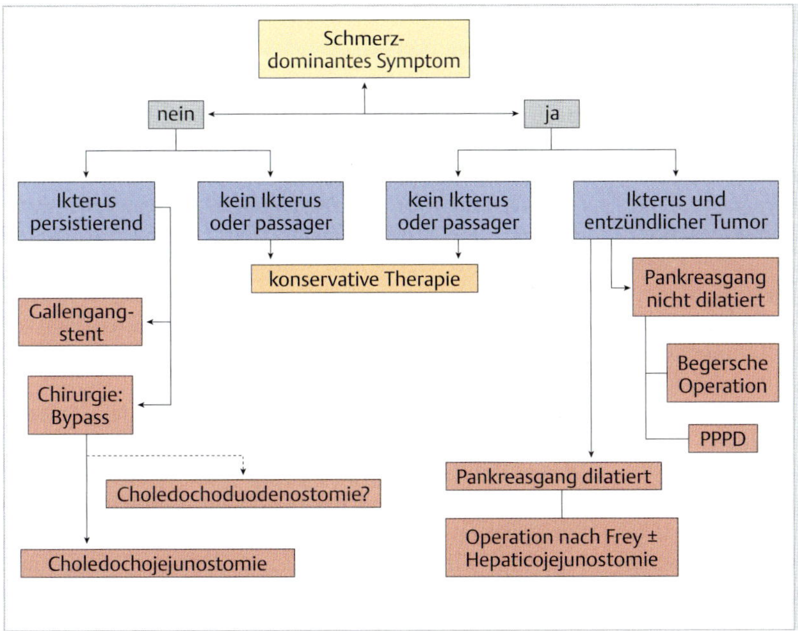

Abb. 9.41 Möglicher Therapiealgorithmus zur Behandlung von pankreatogenen Schmerzen mit oder ohne Ikterus. Begersche Operation = duodenumerhaltende Pankreaskopfresektion, PPPD = pyloruserhaltende Pankreatikoduodenektomie, Frey-Operation = begrenzte Pankreaskopfexzision und laterale Pankreatikojejunostomie [1].

HR = Pankreaskopfresektion nach Beger, PD = Pankreatikoduodenektomie, PPPD = pyloruserhaltende Pankreatikoduodenektomie, Frey = begrenzte Pankreaskopfexzision und laterale Pankreatikojejunostomie, k.U.= kein Unterschied

Fazit

Die Ergebnisse der vorliegenden Studien sind richtungsweisend. Das heißt aber nicht, jeden Patienten gleich zu operieren! Bei geeigneten Patienten ist ein primärer endoskopischer Versuch gerechtfertigt. Bei Therapieversagen nach einem Jahr sollte auf die operative Sanierung gewechselt werden.
Oder:
Frühzeitig an eine Operation denken und anbieten (insbesondere bei technischen Schwierigkeiten und ausbleibendem Erfolg).

Tab. 9.17 Prospektive randomisierte Studien zum Vergleich von chirurgischen Drainage- und Resektionsverfahren in der Behandlung der chronischen Pankreatitis [93].

Autor, Jahr	Anzahl der Patienten	Chirurgisches Verfahren	Follow-up (Monate)	Fazit
Klempa 1995 [133]	43	HR vs. PD	36 – 66	HR: Schmerzreduktion 100 % (vs. 70 %), bessere Pankreasfunktion Mortalität und Morbidität: k.U.
Büchler 1995 [36]	40	HR vs. PPPD	6	HR: Schmerzreduktion 94 % (vs. 67 %), bessere Pankreasfunktion Morbidität 15 % (vs. 20 %)
Izbicki 1998 [108]	61	Frey vs. PPPD	24	Frey: geringere Morbidität (19 % vs. 53 %; p< 0,05), stärkere Verbesserung der Lebensqualität (71 % vs. 43 %; p< 0,05), Wiederherstellung der Arbeitsfähigkeit (68 % vs. 43 %; p< 0,05)
Strate 2005 [230]	74	Frey vs. HR	104	Schmerzreduktion und Pankreasfunktion : k.U.

HR = Pankreaskopfresektion nach Beger, PD = Pankreatikoduodenektomie, PPPD = pyloruserhaltende Pankreatikoduodenektomie, Frey = begrenzte Pankreaskopfexzision und laterale Pankreatikojejunostomie, k.U.= kein Unterschied

9.4.2 Sonderform: autoimmune Pankreatitis

Die autoimmune Pankreatitis (AIP) ist eine Sonderform der Pankreatitis, bei der autoimmune Mechanismen bei der Auslösung und in der Progression vermutet werden. Die autoimmune Pankreatitis hat viele klinische, radiologische, serologische und histopathologische Besonderheiten: Männer sind häufiger betroffen, symptomatisch werden die Patienten häufig mit einem schmerzlosen Verschlussikterus, endokrine, exokrine Pankreasfunktionsstörung werden erwartet und verschiedene extrapankreatische Läsionen müssen bedacht werden.

Heute ist der Begriff „autoimmune Pankreatitis“ etabliert [45, 186, 232]. In der Vergangenheit haben verschiedene Bezeichnungen unterschiedliche Aspekte desselben Krankheitsgeschehens beschrieben: „chronische inflammatorische Sklerose des Pankreas“, „Gang einengende chronische Pankreatitis“, „lymphoplasmazelluläre sklerosierende Pankreatitis“, "inflammatorische myofibroblastische Tumoren (IMT)", „nicht alkoholische Gang zerstörende chronische Pankreatitis“.

Häufigkeit, klinisches Bild

Die autoimmune Pankreatitis ist eine seltene Erkrankung, die exakte Inzidenz ist unbekannt. In größeren Kollektiven wird der Anteil der Autoimmungenese am gesamten Kollektiv aller Patienten mit chronischer Pankreatitis zwischen 1,95 % und 8,4% beschrieben [119, 182, 214]. Prävalenzraten werden aus Japan mit 4,6%, aus Korea mit 5,4% und aus Italien mit 6% berichtet, eine europäische Erhebung aus Mannheim legt den Anteil mit 15 % bei Patienten mit nicht alkoholischer Pankreatitis fest. Bei 30% aller Patienten mit autoimmuner Pankreatitis ist die Differenzialdiagnose gegenüber dem Pankreaskarzinom schwierig (s. u.), sie erfordern entweder die Pankreasbiopsie, eine probatorische Steroidtherapie oder die Probelaparatomie mit Duodenopankreatektomie. Etwa 2,5 – 5% aller Patienten mit Duodenopankreatektomie (Whipplesche Operation) wurden nach amerikanischen Daten als Folge einer Fehldiagnose oder einer schwierigen Differenzialdiagnose bei Pankreatitis mittels Pankreaskopfresektion behandelt [97].

20% aller Erkrankten sind Männer, das mittlere Erkrankungsalter bei Diagnosestellung liegt zwischen 50 und 60 Jahren. Die abdominellen Beschwerden können der einer Pankreatitis anderer Ätiologie ähneln, sind jedoch meistens geringer ausgeprägt. Die Schmerzen fluktuieren in Intensität und Dauer (Wochen bis Monate). Häufig entwickeln die Patienten einen Gewichtsverlust, sie leiden unter Anorexie, mehr als 50% weisen eine diabetische Stoffwechsellage auf. Der schmerzlose Ikterus, der bei 70 – 80% aller Patienten beobachtet und durch die entzündliche Obstruktion des extrahepatischen Gallenganges erklärt wird, führt in Verbindung mit der Raumforderung im Bereich des Pankreaskopfes, wie sie sich durch verschiedene bildgebende Verfahren darstellt, erhebliche differenzialdiagnostische Schwierigkeiten.

Extrapankreatische Manifestation der Autoimmunpankreatitis

Die bei der Pankreatitis histologisch beobachtete fibroinflammatorische Entzündung wird auch in anderen Organsystemen beobachtet, wo sie ebenfalls IgG4 vermittelt erscheint (▶ Tab. 9.18). Die multifokale fibrosierende Sklerose ist eine Systemmanifestation, die als sklerosie-

Tab. 9.18 Klinische und pathologische Befunde von IgG4-vermittelten sklerosierenden Erkrankungen [119].

Merkmale IgG4-vermittelter sklerosierender Erkrankungen
• systemische Erkrankung, histopathologisch charakterisiert durch ○ intensive IgG4-positive Plasmazellinfiltration von verschiedenen extrapankreatischen Systemen ○ Nachweis von T-Lymphozyten • Manifestation nachweisbar in Organsystemen, in denen die Gewebefibrose mit einer obstruktiven Phlebitis assoziiert ist ○ Autoimmunpankreatitis → sklerosierende Pankreatitis ○ Gallengang → sklerosierende Cholezystitis ○ Speicheldrüsen → sklerosierendes Sialadenitis ○ retroperitoneale Fibrose • Nachweis von Pseudotumoren als Teil der Erkrankung • gelegentliche Assoziation mit Lymphoadenopathie • hohe Prävalenz bei älteren männlichen Patienten • häufig Erhöhung des Serum-IgG4-Spiegels • gutes Ansprechen auf Steroidtherapie

rende Cholangitis, als Fibrose der Speicheldrüsen, als retroperitoneale Fibrose oder als Riedelsche Thyreoiditis und als retroorbitale Pseudotumoren erscheint. Folgende Manifestation werden bei genauer und exakter Diagnostik in selten Fällen zusätzlich beschrieben: Lymphadenopathie, sklerosierende Cholezystitis, interstitielle Pneumonie, tubuläre und interstitielle Nephritis sowie Pseudotumoren der Lunge und der Leber. Diese IgG4-bezogene sklerosierende Erkrankung wird als Krankheitskomplex beschrieben, der sich durch die dichte Infiltration von IgG4-positiven Plasmazellen, durch CD 4- oder CD 8-positive Lymphozyten und durch die histologisch nachweisbare Fibrose definiert, wie sie in peripankreatitischen und retroperitonealen Geweben beobachtet wird. Diese Infiltration wird nicht beschrieben bei all den Erkrankungen, die differenzialdiagnostisch abgegrenzt werden müssen: die primär sklerosierende Cholangitis, das Sjögren-Syndrom, die Sialolithiasis, die chronische alkoholische Pankreatitis oder das Pankreaskarzinom. Die Gesamtheit der pankreatischen und extrapankreatischen Läsionen der Autoimmunpankreatitis sprechen sehr gut auf die Steroidtherapie an, im deutlichen Unterschied zu den Läsionen der primär sklerosierenden Cholangitis [119, 214].

Diagnostik

Die serologische Untersuchung auf Autoimmun-Antikörper soll ein wesentliches Fundament der Diagnosestellung sein. Dennoch ist diese Bestimmung unzuverlässig. Autoimmune Pankreatitisformen bei normalem IgG4 sind wiederholt berichtet worden. Die Pankreasenzyme sind deutlich erhöht, bei einem Großteil der Patienten finden sich Zeichen der kompletten oder inkompletten Cholestase, Antikörper (AK) gegen ANA, ANCA-2, Laktoferrin-AK und Rheumafaktoren sind zumindest in **japanischen** Studien als typische AK-Konstellation beschrieben worden. In **westlichen Ländern** liegt bei ca. 70 % der Patienten mit nachgewiesener Autoimmunpankreatitis keine erkennbare Erhöhung der IgG4-Spiegel vor. Die Spezifität der erhöhten IgG4-Immunglobulinfraktion ist also hoch, die Sensitivität für die Diagnose der Autoimmunpankreatitis aber unzureichend. Positive Antikörper gegen Laktoferrin und Karboanhydrase-Typ II werden in mehr als 70 % bzw. ca. 60 % der Fälle beschrieben. Auch hier werden in den westlichen Ländern (Europa, USA) weniger häufig positive AK-Suchtests registriert [45, 87].

Pathologie/Pathogenese

Die Auslöser der chronischen Pankreatitis und das Krankheitsgeschehen sind nicht vollständig geklärt, genetische Defekte sind nicht anzunehmen. Bei den Patienten in Fernost finden sich häufig HLA2-assoziierte Haplotypen (DRB1 0405, DQB1 0401).

Heute geht man von einer Immunkomplex-vermittelten Systemerkrankung aus, bei der die Immunglobulinklasse IgG4 die entscheidende Rolle spielt. Das breite Spektrum von extrapankreatischen Läsionen und Organmanifestationen hat die Bezeichnung dieses Krankheitsbildes erweitert: Man spricht heute von einer IgG4-assoziierten sklerosierenden Erkrankung, bei der die retroperitoneale Fibrose und die sklerosierende Cholangitis die wesentlichsten Hauptmanifestationen darstellen können (s. u.). Charakteristische Merkmale sind unspezifische lymphozytäre und eosinophile Infiltrate, nekrotische Elemente, gelegentlich eine okklusive Phlebitis und eine Proliferation von Myofibroblasten (stark positive Reaktion für Vimentin und Actin 1). Die Beurteilung wird erschwert, da bei vielen Patienten die möglicherweise für das Verständnis der Erkrankung wichtigen Immunglobulinklassen IgG4 und IgG nicht in dem typischen Muster erhöht sind und manche Patienten mit einer angenommenen Autoimmunpankreatitis nur eine entsprechend geringe Beteiligung von IgG4-positiven Plasmazellen aufweisen oder diese ganz missen lassen.

Somit gibt es zunehmend überzeugende Beweise, dass es 2 unterschiedliche histologische Entitäten der AIP gibt [118, 186, 202, 203]. Das histologische Muster beim Typ I der AIP wird als **lymphoplasmozytäre sklerosierende Pankreatitis** (**LPSP**) bezeichnet, die durch ein periduktuäres lymphoplasmozytäres Infiltrat, eine deutliche Fibrose und eine okklusive Phlebitis gekennzeichnet ist. Hiermit sind die IgG4 vermittelten extrapankreatischen Manifestationen assoziiert. Der histologische Typ II der AIP wird als **idiopathische gangzentrierte Pankreatitis** (**IDCP**) bezeichnet, die mit epithelialen Gangläsionen und Gangobliteration einhergehen kann. Bei dieser noch wenig definierten Unterform soll die Systemmanifestation fehlen, allerdings sind Kombinationen mit chronischentzündlichen Darmerkrankungen beschrieben. Die verschiedenen bisherigen Diagnosekriterien [45, 134] haben sich vornehmlich mit der Diagnose der Typ-I-AIP beschäftigt. Da die hier beschriebenen serologischen Marker (u. a. IgG, Antikörper) beim Typ II fehlen und die Unterscheidung nur histologisch gelingt, wird verständlich, warum der Typ II nur selten diagnostiziert wurde. Die bisher bekannten Unterscheidungsmerkmale (klinischer Verlauf, Histologie, Therapieverlauf) dieser beiden Formen der AIP sind in ▶ Tab. 9.19 zusammengestellt [118, 202].

Fazit

Der Nachweis von Autoantikörpern in typischer Konstellation (Laktoferrin-, Carboanhydrase-II-AK) ist sehr variabel. Der Nachweis von serologischen Markern zum Beweis der akuten Autoimmunpankreatitis ist demnach in den westlichen Ländern nur von begrenztem Wert. Eine Hypergammaglobulinämie findet sich nur bei 60 – 70 % der Patienten und eine Erhöhung der IgG-Immunglobuline (> 1800 mg/dl) nur bei 53 – 71 % aller Patienten mit autoimmuner Pankreatitis.
Die erhöhten IgG4-Spiegel (> 135 mg/dl) haben eine hohe Genauigkeit, eine mäßig hohe Sensitivität und Spezifität, um die autoimmune Pankreatitis vom Pankreaskarzinom zu unterscheiden. Einige Patienten mit autoimmuner Pankreatitis haben erhöhte IgG4-Spiegel bei normalem IgG. Dennoch liegt die Sensitivität erhöhter IgG4-Spiegel bei autoimmuner Pankreatitis nur bei 60 – 70 %.

Bildgebende Diagnostik

CT, MRT

Typische Fälle von autoimmuner Pankreatitis zeigen eine diffuse Vergrößerung des Organs, eine sog. „wurstartige Verplumpung“, die sowohl in der CT, im Ultraschall wie auch in der MRT auffällig sind (▶ Abb. 9.42) [65, 182, 214]. Im Mehrphasen-CT und auch im MRT findet sich eine verzögerte KM-Anreicherung des geschwollenen

Tab. 9.19 Klinik und pathologische Befunden bei den Unterformen der autoimmunen Pankreatitis: AIP Typ I und AIP Typ II [118].

Befund	Lymphoplasmozytäre sklerosierende Pankreatitis (LPSP) AIP Typ I	Idiopathische gangzentrierte Pankreatitis (IDCP) AIP Typ II
Alter	ältere Menschen	relativ junge Menschen
Geschlecht	eher Männer betroffen	keine Dominanz
Assoziierte Erkrankungen		
sklerosierende extrapankreatische Läsionen	häufig	selten
akute Pankreatitis	selten	20 – 30 %
Colitis ulcerosa	selten	20 – 30 %
IgG4-Serumspiegel erhöht	häufig	selten
Rezidiv nach Steroidtherapie	häufig	selten
Histologie		
Gangläsionen		
Epithel	intakt	häufig regenerativ
Neutrophilen-Infiltration	selten	häufig im Lumen und im Epithel
lymphplasmazelluläre Infiltration ums Epithel	häufig, manchmal Fibrose	häufig; keine Fibrose
lobuläre Läsion		
Größe der Läppchen	normal bis vergrößert	atrophisch
Entzündungszellen	Lymphozyten und Plasmazellen	Neutrophile, Lymphozyten und Plasmazellen
Abszess	fehlend	manchmal vorhanden
interlobuläre Läsionen	Fibrosegewebe mit lymphoplasmazellulärer Infiltration	lockeres fibrotisches Gewebe mit Fibroblasten und vereinzelt Entzündungszellen
okklusive Phlebitis	häufig	selten
IgG4-positive Plasmazellen	zahlreich	gewöhnlich spärlich

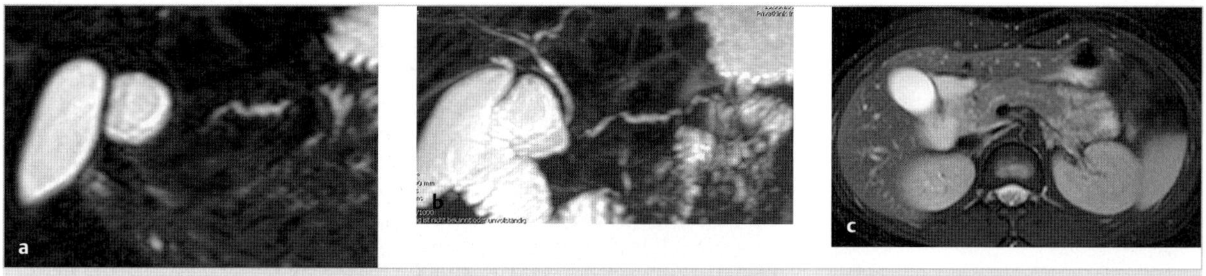

Abb. 9.42 a – c MRCP mit (b) und ohne (a) Sekretin bei einer Patientin mit autoimmuner Pankreatitis (ohne Antikörper- und IgG4-Nachweis). Auffällig sind die Stenosen im Pankreasgang. Das entsprechende T 1-gewichtete Bild zeigt die Vergrößerung des Organs (c).

Pankreasparenchyms. Im MRT zeigen die Pankreasläsionen eine verminderte Intensität in der T 1-gewichteten Darstellung und eine vermehrte Intensität in der T 2-Gewichtung, wenn das Signal mit dem normalen Leberparenchym verglichen wird. Mit beiden Verfahren kann der Pankreashauptgang diffus oder umschrieben verengt dargestellt werden. Anders als bei umschriebener Obstruktion oder Striktur ist diese Verengung des Pankreashauptganges über eine lange Strecke erkennbar, der Gang ist eingeengt mit irregulärer Randbegrenzung. In den typischen Fällen ist mehr als ein Drittel des gesamten Pankreasganges von dieser Engstellung betroffen. Auffallend ist bei dieser Verengung, die auch segmental auftreten kann, dass der vorgeschaltete prästenotische Anteil des Pankreashauptganges nur selten eine Gangaufweitung erkennen lässt. Sind die beschriebenen typischen Befunde der KM-CT oder auch der MRCP nachweisbar, muss differenzialdiagnostisch an die Möglichkeit einer Autoimmunpankreatitis gedacht werden. In diesen Fällen kann aber die Unterscheidung von einem Pankreaskarzinom ohne histopathologische Untersuchung, d. h. ohne die Biopsie, problematisch und schwierig sein.

Transabdomineller Ultraschall/ endoskopischer Ultraschall (EUS)

Mit beiden Methoden findet sich häufig eine echoarme „wurstförmig“ konfigurierte Pankreasvergrößerung. Diese betrifft meist das ganze Organ; fokale tumorähnliche echoarme Veränderungen – z. T. mit deutlicher Vergrößerung der umliegenden Lymphknoten – sind ebenfalls beschrieben (▶ Abb. 9.43). Der Pankreasgang ist dann eingeengt, die übrigen Zeichen der chronischen Pankreatitis sind selten [38, 181].

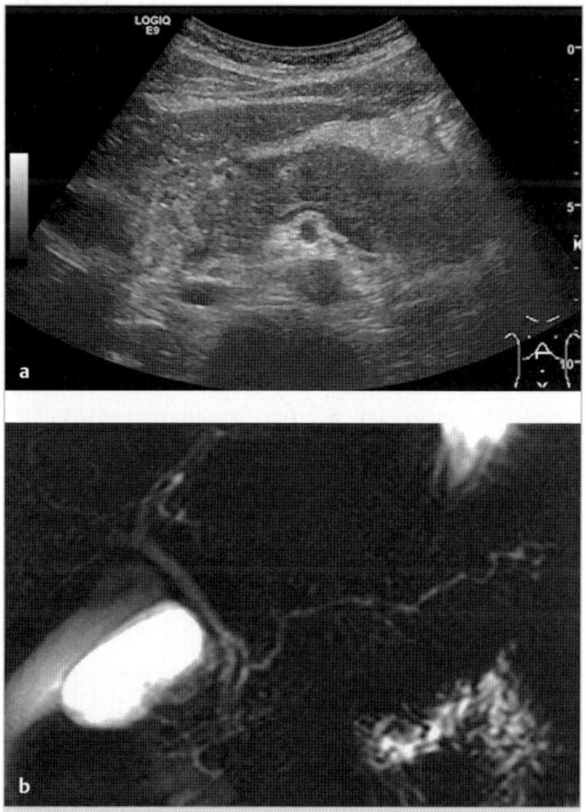

Abb. 9.43 a, b 35-jähriger Patient mit akutem Schub einer Colitis ulcerosa (ohne Therapie), postprandialen Oberbauchschmerzen und deutlicher Lipasämie. Die Abdomensonografie zeigt das typische echoarme, diffus vergrößerte Pankreas (a), die MRCP die Kaliberunregelmäßigkeiten und Engstellungen des Ductus pancreaticus über mehrere Segmente (b). Auf eine ERCP wurde verzichtet, die Steroidtherapie brachte rasch Beschwerdefreiheit, sonografisch zeigte sich innerhalb von 7 Tagen ein normales Pankreas.

ERCP

Die röntgenmorphologischen Befunde im Rahmen der retrograden Gangdarstellung können in schwierigen Fällen in Ergänzung zu übrigen bildgebenden Verfahren (CT, MRCP, EUS) die Diagnose sichern helfen [144, 233]. Insbesondere wenn eine MRCP aus technischen Gründen nicht durchführbar oder problematisch erscheint, ist die ERCP die genaueste Methode, um die o. g. Pankreasgangdarstellungen in der Ausdehnung und in der Morphologie als typisches röntgenmorphologisches Korrelat zu sichern. Pankreasgangveränderungen bei autoimmuner Pankreatitis müssen von denen bei primär sklerosieren-

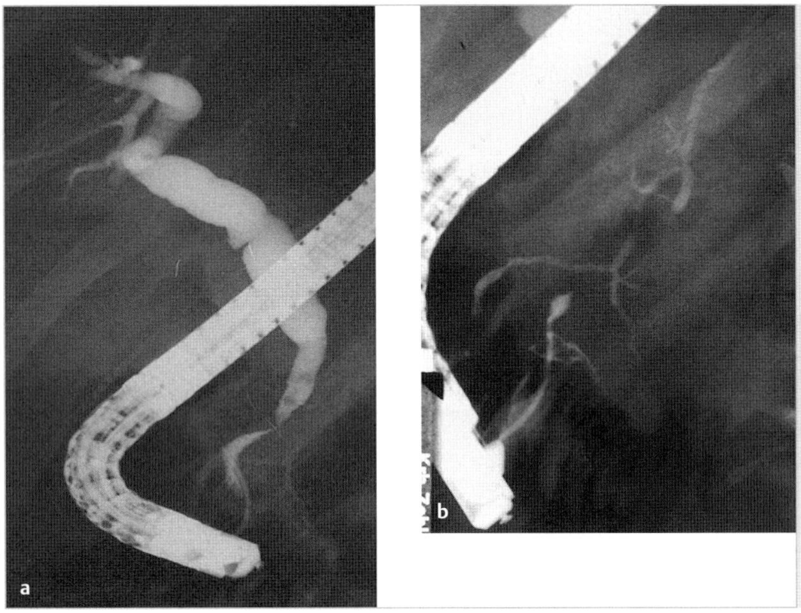

Abb. 9.44 a, b ERCP bei einem 67-jährigen Patienten mit autoimmuner Pankreatitis (vor Whipple-Operation). Der Ductus hepatocholedochus ist distal kurzstreckig, präpapillär hochgradig stenosiert, proximal ca. 1 cm weit (a). Der Ductus pancreaticus erscheint unregelmäßig mit filiformer KM-Reduzierung über eine Strecke von 1,5 cm im Pankreaskopf vor der Fusionsstelle mit dem Ductus Santorini; es besteht keine prästenotische Dilatation (b).

der Cholangitis und beim Pankreaskarzinom unterschieden werden [169]. Bei diesen beiden differenzialdiagnostisch zu bedenkende Erkrankungen liegen in aller Regel kurzstreckig veränderte und verengte Segmente des Pankreashauptganges vor. Bei der Autoimmunpankreatitis sind diese langstreckig und lassen häufig selbst bei höhergradigen Einengungen die eindeutige prästenotische Dilatation vermissen (▸ Abb. 9.44). Die klinische und pathologische Unterscheidung zwischen der extrapankreatischen Manifestation der Autoimmunpankreatitis und der primär sklerosierenden Cholangitis gelingt anhand der Röntgenmorphologie exakter, die diskrete und beginnende Beteiligung der intra- und extrahepatischen Gallenwege wird damit früher und vollständig sichtbar (▸ Abb. 9.45).

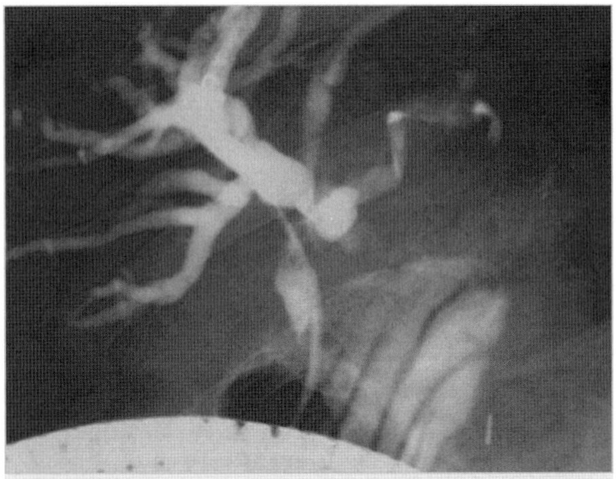

Abb. 9.45 ERC eines Patienten mit autoimmuner Pankreatitis nach Whipple-Operation (präoperative Situation siehe ▸ Abb. 9.44). Klatskin-ähnliche entzündliche Gallengangsstenose im Bereich der Hepatikusgabel und im kurzstreckigen verbliebenen Gallengang bei Zustand nach biliodigestiver Anastomose; intrahepatische Gallenwege mäßig dilatiert.

Bildmorphologisch und pankreatografisch lassen sich die Befunde am **Pankreas** in 3 verschiedene irreguläre Einengungen des Pankreashauptganges klassifizieren:

1. diffuse Einengung: mehr als ⅓ der Gesamtlänge des Pankreas
2. segmentale Einengung (weniger als ⅓ des gesamten Pankreashauptganges)
3. multilokuläre Kopf-/Schwanz-bezogene Einengung

Die segmentalen Einengungen werden nochmals in solche mit und ohne prästenotischer Dilatation unterschieden.

Die damit assoziierten röntgenmorphologischen Befunde an den **Gallenwegen** lassen sich in 4 Erscheinungsformen kategorisieren:

- Typ 1: Stenose im unteren Anteil des gemeinsamen Gallenhauptganges
- Typ 2: diffus verteilte intra- und extrahepatische Veränderung
- Typ 3: Leberhilusläsion und Veränderung im distalen Teil des Ductus choledochus
- Typ 4: isolierte Leberhilusläsion des Ductus hepaticus communis

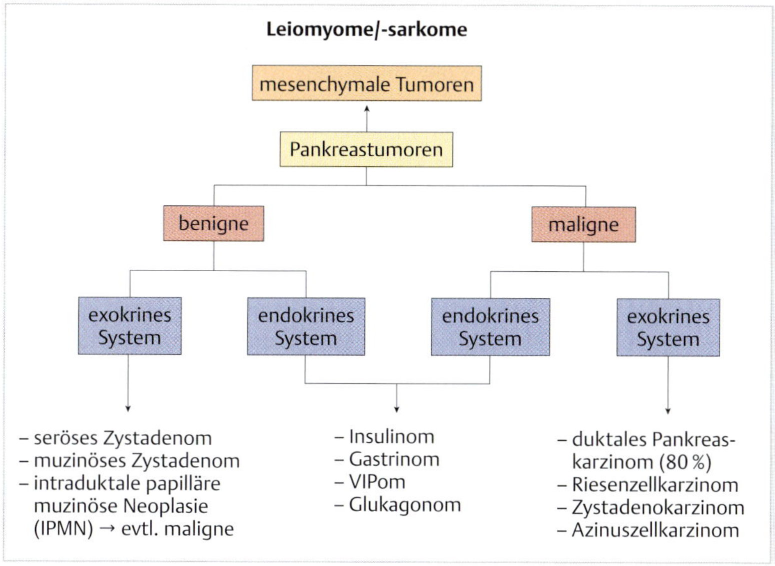

Abb. 9.50 Einteilung der benignen und malignen Pankreastumoren.

taler Gallengang) oft große Probleme macht (s. Kap. 7.2.5).

Zu den potenziell **benignen Tumoren** des Pankreas gehören die endokrin aktiven (s. S. 292) oder inaktiven Inselzelltumoren oder APUDome. Papilläre Adenome oder Zystadenome sind eine Rarität und müssen als zystische Tumoren subklassifiziert werden, weil sie unterschiedliche Prognosen aufweisen.

9.4.4 Duktales Pankreaskarzinom

Das duktale Pankreaskarzinom ist die vierthäufigste Malignom-Todesursache. Die 5-Jahres-Überlebensrate dieser Patienten wird wegen der späten Diagnosestellung mit 5 – 6 % angegeben. Nur 15 – 20 % aller Patienten sind zum Zeitpunkt der Diagnose Kandidaten für eine potenziell kurative Duodenopankreatektomie/Pankreaslinksresektion [6, 192]. Die meisten Erkrankungen treten sporadisch auf, die begünstigenden Kofaktoren sind die chronische Pankreatitis (mit und ohne alkoholische Genese), der Alkohol- und Tabakkonsum sowie wahrscheinlich die Adipositas mit Fehl- und Überernährung. Zum Zeitpunkt der Diagnose haben viele Patienten eine pathologische Glukosetoleranz, bei 50 % der Patienten geht der manifeste Diabetes mellitus der Diagnosesicherung 1 Jahr voraus [55]. Der Diabetes wird dabei nicht als Ursache des Malignoms, sonder als dessen Folgeerkrankung und Frühmanifestation angesehen.

Etwa 10 % der Erkrankungen werden heute einer genetischen Prädisposition zugeschrieben. Vererbte Genmutationen werden bei hereditärer Pankreatitis, beim vererbbaren Brust-Ovar-Karzinom-Syndrom, beim Peutz-Jeghers-Syndrom, beim Lynch-Syndrom und beim familiären atypischen multiplen Melanom beschrieben (▶ Tab. 9.21) [16, 90, 100, 131, 146, 150, 151].

Der Großteil der Patienten mit einem sporadischen Pankreaskarzinom wird durch Bauchschmerzen, Gewichtsabnahme und – da mehr als 2 Drittel der Pankreaskarzinome im Kopfanteil der Drüse lokalisiert werden – durch einen relativ symptomarmen Verschlussikterus auffällig. Weitere Symptome und Befundkonstellationen wie Alter > 60 Jahre, Rückenschmerzen, Pankreatitis unklarer Ursache und neu aufgetretener Diabetes mellitus (s. o.) müssen an diese Erkrankung denken lassen.

Tab. 9.21 Vererbte Syndrome mit erhöhtem Pankreaskarzinom-Risiko [94].

Syndrom	Gen	Lebensrisiko für ein Pankreaskarzinom (%)
hereditäre Pankreatitis	PRSS 1	25 – 40
familiäres atypisches multiples Melanom	P16/CDKN2A	10 – 17
hereditäres Brust-Ovar-Karzinom-Syndrom	BRCA2, BRCA1	5 3,6
Peutz-Jeghers-Syndrom	STK11/LKB1	11 – 36
Lynch-Syndrom	MLH1, MSH2, MSH6, PMS 2	3,7

Diagnostik

Die **transkutane Sonografie** des Abdomens ist die Basis der apparativen Untersuchung, denn sie ermöglicht die Verdachtsdiagnose und das Erkennen von Folgen (Metastasen, Obstruktion von Gallenwegen und Duodenum, Pfortader etc.) [4, 8, 25, 26, 33, 57, 63, 77, 96, 98, 132, 185, 188, 200, 246]. Die kontrastmittelverstärkte Sonografie wird in Zukunft infolge der verbesserten echoarmen Abgrenzbarkeit die Genauigkeit der Aussage noch weiter erhöhen. Aus der komplementären radiologischen Bildgebung ergibt sich das Stufenkonzept der weiteren Untersuchungen (▶ Abb. 9.51) [192].

Das **Mehrzeilen-CT**, die **MRT** (inklusive MRCP) und die **Endosonografie** sind gleichwertige bildgebende Verfahren in der Primärdiagnostik. Der Einsatz orientiert sich an der verfügbaren Technik und der erforderlichen Expertise [4, 26, 33, 96, 98, 188].

Leitlinie

S 3-Leitlinie Pankreaskarzinom der DGVS [6]:
Die Computertomografie sollte als Multidetektor-Computertomografie mit einem zumindest biphasischen Kontrastmittelprotokoll durchgeführt werden (Pankreasparenchymphase und portalvenöse Phase). Die Schichtdicke sollte ≤ 3 mm betragen. Die MRT/MRCP sollte mit einer Feldstärke von mindestens 1,5 Tesla und Standardwichtungen (T 1 und T 2 inklusive MRCP) durchgeführt werden. Die Schichtdicke sollte 5 – 7 mm betragen.

Die Ausbreitungsdiagnostik (Staging) erfolgt heute primär mit der CT und dem endoskopischen Ultraschall [25, 33]. Bei der Beurteilung der Gefäßinfiltration bleibt ein diagnostisches Defizit, die Sensitivität des Ultraschalls liegt hier unter 75 %. Alle sonografischen Verfahren sind in dieser Frage stark untersucherabhängig. Kein Beitrag zum Staging liefern die MRCP, die ERCP und das FDG-PET-CT [185].

Die **bioptische Sicherung der Diagnose** ist bei einer spezifischen palliativen Therapie (lokal inoperabel, metastasierend) erforderlich. Die punktionsfähige Läsion (Primärtumor oder Metastase) und die eingesetzte Technik (CT, EUS-gestützt) sind individuell festzulegen, damit das risikoärmste Verfahren gewählt wird [8, 57].

Leitlinie

S 3-Leitlinie Pankreaskarzinom der DGVS [6]:
Bei Vorliegen einer potenziell resektablen, karzinomverdächtigen Raumforderung im Pankreas sollte primär die Resektion erfolgen. Eine endosonografisch gesteuerte Biopsie kann dann durchgeführt werden, wenn es differenzialdiagnostische Hinweise gibt, die das Vorgehen ändern würden, wie z. B. Metastasenverdacht bei einem anderen Malignom in der Vorgeschichte (Empfehlungsgrad B, Evidenzstärke 2, Konsens).

Somit ergibt sich für die **Indikation einer ERCP** ein gegenüber der früher geübten Praxis engeres, aber dennoch anspruchsvolles Spektrum, das im Vorfeld klare Über-

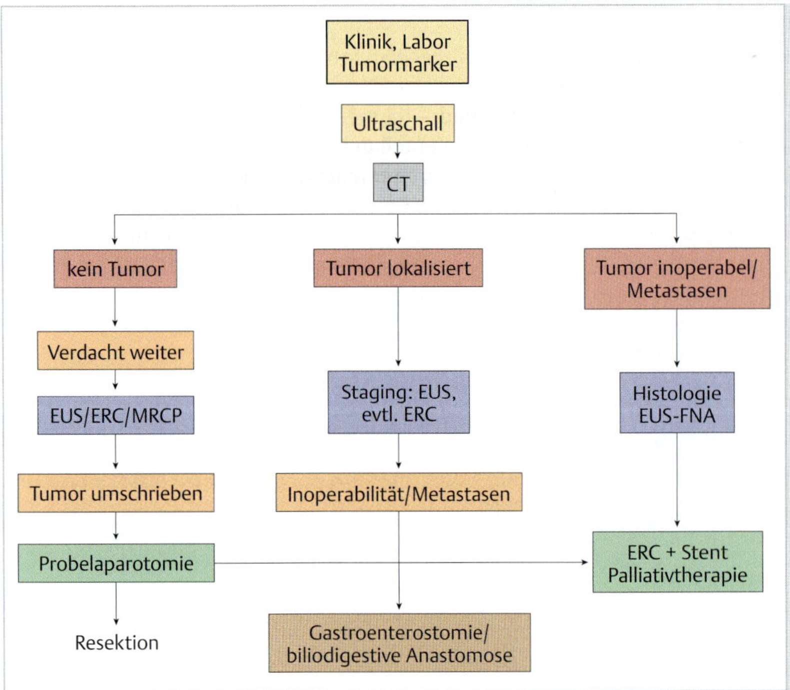

Abb. 9.51 Workflow in der Diagnostik des Pankreaskarzinoms [192].

legungen und komplementäre Voruntersuchungen (s. Kap. 6) erfordert.

Merke M!

Nicht jeder Patient, der durch Schnittbildgebung eine klare Diagnose „Pankreaskarzinom" zugeschrieben bekommt, benötigt zur Diagnosesicherung eine ERCP!

In folgenden Situationen hat die ERCP ihre Berechtigung, die Kenntnis der röntgenmorphologischen Varianten des Pankreaskarzinoms ist dabei essenziell:

1. Das klinische Bild (mit Beschwerden, Labor, Tumormarkern) kann durch die Bildgebung nicht geklärt werden, ein morphologisches Substrat (z. B. dilatierter Pankreasgang) kann nicht ausreichend durch MRCP oder EUS begründet werden. Für die Erklärung einer rezidivierenden Pankreatitis müssen organspezifische Ursachen (z. B. Mündungsanomalien) und das frühe Karzinom ausgeschlossen werden [171, 199, 238, 254].
2. Eine akute/chronische Pankreatitis ist bekannt. Im Verlauf kann die Folge der Pankreatitis oder deren komplizierter Verlauf nicht von einer (potenziell vorhandenen) Tumorbildung unterschieden werden. Hier ist das gesamte diagnostische Rüstzeug inklusive Verlaufsuntersuchungen erforderlich [15, 121, 154, 167].
3. Bei einem Teil der Patienten mit schmerzlosem Ikterus zwingt die Cholangitis zur entlastenden Gallengangsdrainage (transpapillärer Stent, selten PTCD). Hier wird die Therapie des Ikterus mit der röntgenmorphologischen Diagnostik kombiniert. Die Bürstenzytologie oder die Biopsie des dabei diagnostizierten Tumors sollte jedoch wegen der geringen Sensitivität und der möglichen Komplikationen unterbleiben [6].
4. Aktuell wird bei Patienten mit resektablem Pankreaskopfkarzinom mit Ikterus, jedoch klinisch ohne Anhalt für eine Cholangitis, die Notwendigkeit der ERCP mit Platzierung eines Kunststoffstents präoperativ kontrovers diskutiert. Bisher ging man davon aus, dass dadurch die Rate postoperativer Komplikationen gesenkt werden kann; einige Reviews, Meta-Analysen und neuere kontrollierte Arbeiten [243] deuten jedoch darauf hin, dass durch das präoperative Stenting die Gesamtkomplikationsrate und vor allem die postoperative Cholangitisrate erhöht wird (▶ Tab. 9.22), sodass der Vorteil einer Drainage vor der Operation bisher nach Ansicht dieser Autoren nicht eindeutig erbracht wurde.

Leitlinie

S 3-Leitlinie Pankreaskarzinom der DGVS [6]:
Eine präoperative Galleableitung mittels Stent sollte nicht regelhaft erfolgen, sondern nur, wenn eine Cholangitis vorliegt oder die Operation nicht sofort erfolgen kann (Empfehlungsgrad B, Evidenzstärke 3, Konsens).

Tab. 9.22 Potenzieller Nutzen und Nachteil einer präoperativen Gallenwegsdrainage bei Verschlussikterus.

Abwägen der Argumente
Potenzielle Vorteile: • Abfall des Bilirubins, Verbesserung der Leberfunktion • Verbesserung des Ernährungsstatus, der metabolischen und der immunologischen Funktion • Reduktion der Endotoxinämie und des TNF-α-Spiegels/IL-6-Freisetzung • Therapie der (latenten?) biliären Infektion • Beurteilung der Tumorausdehnung (v. a. bei Gallengangskarzinom)
Nachteile: • Cholangitis (Verlängerung des stationären Aufenthalts) • Komplikation während der Prozedur der endoskopischen Drainage • postoperativ Sepsis, Gallengangsleckage

Die neueren Studien [243] und älteren Meta-Analysen [251] sind in verschiedenen Punkten kritisiert worden [12, 49, 107, 145, 163, 220],

- dass sie moderne Aspekte der Antibiotikatherapie unberücksichtigt lassen (gallengängige Antibiotika vor jedem geplanten endoskopischen Eingriff mit einem Versagensrisiko!),
- dass gerade Patienten mit einer ausgeprägten Cholestase (Bilirubin > 15 mg%) und einem besonderen möglichen Benefit einer präoperativen Drainage in der Randomisierung ausgeschlossen wurden,
- dass eine Verzögerung der definitiven Operation nach Drainage um mehr als 5 Wochen eine hohe Rate eines sekundären Stentverschlusses nach sich zieht. Dabei bleibt unberücksichtigt, dass 7-F-Stents eine höhere Verschlussquote aufweisen müssen als 10-F-Stents oder gecoverte selbstexpandierende Metallstents,
- dass aktuelle neuere Studien bei Patienten mit Ampullenkarzinom in der präoperativen Drainage den Grund für eine geminderte perioperative Wundinfektion sehen [2].

Praxistipp

Die besonderen Überlegungen zu den Vor- und Nachteilen eines präoperativen Stentings müssen in jedem Zentrum diskutiert und in ein Konzept eingebunden werden. Nicht jede Gallengangsstenose (mit/ohne komplette Cholestase) muss drainiert werden! Die frühzeitige Operation ist in den klaren Fällen in jedem Fall vorzuziehen.

Das präoperative Stenting wird in der Regel bei hohen Bilirubinwerten, bei unklaren Fragen der Operabilität und/oder der Komorbidität und unklaren Fragen der Differenzialdiagnose vorgenommen (distales Gallengangskarzinom, Metastasen, neuroendokrines Karzinom). Im Zweifelsfall erfolgt eine kalkulierte perinterventionelle Antibiotikagabe und während der endoskopischen Gallengangsentlastung wird Galle zur mikrobiologischen Untersuchung asserviert.

Röntgenkriterien beim Pankreaskarzinom

Malignomkriterien in der Pankreatikografie sind der Füllungsabbruch, die umschriebene Stenose mit/ohne prästenotische Dilatation, zystische Deformierungen, lakunäre Gangerweiterungen und Verschmälerungen sowie eine Verlagerung des Drüsenhauptganges. Verkalkungen kommen in ca. 15 % vor (▶ Abb. 9.52). Die häufigsten Befunde sind der komplette Verschluss (ca. 45 %) und die Stenose (40 %) des Ductus pancreaticus (▶ Tab. 9.23, ▶ Abb. 9.53, ▶ Abb. 9.54, ▶ Abb. 9.55, ▶ Abb. 9.56) [79, 80].

Tab. 9.23 ERP-Befunde beim Pankreaskarzinom.

Befunde der Pankreatikografie
• umschriebener Bereich *ohne* Seitenäste • exzentrische Stenose des Ductus pancreaticus maior • konzentrische Stenose des Ductus pancreaticus maior, fehlende Seitenäste in der Striktur, prästenotische Dilatation • Nekrosehöhle • vollständiger Gangabbruch • 5 % Normalbefunde

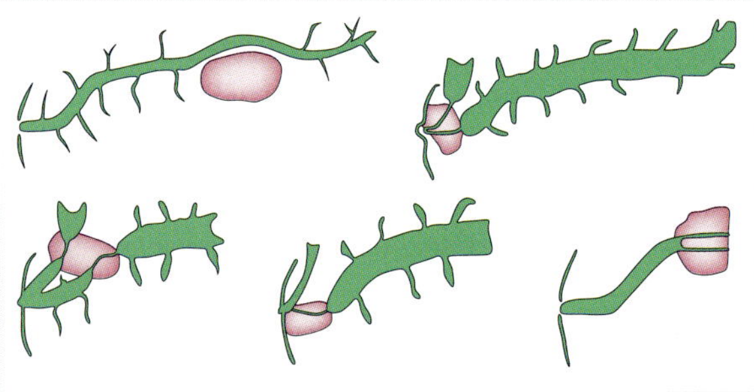

Abb. 9.52 Schematische Darstellung der Röntgenmorphologie beim duktalen Pankreaskarzinom.

Nur ca. 3 – 7 % falsch negative Befunde werden im Rahmen der ERCP erhoben. Fehlinterpretationen kommen durch unzureichende Kontrastmittelinjektion, fehlende Gangdarstellung (z. B. Nebengang des Proc. uncinatus) oder durch Luftblasen zustande, die einen Gangabbruch vortäuschen [79, 197, 217].

Der Nachweis des **„double duct sign“**, der simultanen nachbarschaftlichen Stenose von gemeinsamem distalem Gallengang und Pankreasgang, ist verdächtig für das Vorliegen eines Malignoms [79, 162, 193, 210, 217]. Das Zeichen galt lange als ausschließliches und typisches Röntgenkorrelat für einen malignen Pankreaskopftumor (▶ Abb. 9.57, ▶ Abb. 9.58). Die Spezifität ist bei exakter Analyse der Literatur jedoch eher mäßig (85 %) [162, 210]. Auch bei der chronischen Pankreatitis (bis 40 %) bzw. der autoimmunen Pankreatitis werden parallel verlaufende Stenosen oder Strikturen beschrieben [193, 197]. Auch die Kombination eines „double duct sign“ mit einer Pankreaskopfraumforderung (CT oder MRT) ist noch kein Beweis für ein Malignom.

Screening beim Pankreaskarzinom?

Bei Patienten mit gesicherter familiärer Belastung für ein Pankreaskarzinom ist der Wert der Überwachung in prospektiven Kohortenstudien und bei der Früherkennung von Patienten mit asymptomatischen Karzinomen belegt. Ein großer Teil der vermuteten Malignome wird erst bei der Resektion gesichert. Die optimale Screening-Methode ist noch nicht beschrieben: Die CT hat die geringste Sensitivität und eine hohe repetitive Strahlenbelastung.

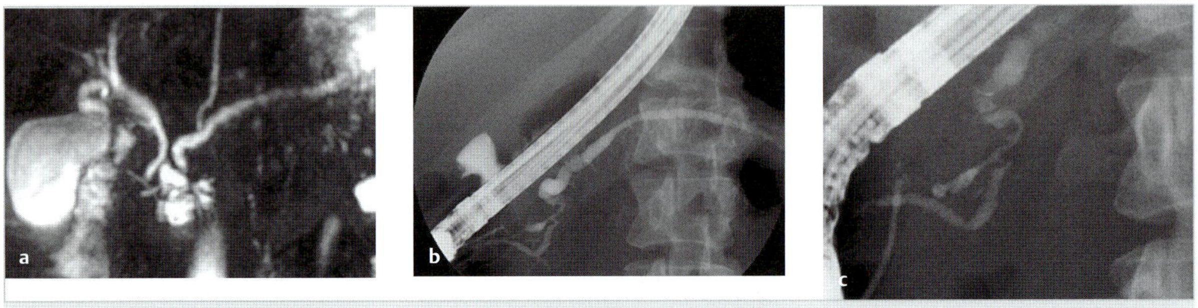

Abb. 9.53 a – c 50-jährige Patientin mit Erstmanifestation eines Diabetes mellitus, minimaler Erhöhung der Serumlipase sowie uncharakteristischen Oberbauchbeschwerden. In der MRCP Ektasie der Nebengänge im Proc. uncinatus (a), in der ERP kurzstreckige Stenose des Pankreashauptganges mit mäßiger prästenotischer Dilatation (b, c = Zoom-Aufnahme). Histologisch Pankreaskarzinom auf dem Boden einer intraduktal papillären muzinösen Neoplasie (IPMN) pT 3, pN0,G2, R1.

Tab. 9.27 Ursachen zystischer Pankreasläsionen (nach [3, 17]).

Ursache	Form
kongenital	multipel autosomal dominante zystische Nierenerkrankungen Hippel-Lindau-Erkrankung zystische Fibrose echte Zysten lymphoepitheliale Zysten
entzündlich/infektiös	Pseudozysten Abszess
exokrine Pankreasneoplasie	muzinöses Adenokarzinom seröses zystisches Adenom (mikrozystisches/makrozystisches Adenom) muzinöser zystischer Tumor (Zystadenom, MZT) intraduktale papilläre muzinöse Neoplasie (IPMN) • Typ Hauptgang • Typ Nebengang
exokrine Pankreasneoplasie	Insulinome Gastrinome Glukagonom
seltene exokrine Neoplasien	solider papillärer epithelialer Tumor Riesenzelltumor (pleomorph und osteoklastisch)
nicht epitheliale Neoplasien	Sarkom Metastasen

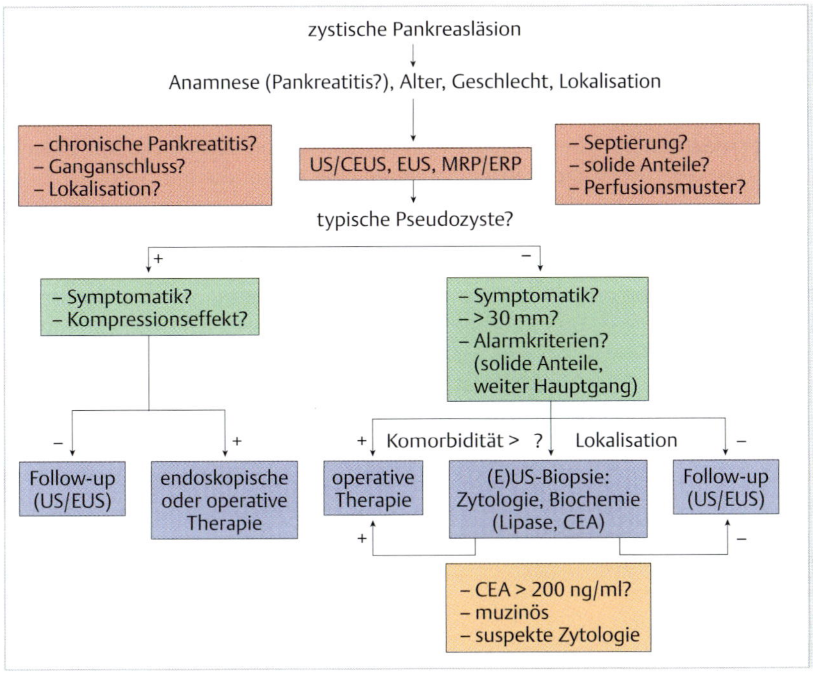

Abb. 9.61 Diagnostische und therapeutische Strategie bei „zystischen Pankreasläsionen" ([28]. US = Ultraschall, CEUS = „contrast enhanced" Ultraschall, MRP = Magnetresonanz-Pankreatikografie, ERP = endoskopische retrograde Pankreatikografie.

(z. B. MRT) finden sich mit fortschreitendem Alter häufiger „Pankreaszysten", Screening-Ultraschalluntersuchungen bei jüngeren Patienten zeigen Zysten bei weniger als 1 %. Mögliche Ursachen einer zystischen Pankreasläsion sind ▶ Tab. 9.27 aufgeführt; sie erfordern eine differenzierte Diagnostik.

Die Diagnose „Pseudozysten", die als die häufigste Ursache gilt, wird fälschlicherweise derzeit noch bei einem Drittel der zystischen Neoplasien gestellt [4, 39] (s. S. 294). Die Bezeichnung „Pankreaszyste" beschreibt nicht die Möglichkeit einer Neoplasie in der Zyste selbst. Zystische Pankreasneoplasien sollen ca. 10 % aller Zysten ausmachen, 90 % davon entfallen auf einen der 3 häufigsten Typen:

- interduktale papilläre muzinöse Neoplasien (IPMN),
- muzinös-zystische Tumoren (MZT) oder
- seröse Zystadenome.

Die IPMN und MZT haben eindeutig malignes Potenzial, serös zystische Tumoren gelten primär als benigne. Hiermit wird die Schwierigkeit der Diagnosestellung deutlich, gleichzeitig wird die Notwendigkeit unterstrichen, möglichst mithilfe breiter Informationen an klinischen Daten und relevanter Bildgebung eine exakte Differenzialdiagnose zu liefern (▸ Abb. 9.61). Anamnestische Informationen, Labor und Bildgebung können helfen, Fehldiagnosen zu vermeiden oder auch gelegentlich eine definitive Diagnose zu stellen.

Leitlinie

S 3-Leitlinie DGVS „Exokrines Pankreaskarzinom" 2007 9.6:

Zur Differenzialdiagnostik zystischer Prozesse werden prinzipiell Oberbauchsonografie, die Multidetektor-CT-Untersuchung, die MRT mit MRCP sowie die Endosonografie und die ERCP angewandt (Empfehlungsgrad D, Evidenzstärke 3, Konsens).

▸ **Anmerkung:** Keine der aufgeführten Methoden erlaubt eine eindeutige Diagnose. Allenfalls in Kombination mit den genannten Verfahren lässt sich in Verbindung mit der jeweiligen klinischen Konstellation eine belastbare Aussage machen.

Die Datenlage zum natürlichen Verlauf und der klinischen Bedeutung diagnostischer und therapeutischer Interventionen bei Patienten mit „Pankreaszysten" ist noch limitiert, wird aber in den letzten Jahren zunehmend breiter. Die IPMN muss vom muzinös-zystischen Tumor (MZT), von der chronischen Pankreatitis und dem duktalen Karzinom unterschieden werden. Zystische Pankreastumoren werden zunehmend häufig zufällig entdeckt. Die IPMN ist in einigen Kliniken bereits die häufigste Indikation für eine Operation am Pankreas.

9.5.1 Intraduktale papilläre muzinöse Neoplasie (IPMN)

Erst 1994 wurden bis dahin beschriebene massiv Muzin produzierende und sezernierende Tumoren des Pankreas von den übrigen Panrkeaskarzinomen und zystischen Tumoren unterschieden. 1996 wurde die IPMN in die WHO-Klassifikation aufgenommen. Früher wurden die IPMN wahrscheinlich in der Gruppe der muzinös-zystischen Tumoren subsumiert. Eine japanische Multicenterstudie zu IPMN und MZT war eine wesentliche Grundlage für die erste internationale Leitlinie für die Behandlung der IPMN und des MZT [13, 20, 24, 27, 35, 51, 54].

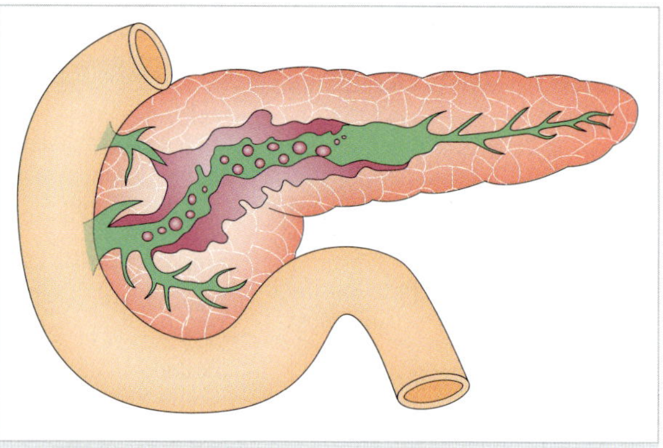

Abb. 9.62 Typische Lokalisation und Zystenaufbau einer IPMN vom Hauptgangtyp.

Klinik

Die IPMN kommt häufiger bei Männern vor (Verhältnis 3:2) [34]. Der Gipfel der Erkrankung liegt in der 6. Lebensdekade. Risikofaktoren sind nicht bekannt, obwohl die meisten Patienten eine Anamnese mit rezidivierender akuter Pankreatitis oder chronischer obstruktiver Pankreatitis (infolge einer Verlegung des Hauptganges durch zähen Muzinpfropf) haben. In unterschiedlicher Häufung gehören Gewichtsverlust, Diabetes, Ikterus, Steatorrhö und Rückenschmerzen zu den begleitenden Symptomen.

Die IPMN ist mit einer erhöhten Inzidenz von extrapankreatischen Tumoren assoziiert, insbesondere treten Magen- und Kolonkarzinome auf. Entsprechende endoskopische Untersuchungen und Kontrollen sind sinnvoll und erforderlich, um frühe Tumorläsionen bei Patienten mit IPMN zu erkennen [9, 45].

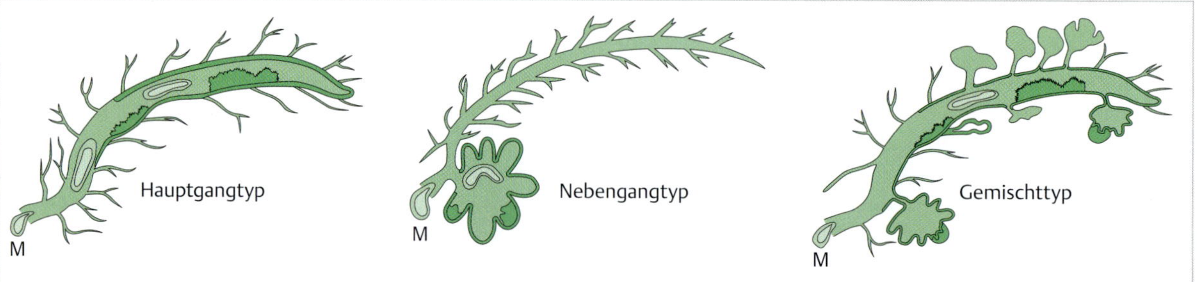

Abb. 9.63 Varianten der intraduktalen papillären muzinösen Neoplasie (IPMN). M = aus der Papille austretendes Muzin.

Tab. 9.28 Wie ist das Risiko für Malignität bei einer IPMN einzuschätzen? [6, 25, 26, 46, 50, 52].

Hinweise für Malignom
• isolierte Seitenast-IPMN: seltener maligne als eine Hauptgang-IPMN
• Malignitäts-Prädiktoren: ◦ intramurale Noduli ◦ Nachweis von Zellatypien in Bürstenzytologie/Biopsie ◦ Wandverdickungen ◦ klinische Symptome (insbesondere Ikterus)

Tab. 9.29 Score zur Abschätzung des Malignomrisikos bei IPMN. Bei mehr als 3 Punkten besteht eine 90,6 %ige Wahrscheinlichkeit für eine maligne Entartung [19].

Score	Kriterium
3 Punkte	Hauptgangsweite > 6,5 mm
3 Punkte	CA 19-9 > 35 U/ml
2 Punkte	Hauptgangtyp
1 Punkt	papullöse Papille
1 Punkt	Verschlussikterus
1 Punkt	Diabetes mellitus
1 Punkt	Tumorgröße > 42 mm

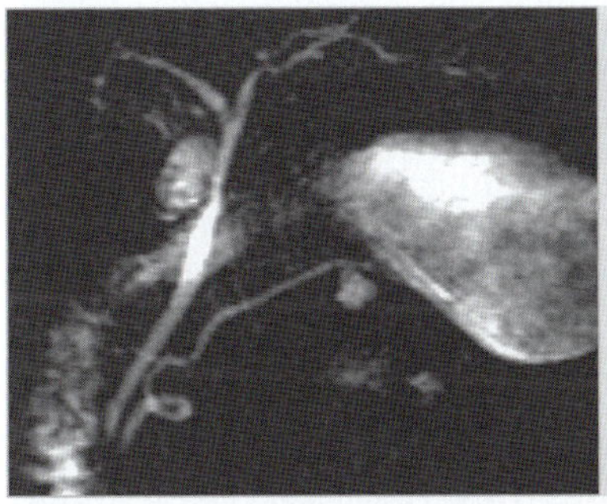

Abb. 9.64 MRCP mit typischem Bild einer IPMN vom Nebengangtyp.

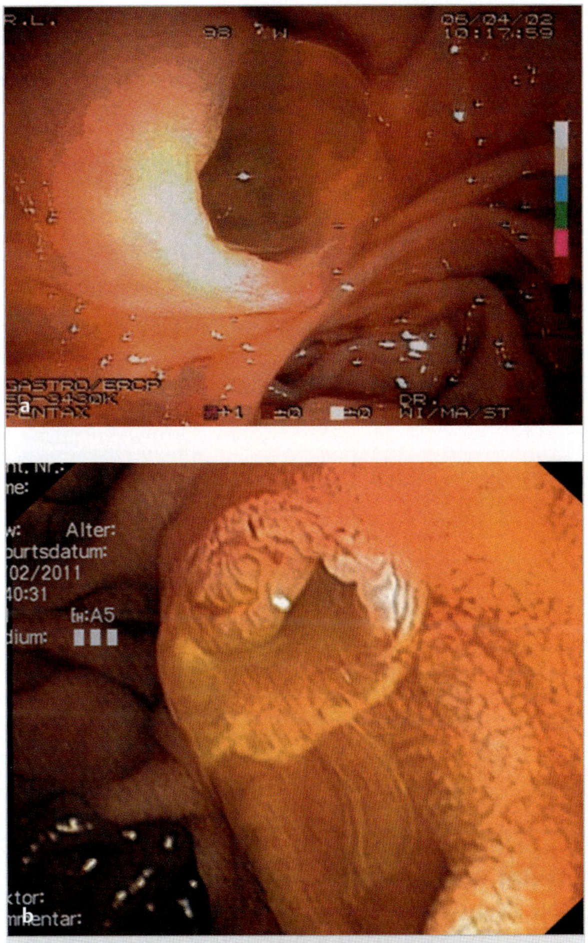

Abb. 9.65 a, b Typischer Papillenaspekt bei Patienten mit einer intraduktalen papillären muzinösen Neoplasie (IPMN): verschiedenes Ausmaß der Papillenweite und der Muzinproduktion.

Pathologie

Das schleimbildende Zylinderepithel zeigt eine papilläre Proliferation und kann hyperplastisch und/oder dysplastisch sein. Das Spektrum reicht vom Adenom (geringe Dysplasie) über ein Borderline-Stadium (mäßige Dysplasie) bis hin zum Karzinom (High-grade-Dysplasie, nicht invasives oder invasives Karzinom). Alle Stufen der Dysplasie können nebeneinander im selben Tumor vertreten sein. Die IPMN ist in typischer Weise im Pankreaskopf lokalisiert, die Neoplasien werden in einen Hauptgang- und einen Nebengangtyp unterteilt (▸ Abb. 9.62, ▸ Abb. 9.63). Häufig ist der Tumor multifokal. Histologisch werden die IPMN differenziert in:

- einen MUC 2-positiven intestinalen Typ (invasive Komponente mit Entwicklung eines Kolloidkarzinoms/„muzinösen Karzinoms"),
- einen MUC 1-positiven pankreatikobiliären Typ (invasiver Anteil mit duktalem Karzinom),
- einen fokal gemischt MUC 1/MUC 2-positiven onkozytären Typ und
- einen negativen (sog. Nulltyp).

Die Differenzierung zeigt, dass die Gruppe der IPMN auch histologisch und prognostisch heterogen ist [8].

Der Hauptgangtyp zeigt charakteristischerweise eine deutliche Dilatation des Hauptganges (diffus oder selten segmental) und eine Atrophie des Pankreasparenchyms. Beim Nebengangtyp finden sich in der Regel 5 – 20 mm große Zysten, die traubenartig akkumulieren (▸ Abb. 9.64). Das Malignomrisiko bei Diagnosestellung ist erhöht im hohen Alter, bei Nachweis von Symptomen, Veränderungen des Hauptganges mit Dilatation über 10 mm, bei Nebenganläsionen über 3 cm und bei Nachweis von soliden wandständigen Knoten in den Zysten [5, 40, 48, 53, 56, 58, 59, 61, 63] (▸ Tab. 9.28, ▸ Tab. 9.29). Der Hauptgangtyp zeigt häufiger ein Malignom (bei ca. 70 % aller operierten Patienten) und invasive Karzinome als die Nebengangtypen (< 25 %) [42, 54], die insgesamt auch eine bessere Langzeitprognose haben [49]. Das Re-

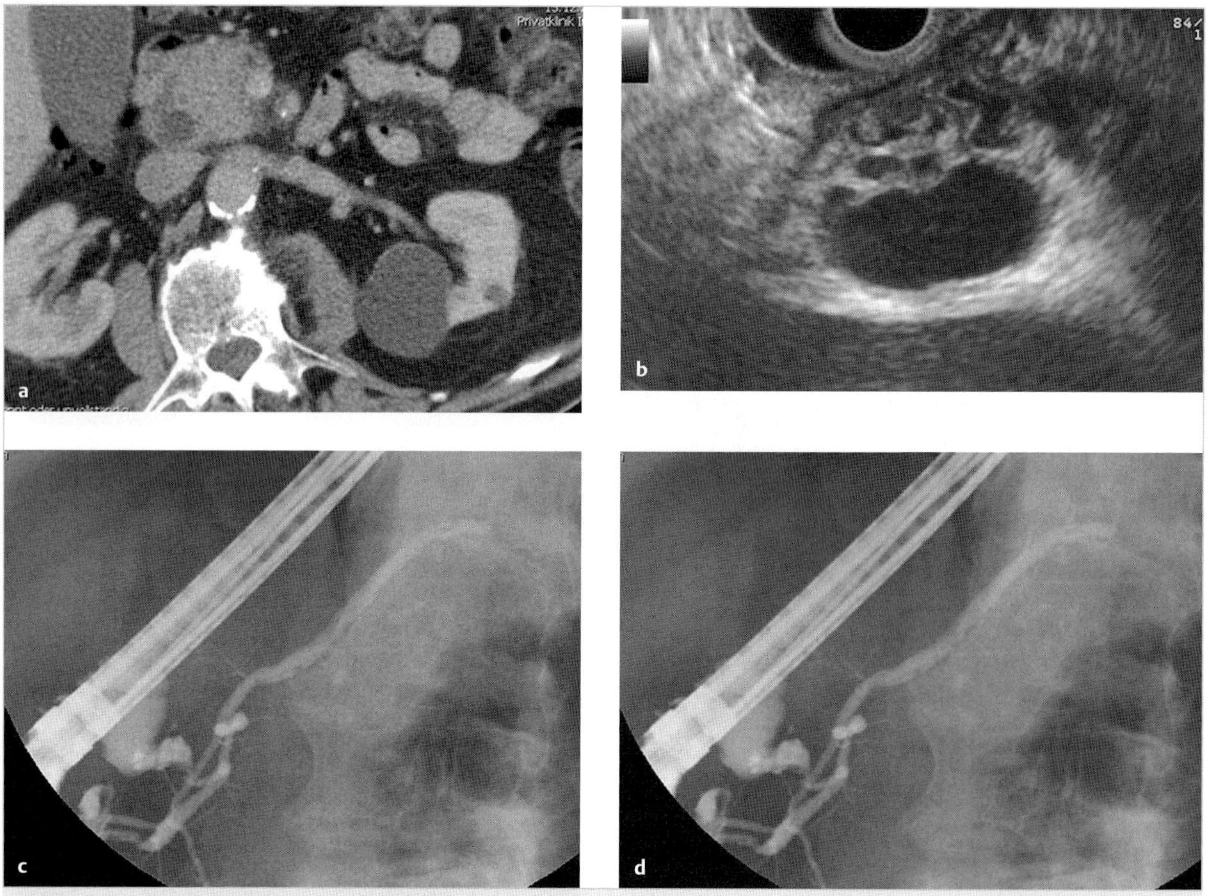

Abb. 9.66 a – d „Zystische Pankreaskopfläsion" bei einer IPMN vom Nebengangtyp. Darstellung im CT (a) und in der EUS (b). In der ERCP nach vorsichtiger KM-Auffüllung eindeutige Zuordnung als mit dem Hauptgang kommunizierende IPMN (c, d). Der distale Ductus choledochus wird durch die zystische Veränderung (Durchmesser ca. 3 cm) komprimiert. Wegen rezidivierender Cholangitis Duodenopankreatektomie. Bestätigung der IPMN in der Histologie, kein Karzinom.

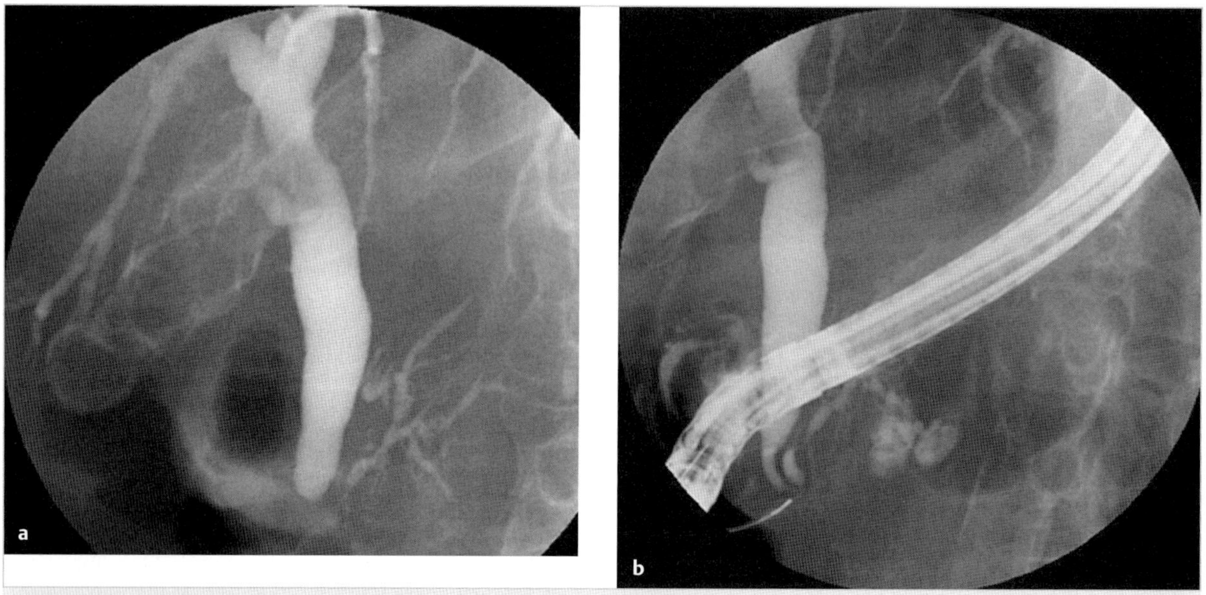

Abb. 9.67 a, b Die ERCP zeigt zystische Läsionen im Pankreaskopf mit unregelmäßiger Kontur des Pankreashauptgangs (bei Pancreas divisum): Verdacht auf IPMN vom Nebengangtyp bei chronischer Pankreatitis.

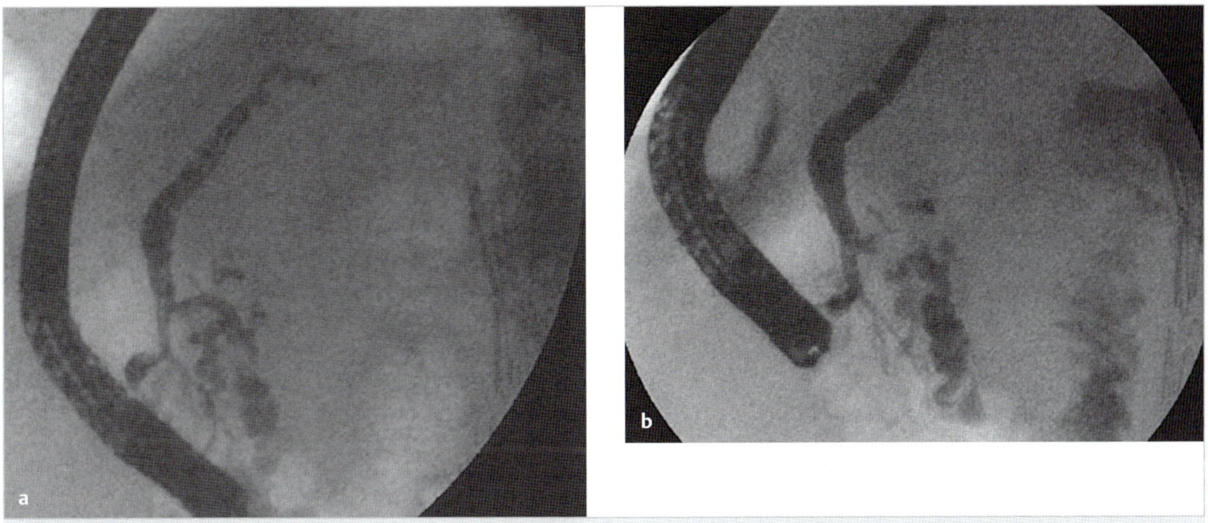

Abb. 9.68 a, b Patient mit uncharakteristischen Oberbauchschmerzen. In der ERP gewunden verlaufender präpapillärere Anteil des Ductus pancreaticus (a), der dilatierte Ast zum Proc. uncinatus hat relative Stenosen und Kontrastaussparungen. Im präpapillären Anteil zur Nebenpapille findet sich eine sog. Santorinozele. Die KM-Auffüllung über die Nebenpapille zeigt nochmals die KM-Aussparungen (b). Verdacht auf IPMN vom Nebengangtyp.

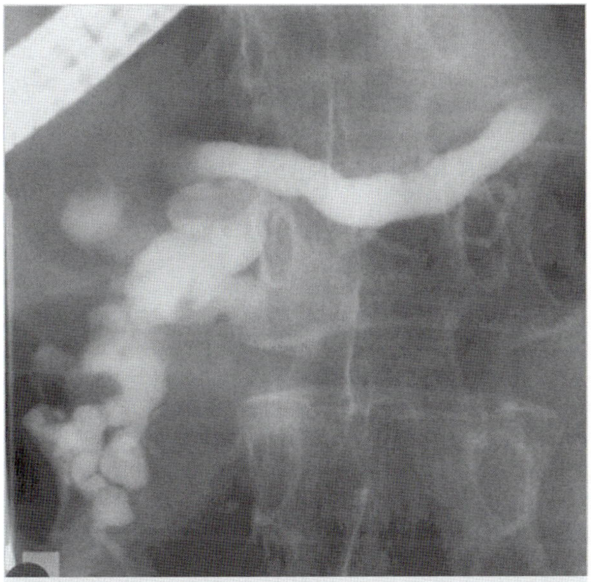

Abb. 9.69 ERP: Patient mit IPMN vom Hauptgangtyp (histologisch nach Resektion gesichert).

zidivrisiko nach kurativer Resektion ist bei Hauptgangtypen der IPMN höher (60 – 70 %) als bei den Nebengangtypen (< 10 %) [11, 55].

Bildgebung und Diagnostik

Die ersten Diagnosen von IPMN wurden per ERCP gestellt. Makroskopisch imponiert der Papillenporus bei etwa der Hälfte der Patienten mit Hauptgang-IPMN als klaffende Ampulle, angefüllt mit zähem, gläsernem Schleim („Fischmaulpapille“, ▶ Abb. 9.65). Nach KM-Füllung zeigt die Pankreatikografie durch Schleimpfropf hervorgerufene Füllungsdefekte innerhalb des Gangs, eine diffuse Gangdilatation und eine zystische Erweiterung der Nebengänge (▶ Abb. 9.66, ▶ Abb. 9.67, ▶ Abb. 9.68). Die Abgrenzung gegenüber dem duktalen Karzinom und der fortgeschrittenen chronischen Pankreatitis gelingt in den meisten Fällen mit der MRT-MRCP/CT (▶ Abb. 9.69). Die EUS bietet sich für die Darstellung in der Verlaufsbeobachtung an (▶ Tab. 9.29). Die Weite des Pankreashauptganges, die Größe der zystischen Läsion sowie mögliche intramurale Knoten lassen sich gut darstellen. Die endosonografisch geführte Feinnadelpunktion der zystischen Läsion mit Untersuchung des Zysteninhaltes ist bei der IPMN in der Regel zur Diagnosesicherung entbehrlich, kann aber wertvolle Unterscheidungsmerkmale zur Abgrenzungen anderer Tumoren liefern (s. Workflow in ▶ Abb. 9.70). Mit dem Nebengangtyp der IPMN sind überzufällig häufig duktale Karzinome assoziiert [29, 30, 31, 38, 43, 44, 64].

Mittels peroraler Pankreatikoskopie und Biopsie lassen sich die benignen muzinproduzierenden Varianten (Hyperplasie, niedrig dysplastische Adenome) von höhergradig dysplastischen Veränderungen oder Adenokarzinomen unterscheiden (▶ Abb. 9.71) [36, 60, 62]. Begrenzt ist ihr Einsatz wegen der reduzierten Manövrierbarkeit bei den papillär muzinösen Neoplasien des Nebengangtyps. Hilfreich ist die Methode gelegentlich zur Festlegung des operativen Resektionsverfahrens: Die Lokalisation der definitiven Adenokarzinome war in allen Fällen möglich durch die eher dilatierten Verbindungen zwischen Neben- und Hauptgang [60].

Nur wenige Patienten mit Nebengang-IPMN müssen reseziert werden (Ikterus, CA-19-9-Erhöhung, veränderte

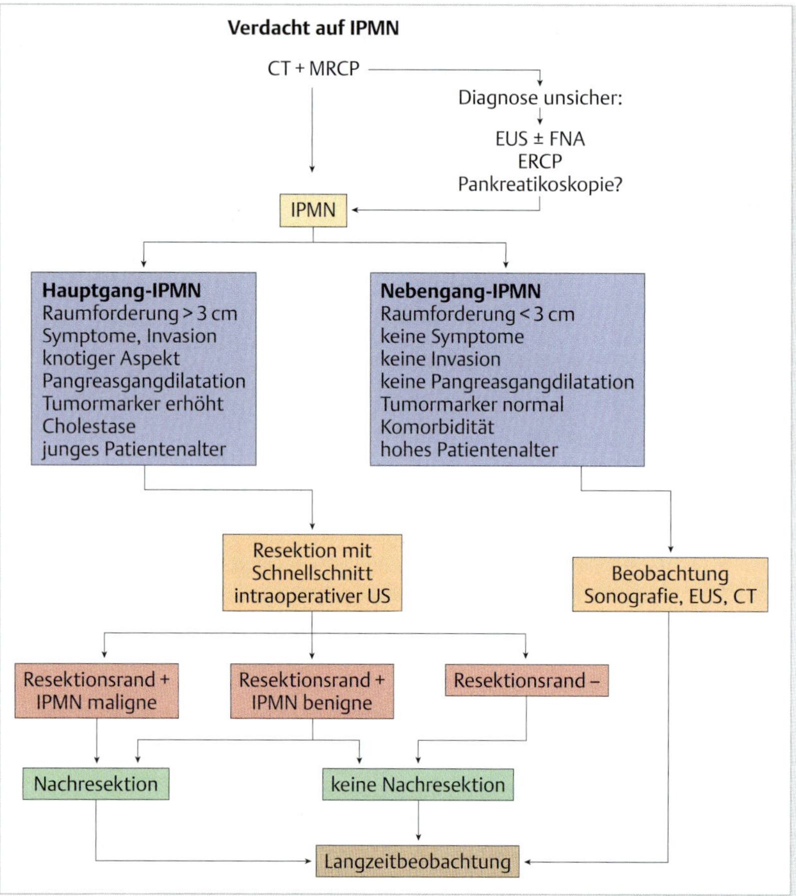

Abb. 9.70 Risikoadjustiertes therapeutisches Vorgehen und Überwachung bei Verdacht auf eine IPMN.

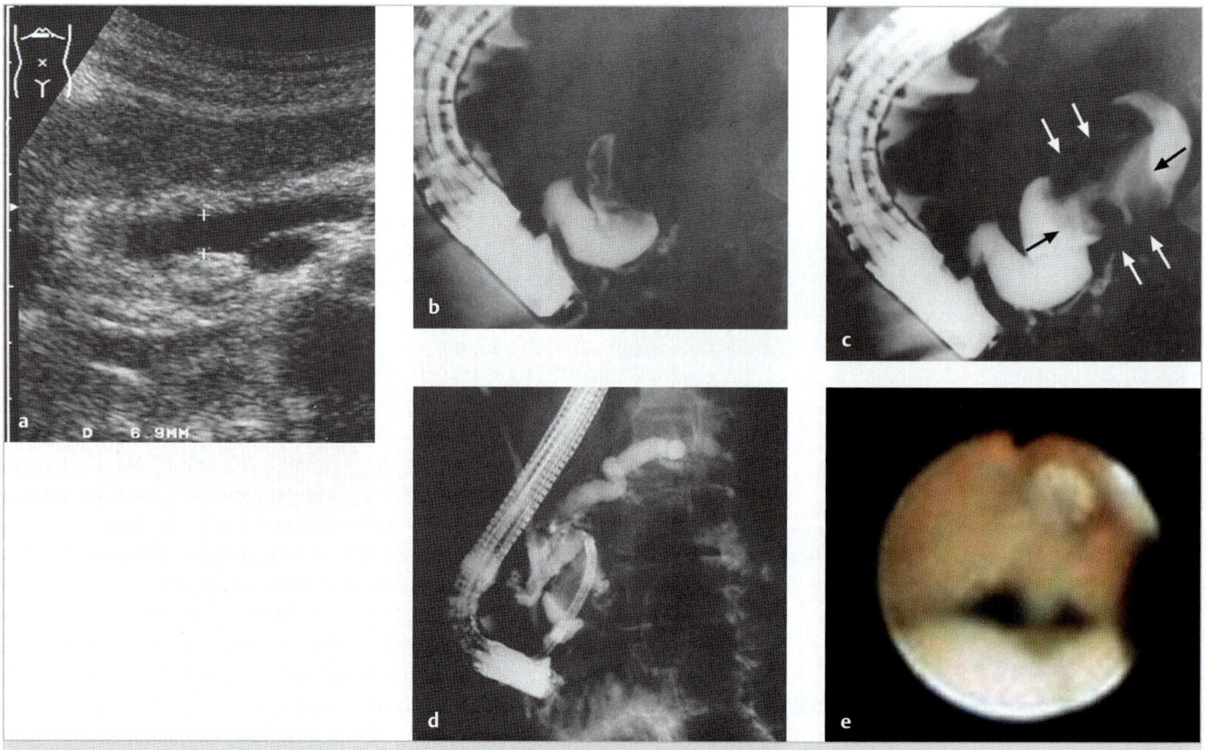

Abb. 9.71 a – e IPMN vom Hauptgangtyp: sonografisch dilatierter Pankreashauptgang (a), in der ERP zunächst KM-Stopp (b), mit zunehmender Füllung wird eine ca. 18 mm große noduläre Struktur erkennbar (c). Die Pankreatikoskopie mit einem sog. Babyskop zeigt die schlitzförmige Einengung des Lumens (d, e). Die unter Sicht entnommene Biopsie belegt den muzinösen Tumor.

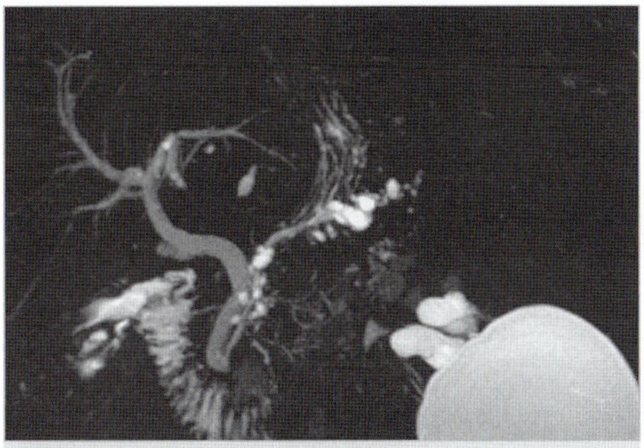

Abb. 9.72 83-jährige Patientin mit rezidivierenden Oberbauchschmerzen. Die MRCP zeigt eine IPMN vom Nebengangtyp (zusätzlich große Nierenzyste links).

diabetische Stoffwechsellage). Die Nachbeobachtung dieser Patienten ist jedoch zur individuellen Risikoabschätzung wichtig [28]. Welches Schnittbildverfahren hier am besten geeignet ist, bleibt offen. CT, MRCP, EUS mit/ohne FNA werden je nach Expertise eingesetzt (▸ Abb. 9.72, ▸ Abb. 9.73). Bei kleinen zystischen Läsionen (bis 20 mm) werden Untersuchungsintervalle anfangs zwischen 6 und 12 Monaten vorgeschlagen, bei Läsionen mit einer Größe von 20 – 30 mm zwischen 3 und 6 Monaten. Bei Konstanz der Befunde können die Intervalle nach 2 Jahren verlängert werden.

9.5.2 Muzinöse zystische Tumoren (MZT)

Klinik

Muzinöse zystische Tumoren des Pankreas betreffen fast ausschließlich Frauen im 5. oder 6. Lebensjahrzehnt (Verhältnis Frauen zu Männern 9:1). Einige Läsionen sind bereits bei Diagnosestellung maligne, alle werden als potenziell maligne betrachtet. Das Überleben und die Prognose der betroffenen Patienten hängen vom Ausmaß der Invasion des entwickelten Malignoms ab. Insgesamt ist die kurative Prognose besser als beim duktalen Adenokarzinom. Die 5- bzw. 10-Jahres-Überlebensraten schwanken zwischen 20 und 50 %. Diese Diskrepanz wird auf die unterschiedliche histopathologische Struktur der muzinösen zystischen Tumoren zurückgeführt.

Pathologie

Die meisten zystischen Läsionen sind im Pankreaskorpus und -schwanz lokalisiert. Die Zysten können einzeln oder multipel auftreten, in der Zystenwand können irreguläre Begrenzungen oder solide Protrusionen nachweisbar sein, die alle auf ein Malignom hinweisen (▸ Tab. 9.30, ▸ Abb. 9.74) [24, 27, 34, 54]. Eine in der Bildgebung scharf begrenzte einheitliche Wand schließt jedoch ein bereits entwickeltes Malignom nicht aus. Die meisten

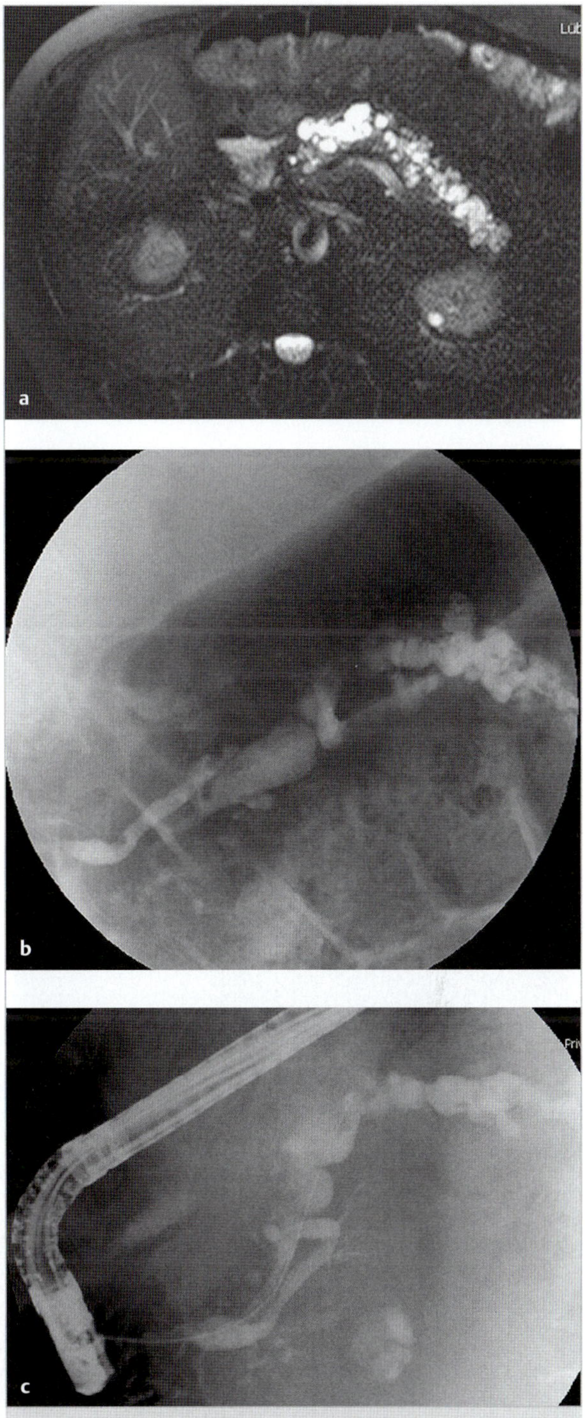

Abb. 9.73 a – c ERP bei einem 68-jährigen adipösen Patienten mit neu aufgetretenem Diabetes, in der Vorgeschichte 3 Jahre zuvor unauffälliges Pankreas im CT. In der MRT (a) und ERCP (b und c) dilatierter Pankreashauptgang, dilatierte Nebengänge, KM-Aussparung im Hauptgang. Die Diagnose einer IPMN vom Hauptgangtyp wurde nach Pankreaskopfresektion bestätigt. Histologisch mäßige Dysplasie, kein Karzinom.

der Zysten sind größer als 2 cm im Durchmesser, mikrozystische Adenome (Durchmesser < 2 cm) können neben makrozystischen muzinösen Tumoren parallel nachweis-

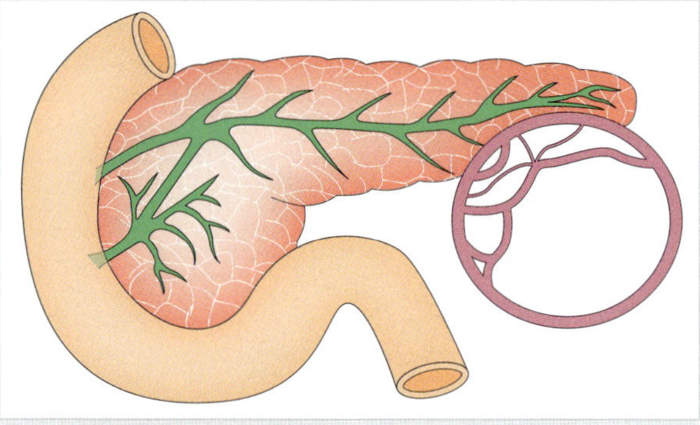

Abb. 9.74 Typische Lokalisation und Zystenaufbau eines muzinös zystischen Tumors (MZT).

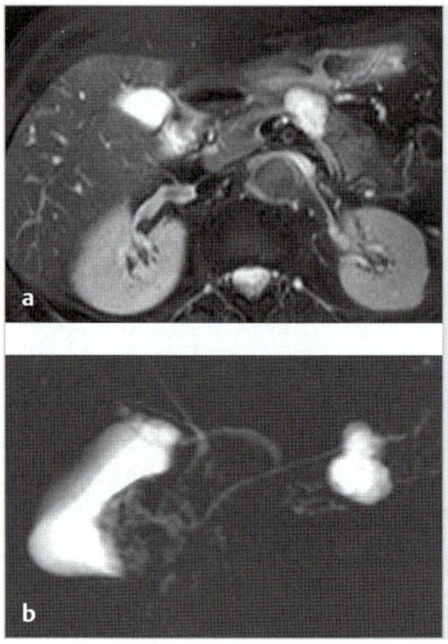

Abb. 9.75 a, b Patientin mit zystischem Tumor im Übergangsbereich zwischen Pankreasschwanz und -korpus: MRT (a) und Sekretin-MRCP (b).

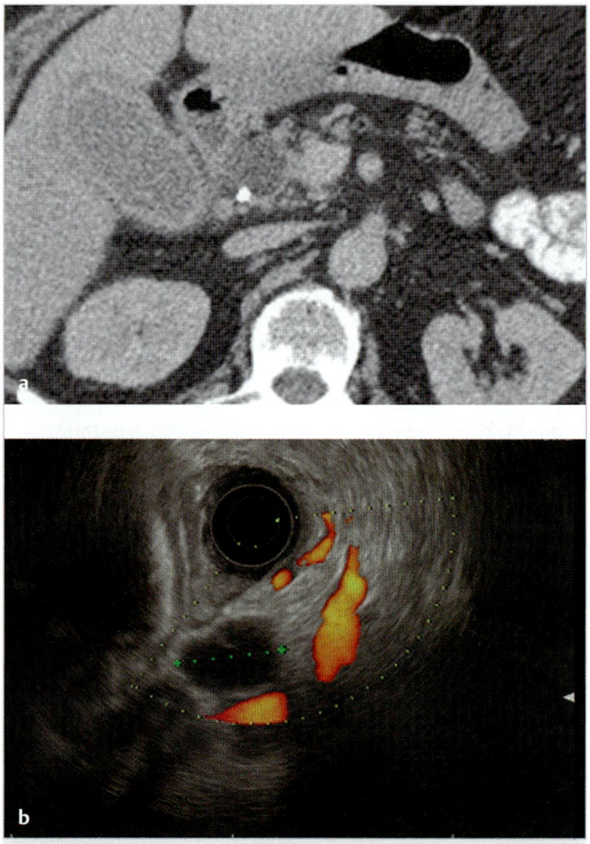

Abb. 9.76 a, b Zystische Läsion im Pankreaskopf mit randständiger solider Läsion (ca. 8 mm). Endosonografische (a) und korrespondierende CT-Befunde (b).

Tab. 9.30 Merkmale der muzinös zystischen Tumoren (MZT).

Kennzeichen der MZT
• nahezu ausschließlich Frauen betroffen!
• Lokalisation: Körper/Schwanz (> 90 %)
• muzinbildendes Zylinderepithel
• Zysteninhalt: CEA ↑, CA 19-9 ↑
• potenziell maligne!
◦ Borderline-Tumoren → Karzinome
◦ Kalkablagerungen → Verdacht auf Malignom

bar sein. Das Ausmaß der Zystenläsion schwankt zwischen 2 und 35 cm [16, 22].

Bildgebung und Diagnostik

▸ **Computertomografie/MRT:** In der CT findet sich eine wasserähnliche Dichte in der unilokulären oder multilokulären zystischen Läsion. Die Zystenwand, die Septen in ihrer unterschiedlichen Stärke und Regularität und auch die irregulären Knoten stellen sich kontrastmittelverstärkt dar. Kalzifikationen können peripher in der Zystenwand vorhanden sein und unterscheiden sich von der zentralen Kalzifizierung bei mikrozystischen benignen Adenomen. In der MRT sind die Muzinäquivalente wie bei einfacher Flüssigkeit charakterisiert: homogen niedrige T1- und homogen intensive T2-Signalintensität (▸ Abb. 9.75). Der Nachweis von Weichteilstrukturen in der Zyste ist immer verdächtig für ein Karzinom [18, 32, 33, 65].

▸ **Sonografie/Endosonografie:** Bei großen Zysten können auch hier die Veränderungen in der Zystenwand und die Echogenität der Kalzifikationen dargestellt werden (▸ Abb. 9.76, ▸ Abb. 9.77) [15, 24, 32]. Die gut vaskularisierten Septen können die Unterscheidung von Pankreaspseudozysten erleichtern, sie sind hinweisend für eine zystische Neoplasie („Zyste in Zyste").

Die endosonografisch geführte Feinnadelpunktion ist möglich, der präoperative histologisch/zytologische Beweis eines bereits malignen Übergangs ist jedoch äußerst schwierig, gutartige und maligne Veränderungen liegen häufig dicht nebeneinander. Die Untersuchung der Zystenflüssigkeit ist vor allem in der Unterscheidung zu Pankreaspseudozysten sinnvoll und hilfreich. Erhöhte Tumormarker sind immer hinweisend für zystische Tumoren. Ein CEA-Spiegel über 192 ng/ml soll in dieser Hin-

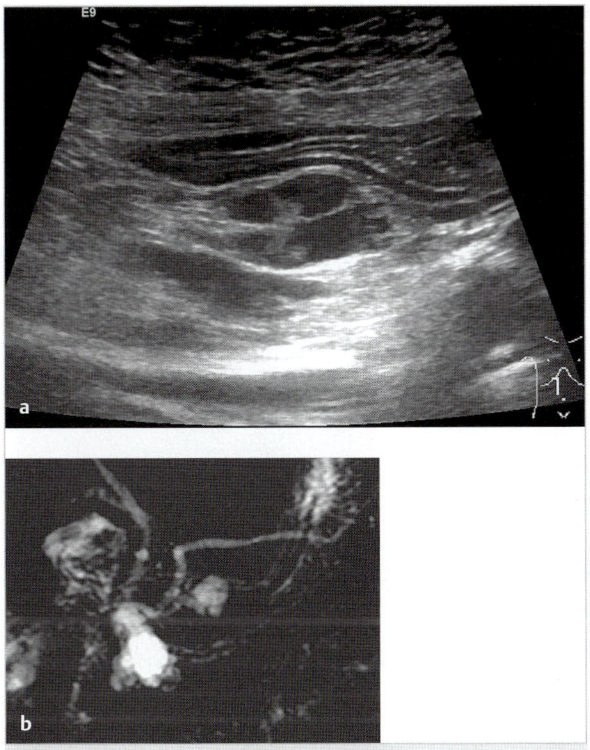

Abb. 9.77 a, b Zystische Läsion im Pankreaskopf. Sonografische (a) und korrespondierende MRCP-Befunde mit septenartigen Strukturen (b) wie bei MZT.

sicht wegweisend sein [10, 41], es wurden jedoch auch sehr niedrige CEA-Spiegel unter diesem kritischen Wert bei solchen muzinösen Tumoren beschrieben.

▸ **ERCP:** Eine Kommunikation zwischen Pankreashauptgang und zystischer Läsion findet (anders als bei der intraduktalen papillären muzinösen Neoplasie, IPMN) nicht statt. Die ERCP ist somit nicht in ihrer Bildgebung pathognomonisch für diese Läsion, die röntgenmorphologischen Veränderungen zeigen die sekundären Auswirkungen einer größeren Veränderung (z. B. Gangkompression). Die definitive Beurteilung muss in der Gesamtschau der Bildgebung erfolgen (▸ Abb. 9.78).

9.5.3 Seröses zystisches Adenom

Das seröse mikrozystische Adenom (SMA), das seröse oligozystisch demarkierte Adenom (SOIA) und das von Hippel-Lindau-assoziierte zystische Neoplasma (VHL-CN) sind durch den gleichen Zelltyp charakterisiert, der zellreiches Zytoplasma und ein duktales Immunprofil aufweist. Dennoch unterscheiden sich diese serösen zystischen Tumoren in ihrer Lokalisation im Pankreas, ihrer makroskopischen Erscheinung, in der Geschlechtsverteilung und genetischen Ausstattung (▸ Tab. 9.31) [2, 3, 17, 34].

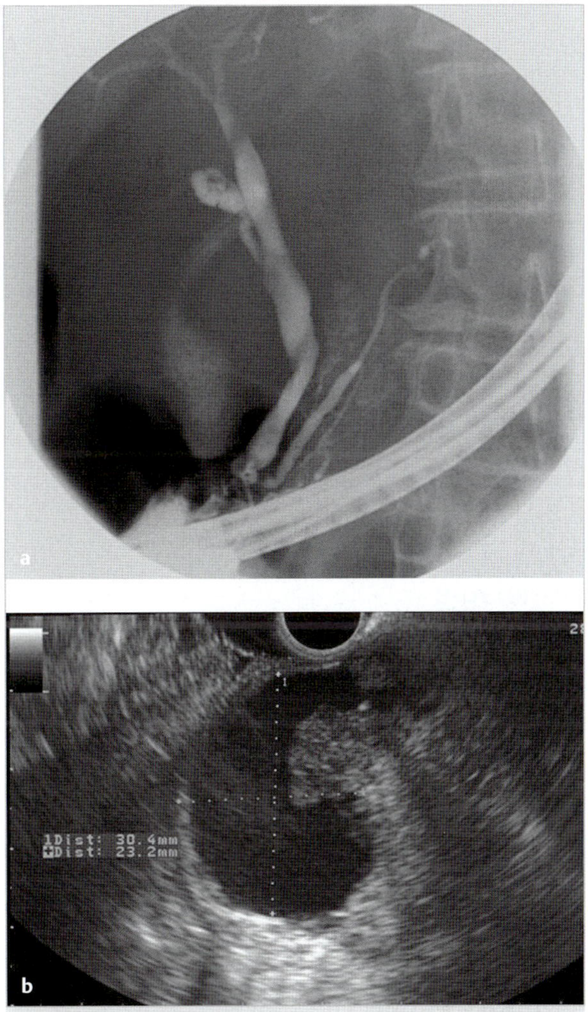

Abb. 9.78 a, b ERP mit Pankreasgangveränderung bei einer Patientin mit muzinösem zystischem Tumor (MZT) des Kopf-Korpus-Überganges. Kompression mit Abbruch des Kontrastmittels (a), nur die präpapillären Kopfanteile sind normalkalibrig gefüllt. Durch den erhöhten Füllungsdruck resultiert eine geringe Parenchymografie. Endosonografisch zystischer Prozess (ca. 30 mm) mit soliden Randanteilen (b).

Tab. 9.31 Varianten des serösen zystischen Adenoms.

Unterscheidungsmerkmale	
Typ I	seröses mikrozystisches Adenom (SMA) w > m, Pankreasschwanz, multiple kleine Zysten, sternförmige zentrale Narbe
Typ II	seröses oligozystisches Adenom (SOIA) m > w, Pankreaskopf, wenige relativ große Zysten (makrozystisches Adenom)
Typ III	von Hippel-Lindau-assoziertes zystisches Adenom

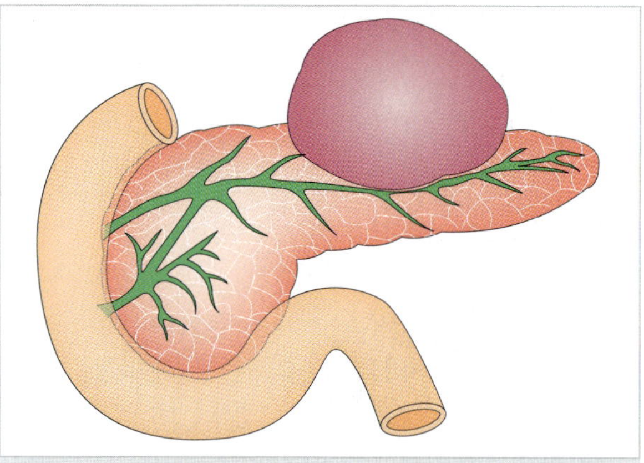

Abb. 9.79 Typische Lokalisation und Zystenaufbau eines serösen zystischen Adenoms.

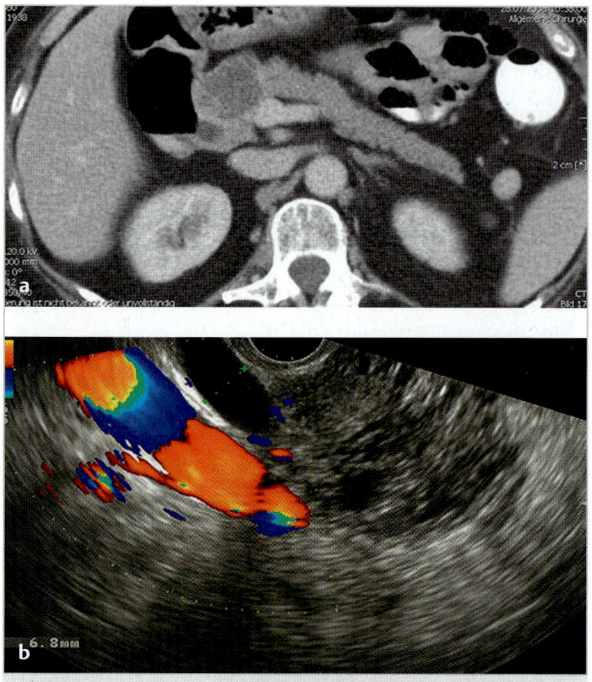

Abb. 9.80 a, b Seröses oligozystisches Adenom des Pankreaskopfes (operativ bestätigt). CT (a) und EUS (b).

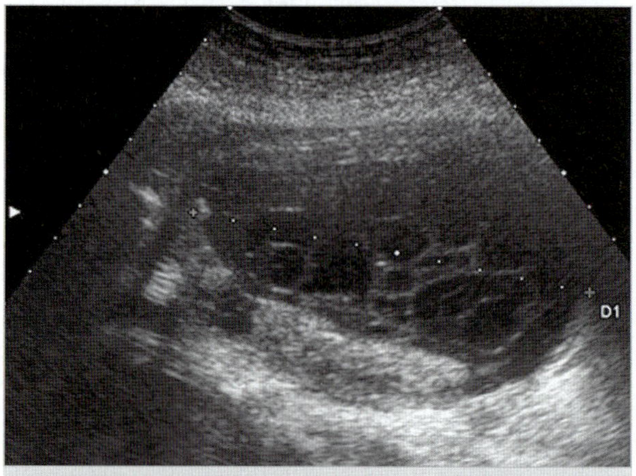

Abb. 9.81 Sonografischer Befund eines serösen Zystadenoms.

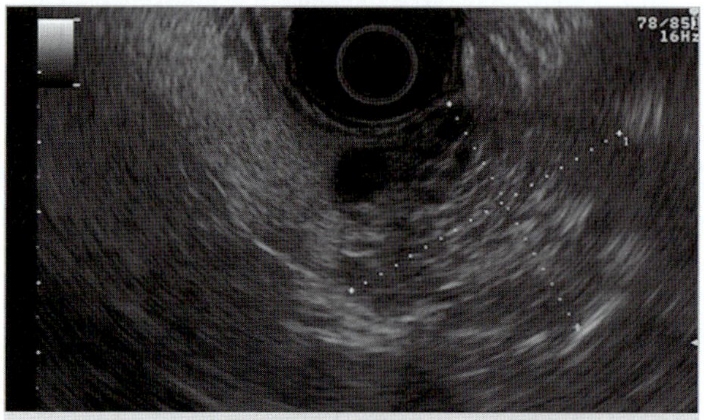

Abb. 9.82 Endosonografie eines serösen Zystadenoms.

Pathologie

Die Zysten können einzeln oder multipel sein, sie können prinzipiell jeden Teil des Pankreas betreffen (▸ Abb. 9.79). Die meisten sind kleiner als 2 cm und weisen gelegentlich eine zentrale Narbe mit oder ohne Kalzifikation auf. Jede zystische Einzelläsion, die größer als 2 cm im Durchmesser ist, sollte in der Nachbeobachtung endosonografisch feinnadelpunktiert werden. Die Fehlinterpretation eines potenziell malignen muzinösen zystischen Tumors als ein benignes mikrozystisches Adenom wirft häufig Probleme auf, wobei die Punktion dabei in der Differenzierung weiterhelfen kann.

Bildgebung und Diagnostik

▸ **Computertomografie:** Die mikrozystischen Adenome haben eine wasserähnliche Dichte, die gelegentlich mit Weichteildichte gemischt sein kann. Die Berandung variiert von gut abgegrenzt mit einer dünnen Kapsel zu schlecht in die Umgebung abgrenzbar. Die zentrale Narbe, sofern vorhanden, kann verkalkt sein. Die Zystenwand kann manchmal nur in der Kontrastmittelverstärkung erkennbar werden (▸ Abb. 9.80) [12, 37].

▸ **Sonografie:** Die Läsionen erscheinen zystisch solide oder sogar echodichter, wenn eine Vielzahl von kleinen Zysten dicht aneinander gedrängt ist. Die Zystenwandung kann manchmal in der Sonografie besser dargestellt werden als im CT (▸ Abb. 9.81). Endosonografisch erscheint die Läsion in einem echoreichen Pankreas häufig schwächer echogen und muss deshalb auch gegenüber einem duktalen Adenokarzinom abgegrenzt werden (▸ Abb. 9.82). Die Farbdopplerdarstellung zeigt bei den benignen serösen zystischen Tumoren häufig eine intensive Vaskularität. Die Sonografie ist die Methode der Wahl in der Nachbeobachtung. Eine maligne Entartung ist extrem selten, kann mit Sicherheit aber nicht ausgeschlossen werden. Einzelne seröse Zystadenokarzinome sind beschrieben [7, 21, 57].

Tab. 9.32 Merkmale der zystischen Tumoren [32].

	Intraduktale papilläre muzinöse Neoplasie (IPMN)	Muzinöse zystische Tumoren (MZT)	Seröse Zystadenome	Solide und pseudopapilläre Tumoren
Geschlecht	m = w	w > m	w > m	w > m
Altersverteilung	7. Dekade	5. – 7. Dekade	7. Dekade	2. + 3. Dekade
Klinik	Schmerzen, Pankreatitis, Malabsorption	Zufallsbefund, Schmerzen, Raumforderung	normalerweise Zufallsbefund, selten Schmerzen	normalerweise Zufallsbefund, selten Schmerzen, Raumforderung
Bildgebung	dilatierter Pankreashaupt- oder Nebengang, solide Anteile als Hinweis für Malignität	unilokuläre zystische Septierungen mit Verkalkungen möglich; solide Anteile als Hinweis für Malignität	mikrozystischer/Honigwabenaspekt typisch; oligozystischer Aspekt eher selten	solide und zystische Masse
Flüssigkeit	gewöhnlich zäh/dick	viskös	dünnflüssig, sofern aspirierbar	oft blutig
Zytologie	Muzin-Färbung positiv, Zylinderepithel mit variablen Atypien	Muzin-Färbung positiv, Zylinderepithel mit variablen Atypien	kuboide Zellen, Färbung positiv für Glykogen	charakteristisch papillär mit myxoidem Stroma
CEA in der Zyste	> 192 ng/ml, charakteristisch für muzinöse zystische Tumoren*		< 5 ng/ml, spezifisch für seröse Zystadenome/Pseudozysten	
malignes Potenzial	+	+	–	+
optimale Therapie	Resektion bei Hauptgangtyp, Überwachung bei Nebengangtyp	Resektion	keine Überwachung, Therapie nur bei Symptomen	Resektion

m = männlich, w = weiblich
* keine Trennung zwischen IPMN und muzinösen zystischen Tumoren. Der CEA-Spiegel in der punktierten „Zystenflüssigkeit“ ist bei Patienten mit IPMN keine Entscheidungshilfe für die Festlegung der Dignität der Tumoren [14].

Tab. 9.33 Analyse des Zysteninhalts bei zystischen Pankreaserkrankungen [23].

	Seröses Zystadenom	Muzinöses Zystadenom	Muzinöses Zystadenokarzinom	Pseudozysten
CEA	niedrig	hoch	hoch	niedrig
CA 125	variabel	variabel	hoch	niedrig
CA 19-9	variabel	variabel-hoch	variabel-hoch	variabel
Amylase	niedrig-hoch	niedrig-hoch	niedrig-hoch	hoch
Lipase	niedrig	niedrig	niedrig	hoch

▸ **ERCP:** In der Kontrastmitteldarstellung des Pankreashauptganges findet sich kein Anschluss an eine Zyste. Bei größeren Verdrängungen zeigen sich sekundär Impressionen, Verlagerungen oder Strikturen.

Merke **M!**

Die ERCP ist für die Diagnosesicherung des muzinösen zystischen Zumors (MZT) und des serösen zystischen Adenoms nicht hilfreich und deshalb nicht zwingend erforderlich.

▸ **Differenzialdiagnose und diagnostischer „Workflow“:** Die Symptomatik, die differenzierte Bildgebung (Zystenanordnung, Größe und Kommunikation der zystischen Läsionen), evtl. eine endosonografisch geführte Punktion des zystischen Prozesses mit gezielter laborchemischer Analyse und weniger die zytologische Diagnostik sind für die exakte Diagnose unentbehrlich (▸ Tab. 9.32, ▸ Tab. 9.33, ▸ Abb. 9.83) [14, 10, 28, 32]. Es ist hilfreich, makroskopisch semiquantitativ die Viskosiät des Punktates einzuschätzen.

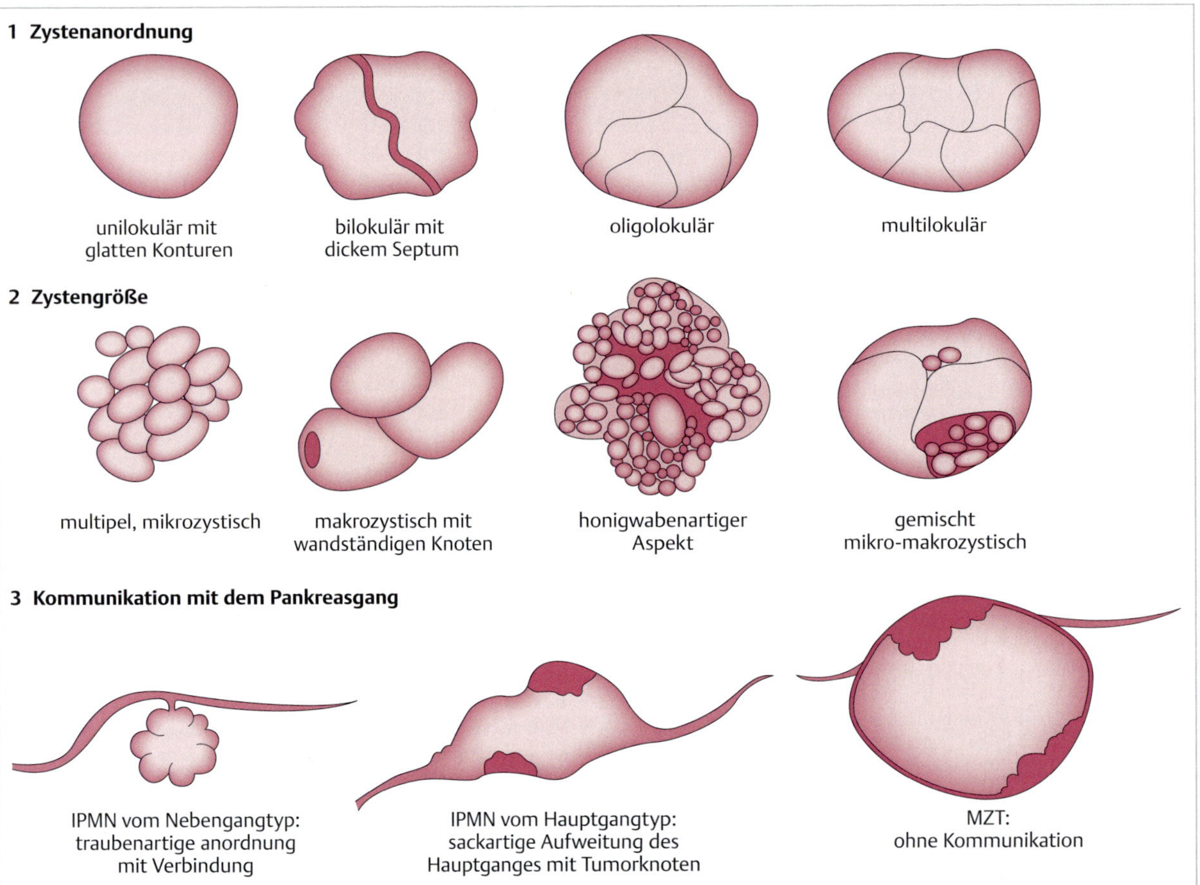

Abb. 9.83 Synopsis der bildgebenden Befunde (Sono, EUS, MRT, CT, ERP) bei zystischen Pankreastumoren für Zystenanordnung, Größe und Kommunikation der zystischen Läsionen mit Pankreasgangstrukturen. Insbesondere die Kommunikation mit dem Pankreashauptgang kann mittels ERCP geklärt werden.

Die Zytologie, die häufig bei der Feinnadelpunktion angestrebt wird, ist in vielen Fällen nicht hilfreich. Allenfalls der muzinöse zystische Tumor kann hiermit vermutet oder nachgewiesen werden. Neben der laborchemischen Untersuchung von Lipase werden routinemäßig Tumormarker bestimmt. Die CEA-Spiegel sollen hier zum Beweis eines neoplastischen Prozesses beweisender sein als das CA 19-9. Die Unterscheidung von muzinösen gegenüber nicht muzinösen Tumoren gelingt am ehesten mit dem CEA-Wert, aber auch ein niedriger CEA-Wert (192 U/l) schließt einen muzinösen Tumor, insbesondere eine IPMN, nicht aus [14]. Wenn in der Bildgebung ein muzinöser zystischer Tumor wahrscheinlich ist, dann muss im interdisziplinären Gespräch die chirurgische Resektion dieser Veränderungen diskutiert und angedacht werden.

Literatur

[1] Adler G, Seufferlein T, Bischoff SC et al. S 3-Leitlinie „Exokrines Pankreaskarzinom". Z Gastroenterol 2007; 45: 487 – 523

[2] Adsay NV, Merati K, Basturk O et al. Pathologically and biologically distinct types of epithelium in intraductal papillary mucinous neoplasms: delineation of an "intestinal" pathway of carcinogenesis in the pancreas. Am J Surg Pathol 2004; 28: 839 – 848

[3] Adsay NV. Cystic lesions of the pancreas. Modern Pathology 2007: 20: S 71 – S 93

[4] Andren-Sandberg A, Dervenis C. Pancreatic pseudocysts in the 21st century. Part I: classification, pathophysiology, anatomic considerations and treatment. JOP 2004; 5: 8 – 24

[5] Azar C, Van de Stadt J, Rickaert F et al. Intraductal papillary mucinous tumours of the pancreas. Clinical and therapeutic issues in 32 patients. Gut 1996; 39: 457 – 464

[6] Baba T, Yamaguchi T, Ishihara T et al. Distinguish benign from malignant intraductal papillary mucinous tumors of the pancreas by imaging techniques. Pancreas 2004; 29: 212 – 217

[7] Bassi C, Salvia R, Molinari E et al. Management of 100 consecutive cases of pancreatic serous cystadenoma: wait for symptoms and see at imaging or vice versa? World J Surg 2003; 27: 319 – 323

[8] Basturk O, Khayyata S, Klimstra DS et al. Preferential expression of MUC 6 in oncocytic and pancreatobiliary types of intraductal papillary neoplasms highlights a pyloropancreatic pathway, distinct from the

intestinal pathway, in pancreatic carcinogenesis. Am J Surg Pathol 2010; 34: 364 – 370

[9] Baumgaertner I, Corcos O, Couvelard A et al. Prevalence of extrapancreatic cancers in patients with histologically proven intraductal papillary mucinous neoplasms of the pancreas: a case-control study. Am J Gastroenterol 2008; 103: 2878 – 2882

[10] Brugge WR, Lewandrowski K, Lee-Lewandrowski E et al. Diagnosis of pancreatic cystic neoplasms: a report of the cooperative pancreatic cyst study. Gastroenterology 2004; 126: 1330 – 1336

[11] Chari S, Yadav D, Smyrk T et al. Study of recurrence after surgical resection of intraductal papillary mucinous neoplasm of the pancreas. Gastroenterology 2002; 123: 1500 – 1507

[12] Choi JY, Kim MJ, Lee JY et al. Typical and atypical manifestations of serous cystadenoma of the pancreas: imaging findings with pathologic correlation. AJR Am J Roentgenol 2009; 193: 136 – 142

[13] Conlon KC. Intraductal papillary mucinous tumors of the pancreas. J Clin Oncol 2005; 23: 4518 – 4523

[14] Correa-Gallego C, Warshaw AL, Fernández-del Castillo C. Fluid CEA in IPMNs: a useful test or the flip of a coin? Am J Gastroenterol 2009; 104: 796 – 797

[15] Crippa S, Fernández-Del Castillo C, Salvia R et al. Mucin-producing neoplasms of the pancreas: an analysis of distinguishing clinical and epidemiologic characteristics. Clin Gastroenterol Hepatol 2010; 8: 213 – 219

[16] Crippa S, Salvia R, Warshaw AL. et al Mucinous cystic neoplasm of the pancreas is not an aggressive entity: lessons from 163 resected patients. Ann Surg 2008; 247: 571 – 579

[17] Demos TC, Posniak HV, Harmath C et al. Cystic lesions of the pancreas. AJR Am J Roentgenol 2002; 179: 1375 – 1388

[18] Fernández-del Castillo C, Warshaw AL. Cystic neoplasms of the pancreas. Pancreatology 2001; 1: 641 – 647

[19] Fujino Y, Matsumoto, I, Ueda T et al. Proposed new score predicting malignancy of intraductal papillary mucinous neoplasms of the pancreas. Am J Surg 2007; 194: 304 – 307

[20] Furukawa T, Kloppel G, Adsay VN et al. Classification of types of intraductal papillary-mucinous neoplasm of the pancreas: a consensus study. Virchows Arch 2005; 447: 794 – 799

[21] Galanis C, Zamani A, Cameron JL et al. Resected serous cystic neoplasms of the pancreas: a review of 158 patients with recommendations for treatment. J Gastrointest Surg 2007; 11: 820 – 826

[22] Goh BK, Tan YM, Chung YF et al. A review of mucinous cystic neoplasms of the pancreas defined by ovarian-type stroma: clinicopathological features of 344 patients. World J Surg 2006; 30: 2236 – 2245

[23] Habashi S, Draganov PV. Pancreatic pseudocyst. World J Gastroenterol 2009; 15: 38 – 47

[24] Hruban RH, Takaori K, Klimstra DS et al. An illustrated consensus on the classification of pancreatic intraepithelial neoplasia and intraductal papillary mucinous neoplasms. Am J Surg Pathol 2004; 28: 977 – 987

[25] Ingkakul T, Sadakari Y, Ienaga J et al. Predictors of the presence of concomitant invasive ductal carcinoma in intraductal papillary mucinous neoplasm of the pancreas. Ann Surg 2010; 251: 70 – 75

[26] Jang JY, Kim SW, Ahn YJ et al. Multicenter analysis of clinicopathologic features of intraductal papillary mucinous tumor of the pancreas: is it possible to predict the malignancy before surgery? Ann Surg Oncol 2005; 12: 124 – 312

[27] Japan Pancreas Society. Classification of Pancreatic Cancer. 6th edn. Tokyo: Kanehara; 2009

[28] Jenssen C, Möller K. Schwierige endosonografische Differenzialdiagnosen am Pankreas – zystische Läsionen. Endo heute 2010; 23: 253 – 266

[29] Kamisawa T, Tu Y, Egawa N et al. Malignancies associated with intraductal papillary mucinous neoplasm of the pancreas. World J Gastroenterol 2005; 11: 5688 – 5690

[30] Kang MJ, Jang JY, Kim SJ et al. Cyst growth rate predicts malignancy in patients with branch duct intraductal papillary mucinous neoplasms. Clin Gastroenterol Hepatol 2011; 9: 87 – 93

[31] Kanno A, Satoh K, Hirota M. et al Prediction of invasive carcinoma in branch type intraductal papillary mucinous neoplasms of the pancreas. J Gastroenterol 2010; 45: 952 – 959

[32] Khalid A, Zahid M, Finkelstein SD et al. Pancreatic cyst fluid DNA analysis in evaluating pancreatic cysts: a report of the PANDA study. Gastrointest Endosc 2009; 69: 1095 – 1102

[33] Kim SY, Lee JM, Kim SH et al. Macrocystic neoplasms of the pancreas: CT differentiation of serous oligocystic adenoma from mucinous cystadenoma and intraductal papillary mucinous tumor. AJR Am J Roentgenol. 2006; 187: 1192 – 1198

[34] Klöppel G, Kosmahl M. Cystic lesions and neoplasms of the pancreas. The features are becoming clearer. Pancreatology 2001; 1: 648 – 655

[35] Kloppel G, Solcia E, Longnecker DS et al. World Health Organization international histological classification of tumors. Histological typing of tumors of the exocrine pancreas. 2nd ed. Berlin: Springer; 1996

[36] Kohler B, Kohler G, Riemann JF: Mucinous cystadenoma of the pancreas – exact endoscopic assessment with pancreoscopy. Leber Magen Darm 1990; 20: 196 – 199

[37] Lee SE, Kwon Y, Jang JY et al. The morphological classification of a serous cystic tumor (SCT) of the pancreas and evaluation of the preoperative diagnostic accuracy of computed tomography. Ann Surg Oncol 2008; 15: 2089 – 2095

[38] Lee SY, Lee KT, Lee JK et al. Long-term follow up results of intraductal papillary mucinous tumors of pancreas. J Gastroenterol Hepatol 2005; 20: 1379 – 1384

[39] Lerch MM, Stier A, Wahnschaffe U et al. Pancreatic pseudocysts: observation, endoscopic drainage, or resection? Dtsch Arztebl Int 2009; 106: 614 – 621

[40] Loftus EV, Olivares-Pakzad BA, Batts KP et al. Intraductal papillary-mucinous tumors of the pancreas: clinicopathological features, outcome, and nomenclature. Gastroenterology 1996; 110: 1909 – 1918

[41] Nagula S, Kennedy T, Schattner MA et al. Evaluation of cyst fluid CEA analysis in the diagnosis of mucinous cysts of the pancreas. J Gastrointest Surg 2010; 14: 1997 – 2003

[42] Nakata K, Ohuchida K, Aishima S et al. Invasive carcinoma derived from intestinal-type intraductal papillary mucinous neoplasm is associated with minimal invasion, colloid carcinoma, and less invasive behavior, leading to a better prognosis. Pancreas 2011; 40: 581 – 587

[43] Ohno E, Hirooka Y, Itoh A. et al Intraductal papillary mucinous neoplasms of the pancreas: differentiation of malignant and benign tumors by endoscopic ultrasound findings of mural nodules. Ann Surg 2009; 249: 628 – 634

[44] Osanai M, Tanno S, Nakano Y et al. Extrapancreatic neoplasms in patients with intraductal papillary tumors of the pancreas: analysis in surgical and follow up series. J Jpn Pancreas Soc 2003; 18: 5665 – 5669

[45] Reid-Lombardo KM, Mathis KL, Wood CM et al. Frequency of extrapancreatic neoplasms in intraductal papillary mucinous neoplasm of the pancreas: implications for management. Ann Surg 2010; 251: 64 – 69

[46] Sadakari Y, Ienaga J, Kiichiro K et al. Cyst size indicates malignant transformation in branch duct intraductal papillary mucinous neoplasm of the pancreas without mural nodules. Pancreas 2010; 39: 232 – 236

[47] Salvia R, Crippa S, Falconi M et al. Branch-duct intraductal papillary mucinous neoplasms of the pancreas: to operate or not? Gut 2007; 56: 1086 – 1090

[48] Salvia R, Fernández-del Castillo C, Bassi C et al. Main-duct intraductal papillary mucinous neoplasms of the pancreas: clinical predictors of malignancy and long-term survival following resection. Ann Surg 2004; 239: 678 – 685

[49] Sawai Y, Yamao K, Bhatia V et al. Development of pancreatic cancers during long-term follow-up of side-branch intraductal papillary mucinous neoplasms. Endoscopy 2010; 42: 1077 – 1084

[50] Schmidt CM, White PB, Waters JA et al. Intraductal papillary mucinous neoplasms: predictors of malignant and invasive pathology. Ann Surg 2007; 246: 644 – 651

[51] Solcia E, Capella C, Kloeppel G. Tumors of the pancreas. In: Rosai J, ed. Atlas of Tumor Pathology. Fascicle 20. Washington: Armed Forces Institute of Pathology; 1997: 31 – 144

[52] Sugiyama M, Izumisato Y, Abe N et al. Predictive factors for malignancy in intraductal papillary-mucinous tumours of the pancreas. Br J Surg 2003; 90: 1244 – 1249

[53] Tada M, Kawabe T, Arizumi M et al. Pancreatic cancer in patients with pancreatic cystic lesions: a prospective study in 197 patients. Clin Gastroenterol Hepatol 2006; 4: 1265 – 1270
[54] Tanaka M, Chari S, Adsay V et al; International Association of Pancreatology. International consensus guidelines for management of intraductal papillary mucinous neoplasms and mucinous cystic neoplasms of the pancreas. Pancreatology 2006; 6: 17 – 32
[55] Tanno R, Nakano Y, Nishikawa T et al. Natural history of branch duct intraductal papillary mucinous neoplasms of the pancreas without mural nodules: long term follow-up results. Gut 2008; 57: 339 – 343
[56] Tanno S, Nakano Y, Koizumi K et al. Pancreatic ductal adenocarcinomas in long-term follow-up patients with branch duct intraductal papillary mucinous neoplasms. Pancreas 2010; 39: 36 – 40
[57] Tseng JF, Warshaw AL, Sahani DV et al. Serous cystadenoma of the pancreas: tumor growth rates and recommendations for treatment. Ann Surg 2005; 242: 413 – 419; discussion 19 – 21
[58] Uehara H, Nakaizumi A, Ishikawa O et al. Development of ductal carcinoma of the pancreas during follow-up of branch duct intraductal papillary mucinous neoplasm of the pancreas. Gut 2008; 57: 1561 – 1565
[59] Wada K, Kozarek RA, Traverso LW. Outcomes following resection of invasive and noninvasive intraductal papillary mucinous neoplasms of the pancreas. Am J Surg 2005; 189: 632 – 636
[60] Yamaguchi K, Ogawa Y, Chijiiwa K et al. Mucin-hypersecreting tumors of the pancreas: assessing the grade of malignancy preoperatively. Am J Surg 1996; 171: 427 – 431
[61] Yamaguchi K, Ohuchida J, Ohtsuka T et al. Intraductal papillary-mucinous tumor of the pancreas concomitant with ductal carcinoma of the pancreas. Pancreatology 2002; 2: 484 – 490
[62] Yamaguchi T, Hara T, Tsuyuguchi T et al. Peroral pancreatoscopy in the diagnosis of mucin-producing tumors of the pancreas. Gastrointestinal Endoscopy 2000; 52: 67 – 73
[63] Yamao K, Nakazawa S, Fujimoto M et al. Intraductal papillary tumors, non-invasive and invasive. In: Pour PM, Konishi Y, Kloppel G, Longnecker DS, eds. Atlas of Exocrine Pancreatic Tumors. Tokyo: Springer; 1994: 43 – 66
[64] Yamao K, Ohashi K, Nakamura T et al. Evaluation of various imaging methods in the differential diagnosis of intraductal papillary-mucinous tumor (IPMT) of the pancreas. Hepatogastroenterology 2001; 48: 962 – 966
[65] Yamao K, Yanagisawa A, Takahashi K et al. Clinicopathological features and prognosis of mucinous cystic neoplasm with ovarian-type stroma: a multi-institutional study of the Japan Pancreas Society. Pancreas 2011; 40: 67 – 71

9.6 Metastasen

Die häufigsten Pankreastumoren sind pankreatischen Ursprungs (vor allem duktale Karzinome, s. o.). 2 – 5 % aller Pankreastumoren entsprechen Metastasen, Pankreasmetastasen durch Nierenzell-, Lungen-, Mamma-, Kolon-, Magen oder Schilddrüsenkarzinome können synchron oder metachron diagnostiziert werden [1, 3, 5, 8, 9, 10]. Sie fallen in der Regel durch Schmerzen, Verschlussikterus oder Pankreasgangkompression auf [6]. Endosonografisch kann wegen der guten Abgrenzbarkeit der Raumforderung eine solche Vermutung geäußert werden [7]. Die ERCP findet wie beim duktalen Karzinom indirekte röntgenologische Tumorindizien. Nierenzellkarzinom-Metastasen, die 0,25 – 3 % aller Pankreastumoren ausmachen können, treten bis 25 Jahre nach Nephrektomie auf und können solitär – wie Metastasen auch anderer Herkunft – bei Resektabilität eine gute Prognose haben [2, 4].

Literatur

[1] Ghavamian R, Klein KA, Stephens DH et al. Renal cell carcinomas metastatic to the pancreas: clinical and radiological features. Mayo Clin Proc 2000; 75: 581 – 585
[2] Hiotis SP, Klimstra DS, Conlon KC et al. Results after pancreatic resection for metastatic lesions. Ann Surg Oncol 2002; 9: 675 – 679
[3] Kassabian A, Stein J, Jabbour N et al. Renal cell carcinoma metastatic to the pancreas: a single-institution series and review of the literature. Urology 2000; 56: 211 – 215
[4] Law CH, Wei AC, Hanna SS et al. Pancreatic resection for metastatic renal cell carcinoma: presentation, treatment, and outcome. Ann Surg Oncol 2003; 10: 922 – 926
[5] Minni F, Casadei R, Perenze B et al. Pancreatic metastases: observations of three cases and review of the literature. Pancreatology 2004; 4: 509 – 520
[6] Moussa A, Mitry E, Hammel P et al. Pancreatic metastases: a multicentric study of 22 patients. Gastroenterol Clin Biol 2004; 28: 872 – 876
[7] Palazzo L, Borotto E, Cellier C et al. Endosonographic features of pancreatic metastases. Gastrointest Endosc 1996; 44: 433 – 436
[8] Roland CF, van Heerden JA. Nonpancreatic primary tumors with metastasis to the pancreas. Surg Gynceol Obstet 1989; 168: 345 – 347
[9] Thompson LDR, Heffess CS. Renal cell carcinoma to the pancreas in surgical pathology material. Cancer 2000; 89: 1076 – 1088
[10] Wente M, Kleeff J, Esposito I et al. Renal cancer cell metastasis into the pancreas: a single-center experience and overview of the literature. Pancreas 2005; 30: 218 – 222

9.7 Neuroendokrine Tumoren

Neuroendokrine und endokrin aktive Pankreastumoren sind eine Seltenheit; etwa 70 % sind Insulinome, der Rest Gastrinome, Vipome und Glukagonome. Insulin und Glukagon produzierende Tumoren sind immer intrapankreatisch, Gastrinome und Vipome zu 10 – 40 % extrapankreatisch lokalisiert oder multilokulär.

Wegen der Einbettung der Läsion ins Drüsengewebe und der geringen Größe (1 – 2 cm) können mit der ERCP selten primäre Diagnosen gestellt werden (▶ Abb. 9.84) [1, 2, 4, 5, 6]. Allerdings ist bei der Suche nach Gastrinomen die exakte Inspektion der duodenalen Mukosa wichtig, da nur bei entsprechender Sorgfalt kleinste Nester von hormonproduzierenden Läsionen nachweisbar sind. Die Pankreasläsionen sind auch mit der von-Hippel-Lindau-Erkrankung assoziiert. Diese Läsionen können zystischer Art sein (am häufigsten, ca. 70 %), die soliden Veränderungen entsprechen häufig nicht-funktionalen neuroendokrinen Tumoren oder mikrozystischen Adenomen [3].

Literatur

[1] DeAngelis C, Carucci P, Repici A et al. Endosonography in decision making and management of gastrointestinal endocrine tumors. Eur J Ultrasound 1999; 10: 139 – 150
[2] Ho JM, Darcy SJ, Eysselein VE et al. Evolution of fine needle aspiration cytology in the accurate diagnosis of pancreatic neoplasms. Am Surg 2007; 73: 941 – 944
[3] Libutti PL, Choyke DL, Bartlett H et al. Pancreatic neuroendocrine tumors associated with von Hippel Lindau disease: diagnostic and management recommendations. Surgery 1998; 124: 1153 – 1159

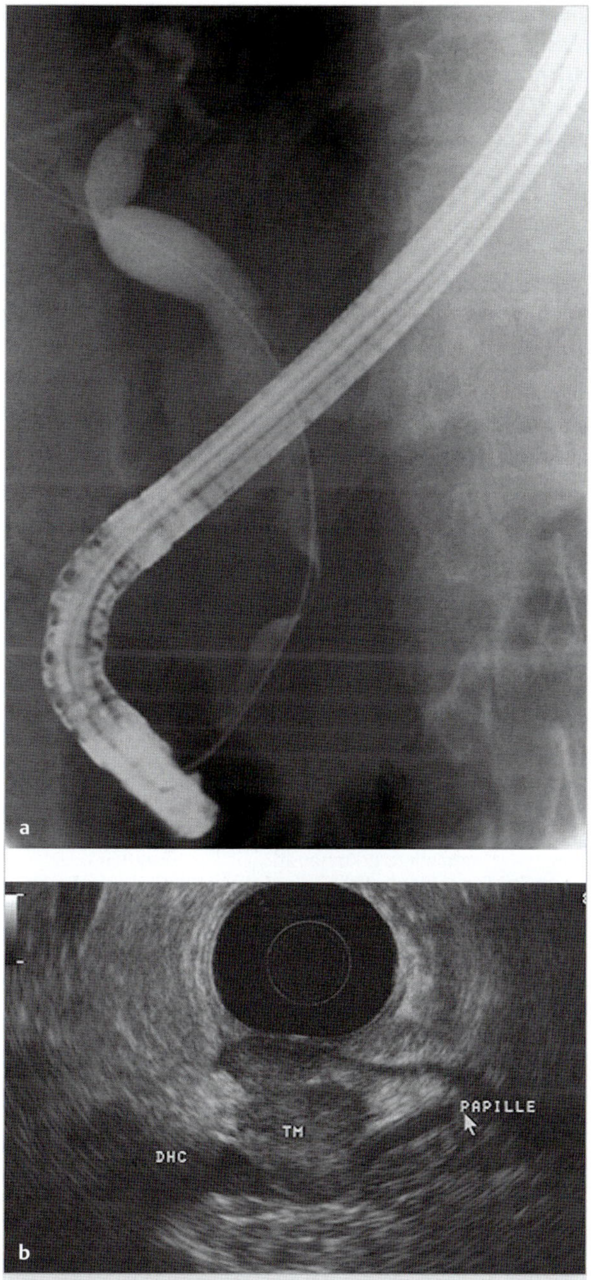

Abb. 9.84 a, b ERC-Befund eines Patienten mit distaler Choledochusstenose (a). Echoarme Raumforderung (b): TTF-1 positives schlecht differenziertes neuroendokrines Karzinom. TM = Tumor, DHC = Ductus hepatocholedochus.

[4] McLean AM, Fairclough PD. Endoscopic ultrasound in the localisation of pancreatic islet cell tumours. Best Pract Res Clin Endocrinol Metab 2005; 19: 177 – 193

[5] Nichols MT, Russ PD, Chen YK. Pancreatic imaging: current and emerging technologies. Pancreas 2006; 33: 211 – 220

[6] Pausawasdi N, Scheiman J. Endoscopic evaluation and palliation of pancreatic adenocarcinoma: current and future options. Curr Opin Gastroenterol 2007; 23: 515 – 521

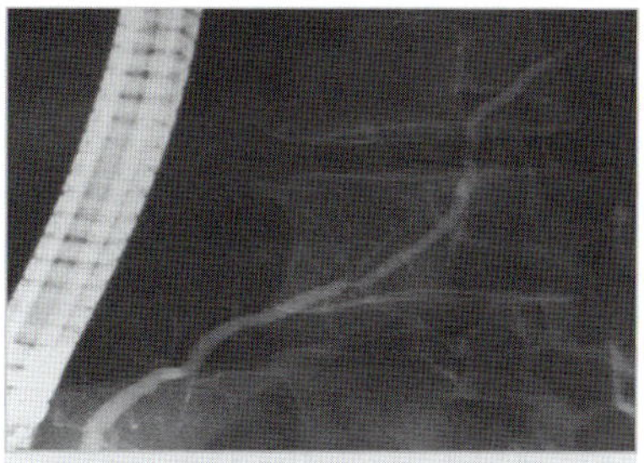

Abb. 9.85 ERC-Befund bei einer Patientin mit rezidivierenden Oberbauchschmerzen. Im Bereich des Pankreaskorpus findet sich eine umschriebene kurzstreckige Striktur (vermutlich posttraumatisch: Sturz in der Anamnese).

9.8 Posttraumatische Strikturen

Eine stumpfes Bauchtrauma kann entweder sofort zu dramatischen Formen der Pankreasparenchymverletzung (mit und ohne Gangruptur) führen (s. u.) oder auch erst später ohne vorangegangene traumatische Pankreatitis Anlass zu Beschwerden geben (▶ Abb. 9.85) [5, 6]. Die chronische distale Pankreatitis kann nach mehrmonatiger Latenzzeit oder erst nach Jahren zur Diagnose führen. Bei 3 Patienten fanden sich (bei z. T. normaler Lipase) im CT ein Ödem sowie eine Pseudozyste im Pankreasschwanz und in der ERP bei jedem eine duktale Stenose oder Obstruktion im mittleren Korpus. Die distale oder Linksresektion konnte hier die Beschwerden beseitigen [1, 2, 3, 4].

Merke M!

Die ERCP sollte als diagnostische Maßnahme angedacht werden bei chronischen abdominellen Schmerzen und anamnestischem Trauma. Die Lokalisation der zu erwartenden Spätschädigung kann in fast allen Fällen nach einem stumpfen Bauchtrauma (Auto-, Fahrrad- oder Motorradunfall, Hufschlag eines Pferdes etc.) im mittleren Pankreaskorpus erwartet werden, wo bei Einwirkung des Traumas das Pankreas gegen die Wirbelsäule gedrückt wird.

Literatur

[1] Cogbil TH, Moore EE, Morrig JA et al. Distal pancreatectomy for trauma: A multicenter experience. J Trauma 1991; 31: 1600 – 1606

[2] Farrel RJ, Krige JE, Bornman PC et al. Operative strategies in pancreatic trauma. Br J Surg 1996; 83: 867 – 934

[3] Gholson CF, Sittig K, Favrot D et al. Chronic abdominal pain as the initial manifestation of pancreatic injury due to remote blunt trauma of the abdomen. South Med J 1994; 87: 902 – 904

[4] Khatouf M, Ababou A, Mosadiq A et al. Acute post-traumatic pancreatitis. JEUR 2001; 14: 199 – 202
[5] Sukul K, Lont HE, Johannes EJ. Management of pancreatic injuries. Hepatogastroenterology 1992; 39: 447 – 450
[6] Wales PW, Shuckett B, Kim PC. Long-term outcome after nonoperative management of complete traumatic pancreatic transection in children. J Pediatric Surg 2001; 36: 823 – 827

9.9 Kontrastmittelaustritt

9.9.1 Pankreaspseudozysten

Pankreaspseudozysten entstehen durch eine Pankreasschädigung oder -verletzung, die zu einer Pankreashauptgangruptur oder -leckage führt oder zu einer entsprechenden Läsion der Nebenäste. Dies kann infolge einer akuten Pankreasaffektion (akute Pankreatitis, Trauma, Pankreasresektion oder akzidenteller Verletzung im Rahmen eines abdominellen Eingriffs) oder Folge einer chronischen Schädigung sein (chronische Pankreatitis, autoimmune Pankreatitis). Die endoskopischen Therapiemöglichkeiten zielen auf die Drainage dieser Flüssigkeitsansammlung entweder durch einen transmuralen (meistens gastrischen) Zugang oder durch eine transpapilläre Drainage mittels Stent.

Definition und Klassifikation

Eine Pankreaspseudozyste ist ein Hohlraum, der Kontakt mit dem Pankreasorgan hat und mit ihm über ein entzündliches Epithel verbunden ist. Anders als bei den reinen Zysten fehlt eine epitheliale Auskleidung, womit die Begründung für den Terminus „Pseudozyste" gegeben ist [30, 50, 73]. Davon abzugrenzen ist die Terminologie, die sich ganz allgemein auf peripankreatische Flüssigkeitsansammlungen bezieht. Hilfreich ist hier die Einteilung nach der Atlanta-Klassifikation (▶ Tab. 9.34) [1, 17, 56], die die Komplikation der akuten Pankreatitis wie folgt definiert:

- **akute Flüssigkeitsansammlung**: Im Verlauf einer frühen akuten Pankreatitis im oder um das Pankreas selbst herum; hier fehlt die Begrenzung durch entzündliches Gewebe.
- **akute Pseudozyste**: Ansammlung von pankreatischer Flüssigkeit, die von einem entzündlichen Bindegewebe

Tab. 9.34 Atlanta-Klassifikation [17] (nach [56]).

Bezeichnung	Definition	Klinische Manifestation	Pathologie	Kommentar
akute Flüssigkeitsansammlung	Flüssigkeitsansammlung in oder am Pankreas, die früh im Verlauf einer akuten Pankreatitis auftritt und keine Wand besitzt	Vorkommen bei 30 – 50 % der Patienten, spontane Regression in ca. 50 %; Nachweis am einfachsten sonografisch	manchmal bakteriell kontaminiert, Komposition variabel, flüssig	können sich zu Pseudozysten oder Abszessen entwickeln, Verlauf ist nicht vorherzusagen
Pankreasnekrose	diffuse oder fokale Gewebsuntergänge, typischerweise verbunden mit peripankreatischen Fettgewebsnekrosen	Nachweis durch Sonografie, dynamische CT oder MRT	Nekrosen können Fettgewebe und alle Pankreasanteile umfassen, manchmal mit Einblutung	kann sich infizieren, ist dann lebensbedrohlich (Feinnadelpunktion, Bakteriogramm aus Aspirat)
infizierte Nekrose			enthält Eiter und nekrotisches Gewebe	lebensbedrohlich, Indikation zum therapeutischen Eingriff
akute Pseudozyste	Flüssigkeitsansammlung bestehend seit mehr als 4 Wochen nach einer akuten Pankreatitis, mit einer Wand aus fibrösem oder Granulationsgewebe	klinische Symptome abhängig von Lage und Größe, Nachweis am einfachsten sonografisch/mit CT	enthält meistens Pankreassekret mit hohen Enzymkonzentrationen, ist (zunächst) steril, manchmal bakteriell kontaminiert	immer (?) Fistelverbindung zum Pankreasgang, Gefahr der Infektion
chronische Pseudozyste	Flüssigkeitsansammlung mit einer Wand aus fibrösem oder Granulationsgewebe bei chronischer Pankreatitis, ohne vorherige Episode einer akuten Pankreatitis	klinische Symptome abhängig von Lage und Größe, Nachweis am einfachsten sonografisch/mit CT	enthält meistens Pankreassekret mit hohen Enzymkonzentrationen, ist (zunächst) steril, manchmal bakteriell kontaminiert	immer (?) Fistelverbindung zum Pankreasgang, Gefahr der Infektion
pankreatischer oder peripankreatischer Abszess	umschriebene peripankreatische putride Höhle, die als Folge einer akuten Pankreatitis oder eines Pankreastraumas auftritt	Symptome variabel, wie Pseudozyste, zusätzlich bisweilen septisches Krankheitsbild	enthält Eiter, keine oder kaum Nekrosen, synonym mit infizierter Pseudozyste, aber auch mit liquefizierter und infizierter, abgegrenzter Nekrose	weniger bedrohlich als infizierte Nekrose

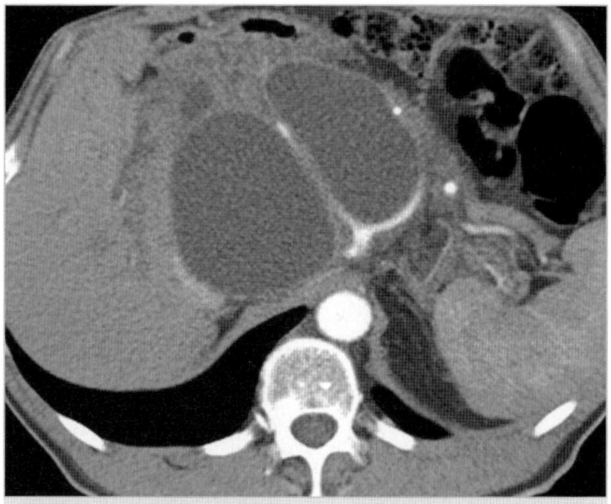

Abb. 9.86 63-jähriger Patient mit chronischer Pankreaspseudozyste. Die CT zeigt die glatt berandete große Zyste mit in der Zyste aufgespannter A. hepatica und einer an den medialen Rand gedrängten A. lienalis.

umgeben und begrenzt ist und die als Folge der akuten Pankreatitis oder eines Traumas entsteht.

- **chronische Pseudozyste**: In Analogie Ansammlung von pankreatischer Flüssigkeit, die von einem entzündlichen Gewebe infolge einer chronischen Pankreatitis umgeben ist (▶ Abb. 9.86).
- **Pankreasabszess**: Ansammlung von intraabdominellem Eiter in der Umgebung des Pankreas ohne Nachweis von wesentlichen Pankreasnekrosen. Die Veränderungen entstehen infolge einer akuten oder chronischen Pankreatitis oder eines Pankreastraumas (▶ Abb. 9.87).

Manchmal fällt es sehr schwer, akute „postnekrotische Pseudozysten", die gewöhnlich nach einem akuten Schub einer chronischen Pankreatitis entstehen, von einer sog. Retentionspseudozyste im Rahmen der chronischen Pankreatitis, die mit Gangstrikturen einhergeht, zu unterscheiden. Beide „Pseudozystenarten“ weisen eine Gangkommunikation auf. Die klare Definition und Abgrenzung zum „diskonnektierten Pankreashauptgang“ muss hier erfolgen (s. u.). Die Wahrscheinlichkeit einer Pankreaspseudozystenbildung steigt signifikant mit dem Ausmaß der Pankreasgewebenekrose. Patienten mit weniger als einem Viertel Organnekrosen in der Bildgebung des Kontrast-CTs haben weniger häufig Pseudozysten als solche mit mehr als 25% Nekrose (10% gegenüber 56%) [38, 41, 46]. Patienten mit ausgedehnter Nekrose, bei denen in der Frühphase der akuten Pankreatitis eine ERCP angefertigt wird, haben eine Pankreasgangruptur in 58 bzw. 37% [38, 41, 46, 63] (▶ Abb. 9.88). Falls ein ERCP-Bild vorliegt, kann nach Nealon und Walser [44]

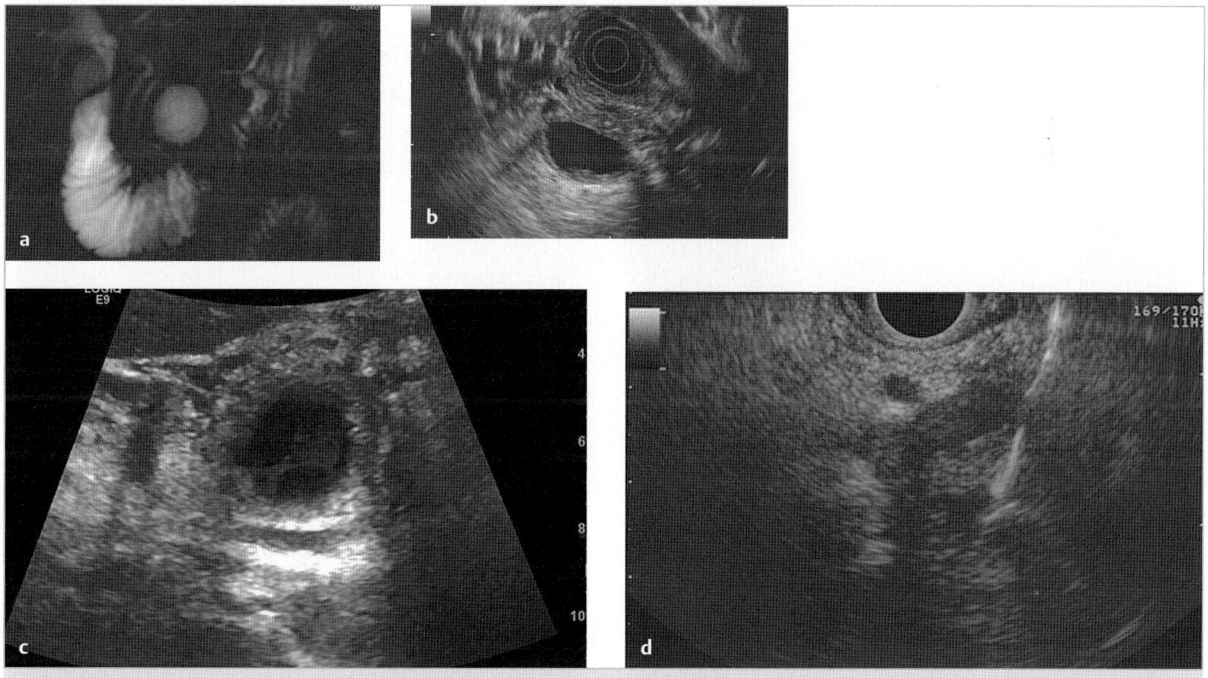

Abb. 9.87 a – d Patientin, die nach akuter biliärer Pankreatitis einen Pankreasabszess entwickelte. Zunächst zystische Flüssigkeitsansammlung im Kopf-Korpus-Übergang in der MRCP (a) und in der EUS (b). Einige Tage später Entwicklung von Bauchschmerzen und erhöhten Körpertemperaturen. In der Sonografie (c) echodichte Wand mit inhomogenen Binnenechos; die EUS-gesteuerte Feinnadelpunktion erbringt die Diagnose eines Abszesses (d).

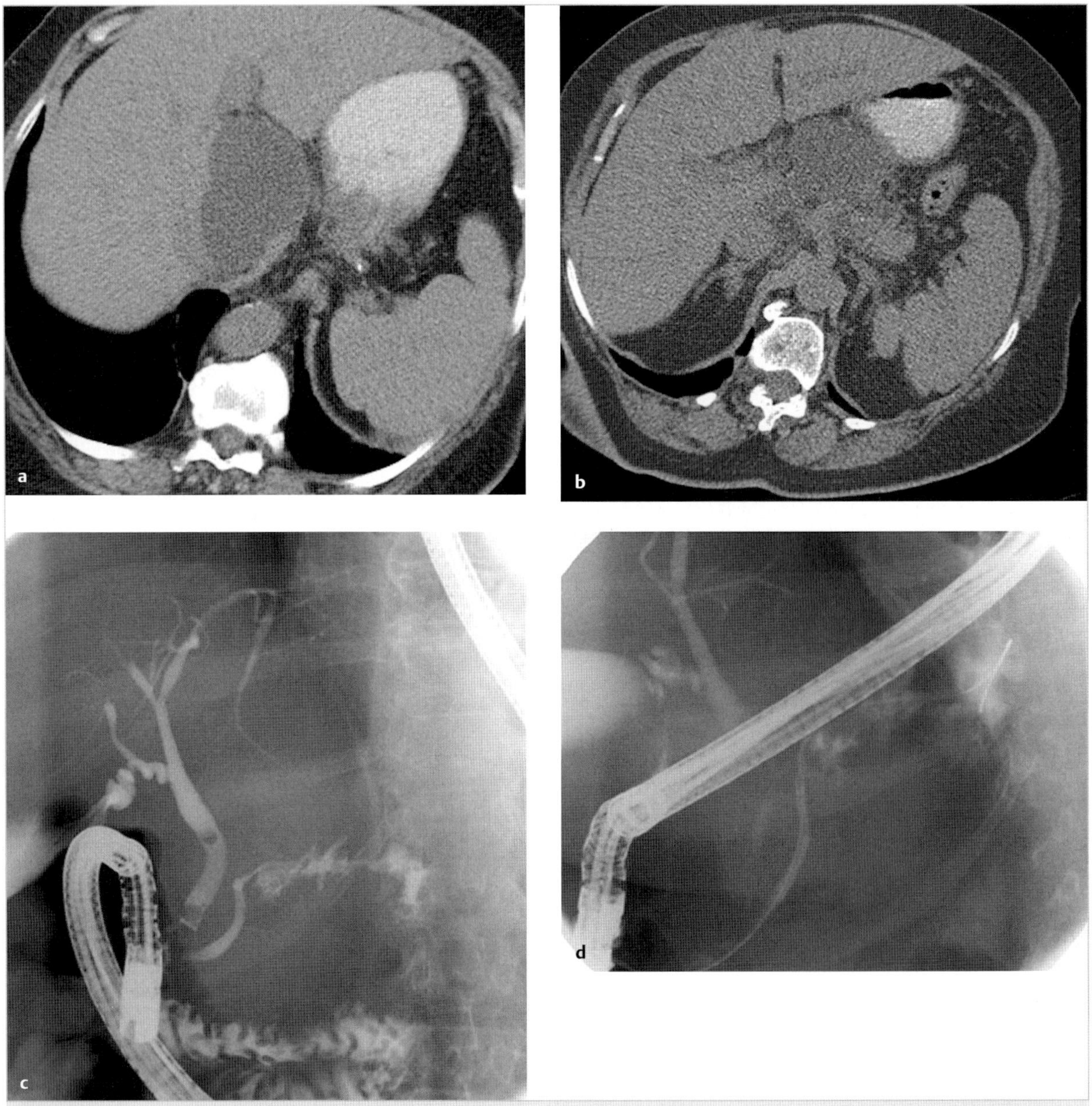

Abb. 9.88 a – d Patientin mit akuter Pankreatitis. Im CT zeigt sich als Folge einer akuten (biliären?) Pankreatitis eine Flüssigkeitsretention subhepatisch und zur Bursa omentalis (a, b). In der ERP findet sich eine Pankreasgangruptur (diskonnektierter Gang); der Versuch der internen Drainage hat keinen bleibenden Erfolg. Nebenbefundlich zeigt sich ein akzessorischer rechtsseitiger Gallengang, der in den Ductus cysticus mündet (c, d).

eine Klassifizierung allein nach der Anatomie der Pankreaspseudozyste vorgenommen werden (▶ Tab. 9.35).

Diese Klassifizierung hat sich nicht sehr weit durchgesetzt, obwohl die anatomische Lokalisierung der pankreatischen Pseudozyste für die Behandlung und auch für die Symptomatologie entscheidend ist.

Die meisten Zysten liegen retrogastrisch, intrapankreatische Pseudozysten finden sich häufig im Pankreaskopf, die Lokalisierung und das Ausmaß der Gangruptur sowie die entsprechende Fistelausbildung beeinflussen die chirurgische oder endoskopische Behandlungsstrategie. Nach der Ausbildung einer peripankreatischen Flüssigkeitsansammlung im Rahmen einer akuten Pankreatitis bleibt es unsicher, ob und warum diese Ansammlung spontan verschwindet oder persistiert. Häufigere Persis-

Tab. 9.35 Klassifizierung der Pankreaspseudozysten (nach ERCP-Kriterien) nach Nealon und Walser [44].

Typ	Merkmale
Typ I	normaler Gang, keine Kommunikation
Typ II	normaler Gang, mit Kommunikation
Typ III	normaler Gang mit Striktur, keine Kommunikation
Typ IV	normaler Gang mit Striktur, mit Kommunikation
Typ V	normaler Gang, komplette Obstruktion
Typ VI	chronische Pankreatitis, keine Kommunikation
Typ VII	chronische Pankreatitis, mit Kommunikation

tenz wird vermutlich nach Infektionen und ausgedehnten Nekrosen beobachtet [1, 67].

Die Angaben zu nachweisbaren Verbindungen zwischen Pankreashauptgang und Pseudozysten sind sehr variabel (6 – 60 %) [6, 46, 63, 67]. Die Pseudozysten entstehen entweder durch akute Exazerbation der chronischen Pankreatitis oder infolge einer Obstruktion eines Seitenastes durch einen Stein oder eine Fibrose, die wiederum zu einer Zystenausbildung führt. Die sackartige Aufweitung resultiert in einer echten Retentionszyste. Durch die Ruptur einer solchen Kapsel kann sich eine Fistel bilden (▸ Abb. 9.89). Die Fistel selbst produziert einen pankreatischen Aszites (pankreatikoperitoneal) oder Flüssigkeitsansammlungen, die sich in die Pleurahöhle oder ins Mediastinum ausbreiten. Die ERCP-Erfahrungen zeigen solche Gangrupturen bis zu 50 % im Kopfbereich der Pankreasdrüse, zu 30 % im Korpus- und zu 20 % im Schwanzbereich [63]. Die knickartige Fusionsstelle im Bereich des Pankreaskopf-/-korpusüberganges scheint eine sehr empfindliche Stelle zur Ausbildung solcher Fisteln zu sein. Persistierende Fisteln werden entweder bei sog. Downstream-Obstruktionen oder bei diskonnektiertem Pankreasgang beobachtet, wobei der vorgeschaltete distale (im oberen Teil des Flusses liegende) Anteil der Drüse irreversibel vom Rest des Parenchyms getrennt ist (▸ Abb. 9.90). Dieser sequestrierte Anteil des Pankreasparenchyms sezerniert kontinuierlich und füllt die damit assoziierte Pankreaspseudozyste.

Die chronische Pankreatitis mit einem dilatierten Pankreashauptgang (> 7 mm) ist häufiger mit einer Pankreaspseudozyste assoziiert, die ERCP kann bei mehr als 70 % der Fälle die Verbindung zwischen Zyste und Gang nachweisen [6, 45, 46, 63, 67]. Die Röntgenmorphologie im Rahmen der ERCP kann jedoch die anatomischen Besonderheiten dann nicht nachweisen, wenn der Pankreashauptgang stromabwärts (papillenwärts) rupturiert ist. Im Zweifelsfall kann hier die CT oder die T2-gewichtete MRT mit MRCP im diagnostischen Procedere hilfreich sein [7, 8, 11, 21, 48]. Dennoch: Aufgrund der begrenzten Auflösung kann die MRCP den Fisteltrakt nicht immer visualisieren.

Welche Pseudozyste muss behandelt werden?

Das spontane Verschwinden bzw. die Auflösung einer Pankreaspseudozyste wird mit einer Häufigkeit von 20 – 70 % beschrieben [1, 74]. Diese Angaben sind mit Vorsicht zu bewerten, da die Definition der Pseudozysten, die ätiologische Zuordnung oder die diagnostische Sicherheit oft mangelhaft sind. Peripankreatische Flüssigkeitsansammlungen werden von Pseudozysten häufig nicht unterschieden. Pseudozysten mit einer entsprechenden entzündlichen bindegewebigen Wandverstärkung, die 6 Wochen nach einer akuten Pankreatitis nachweislich vorhanden ist, sollen sich spontan eher seltener auflösen als Flüssigkeitsansammlungen. Dennoch wird in anderen Studien ein spontanes Verschwinden bei weniger als 40 % nach einer Beobachtungszeit von 6 Monaten festgestellt. Kleinere Zysten (< 5 cm im Durchmesser) sollen dabei eher auch noch innerhalb des ersten Jahres nach Diagnose spontan verschwinden [6, 71].

Fazit

Ein Großteil der Pankreaspseudozysten/Flüssigkeitsansammlungen nach akuter Pankreatitis bildet sich innerhalb der ersten 6 Wochen zurück. Spontane Auflösungen sind auch noch innerhalb von 12 Monaten möglich. Zysten mit einem Durchmesser < 5 cm haben eine größere Chance für eine Spontanremission im Vergleich zu Zysten > 6 cm und dem Nachweis einer chronischen Pankreatitis.

Drainage von Pankreaspseudozysten

Pankreaspseudozysten müssen nach der Atlanta-Klassifikation von einer Pankreasnekrose und vom Pankreasabszess gedanklich und inhaltlich getrennt werden, da die Behandlung dieser Krankenheitsentitäten sich deutlich von der Therapie der Pseudozysten unterscheidet. Die Ergebnisse der endoskopischen Drainage bei Pankreasnekrose im Vergleich zur pankreatitisbedingten Pseudozyste sind deutlich schlechter, die Flüssigkeitsansammlungen verschwinden deutlich seltener und weisen auch

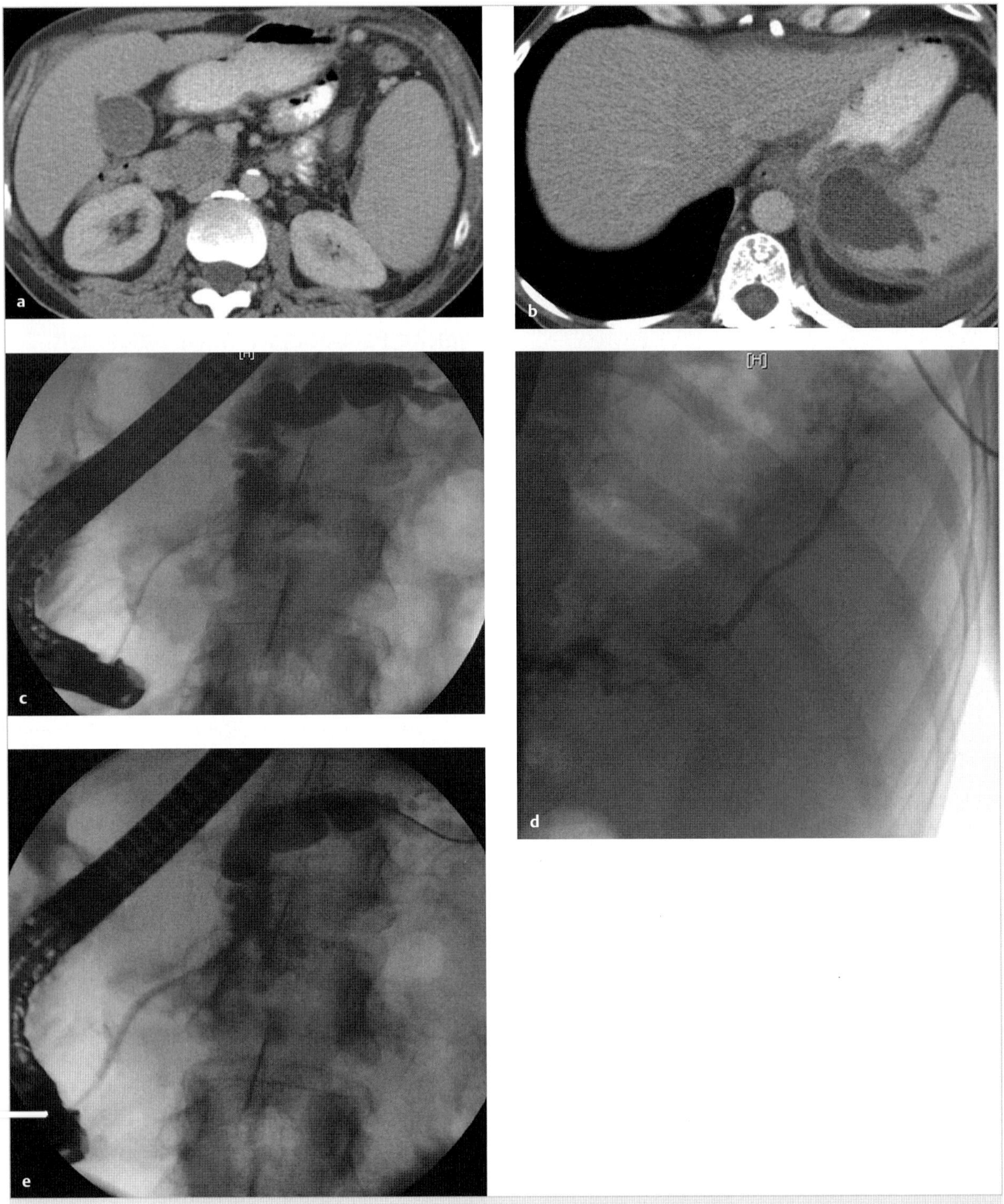

Abb. 9.89 a – e Patient mit metastasierendem Bronchialkarzinom, Pankreaskopfmetastase. Im CT bei neu aufgetretenen Oberbauchschmerzen Darstellung einer Pankreaskopfraumforderung (a), Dilatation des Ductus pancreaticus und einer Flüssigkeitsansammlung im Milzhilus mit Pleuraerguss links (b). In der ERP Pankreaskopfstenose mit monströser prästenotischer Dilatation des Ductus pancreaticus (c), Fistelstraße aus dem Gang im Schwanzbereich (d). Über Führungsdraht transpapilläre Drainage zur internen Zystendrainage (e). Im Verlauf deutliche Rückbildung der Zyste.

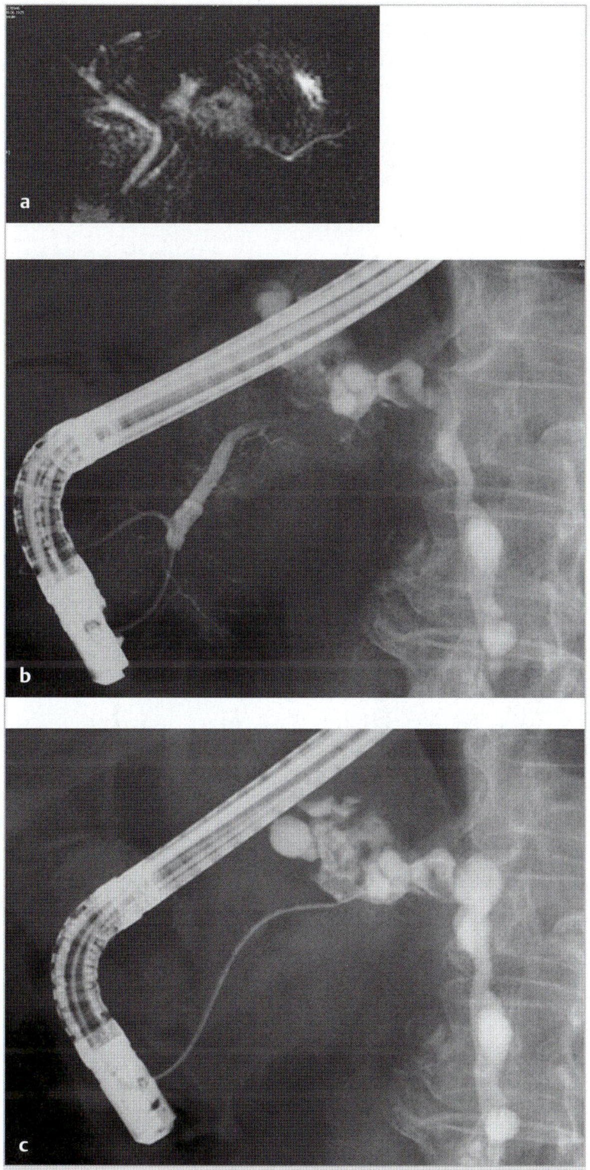

Abb. 9.90 a – c ERP bei einer 80-jährigen Patientin nach biliärer Pankreatitis. MRCP mit Darstellung des intakten Ganges im Pankreaskopf- und -schwanzbereich, keine Gangkontinuität im Korpus (a). In der ERP im Korpus rupturierter Gang mit diskonnektiertem Pankreasschwanzanteil (b). Vor der Rupturstelle breite Fistel. Auch mit einem hydrophilen weichen Draht gelingt der Anschluss an den diskonnektierten Pankreasschwanz nicht (c).

mehr Komplikationen auf. Wie oben beschrieben, sollte nicht jede Pseudozyste, die im komplizierten Verlauf der chronischen Pankreatitis auftritt, behandelt werden.

Pseudozystendrainagen werden in Betracht gezogen bei folgenden Symptomen und Problemen (▶ Abb. 9.91):

- abdominelle Schmerzen
- mechanische Magenentleerungsstörung

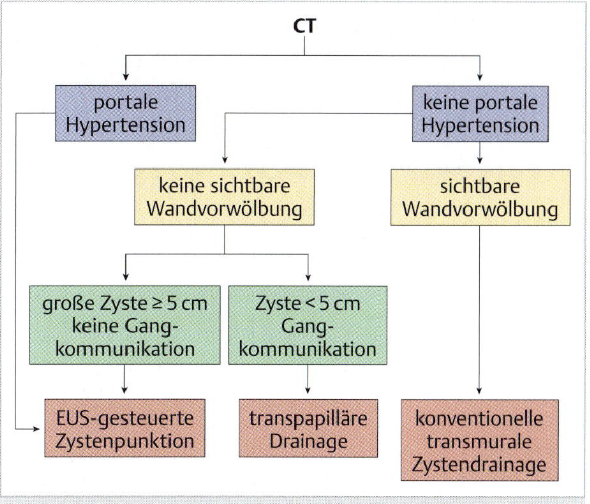

Abb. 9.91 Algorithmus für die Therapie der Pankreaspseudozysten [14].

- frühes Sättigungsgefühl mit Gewichtsverlust
- Ikterus
- Infektion der Zysten oder Größenzunahme der Zysten

Nach einem akut entzündlichen Schub der chronischen Pankreatitis wird in der Regel ein Minimum von 4 – 6 Wochen abgewartet, um die Verflüssigung der Nekrose zu erreichen. Wenn bei drohender Sepsis dieser Zeitaufschub nicht vertretbar ist, muss eine chirurgische Nekrosektomie oder in ausgesuchten Fällen auch die endoskopische Nekroseentfernung mit Lavagemanövern in Erwägung gezogen werden [47, 74].

In den klar definierten Bedingungen der chronischen Pankreatitis, in denen eine Pseudozyste auftritt, ist die endoskopische Drainage das Therapieverfahren der ersten Wahl geworden, da sie weniger invasiv erscheint und ähnliche Langzeiterfolgsraten aufweist wie die operativen Verfahren (85 – 90 %) (▶ Tab. 9.36) [10, 29, 47, 55]. Eingriffe zum Fistelverschluss mit Injektion von Cyanoacrylaten haben sich in der Praxis nicht durchgesetzt [43, 54, 60].

Die bildgebenden Verfahren vor dem endoskopischen Eingriff ermöglichen die Lokalisierung sowie die Beurteilung von Größe und Abstand des intestinalen/gastralen Lumen zum Zysteninhalt. Die MRCP oder die Endosonografie werden gegenüber der CT bevorzugt, denn sie erlauben die exaktere Beschreibung von Nekrosen in der Flüssigkeitsretention und geben die Anatomie des Pankreashauptganges mit guter Information wieder. Sie beschreiben den Verlauf der dorsalen Anlage, eine mögliche Striktur im Hauptgang und eine Ruptur oder Kommunikation mit dieser Flüssigkeitsretention [2, 5, 8, 9]. Bei unzureichender und unsicherer Beurteilung des Pankre-

Tab. 9.36 Erfolgsraten der endoskopischen Therapie von Pseudozysten bei chronischer Pankreatitis [47].

Autor, Jahr	Anzahl der Patienten	Konventinell/EUS-gestützte Technik	Transpapillär/transmural/kombiniert	Technischer Erfolg(%)	Klinischer Erfolg – langfristig (%)	Komplikationen (%)	Follow-up nach Drainage (Mo)	Operative Drainage (%)
Binmoeller 1995 [16]	53	53/0	29/20/4	94	70	9	22	8
Smits 1995 [59]	37	37/0	12/17/8	73	65	21	32	32
Barthet 1995 [12]	30	30/0	20/0/10	100	77	13	15	17
Catalano 1995 [22]	21	21/0	21/0/0	100	76	5	37	10
Giovannini 2001 [28]	35	0/35	0/35/0	94	89	3	27	11
Sanchez Cortes 2002 [52]	33	19/14	0/33/0	97	90	8	21	6
Baron 2002 [9]	138	138/0	kA	82	66	24	26	kA
Cahen 2005 [19]	92	92/0	25/57/10	97	71	34	43	24
Kahaleh 2006 [35]	99	53/46	0/74/25	94	88	19	14	2
Hookey 2006 [31]	116	65/51	15/60/41	93	88	11	21	kA
Varadarajulu 2008 [69]	30	15/15	0/17/13	97	90	7	5	3
Park 2009 [49]	60	29/31	0/35/25	97	85	8	6	2

kA = keine Angabe

asganges wird die ERCP gewöhnlich direkt vor dem geplanten Drainageverfahren durchgeführt. Die ERCP kann bei großen Zysten technisch erschwert sein. In jedem Fall sind periinterventionelle Antibiotikagaben indiziert.

Transkutane Drainage

Unter Ultraschall- oder CT-gesteuerter röntgenologischer Sicht kann ein Katheter transkutan unter Umgehung von mesenterialen Gefäßen eingebracht werden. Die Ausleitung der Flüssigkeit über diesen Katheter erfolgt über mehrere Wochen. Erst wenn die Drainageflüssigkeit deutlich minimiert ist (< 30 ml/Tag), kann der Katheter entfernt werden. Diese Technik ist zwar grundsätzlich erfolgreich, hat aber ein hohes Risiko von Infektionen. Der Patient ist durch die externe Drainage deutlich beeinträchtigt, die Okklusion des Katheters kann manchmal den Austausch erforderlich machen. Dieses Verfahren kann bei Patienten mit geringer Compliance nicht angewandt werden und erfordert in aller Regel eine längerfristige Hospitalisation.

Endoskopische Drainage

Die endoskopischen Zystendrainagen können auf transmuralem oder transpapillärem Weg oder in der Kombination dieser beiden Verfahren angegangen werden [4, 10, 29, 56].

Die **transmurale Drainage** erfolgt über in einen zystogastrischen oder zystoduodenalen Fistelgang, der entweder mithilfe des Duodenoskops oder mit einem Linear-Endosonografieschallkopf unter sonografischer Sicht und röntgenologischer Kontrolle hergestellt wird. Diese Fistel wird durch eine oder mehrere zystogastrische Stents oder einen nasozystischen Katheter garantiert. Manchmal sind wiederholte Dilatationen erforderlich, wenn die Nekrosen durch den Fisteltrakt endoskopisch ausgeräumt werden. Mit einem nasozystischen Katheter können bei größeren Nekrosen Spülungen vorgenommen werden.

▶ **Technik des transgastrischen oder transduodenalen Zugangsweges:** Die exakte Technik dieser Pseudozystendrainage ist nicht standardisiert. Es gibt unterschiedliche technische Hilfsmittel und Vorgehensweisen. Die kom-

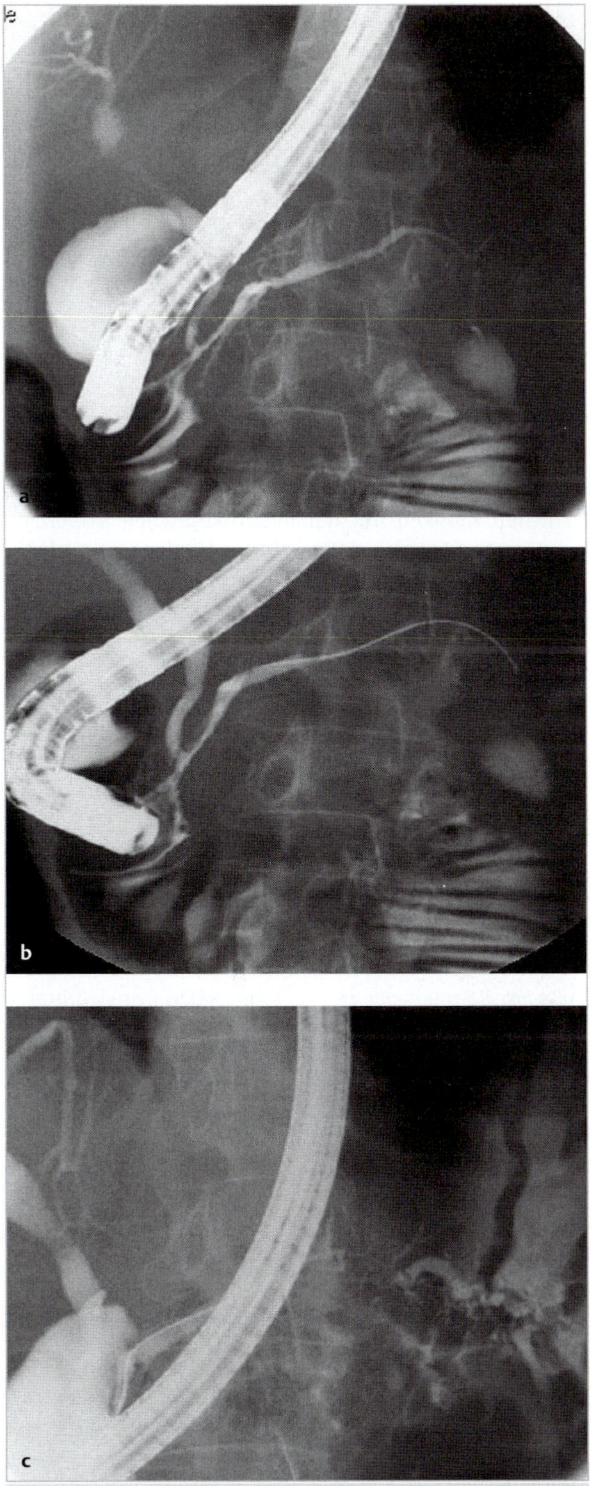

Abb. 9.96 a – c 60-jährige Patientin mit einem akuten Schub einer chronischen Pankreatitis. Im ERCP zeigt sich eine mit dem Hauptgang frei kommunizierende Zyste (a–c), der diskonnektierte Teil des Schwanzes kann nicht mit dem Draht geschient werden (c).

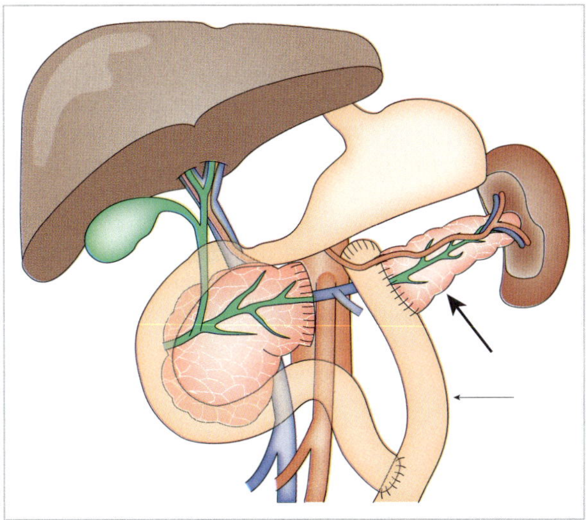

Abb. 9.97 Pankreatikojejunostomie in der Roux-Y-Anastomose nach Diskonnektion des Pankreasganges.

Die pankreatische Stentplatzierung, die zum Verschluss der pankreatischen Fistel bei akuter Pankreatitis versucht wird, gelingt wahrscheinlich nur bei einem Viertel aller Patienten (▶ Abb. 9.95, ▶ Abb. 9.96).

Bei der chirurgischen Therapie kann entweder das diskonnektierte Pankreassegment reseziert oder mithilfe einer Pankreatikojejunostomie an dieses Segment eine interne Ableitung versucht werden. Die Wahl des Verfahrens hängt vom Alter des Patienten, vom Ausmaß der peripankreatischen Entzündung, vom Volumen des diskonnektierten Segments und von der Pankreasrestfunktion ab. Die distale Pankreatektomie mit oder ohne Splenektomie wird bei kleinen perfundierten abgehängten Anteilen des Pankreas vorgenommen, wohingegen bei größeren diskonnektierten Anteilen des Pankreasschwanzes mit essenzieller Restfunktion eine Pankreatikojejunostomie versucht wird (▶ Abb. 9.97) [33, 63, 75].

9.9.2 Postoperative Fistel

Postoperativ kommt es bei bis zu 40 % aller Patienten mit einer Linksresektion des Pankreas zu einer freien Kommunikation zwischen Gangstrukturen und freier Bauchhöhle oder anderen Strukturen (Pleura, Retroperitoneum). Außerdem kann eine Fistel als ungewollte Begleitreaktion nach retroperitonealen Operationen (z. B. nach linksseitiger Nephrektomie, Gefäßeingriffen, Splenektomie) entstehen. Die Behandlung erfolgt in Analogie zur postoperativen Fistel nach elektiven chirurgischen Pankreaseingriffen (s. S. 310).

9.9.3 Akutes Pankreasgangtrauma

Viele traumatische Pankreasganglasionen werden nicht primär diagnostiziert, sondern erst verzögert oder bei Auftreten von Komplikationen erkannt. Die meisten Probleme treten im Rahmen eines Polytraumas auf [23, 40, 66, 69, 77].

Das Pankreasparenchym liegt ventral des 1. und 2. LWK. Eine Krafteinwirkung von der rechten Seite oder das Trauma selbst bewirkt eine Läsion im Pankreaskopf bzw. im Kopf-Korpus-Übergang. Ein von ventral oder von links einwirkendes Ereignis begünstigt eine Verletzung von Pankreasschwanz und -korpus.

Die komplizierenden Verläufe eines Traumas äußern sich in posttraumatischer Pankreatitis, in Fisteln (ca. 20 – 25 %), Pseudozysten und im späteren Verlauf mit Abszessbildung und Sepsis [26, 37, 61]. Die Verzögerung der Diagnose erhöht das klinische Problem und das Risiko für die Entwicklung eines systemischen inflammatorischen Response-Syndroms (SIRS) oder auch eines dramatischen Verlaufs mit hämorrhagischem Schock und Peritonitis.

Die Einteilung und Graduierung des Traumas nach den Kriterien der American Association of Surgical Trauma (AAST) ist hilfreich, um frühzeitig die Prognose und die erforderlichen Therapiemaßnahmen abzuleiten (▶ Tab. 9.37) [42, 76].

Die ERCP ermöglicht anders als die MRCP und die CT ohne Zeitverzug die exakte röntgenologische Beschreibung des Ductus pancreaticus [51] und damit das Einleiten der adäquaten Therapie, die im Wesentlichen von der Lokalisation und der Beteiligung des Pankreashauptganges abhängt. Etwa 70 % der Verletzungen sind nach AAST-Klassifikation sog. erst- und zweitgradige Läsionen; derartige Kontusionen können konservativ oder mit externer Flüssigkeitsdrainage behandelt werden.

Die Intaktheit des Ductus pancreaticus oder dessen Verletzung und auch die frühe ERCP (< 72 Stunden) bestimmen über die Therapiestrategie und den Fortgang potenzieller Komplikationen [20, 34, 72]. Die ERCP wird in manchen Kliniken mit der laparoskopischen Inspektion des Organs kombiniert. Sowohl für Kinder wie auch für Erwachsene sind erfolgreiche Stentdrainagen bei Pankreasgangleckage beschrieben worden. Eine 7-F-Plastikprothese sollte ausreichend lang sein, um den Defekt des Pankreasganges zu überbrücken (z. B. 8-cm-Prothese). Die Dauer der Stenttherapie wird bis zur Ausheilung des Defekts mit 10 – 12 Wochen veranschlagt [76]. Die möglichen Risiken des Pankreasstenting (Pankreatitis, Okklusion, Dislokation und morphologische Folgeschäden) müssen auch hier beachtet werden [76].

Tab. 9.37 Klassifizierung des Pankreastraumas nach den Kriterien der American Association of Surgical Trauma [42, 76].

Grad	Beschreibung
I	begrenzte Kontusion, oberflächliche Parenchymläsion ohne Gangläsion
II	ausgedehntere Kontusion, Lazeration ohne Gangläsion
III	distale Transsektion oder Parenchymläsion mit Gangläsion
IV	proximale Transsektion oder Parenchymverletzung mit Ampullenbeteiligung
V	ausgedehnte Pankreaskopfdesintegration

Eine suffiziente ERP ist gelegentlich intraoperativ nicht verfügbar oder häufig präoperativ wegen instabiler Kreislaufverhältnisse und wegen des Zeitverlustes nicht möglich. In diesem Fall erfolgt die chirurgische Erstversorgung im Rahmen der traumatologischen Primärtherapie [3, 24, 25, 58].

Fazit

Bei vorhandener Expertise und einem ausreichenden diagnostischen Zeitfenster sollten die Vorzüge der ERP in der exakten Darstellung des Ductus pancreaticus und in der Stenttherapie (bei AAST-Grad III und IV) genutzt werden (▶ Abb. 9.98).

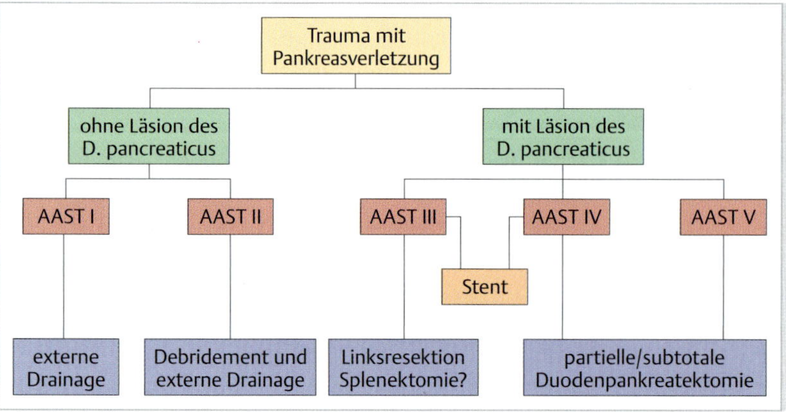

Abb. 9.98 Behandlung von Pankreasverletzungen [76]. Die Stadien AAST III und IV können anstelle der Operation auch ebenso mit Stent versorgt werden.

Literatur

[1] Aghdassi AA, Mayerle J, Kraft M et al. Pancreatic pseudocysts – when and how to treat? HPB (Oxford) 2006; 8: 432 – 441

[2] Akisik MF, Sandrasegaran K, Aisen AA et al. Dynamic secretin-enhanced MR cholangiopancreatography. RadioGraphics 2006; 26: 665 – 677

[3] Arkovitz MS, Johnson N, Garcia VF. Pancreatic trauma in children: mechanisms of injury. J Trauma 1997; 42: 49 – 53

[4] Arvanitakis M, Delhaye M, Bali MA et al. Endoscopic treatment of external pancreatic fistulas: when draining the main pancreatic duct is not enough. Am J Gastroenterol 2007; 102: 516 – 524

[5] Arvanitakis M, Delhaye M, De Maertelaere V et al. Computed tomography and magnetic resonance imaging in the assessment of acute pancreatitis. Gastroenterology 2004; 126: 715 – 723

[6] Baillie J. Pancreatic pseudocysts (Part I). Gastrointest Endosc 2004; 59: 873 – 879

[7] Balthazar EJ. Acute pancreatitis: assessment of severity with clinical and CT evaluation. Radiology 2002; 223: 603 – 613

[8] Balthazar EJ. Complications of acute pancreatitis: clinical and CT evaluation. Radiol Clin North Am 2002; 40: 1211 – 1227

[9] Balthazar EJ, Freeny PC, vanSonnenberg E. Imaging and intervention in acute pancreatitis. Radiology 1994; 193: 297 – 306

[10] Baron TH. Endoscopic management of pancreatic fluid collections. Frontiers of Gastrointest Res 2010; 27: 477 – 484

[11] Baron TH, Morgan DE. Acute necrotizing pancreatitis. N Engl J Med 1999; 340: 1412 – 1417

[12] Baron TH, Thaggard WG, Morgan DE et al. Endoscopic therapy for organized pancreatic necrosis. Gastroenterology 1996; 111: 755 – 764

[13] Barthet M, Sahel J, Bodiou-Bertei C et al. Endoscopic transpapillary drainage of pancreatic pseudocysts. Gastrointest Endosc 1995; 42: 208 – 213

[14] Barthet M, Lamblin G, Gasmi M et al. Clinical usefulness of a treatment algorithm for pancreatic pseudocysts. Gastrointest Endosc 2008; 67: 245 – 252

[15] Belle S, Collet P, Post S et al. Temporary cystogastrostomy with self-expanding metallic stents for pancreatic necrosis. Endoscopy 2010; 2: 493 – 495

[16] Binmoeller KF, Seifert H, Walter A et al. Transpapillary and transmural drainage of pancreatic pseudocysts Gastrointest Endosc. 1995; 42: 219 – 224

[17] Bradley EL 3rd. A clinically based classification system for acute pancreatitis: summary of the International Symposium on Acute Pancreatitis, Atlanta, Ga, September 11 – 13, 1992. Arch Surg 1993; 128: 586 – 590

[18] Brennan PM, Stefaniak T, Palmer KR et al. Endoscopic transpapillary stenting of pancreatic duct disruption. Dig Surg 2006; 23: 250 – 254

[19] Cahen D, Rauws E, Fockens P et al. Endoscopic drainage of pancreatic pseudocysts: long-term outcome and procedural factors associated with safe and successful treatment. Endoscopy 2005; 37: 977 – 983

[20] Canty TG sr, Weinman D. Treatment of pancreatic duct disruption in children by an endoscopically placed stent. J Pediatr Surg 2001; 36: 345 – 348

[21] Casas JD, Diaz R, Valderas G et al. Prognostic value of CT in the early assessment of patients with acute pancreatitis. AJR Am J Roentgenol 2004; 182: 569 – 574

[22] Catalano MF, Geenen JE, Schmalz MJ et al. Treatment of pancreatic pseudocysts with ductal communication by transpapillary pancreatic duct endoprosthesis. Gastrointest Endosc 1995; 42: 214 – 218

[23] Cerwenka H, Bacher H, El-Shabrawi A et al. Management of pancreatic trauma and its consequences – guidelines or individual therapy? Hepatogastroenterology 2007; 54: 581 – 584

[24] Cogbil TH, Moore EE, Morrig JA et al. Distal pancreatectomy for trauma: A multicenter experience. J Trauma 1991; 31: 1600 – 1606

[25] Farrel RJ, Krige JE, Bornman PC et al. Operative strategies in pancreatic trauma. Br J Surg 1996; 83: 867 – 934

[26] Gholson CF, Sittig K, Favrot D et al. Chronic abdominal pain as the initial manifestation of pancreatic injury due to remote blunt trauma of the abdomen. South Med J 1994; 87: 902 – 904

[27] Gillams AR, Kurzawinski T, Lees WR. Diagnosis of duct disruption and assessment of pancreatic leak with dynamic secretin-stimulated MR cholangiopancreatography. AJR Am J Roentgenol 2006; 186: 499 – 506

[28] Giovannini M, Pesenti C, Rolland AL et al. Endoscopic ultrasound-guided drainage of pancreatic pseudocysts or pancreatic abscesses using a therapeutic echo endoscope. Endoscopy 2001; 33: 473 – 477

[29] Gumaste VV, Aron J. Pseudocyst management: endoscopic drainage and other emerging techniques. J Clin Gastroenterol 2010; 44: 326 – 331

[30] Habashi S, Draganov PV. Pancreatic pseudocyst. World J Gastroenterol 2009; 15: 38 – 47

[31] Hookey LC, Debroux S, Delhaye M et al. Endoscopic drainage of pancreatic-fluid collections in 116 patients: a comparison of etiologies, drainage techniques, and outcomes. Gastrointest Endosc 2006; 63: 635 – 643

[32] Howard TJ, Rhodes GJ, Selzer DJ et al. Roux-en-Y internal drainage is the best surgical option to treat patients with disconnected duct syndrome after severe acute pancreatitis. Surgery 2001; 130: 714 – 719

[33] Howard TJ, Stonerock CE, Sarkar J et al. Contemporary treatment strategies for external pancreatic fistulas. Surgery 1998; 124: 627 – 632

[34] Hsieh CH, Liu NJ, Chen RJ et al. Endoscopically placed pancreatic stent in a patient with concomitant two locations of main pancreatic duct disruption following pancreatic trauma. Hepatogastroenterology 2003; 50: 269 – 271

[35] Kahaleh M, Shami VM, Conaway MR et al. Endoscopic ultrasound drainage of pancreatic pseudocyst: a prospective comparison with conventional endoscopic drainage. Endoscopy 2006; 38: 355 – 359

[36] Kaman L, Behera A, Singh R et al. Internal pancreatic fistulas with pancreatic ascites and pancreatic pleural effusions: recognition and management. ANZ J Surg 2001; 71: 221 – 225

[37] Khatouf M, Ababou A, Mosadiq A et al. Acute post-traumatic pancreatitis. JEUR 2001; 14: 199 – 202

[38] Kozarek RA. Endoscopic therapy of complete and partial pancreatic duct disruptions. Gastrointest Endosc Clin North Am 1998; 8: 39 – 53

[39] Kozarek RA, Traverso LW. Pancreatic fistulas: etiology, consequences, and treatment. Gastroenterologist 1996; 4: 238 – 244

[40] Krige JE, Beningfield SJ, Nicol AJ et al. The management of complex pancreatic injuries. S Afr J Surg 2005; 43: 92 – 102

[41] Lau ST, Simchuk EJ, Kozarek RA et al. A pancreatic ductal leak should be sought to direct treatment in patients with acute pancreatitis. Am J Surg 2001; 181: 411 – 415

[42] Moore EE, Cogbill TH, Malangoni MA et al. Organ injury scaling. Surg Clin North Am 1995; 75: 293 – 303

[43] Mutignant M, Tringali A, Khodadadian E et al. External pancreatic fistulas resistant to conventinal endoscopic therapy: endoscopic closure with n-butyl-w-cyanoacrylate. Endoscopy 2004; 36: 738 – 742

[44] Nealon WH, Walser E. Main pancreatic ductal anatomy can direct choice of modality for treating pancreatic pseudocysts (surgery versus percutaneous drainage). Ann Surg 2002; 235: 751 – 758

[45] Nealon WH, Walser E. Surgical management of complications associated with percutaneous and/or endoscopic management of pseudocyst of the pancreas. Ann Surg 2005; 241: 948 – 957

[46] Neoptolemos JP, London NJ, Carr-Locke DL. Assessment of main pancreatic duct integrity by endoscopic retrograde pancreatography in patients with acute pancreatitis. Br J Surg 1993; 80: 94 – 99

[47] Nguyen-Tang T, Dumonceau JM. Endoscopic treatment in chronic pancreatitis, timing, duration and type of intervention. Best Practice and Research: Clin Gastroenterol 2010; 24: 281 – 298

[48] Pamuklar E, Semelka RC. MR imaging of the pancreas. Magn Reson Imaging Clin North Am 2005; 13: 313 – 330

[49] Park DH, Lee SS, Moon SH et al. Endoscopic ultrasound-guided versus conventional transmural drainage for pancreatic pseudocysts: a prospective randomized trial. Endoscopy 2009; 41: 842 – 848

[50] Pitchumoni CS, Agarwal N. Pancreatic pseudocysts. When and how should drainage be performed? Gastroenterol Clin North Am 1999; 28: 615 – 639

[51] Richardson MC, Hollman AS, Davis CF. Comparison of CT and US imaging in the assessment of blunt abdominal trauma in children. Br J Surg 1997; 84:1144 – 1146

[52] Sanchez Cortes E, Maalak A, Le Moine et al. Endoscopic cystenterostomy of nonbulging pancreatic fluid collections. Gastrointest Endosc 2002; 56: 380 - 386

[53] Sandrasegaran K, Tann M, Jennings SG et al. Disconnection of the pancreatic duct: an important but overlooked complication of severe acute pancreatitis. Radiographics. 2007; 27: 1389 - 1400

[54] Seewald S, Brand B, Groh S et al. Endoscopic sealing of pancreatic fistula by using N-butyl-w-cyanoacrylate. Gastrointest Endosc 2004; 59: 463 - 470

[55] Seicean A. Endoscopic ultrasound in chronic pancreatitis: Where are we now? World J Gastroenterol 2010; 16: 4253 - 4263

[56] Seifert H. Endoskopische Behandlung der Pankreatitis und ihrer Komplikationen. Gastroenterologie up2date 2009; 5: 227 - 244

[57] Seifert H, Biermer M, Schmitt W et al. Transluminal endoscopic necrosectomy after acute pancreatitis: a multicentre study with long-term follow-up (the GEPARD Study). Gut 2009; 58: 1260 - 1266

[58] Sjovall A, Hirsch K. Blunt abdominal trauma in children: risks of nonoperative treatment. J Pediatr Surg 1997; 32: 1169 - 1174

[59] Smits ME, Rauws EA, Tytgat GN et al. The efficacy of endoscopic treatment of pancreatic pseudocysts. Gastrointest Endosc 1995; 42: 202 - 207

[60] Sofuni A, Itoi T, Tsuchiya T et al. Endoscopic sealing of a pancreatic fistula using ethyl-2-cyanoacrylate. Endoscopy 2006; 38 (Suppl. 2): E71 -E72

[61] Sukul K, Lont HE, Johannes EJ. Management of pancreatic injuries. Hepatogastroenterology 1992; 39: 447 - 450

[62] Tann M, Maglinte D, Howard TJ et al. Disconnected pancreatic duct syndrome: imaging findings and therapeutic implications in 26 surgically corrected patients. J Comput Assist Tomogr 2003; 27: 577 - 582

[63] Traverso LW, Kozarek RA. Pancreatoduodenectomy for chronic pancreatitis: anatomic selection criteria and subsequent long-term outcome analysis. Ann Surg 1997; 226: 429 - 435; discussion 435 - 438

[64] Traverso LW, Kozarek RA. Interventional management of peripancreatic fluid collections. Surg Clin North Am 1999; 79: 745 - 757

[65] Trevino JM, Tamhane A, Varadarajulu S. Successful stenting in ductal disruption favorably impacts treatment outcomes in patients undergoing transmural drainage of peripancreatic fluid collections J Gastroenterol Hepatol 2010; 25: 526 - 531

[66] Tyburski JG, Dente CJ, Wilson RF et al. Infectious complications following duodenal and/or pancreatic trauma. Am Surg 2001; 67: 227 - 230

[67] Uomo G, Molino D, Visconti M et al. The incidence of main pancreatic duct disruption in severe biliary pancreatitis. Am J Surg 1998; 176: 49 - 52

[68] Varadarajulu S, Noone TC, Tutuian R et al. Predictors of outcome in pancreatic duct disruption managed by endoscopic transpapillary stent placement. Gastrointest Endosc 2005; 61: 568 - 575

[69] Varadarajulu S, Christein JD ,Tamhane A et al. Prospective randomized trial comparing EUS and EGD for transmural drainage of pancreatic pseudocysts (with videos). Gastrointest Endosc 2008; 68: 1102 - 1111

[70] Vasquez JC, Coimbra R, Hoyt DB et al. Management of penetrating pancreatic trauma: an 11-year experience of a level-1 trauma center. Injury 2001; 32: 753 - 759

[71] Vitas GJ, Sarr MG. Selected management of pancreatic pseudocysts: operative versus expectant management. Surgery 1992; 111: 123 - 130

[72] Wales PW, Shuckett B, Kim PC. Long-term outcome after nonoperative management of complete traumatic pancreatic transection in children. J Pediatric Surg 2001; 36: 823 - 827

[73] Warshaw AL, Rattner DW. Facts and fallacies of common bile duct obstruction by pancreatic pseudocysts. Ann Surg 1980; 192: 33 - 37

[74] Warshaw AL, Rattner DW. Timing of surgical drainage for pancreatic pseudocyst. Clinical and chemical criteria. Ann Surg 1985; 202: 720 - 724

[75] Werner J, Feuerbach S, Uhl W et al. Management of acute pancreatitis: from surgery to interventional intensive care. Gut 2005; 54: 426 - 436

[76] Wolf A, Bernhardt J, Patrzyk M et al. The value of endoscopic diagnosis and the treatment of pancreas injuries following blunt abdominal trauma. Surg Endosc 2005; 19: 665 - 669

[77] Young PR jr, Meredith JW, Baker CC et al. Pancreatic injuries resulting from penetrating trauma: a multi-institution review. Am Surg 1998; 64: 838 - 843

9.10 Postoperative Probleme nach chirurgischen Elektiveingriffen

Die Eigenart und die Häufigkeit von postoperativen Problemen hängen vom zuvor gewählten Operationsverfahren ab. Onkologisch ausgerichtete Operationen sind die (heute zunehmend pyloruserhaltend durchgeführte) Pankreaskopfresektionen nach Kausch-Whipple, die Linksresektion bei Malignomen von Korpus und Schwanz sowie palliativ nicht resezierende Drainageverfahren (biliodigestive Anastomosen, Gastroenterostomie). Die Operationsverfahren bei chronischer Pankreatitis sind auf S. 252 beschrieben.

Eine partielle Duodenopankreatektomie ist bei Pankreaskopfkarzinom bzw. einem periampullären Tumor indiziert, kann aber auch bei benignen Erkrankungen – wie etwa bei einer chronischen Pankreatitis – notwendig sein. Wenn es auch zahlreiche Abwandlungen der Operationstechnik gibt, werden derzeit 2 wesentliche Varianten unterschieden: die klassische Kausch-Whipplesche Operation und die pyloruserhaltende Technik (pylorus preserving duodeno-pancreatectomy, PPPD). Bei der klassischen Whippleschen Operation werden Magenantrum, Pankreaskopf, distaler Gallengang und das Duodenum reseziert, bei der PPPD bleibt der Pylorus erhalten und man findet endoskopisch einen kurzen Bulbus, einen kurzen Duodenalanteil mit einem Zugang zur afferenten und efferenten Dünndarmschlinge. Die in dieser Situation besonderen technischen Anforderungen an die ERCP und den Untersucher werden auf S. 112 erläutert [31] (▸ Abb. 9.99).

Re-Operationen bei Komplikationen gehen mit einer deutlich erhöhten Letalität von 13 – 60 % und einer höheren Inzidenz von weiteren Komplikationen einher, was zu einem deutlich verlängerten Krankenhausaufenthalt führt. Sie müssen meist aufgrund einer zunehmenden Sepsis und Peritonitis trotz konservativer Maßnahmen durchgeführt werden und sind technisch sehr anspruchsvoll.

Die häufigsten **frühen Probleme** nach pankreasresezierenden Eingriffen sind die Anastomoseninsuffizienz mit Gallelecks (2 – 6 %), die Pankreasfistel (5 – 12 %), und die passagere (nach pyloruserhaltenden Operationen zu beobachtende) Magenentleerungsstörung. Magenentleerungsstörungen können immer auch Ausdruck anderer postoperativer Probleme sein, nach denen dann auch gesucht werden muss. Zusätzlich müssen gelegentlich postoperativ Flüssigkeitsverhalte (Serom, Biliome) perkutan drainiert werden [21, 22, 23].

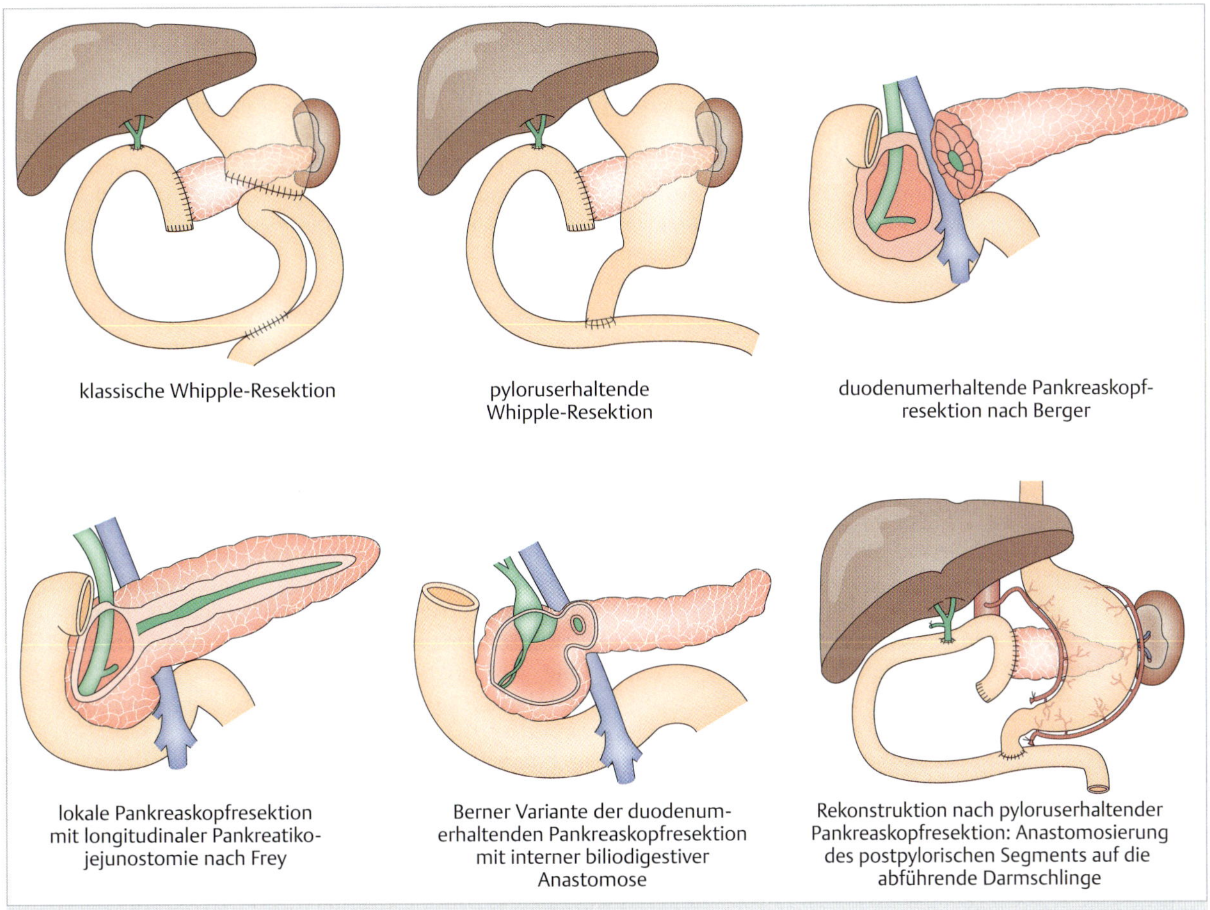

Abb. 9.99 Resezierende und drainierende chirurgische Eingriffe am Pankreas.

Eine mögliche **Definition der Komplikationen** nach Pankreaschirurgie wurde von De Clavien et al. vorgeschlagen [7]. Hier wurde die Gesamtkomplikationsrate mit 58 % angegeben, davon waren 3 % schwerwiegende Komplikationen. Mit einer vorgeschlagenen Definition wird erstmals die Vereinheitlichung von bisher unterschiedlichen Komplikationen und Komplikationsraten möglich.

9.10.1 Anastomoseninsuffizienz im Bereich der biliodigestiven und pankreatikojejunalen Anastomose

Eine Insuffizienz der Pankreatikojejunostomie wird bei häufig uncharakteristischer Symptomatik erst verzögert nach einigen Tagen erkannt und ist in der Regel schwierig zu behandeln. Bei ausreichender lokaler Drainage können heute aber bis zu 80 % dieser Komplikationen konservativ versorgt werden. In 10 – 15 % der Fälle ist die interventionelle Einlage weiterer Drainagen notwendig. Bei weiteren 10 – 15 % kommt es allerdings zu gravierenden Komplikationen, wie ausgedehnter Peritonitis oder Blutung, die dann eine operative Revision erfordern. Bei gut durchblutetem Restpankreas und lokalisierter Peritonitis kann eine Übernähung der insuffizienten Anastomose versucht werden, die Ableitung des Jejunalinhalts mittels einer endoluminären Sonde wird angestrebt. Individuell ist auch eine Nachresektion am Pankreas mit nachfolgender Neuanastomosierung möglich. Bei erheblicher Pankreatitis im Restpankreas bzw. Minderdurchblutung des Pankreas mit starker Nekrosebildung im Bereich der Resektionsebene erscheint die Restpankreatektomie mit Übernähung der Jejunostomie am aussichtsreichsten. Die Letalität der Restpankreatektomie bei dieser Komplikation beträgt bis zu 40 %. Die Restpankreatektomie wurde in den letzten Jahren aufgrund von hohen Morbiditäts- und Letalitätsraten immer wieder kritisch diskutiert [8, 13].

Bei den späten Insuffizienzen wird in der Regel konservativ vorgegangen: Entweder drainiert die primär eingebrachte Drainage oder die Anlage einer perkutanen Drainage an die Stelle der Leckage bzw. in das entstandene Biliom [27]. Auch die Anlage einer perkutanen transhepatischen Choledochusdrainage (PTCD) (s. Kap. 6) ist möglich, um durch eine externe oder kombiniert intern-externe Drainage die Fistelung zu minimieren. In den meisten Fällen führen diese konservativen oder interventionellen Maßnahmen zur Ausheilung der Anastomose. Diese Vorgehensweisen erreichen in der Regel die Minimierung des Fistelflusses, nur bei Auftreten einer galligen Peritonitis mit septisch-kompliziertem Verlauf besteht die Indikation zur Re-Operation des Patienten. Alleinige interventionell endoskopische Vorgehensweisen können das Problem in der Regel nicht beheben.

9.10.2 Pankreasfistel

Die postoperativen Pankreasfisteln entstehen entweder durch eine fehlende Heilung oder einen inkompletten Verschluss der pankreatikodigestiven Anastomose oder durch ein parenchymales Leck im Pankreas ohne direkte Verbindung zur Anastomose. Daher steht der Begriff „Pankreasfistel" für Leckage, Leck, Anastomoseninsuffizienz und Anastomosendehiszenz [31].

Risikofaktoren sind die Absetzung im Pankreaskorpus (anstelle der Absetzung weiter zum Übergang Kopf/Korpus) und die unterlassene Ligatur des Pankreashauptganges bei Linksresektion. Die konservativen Therapieansätze sind umstritten, aber immer ein Teil der Maßnahmen (parenterale oder tief enterale Ernährung, Somatostatin-Analoga zur Verminderung des pankreatischen Sekretdruckes und des Sekretvolumens).

Die Rate der chirurgischen Re-Interventionen zur Beherrschung der Pankreasfistel wird mit bis zu etwa 11 % angegeben, wobei die Indikation zur Re-Operation vor allem durch die individuelle Entscheidung des Operateurs getroffen wird [2, 3, 4, 14, 28, 31]. Die Letalitätsrate liegt in den meisten Publikationen unter 5 %. Endoskopische Zugangswege und Möglichkeiten sind nach Pankreaskopfresektion begrenzt – im Einzelfall aber möglich [10].

Postoperativ kommt es bei bis zu 40 % aller Patienten mit einer **Linksresektion** des Pankreas zu einer freien Kommunikation zwischen Gangstrukturen und freier Bauchhöhle oder anderen Strukturen (Pleura, Retroperitoneum) (► Abb. 9.100) [6, 9, 19]. Vor einem chirurgischen Re-Eingriff erfolgt in aller Regel ein endoskopischer Therapieversuch. Das Ziel der endoskopischen Maßnahme ist die Wiederherstellung bzw. Verbesserung der transpapillären Pankreassekretion bei gleichzeitiger Reduktion der Sekretion über den Fisteltrakt. In Abhängigkeit von der Lokalisation der Leckage und möglicher begleitender Komplikationen wie Konkrementen oder Stenosen kann eine ausschließliche Sphinkterotomie mit oder ohne Stenting distal der Leckage ausreichend sein, um den Druck im Ductus pancreaticus zu reduzieren [32]. Falls technisch realisierbar, scheint aber eine Überbrückung der Leckage mit einer Endoprothese effektiver zu sein (Erfolgsraten zwischen 60 und 90 %). Bei einer Fistel über den Stumpf nach Linksresektion kann nur zwischen einem Stent bis zum Fistelaustritt oder einer EPT gewählt werden.

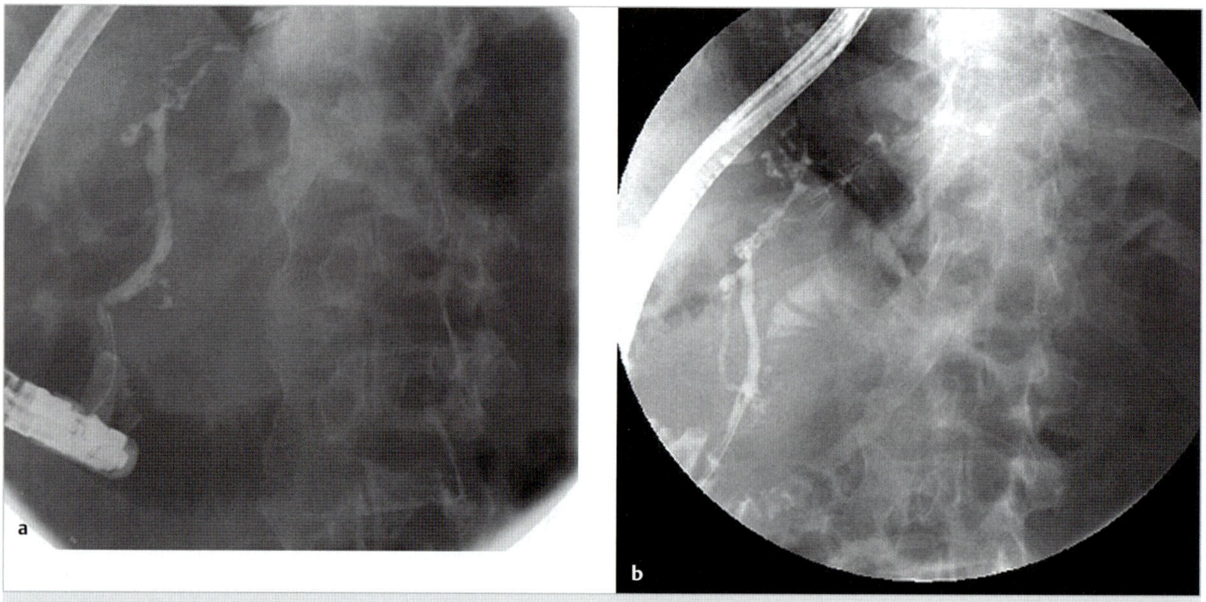

Abb. 9.100 a, b ERP bei Zustand nach Linksresektion des Pankreas wegen eines duktalen Karzinoms. Der Pankreasgang ist im Korpus gering entzündlich verändert (a), aus der mutmaßlichen Anastomose lassen sich einige Fistelgänge darstellen (b).

Merke M!

Gelegentlich kann die chirurgische Re-Intervention durch ein endoskopisch-interventionelles Vorgehen vermieden werden. Die prophylaktische EPT des Pankreassphinkters bei geplanter Resektion des Schwanzes sollte überlegt werden! [1, 24, 26].

9.10.3 Blutung

Blutungen nach Pankreasresektionen werden nach verschiedenen Kriterien eingeteilt: Zeitpunkt (Früh- versus Spätblutungen), Ort (extra- versus intraluminal) und Schwere der Blutung [11, 16, 31, 34]. Die späte Nachblutung ist eine schwerwiegende Komplikation (Mortalität von bis zu 60%). Häufigste Ursache ist eine Arrosionsblutung im Rahmen einer Pankreasanastomoseninsuffizienz. Wichtig ist die frühzeitige Erkennung und Behandlung dieser Komplikation. Es gibt grundsätzlich 2 Möglichkeiten der Behandlung: die radiologische Embolisation (bessere Ergebnisse in erfahrenen Händen bei Blutung aus der A. gastroduodenalis) des blutenden Gefäßes oder die chirurgische Blutstillung. Die Behandlungsmethode der Wahl bei frühen Blutungen (innerhalb von 24 Stunden nach initialer Operation), die per definitionem wie andere früh auftretende Komplikationen aufgrund von technischen Problemen während der Operation entstehen, ist in der Regel bei der Pankreatikojejunostomie die Re-Laparotomie. Meistens handelt es sich um Blutungen aus kleinen Gefäßen ausgehend von den Mesenterialgefäßen.

Bei leichten Blutungen, die mit einer stabilen Kreislaufsituation und stabilen Hb-Werten einhergehen, kann auch unter Gerinnungsoptimierung und engmaschiger Kontrolle eine abwartende Haltung eingenommen werden. Endoskopische oder auch radiologisch-interventionelle Verfahren sind in der Therapie der frühen postoperativen Blutung bei der Pankreatikojejunostomie nur von untergeordneter Bedeutung (s. u. Pankreatikogastrostomie).

9.10.4 Stenose der biliodigestiven Anastomose

Mit unterschiedlicher Latenz kann die biliodigestive Anastomose zu einem Verschlussikterus führen. Narbenstrikturen, Steinverschluss mit entzündlicher Stenose oder ein Tumorrezidiv im Bereich der Anastomose oder der direkt anschließenden ableitenden Jejunalschlinge können die Ursache des Verschlusses sein. Die MRCP ist für die Therapieplanung u. U. sehr hilfreich. Die septische Cholangitis ist ein dringlicher Eingriff, der in jedem Falle eine Entlastung und Drainage der Gallenwege fordert. Die weite und intakte Hepatikojejunostomie erinnert bei der endoskopischen Inspektion an ein Divertikel. Der Gallenfluss hilft bei der Orientierung und der Identifizierung des stenotischen Stomas. Durch Aufsetzen des Katheters oder drahtgestützt lässt sich ein ausreichender Zugang und KM-Fluss zur röntgenologischen Beurteilung erzielen. Die Darstellung lässt sich bei ausreichend weitem Stoma mithilfe eines geblockten Ballons verbessern. Tandemstenosen oder multiple Stenosen sind auszuschließen.

Die Therapie richtet sich nach der Ursache der Stenose, der Manövrierbarkeit des Gerätes, der Länge und Konsistenz der Stenose sowie der Prognose der Grunderkrankung [5, 10, 17, 30]. Alleinige Ballondilatation, Plastikprothesen oder selbst expandierende Metallprothesen können zum Einsatz kommen. Bei kurzstreckigen (narbigen) Stenosen ist die potenzielle Dislokation von Prothesen zu bedenken. Bei hilusnaher Rezidivtumorstenose muss das gesamte System dargestellt werden. Die Ursache eines Verschlussikterus bei maligner Grunderkrankung kann bereits in der afferenten Schlinge (durch Tumorkompression) liegen, in diesem Fall sind komplexe Therapiestrategien erforderlich (z. B. enteraler selbst expandierender Stent im Jejunum, ergänzender Stent in der Hepatikojejunostomie, ▶ Abb. 9.101) oder bei Versagen des endoskopischen Zugangs auch alternative PTC/PTCD-Techniken sinnvoll (▶ Abb. 9.102) [20, 25].

9.10.5 Probleme bei der Pankreatikogastrostomie

Die Art der Anastomosentechnik und Rekonstruktion ist von Institution zu Institution sehr unterschiedlich. Zunächst besteht weiterhin eine rege Diskussion, ob die Pankreatikogastrostomie in der Sicherheit und der Wahrscheinlichkeit der Fistelbildung der Pankreatikojejunostomie überlegen ist [18, 35]. Wente et al. [33] und Kleespies et al. [15] publizierten Studien bzw. eine Meta-Analyse, in der sich hinsichtlich der Lokalisation der Anastomose zum Magen oder zum Jejunum keine signifikanten Unterschiede für die Komplikationsrate nachweisen ließen, andere Operateure sehen in dieser Technik dennoch einen Vorteil, sodass diese Anastomosentechnik heute vermehrt durchgeführt wird (▶ Abb. 9.103).

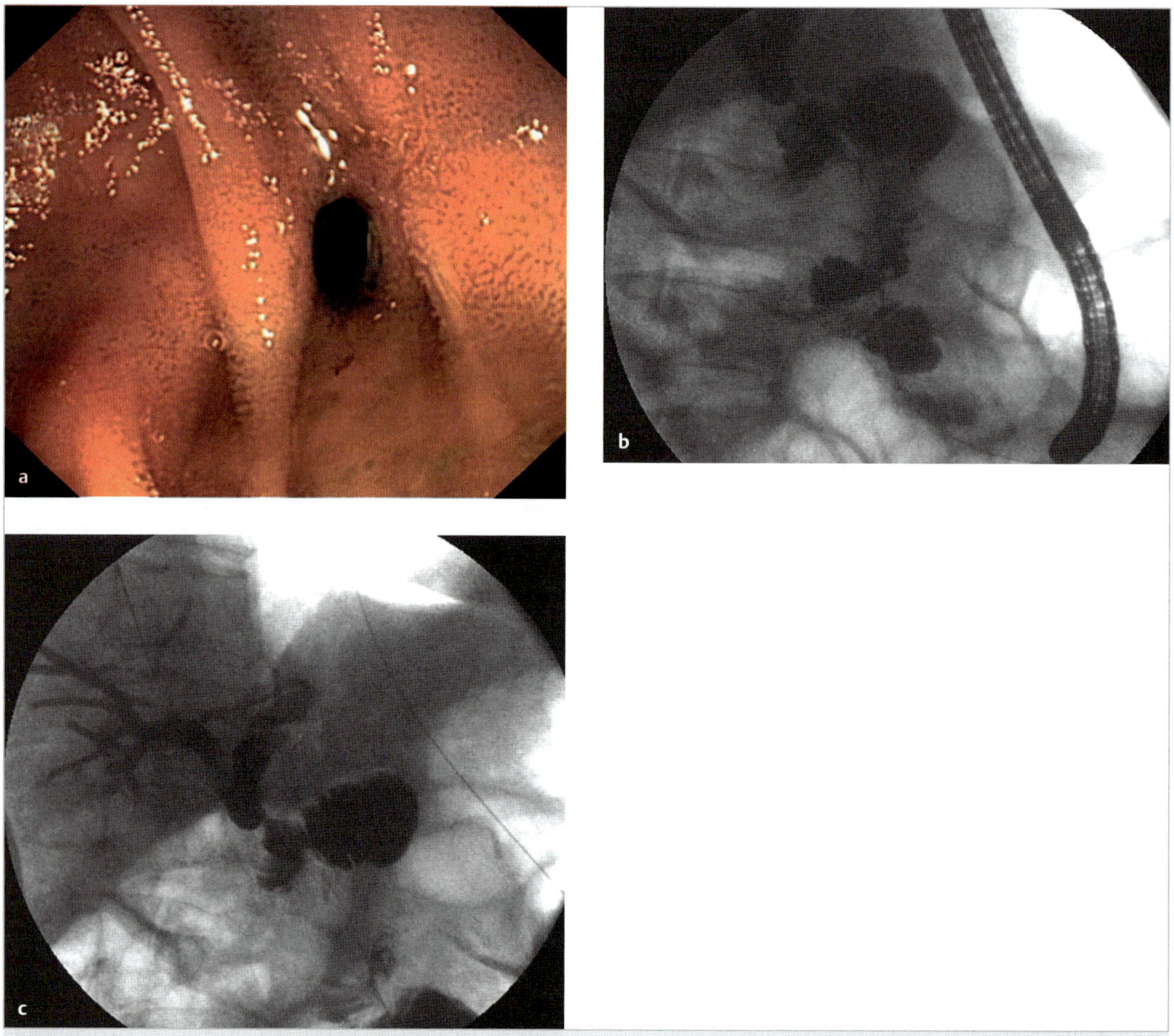

Abb. 9.101 a – f Patient mit Ikterus bei Cholangitis, Zustand nach pyloruserhaltender partieller Duodenopankreatektomie (PPPD) wegen eines Karzinoms. Die biliodigestive Anastomose ist ausreichend weit (a), die Abflussbehinderung entsteht durch eine Tumorkompression der ableitenden Jejunalschlinge (b, c).

Fortsetzung ►

Die endoskopierelevanten Probleme sind bisher nicht gut untersucht und können das frühe Problem der Anastomosenblutung, ebenso natürlich der Fistelbildung und das späte Problem der Anastomosenretraktion mit Stenose betreffen (► Abb. 9.104, ► Abb. 9.105).

Merke **M!**

Die Notfallendoskopie kann aber bei früher (< 24 Stunden) oder bei verzögerter, z. T. auch starker Blutung der Pankreatikogastrostomie erfolgreich die Re-Laparotomie vermeiden (eigene Erfahrung [29]). Das optimale Blutstillungsverfahren ist dabei nicht entschieden, Clips sind in den Rand der Anastomose nicht immer einfach zu positionieren, Injektionsmethoden mit Fibrinkleber können hilfreich sein. Ob diese Blutstillungsverfahren Einfluss auf die Entwicklung einer potenziellen Fistel nehmen, bleibt unklar.

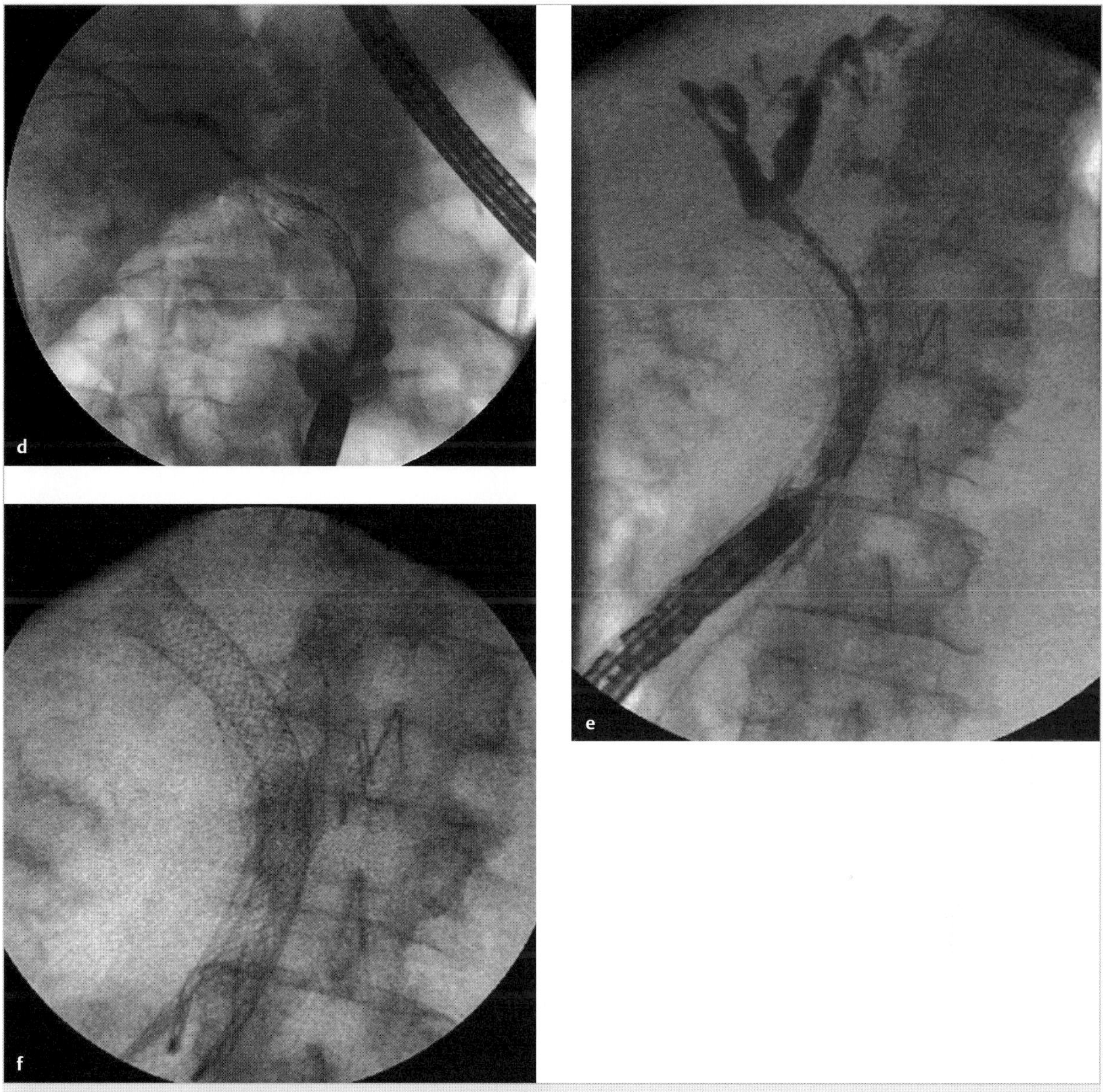

Abb. 9.101 a – f Fortsetzung. Der Gallefluss wird durch Platzierung eines 22 mm weiten ungecoverten Stents ins Jejunum wiederhergestellt (d). Durch Achsabknickung des Stents ist der Gallefluss aus der Anastomose nicht optimal. Ein ergänzender teilgecoverter 8-mm-Metallstent wird in den Hilus eingelegt (e) und distal durch Metallclipping an die Jejunalstent vor Dislokation gesichert (f).

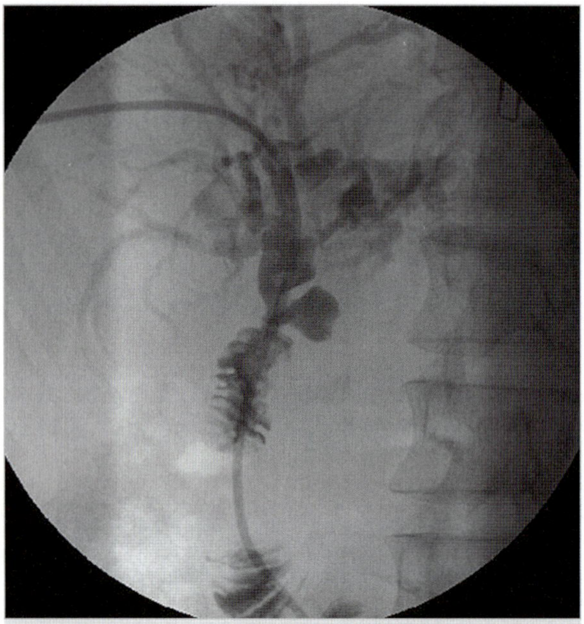

Abb. 9.102 PTC bei erneutem Verschlussikterus bei Zustand nach Whipple-Operation wegen Pankreaskopfkarzinom. Etwa 3 cm aboral der Anastomose findet sich eine Stenose der ableitenden Jejunumschlinge durch Tumorummauerung bei Rezidiv.

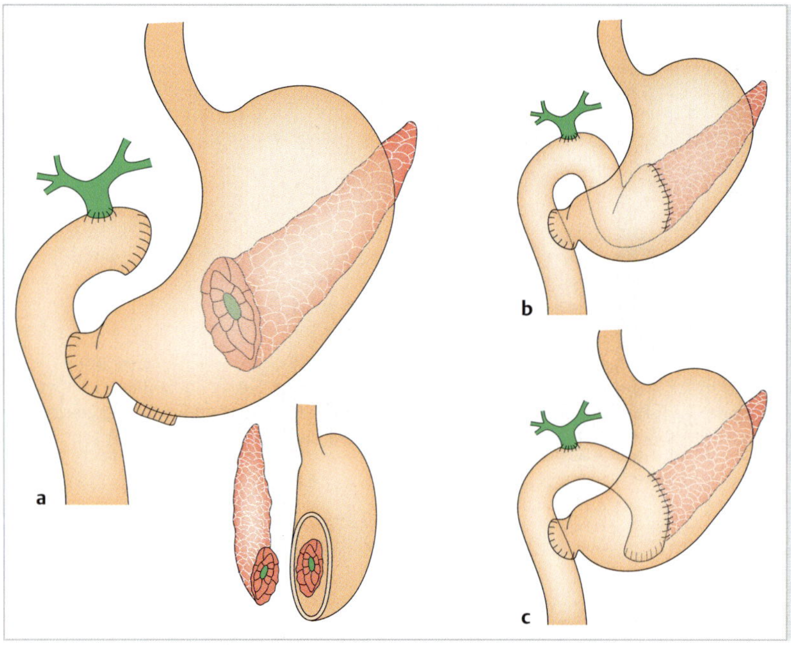

Abb. 9.103 a – c Das Prinzip der Pankreatikogastrostomie (a) im Vergleich zu den Verfahren der Pankreatikojejunostomie (b, c).

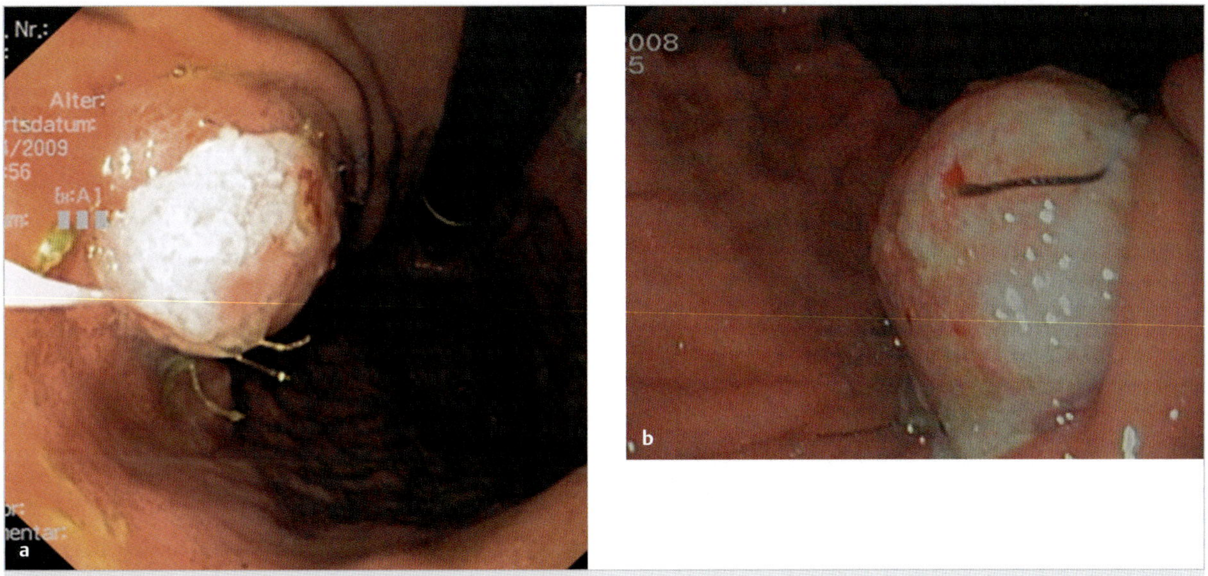

Abb. 9.104 a, b Typische Pankreatikogastrostomie an der Hinterwand des Magens mit gering protuberant ins Lumen hineinragendem Pankreaskorpus (a = in Inversion, b = bei prograder Sicht). Prinzipiell ist von hier eine Pankreasgangdarstellung möglich.

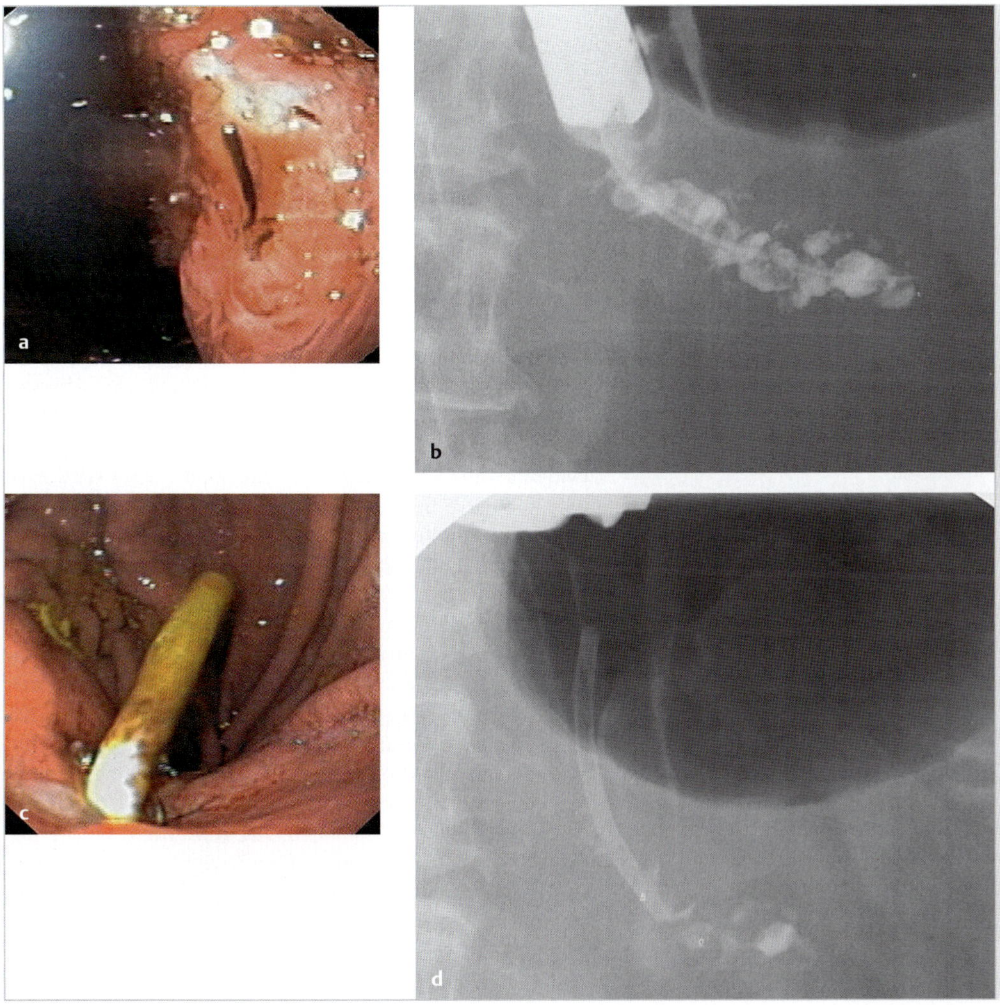

Abb. 9.105 a – d Stenose der Pankreatikogastrostomie (a), Darstellung des Restpankreas wegen erheblicher Schmerzen (entzündlich verändert) vom Magen aus (b). Passager Einlage eines Stents (c, d).

Literatur

[1] Abe N, Sugiyama M, Suzuki Y et al. Preoperative endoscopic pancreatic stenting for prophylaxis of pancreatic fistula development after distal pancreatectomy. Am J Surg 2006; 191: 198 - 200
[2] Baker TA, Aaron JM, Borge M et al. Role of interventional radiology in the management of complications after pancreaticoduodenectomy. Am J Surg 2008; 195: 386 - 390
[3] Bassi C, Dervenis C, Butturini G et al; International Study Group on Pancreatic Fistula Definition. Postoperative pancreatic fistula: an international study group (ISGPF) definition. Surgery 2005; 138: 8 - 13
[4] Bassi C, Falconi M, Salvia R et al. Management of complications after pancreaticoduodenectomy in a high volume centre: results on 150 consecutive patients. Dig Surg 2001; 18: 453 - 457
[5] Chahal P, Baron TH, Topazian MD et al. Endoscopic retrograde cholangiopancreatography in post-Whipple patients. Endoscopy 2006; 38: 1241 - 1245
[6] Chromik AM, Janot M, Sulberg D et al. Pankreaslinksresektion: Wann radikal, wann milzerhaltend? Chirurg 2008; 79: 1123 - 1133
[7] Clavien PA, Barkun J, de Oliveira ML et al. The Clavien-Dindo classification of surgical complications: five-year experience. Ann Surg 2009; 250: 187 - 196
[8] de Castro SM, Kuhlmann KF, Busch OR et al. Incidence and management of biliary leakage after hepaticojejunostomy. J Gastrointest Surg 2005; 9: 1163-1171, discussion 1171 - 1163
[9] Fahy BN, Frey CF, Ho HS et al. Morbidity, mortality, and technical factors of distal pancreatectomy. Am J Surg 2002; 183: 237 - 241
[10] Farrell J, Carr-Locke D, Garrido T et al. Endoscopic retrograde cholangiopancreatography after pancreaticoduodenectomy for benign and malignant disease: indications and technical outcomes. Endoscopy 2006; 38: 1246 - 1249
[11] Fujii Y, Shimada H, Endo I et al. Management of massive arterial hemorrhage after pancreatobiliary surgery: does embolotherapy contribute to successful outcome? J Gastrointest Surg 2007; 11: 432 - 438
[12] Fuks D, Piessen G, Huet E et al. Life-threatening postoperative pancreatic fistula (grade C) after pancreaticoduodenectomy: incidence, prognosis, and risk factors. Am J Surg 2009; 197: 702 - 709
[13] Hopt UT, Makowiec F, Adam U. Nahtinsuffizienzen im biliopankreatischen Bereich. Chirurg 2004; 75: 1079 - 1087
[14] Kazanjian KK, Hines OJ, Eibl G et al. Management of pancreatic fistulas after pancreaticoduodenectomy: results in 437 consecutive patients. Arch Surg 2005; 140: 849 - 854, discussion 854 - 856
[15] Kleespies A, Albertsmeier M, Obeidat F et al. The challenge of pancreatic anastomosis. Langenbecks Arch Surg 2008; 393: 459 - 471
[16] Koukoutsis I, Bellagamba R, Morris-Stiff G et al. Haemorrhage following pancreaticoduodenectomy: risk factors and the importance of sentinel bleed. Dig Surg 2006; 23: 224 - 228
[17] Kozicki I, Bielecki K, Kawalski A et al. Repeated reconstruction for recurrent benign bile duct stricture. Br J Surg 1994; 81: 677 - 679
[18] McKay A, Mackenzie S, Sutherland FR et al. Meta-analysis of pancreaticojejunostomy versus pancreaticogastrostomy, reconstruction after pancreaticoduodenectomy. Br J Surg 2006; 93: 929 - 936
[19] Pannegeon V, Pessaux P, Sauvanet A et al. Pancreatic fistula after distal pancreatectomy: predictive risk factors and value of conservative treatment. Arch Surg 2006; 141: 1071 - 1076
[20] Pellegrini CA, Thomas MJ, Way LW. Recurrent biliary stricture. Patterns of recurrence and outcome of surgical therapy. Am J Surg 1984; 147: 175 - 179
[21] Pezzilli R. Early identification of postoperative pancreatic fistula may reduce the risk of postoperative hermorrhage in pancreatic resected patients. JOP 2007; 8: 637 - 639
[22] Ramos-De la Medina A, Sarr MG. Somatostatin analogues in the prevention of pancreas-related complications after pancreatic resection. J Hepatobiliary Pancreat Surg 2006; 13: 190 - 193
[23] Reissfelder C, Koch M, Büchler MW et al. Pankreaskarzinom. Chirurg 2007; 78: 1059 - 1072
[24] Rieder B, Krampulz D, Adolf J et al. Endoscopic pancreatic sphincterotomy and stenting for preoperative prophylaxis of pancreatic fistula after distal pancreatectomy. Gastrointest Endosc 2010; 72: 536 - 542
[25] Schumacher B, Othman T, Jansen M et al. Long-term follow-up of percutaneous transhepatic therapy (PTT) in patients with definite benign anastomotic strictures after hepaticojejunostomy. Endoscopy 2001; 33: 409 - 415
[26] Shimura T, Suehiro T, Suzuki H et al. Preoperative endoscopic pancreatic stenting for prophylaxis of pancreatic duct disruption during extirpation of a pancreatic head tumor. Am J Surg 2007; 194: 553 - 555
[27] Sohn TA, Yeo CJ, Cameron JL et al. Pancreaticoduodenectomy: role of interventional radiologists in managing patients and complications. J Gastrointest Surg 2003; 7: 209 - 219
[28] Standop J, Glowka T, Schmitz V et al. Operative re-intervention following pancreatic head resection: indications and outcome. J Gastrointest Surg 2009; 13: 1503 - 1509
[29] Standop J, Schäfer N, Overhaus M et al. Endoscopic management of anastomotic hemorrhage from pancreatogastrostomy. Surg Endosc 2009; 23: 2005 - 2010
[30] Sugiyama M, Izumisato Y, Ubukata N et al. Peroral jejunoscopy for treatingstenosis of hepaticojejunostomy after pancreatoduodenectomy. Hepatogastroenterology 2001; 48: 681 - 683
[31] Sülberg D, Chromik AM, Köster O et al. Prävention und Management von postoperativen Komplikationen in der Pankreaschirurgie. Zentralbl Chir 2010; 135: 129 - 138
[32] Varadarajulu S, Noone TC, Tutuian R et al. Predictors of outcome in pancreatic duct disruption managed by endoscopic transpapillary stent placement. Gastrointest Endosc 2005; 61: 568 - 575
[33] Wente MN, Shrikhande SV, Müller MW et al. Pancreaticojejunostomy versus pancreaticogastrostomy: systematic review and meta-analysis. Am J Surg 2007; 193: 171 - 183
[34] Yekebas EF, Wolfram L, Cataldegirmen G et al. Postpancreatectomy hemorrhage: diagnosis and treatment: an analysis in 1669 consecutive pancreatic resections. Ann Surg 2007; 246: 269 - 280
[35] Yeo CJ, Cameron JL, Maher MM et al. A prospective randomized trial of pancreaticogastrostomy versus pancreaticojejunostomy after pancreaticoduodenectomy. Ann Surg 1995; 222: 580 - 592

9.11 Akute biliäre Pankreatitis

Gallengangssteine können wegen der Einklemmung und der Verlegung des gemeinsamen Ausführungsganges von Gallen- und Pankreasgang zu einer akuten Pankreatitis führen [2, 26]. Eine Indikation zur dringlichen ERCP besteht sicher dann, wenn zusätzlich wegen der Abflussbehinderung eine Cholangitis vorliegt [16]. Bei eindeutigem Konkrementnachweis im Ductus choledochus mit Gangaufstau (Sonografie, CT, MRCP, evtl. EUS) wird man eine ERCP zur Steinextraktion unter stabilen hämodynamischen Bedingungen durchführen [7, 10, 11, 13, 14, 15, 19, 24]. Auch eine Situation ohne Cholangitis gilt in vielen Leitlinien noch als klare Indikation für eine *rasch* durchzuführende ERCP mit Steinextraktion (Früh-ERCP) vor allem dann, wenn ein schwerer Verlauf (nach Ranson-Kriterien, Glasgow-Score oder APACHE-II-Score, ▸ Tab. 9.38, ▸ Tab. 9.39) zu erwarten ist [6, 12, 21, 22]. Dabei belegen die hierzu durchgeführten randomisierten Studien nur eine Verminderung der erkrankungsbedingten Komplikationen, nicht jedoch der Mortalität (▸ Abb. 9.106) [1, 8, 9, 17, 18, 20]. Außerdem wurde nur bei der Hälfte der Interventionen tatsächlich ein Stein nachgewiesen. Bei sehr unterschiedlichen Definitionen für die (Gesamt-)Komplikationen wurden Raten von 29 - 51 % für die unbehandelten Kontrollgruppen ermittelt. Es gab ein unterschiedliches und breites Spektrum,

Tab. 9.38 Prognostische Parameter (Glasgow-Kriterien) [6].

Prognostische Parameter	Definition
Alter	> 55 Jahre
Leukozyten	$> 15 \times 10^9/l$
arterieller Sauerstoffpartialdruck	$pO_2 < 60$ mmHg
Glukose im Serum (kein Diabetes in der Vorgeschichte)	> 10 mmol/l (> 180 mg/dl)
Harnstoff (keine Änderung trotz intravenöser Flüssigkeitssubstitution)	> 16 mmol/l (> 96 mg/dl)
Serumkalzium	< 2 mmol/l (< 8 mg/dl)
Serumalbumin	< 32 g/l
Serumlaktatdehydrogenase (LDH)	> 600 U/l
Serumtransaminasen (SGOT und SGPT)	> 100 U/l

Tab. 9.39 APACHE-II-Score (Acute Physiology And Chronic Health Evaluation). Der Score addiert sich aus den Punktwerten aus 3 Datengruppen: dem Acute Physiology Score, den Age Points und den Chronic Health Points. Die Daten werden über 24 Stunden gesammelt, wobei der jeweils schlechteste Wert für die Berechnung des Scores herangezogen wird [12].

Akuter Physiologie-Score									
Erhobene Werte	**← nach oben abweichend**				**nach unten abweichend →**				
Punkte	**+4**	**+3**	**+2**	**+1**	**0**	**+1**	**+2**	**+3**	**+4**
Temperatur rektal (°C)	≥ 41	39 – 40,9		38,5 – 38,9	36 – 38,4	34 – 35,9	32 – 33,9	30 – 31,9	≤ 29,9
arterieller Mitteldruck (mmHg)	≥ 160	130 – 159	110 – 129		70 – 109		50 – 69		≤ 49
Herzfrequenz (min^{-1})	≥ 180	140 – 179	110 – 139		70 – 109		55 – 69	40 – 54	≤ 39
Atemfrequenz (min^{-1})*	≥ 50	35 – 49		25 – 34	12 – 24	10 – 11	6 – 9		≤ 5
Oxygenierung**	≥ 500	350 – 499	200 – 349		< 200				
					> 70	61 – 70		55 – 60	< 55
pH	≥ 7,7	7,6 – 7,69		7,5 – 7,59	7,33 – 7,49		7,25 – 7,32	7,15 – 7,24	< 7,15
Na^+	≥ 180	160 – 179	155 – 159	150 – 154	130 – 149		120 – 129	111 – 119	≤ 110
K^+	≥ 7	6,6 – 6,69		5,5 – 5,59	3,5 – 5,4	3,0 – 3,4	2,5 – 2,9		≤ 2,5
Kreatinin (mg/dl)***	≥ 3,5	2,0 – 3,4	1,5 – 1,9		0,6 – 1,4		< 0,6		
Hämatokrit (%)	≥ 60		50 – 59,9	46 – 49,9	30 – 45,9		20 – 29,9		< 20

Fortsetzung ►

Tab. 9.39 Fortsetzung

Akuter Physiologie-Score									
Erhobene Werte	**← nach oben abweichend**				**nach unten abweichend →**				
Punkte	**+4**	**+3**	**+2**	**+1**	**0**	**+1**	**+2**	**+3**	**+4**
Leukozyten (× 1000)	≥ 40		20 – 39,9	15 – 19,9	3 – 14,9		1 – 2,9		< 1
Glascow Coma Score	Punkte = 15 – aktueller GCS								

* Beatmung oder Spontanatmung
** Wenn der FiO_2 ≥ 0,5 ist, dann ist die alveolo-arterielle Sauerstoffdifferenz $AaDO_2$ (alveolärer Sauerstoffpartialdruck pAO_2 minus arterieller Sauerstoffpartialdruck paO_2) zu berücksichtigen. Bei einem FiO_2 < 0,5 wird der paO_2 berücksichtigt. Der erste Wert entspricht dem $AaDO_2$, der zweite dem paO_2.
*** Bei akutem Nierenversagen müssen die Punkte verdoppelt werden.

Alterspunkte					
Alter (Jahre)	≤ 44	45 – 54	55 – 64	65 – 74	≥ 75
Punkte	0	2	3	5	6

Punkte für chronische Vorerkrankungen		
Operativer Status	**Gesundheitsstatus**	**Punkte**
nicht operiert	In der Vorgeschichte finden sich Organinsuffizienz *oder* Immunschwäche	+5
	Immunkompetent *und* ohne schwere Organinsuffizienz in der Vorgeschichte	+0
postoperativer Patient nach Notfall-OP	In der Vorgeschichte finden sich Organinsuffizienz *oder* Immunschwäche	+5
	Immunkompetent *und* ohne schwere Organinsuffizienz in der Vorgeschichte	+0
postoperativer Patient nach Wahleingriff	In der Vorgeschichte finden sich Organinsuffizienz *oder* Immunschwäche	+2
	Immunkompetent *und* ohne schwere Organinsuffizienz in der Vorgeschichte	+0

Organ-/Systemerkrankungen	
Leber	• durch Biopsie gesicherte Zirrhose **und** • portaler Hochdruck *oder* • obere gastrointestinale Blutungen in der Vorgeschichte, ausgehend von einem portalen Hochdruck *oder* • anamnestisch Episoden von Leberinsuffizienz oder hepatischer Enzephalopathie oder hepatischem Koma
Herz-Kreislauf-System	• Herzinsuffizienz NYHA-Stadium IV
Atmung	• chronisch-obstruktive, restriktive oder pulmonalvaskuläre Erkrankungen, die mit einer schweren Einschränkung bei leichten Aufgaben einhergehen (z. B. Unfähigkeit, Treppen zu steigen oder den Haushalt zu führen) *oder* • chronische Hypoxie, Hyperkapnie, sekundäre Polyzythämie, schwere pulmonale Hypertension (> 40 mmHg) *oder* • Abhängigkeit von Beatmung
Niere	• dialysepflichtige Niereninsuffizienz
Immunsystem	• Immunsuppression durch Chemotherapie, Bestrahlung, langfristige oder hochdosierte Kortisontherapie • Erkrankungen, die mit einer Immunschwäche einhergehen (z. B. Leukämie, Lymphom, AIDS)

Auswertung (Minimum = 0 Punkte, Maximum = 71 Punkte)								
Erreichte Punktzahl	0 – 4	5 – 9	10 – 14	15 – 19	20 – 24	25 – 29	30 – 34	> 34
Wahrscheinlichkeit zu versterben	≈ 4 %	≈ 8 %	≈ 15 %	≈ 25 %	≈ 40 %	≈ 55 %	≈ 75 %	≈ 85 %

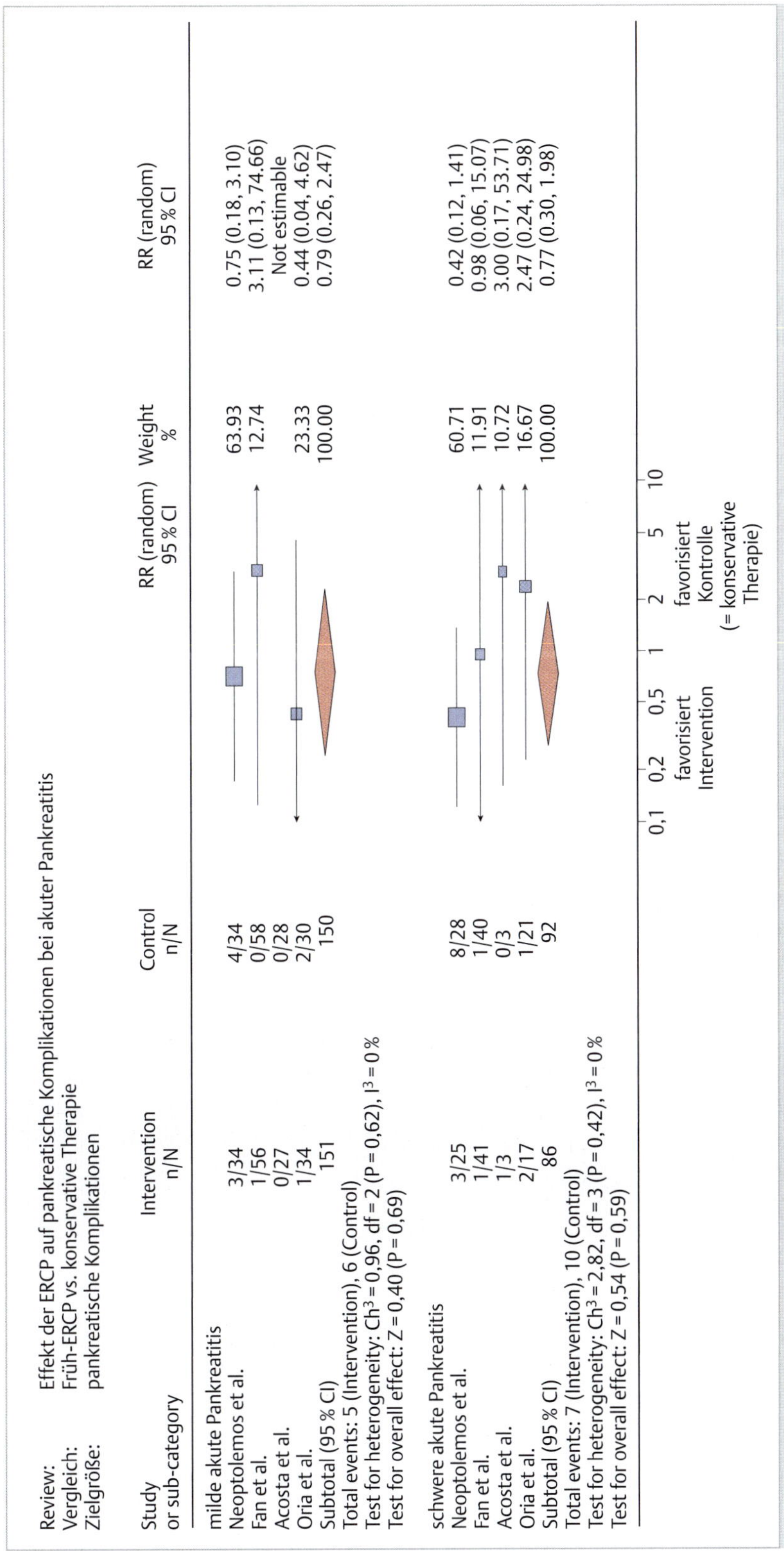

Abb. 9.106 Effekt-Modell für das relative Risiko für lokale pankreatische Komplikationen bei der Früh-ERCP im Vergleich zur konservativen Therapie (stratifiziert nach der Schwere der akuten biliären Pankreatitis) [20].

das von Osteitis, Pankreasphlegmone, Blutung aus Pseudoaneurysma, Magenerosionen, Gallenblasenempyem, Diabetes, Aszites bis zur Duodenalobstruktion reichte [3, 20, 23].

Die Organinsuffizienz oder der immunsupprimierte Status müssen vor dem aktuellen Krankenhausaufenthalt bekannt sein: Dann sind Entwicklungen im Schweregrad nach dem APACHE-II-Score sinnvoll einzuschätzen [12].

Die Diagnostik der Pankreatitis (vor allem mittels CT) und die Prognoseabschätzung sind für den klinischen Verlauf besonders wichtig. Morphologisch unterscheidet man die interstitielle Pankreatitis (milde Form, 80%) von der nekrotisierenden Pankreatitis (seltenere, schwere Form, 20%) [4, 5]. Erstere ist charakterisiert durch ein interstitielles Ödem und peripankreatische Fettgewebsnekrosen, Parenchymnekrosen fehlen. Letztere ist gekennzeichnet durch Parenchymnekrosen und Hämorrhagien unterschiedlichen Ausmaßes sowie durch peri- und intrapankreatische Fettgewebsnekrosen. Die Läsionen können entweder lokalisiert oder diffus auftreten. Gemessen an dem C-reaktiven Protein (CRP) steht das morphologische Erscheinungsbild der akuten Pankreatitis spätestens nach 96 Stunden fest [11]. Gemessen an der kontrastmittelverstärkten Computertomografie kommt es im weiteren Verlauf nur in 10% der Fälle zu einer Umwandlung einer interstitiellen in eine nekrotisierende Pankreatitis [4, 5].

Die Probleme der Indikation der ERCP bei biliärer Pankreatitis sowie die Schwierigkeiten bei der Leitlinienempfehlung werden in den Kapiteln 1 und 6 erläutert.

In einer Meta-Analyse kontrollierter Studien (▸ Tab. 9.40) aus dem Jahr 2008 [20] wurde ersichtlich, dass die Früh-ERCP bei Patienten mit prognostizierter **milder oder schwerer** Form der akuten biliären Pankreatitis ohne akute Cholangitis **nicht** zu einer Reduktion von Gesamtkomplikationen und vor allem der pankreatischen Komplikationen (s. ▸ Abb. 9.106) und Mortalität führt [25]. Eine stratifizierte Analyse wurde für die verfügbaren Daten mit Schweregradeinteilung vorgenommen [20]. Das gepoolte relative Risiko (RR) für die Entwicklung von lokalen pankreatischen Komplikationen nach Einsatz der Früh-ERCP im Vergleich zur konservativen Therapie betrug 0,79 (95%-CI, 0,26 – 2,47; p = 0,69) für die Subgruppe mit milder akuter Pankreatitis und 0,77 (95%-CI, 0,30 – 1,98; p = 0,59) für das Kollektiv mit schwerer akuter Pankreatitis. Die Subgruppenanalyse zeigte somit keinen statistischen signifikanten Unterschied für die lokalen pankreatischen Komplikationen, die Therapie war in den Gruppen nicht different.

Fazit

In allen nicht so eindeutigen Situationen empfiehlt es sich, bei Verdacht auf biliäre Pankreatitis primär eine Endosonografie (evtl. MRCP) durchzuführen, die die Patienten ohne Konkrement vor einer Verschlechterung durch mögliche Komplikationen einer ERCP bewahrt und im Falle des Steinnachweises die nachfolgende ERCP nicht behindert.

Tab. 9.40 Charakteristika der kontrollierten Studien zum Stellenwert der Früh-ERCP bei akuter biliärer Pankreatitis [20].

Autor, Jahr	Studienzeitraum	Intervention		Kontrollen		Definition der Schwere	Interventionsbeginn
		Anzahl der Patienten	Patienten mit schwerer Pankreatitis	Anzahl der Patienten	Patienten mit schwerer Pankreatitis		
Neoptolemos 1988 [17]	1983 – 1987	59	25	62	28	Glasgow-Score ≥ 3	< 72 h nach Aufnahme
Fan 1993 [8]	1988 – 1991	97	41	98	40	Hong-Kong-Kriterien	< 24 h nach Aufnahme
Fölsch 1997 [9]	1989 – 1994	126	26*	112	20[a]	Glasgow-Score ≥ 3	< 72 h nach Symptomenbeginn
Acosta 2006 [1]	2001 – 2002	30	3	31	3	Acosta-Kriterien	24 – 48 h nach Symptomenbeginn
Oria 2007 [18]	2000 – 2005	51	17	51	21	APACHE-II-Score ≥ 6	< 72 h nach Symptomebeginn

*Die Schwere der Erkrankung wurde für 16 Patienten in jeder Gruppe nicht festgelegt (Posthoc-Stratifizierung).

Literatur

[1] Acosta JM, Katkhouda N, Debian KA et al. Early ductal decompression versus conservative management for gallstone pancreatitis with ampullary obstruction: a prospective randomized clinical trial. Ann Surg 2006; 243: 33 - 40

[2] Acosta JM, Ledesma CL. Gallstone migration as a cause of acute pancreatitis. N Engl J Med 1974; 290: 484 - 487

[3] Ayub K, Imada R, Slavin J. Endoscopic retrograde cholangiopancreatography in gallstone-associated acute pancreatitis. Cochrane Database Syst Rev 2004; 3: CD 003 630

[4] Balthazar EJ, Ranson JHC, Naidich DP et al. Acute pancreatitis: prognostic value of CT. Radiology 1985; 156: 767 - 772

[5] Balthazar EJ, Robinson DL, Megibow AJ et al. Acute pancreatitis: value of CT in establishing prognosis. Radiology 1990; 174: 331 - 336

[6] Blamey SL, Imrie CW, O'Neill J et al. Prognostic factors in acute pancreatitis. Gut 1984; 25: 1340 - 1346

[7] Chak A, Hawes R, Cooper GS et al. Prospective assessment of the utility of EUS in the evaluation of gallstone pancreatitis. Gastrointest Endosc 1999; 49: 599 - 604

[8] Fan ST, Lai EC, Mok FP et al. Early treatment of acute biliary pancreatitis by endoscopic papillotomy. N Engl J Med 1993; 328: 228 - 232

[9] Fölsch UR, Nitsche R, Lüdtke R et al. Early ERCP and papillotomy compared with conservative treatment for acute biliary pancreatitis. N Engl J Med 1997; 336: 37 - 42

[10] Frossard JL, Sosa-Valencia L, Amouyal G et al. Usefulness of endoscopic ultrasonography in patients with "idiopathic" acute pancreatitis. Am J Med 2000; 109: 196 - 200

[11] Isenmann R, Büchler M, Uhl W et al. Pancreatic necrosis: an early finding in severe acute pancreatitis. Pancreas 1993; 8: 358 - 361

[12] Knaus WA, Draper EA, Wagner DP et al. APACHE II: a severity of disease classification system. Crit Care Med 1985; 13: 818 - 829

[13] Liu CL, Fan ST, Lo CM et al. Comparison of early endoscopic ultrasonography and endoscopic retrograde cholangiopancreatography in the management of acute biliary pancreatitis: a prospective randomized study. Clin Gastroenterol Hepatol 2005; 3: 1238 - 1244

[14] Makary MA, Duncan MD, Harmon JW et al. The role of magnetic resonance cholangiography in the management of patients with gallstone pancreatitis. Ann Surg 2005; 41: 119 - 124

[15] Moon JH, Cho YD, Cha SW et al. The detection of bile duct stones in suspected biliary pancreatitis: comparison of MRCP, ERCP, and intraductal US. Am J Gastroenterol 2005; 100: 1051 - 1057

[16] Nagino M, Takada T, Kawarada Y et al. Methods and timing of biliary drainage for acute cholangitis: Tokyo Guidelines. J Hepatobiliary Pancreat Surg 2007; 14: 68 - 77

[17] Neoptolemos JP, Carr-Locke DL, London NJ et al. Controlled trial of urgent endoscopic retrograde cholangiopancreatography and endoscopic sphincterotomy versus conservative treatment for acute pancreatitis due to gallstones. Lancet 1988; 2: 979 - 983

[18] Oria A, Cimmino D, Ocampo C et al. Early endoscopic intervention versus early conservative management in patients with acute gallstone pancreatitis and biliopancreatic obstruction. Ann Surg 2007; 245: 10 - 17

[19] Petrov MS, Savides TJ. Systematic review of endoscopic ultrasonography versus endoscopic retrograde cholangiopancreatography for suspected choledocholithiasis. Br J Surg 2009; 96: 967 - 974

[20] Petrov MS, van Santvoort HC, Besselink MG et al. Early endoscopic retrograde cholangiopancreatography versus conservative management in acute biliary pancreatitis without cholangitis: a meta-analysis of randomized trials. Ann Surg 2008; 247: 250 - 257

[21] Ranson JHC. Etiological and prognostic factors in human acute pancreatitis: a review. Am J Gastroenterol 1982; 77: 633 - 638

[22] Ranson JHC, Rifkind KM, Roses DF et al. Prognostic signs and the role of operative management in acute pancreatitis. Surg Gynecol Obstet 1974; 139: 69 - 81

[23] Sharma V, Howden C. Meta analysis of randomised controlled trials of endoscopic retrograde cholangiopancreatography and endoscopic sphincterotomy for the treatment of acute biliary pancreatitis. Am J Gastroenterol 1999; 94: 3211 - 3214

[24] Sica GT, Braver J, Cooney MJ et al. Comparison of endoscopic retrograde cholangiopancreatography with MR cholangiopancreatography in patients with pancreatitis. Radiology 1999; 210: 605 - 610

[25] Uy MC, Daez ML, Sy PP et al. Early ERCP in acute gallstone pancreatitis without cholangitis: a meta-analysis. JOP 2009; 10: 299 - 305

[26] Venneman NG, Buskens E, Besselink MG et al. Small gallstones are associated with increased risk of acute pancreatitis: potential benefits of prophylactic cholecystectomy? Am J Gastroenterol 2005; 100: 2540 - 2550

10 Sonderfälle

Bernd M. Kohler

10.1 ERCP beim Kind

Erfahrungen mit der ERCP bei Kindern sind sehr limitiert. Bedingt durch das schmale Krankheitsspektrum, das einer ERCP bedarf, die Auffassung, dass diese Untersuchung bei Kindern technisch besonders schwierig sei, sowie die nicht einheitliche Definition der Indikation sind die Gründe für den seltenen Einsatz dieser Methode bei Kindern.

10.1.1 Voraussetzungen

Nur besonders erfahrene Endoskopiker sollten diese endoskopischen Verfahren durchführen.

▸ **Narkose:** Grundsätzlich sollte die ERCP, insbesondere bei Neugeborenen bzw. Kindern unter 6 Jahren immer in Vollnarkose durchgeführt werden. Für das Kind ist die ERCP hierdurch weitaus weniger psychisch traumatisierend und der Endoskopiker kann sich uneingeschränkt auf die Untersuchung konzentrieren.

▸ **Antibiotikaprophylaxe:** Auch wenn keine eindeutigen Daten zur Antibiotikaprophylaxe im Rahmen der ERCP bei Kindern vorliegen, wird sie allgemeinen bei duktalen Stenosen oder zystischen Läsionen im biliopankreatischen System empfohlen. Infrage kommen hierbei die Kombination von Ampicillin/Sulbactam oder Dritt-Generations-Cephalosporine.

▸ **Instrumentarium:** Bei Kindern im Alter von über 2 Jahren können die üblichen Duodenoskope mit einem Durchmesser von 10 – 12 mm sowie die bekannten Zusatzinstrumente wie Kontrastmittelkatheter bzw. Papillotome eingesetzt werden. Für Untersuchungen von Säuglingen und Kleinkindern unter 2 Jahren werden von Olympus bzw. Pentax besonders schmale 7 – 8 mm messende pädiatrische Duodenoskope angeboten, die einen Arbeitskanal von 2 mm besitzen und von daher ausschließlich für maximal 5-F-Instrumente geeignet sind [1].

10.1.2 Vorgehensweise

Die Durchführung der Untersuchung verläuft überwiegend analog wie bei Erwachsenen, trotzdem sind einige wesentliche Punkte zu berücksichtigen. Ganz besonders ist auf eine sparsame Luftinsufflation zu achten, um eine Darmdistension mit der Gefahr der Perforation sowie der respiratorischen Insuffizienz zu vermeiden.

Aufgrund des kleinlumigen Darmes ist das Hantieren mit dem Endoskop selbstverständlich schwieriger. Die räumliche Enge im Duodenum kompliziert das Arbeiten an der Papille. Das für Erwachsene konstruierte Instrumentarium ist relativ groß und rigide und erschwert das Handling. Von daher werden besonders dünne 3 French messende, an der Spitze vorgebogene Kontrastmittelkatheter und 4 French messende Führungsdrahtpapillotome empfohlen. Tiefe selektive Intubationen des Gallenganges sind bei Neugeborenen bzw. Kleinkindern zu vermeiden, um keine Verletzungen zu induzieren. Die Sondierung erfolgt quasi senkrecht zur Duodenalwand, weshalb der intramurale Verlauf des Gallenganges deutlich verkürzt erscheint.

10.1.3 Indikationen

Auch wenn ein Großteil der biliopankreatischen Erkrankungen heute durch die radiologische bzw. sonografische Bildgebung valide geklärt werden kann, besitzt die ERCP bei bestimmten Fragestellungen und ganz besonders bei therapeutischen Interventionen uneingeschränkt nach wie vor ihre Bedeutung. Im biliären System ist hierbei die Choledocholithiasis mit Abstand die häufigste Indikation zur ERCP (▸ Tab. 10.1) [4, 5, 6]. Pankreaserkrankungen hingegen erfordern nur selten diese Methode, insbesondere weil nur in Ausnahmefällen entsprechende therapeutische Möglichkeiten bestehen (▸ Tab. 10.2) [2, 3].

Tab. 10.1 Indikationen der ERCP bei Kindern mit unklarer Cholestase.

Diagnosen
• Choledocholithiasis • Gallengangsatresie • Caroli-Syndrom • Choledochuszyste • PSC • Bile-Plug-Syndrom • Askariden • Komplikation nach Lebertransplantation

Tab. 10.2 Indikationen der ERCP bei Kindern mit Pankreaserkrankungen

Diagnosen
• persistierende rezidivierende Pankreatitis • chronische Pankreatitis • Pankreaspseudozysten • persistierend erhöhte Pankreasenzyme • Verdacht auf Pankreasgangleckage

Literatur

[1] Fox VL. ERCP in children. In: Baron TH, Kozarek R, Carr-Locke DL, eds. ERCP. Philadelphia: Saunders Elsevier; 2008: 219 – 230

[2] Guelrud M, Mujica C, Jaen D et al. The role of ERCP in the diagnosis and treatment of idiopathic recurrent pancreatitis in children and adolescents. Gastrointest Endosc 1994; 40: 428 – 436

[3] Hsu RK, Draganov P, Leung JW et al. Therapeutic ERCP in the management of pancreatitis in children. Gastrointest Endosc 2000; 51: 396-401

[4] Linuma Y, Narisawa R, Iwafuchi M et al. The role of endoscopic retrograde cholangiopancreatography in infants with cholestasis. J Pediatr Surg 2000; 35: 545 – 551

[5] Poddar U, Thapa BR, Bhasin DK et al. Endoscopic retrograde cholangiopancreatography in the management of pancreaticobiliary disorders in children. J Gastroenterol Hepatol 2001; 16: 927 – 932

[6] Reinshagen K, Müldner A, Manegold B et al. Efficacy of ERCP in infancy and childhood. Indikationen und therapeutische Möglichkeiten der endoskopischen retrograden Cholangiopankreatikografie (ERCP) im Kindesalter Klin Pädiatr 2007; 219: 271 – 276

10.2 ERCP in der Schwangerschaft

Die ERCP im Rahmen einer Schwangerschaft unterscheidet sich in wesentlichen Punkten von der üblichen ERCP. Sowohl die Mutter als auch das Ungeborene müssen vor Komplikationen der Erkrankung bzw. der endoskopischen Intervention wie auch vor Nebenwirkungen der sedierenden Medikamente sowie der evtl. applizierten Röntgenstrahlen geschützt werden.

10.2.1 Indikationen

Die Indikationen zur ERCP sind von daher absolut streng, mittels qualifizierter Bildgebung wie Ultraschall, EUS oder MRT und mit therapeutischer Zielsetzung zu stellen (▸ Tab. 10.3). In erster Linie sind es auch hier die Choledocholithiasis, die biliäre Pankreatitis und bei Frauen aus afrikanischen bzw. asiatischen Ländern die parasitär bedingte Gallengangsobstruktion (Askariden, Clonorchis sinensis, Fasciola hepatica).

10.2.2 Empfehlungen zur Vorgehensweise

Folgende weitere elementare Punkte sind bei der Durchführung der ERCP in der Schwangerschaft zu beachten:

- keine oder minimale Strahlenbelastung entsprechend der Röntgenverordnung
- optimale Sedierung unter anästhesiologischer Assistenz
- Lagerung der Patientin in Linksseitenlage

Minimierung der Strahlenbelastung

Eine radiologische Diagnostik während der Schwangerschaft ist grundsätzlich nicht verboten, sofern eine eindeutige Indikation vorliegt, um Schaden für die Mutter sowie das Ungeborene zu vermeiden. Die entsprechenden Vorsichtsmaßnahmen wie minimale Durchleuchtungszeit, geringe Strahlendosis, Verwendung von kleinen Blenden und – wenn möglich – sog. Schnappschussbilder im Gegensatz zur kontinuierlichen Durchleuchtung sind zu beachten. Die Gefährlichkeit der Röntgenstrahlen für das Ungeborene ist nicht nur abhängig von der Strahlendosis, sondern auch ganz besonders von dem Entwicklungsstadium des Kindes. Speziell in der Phase der Organogenese (Zeitraum nach Implantation bis einschließlich der 8. Woche nach Konzeption) sowie der frühen Fetalperiode bis etwa zur 12. Woche ist die Gefahr für Fehlbildungen am höchsten. Daher sollten im ersten Trimenon möglichst keine ionisierenden Strahlen zum Einsatz kommen [3, 5].

Tab. 10.3 ERCP in der Schwangerschaft.

Befunde/Vorsichtsmaßnahmen	
Indikationen	• Choledocholithiasis • biliäre Pankreatitis • Cholangitis/Pankreatitis bei Parasitose • Gallen-, Pankreasgangverletzung
Elementare Grundsätze	• strenge Indikation • exakte sichere Bildgebung (Sonografie, EUS, MRT) • therapeutische Intention • Untersuchung – wenn möglich – frühestens im 2. Trimenon • optimale Sedierung unter anästhesiologischer Assistenz • ERCP in Linksseitenlage • präzise kardiopulmonale Überwachung • keine bzw. minimale Strahlenbelastung • sehr erfahrener Untersucher • minimale Untersuchungszeit

Für die MRT gibt es hierzu keine verbindlichen Empfehlungen; nach Shellock [10] kann diese Technik unabhängig vom Trimenon angewandt werden. Der Gebrauch von Kontrastmittel wird hingegen in keiner Phase der Schwangerschaft empfohlen, da dieses diaplazentar auf den Föten übertritt und akkumulieren kann.

▸ **Schwellendosis:** International wird die Schwellendosis, unter der keine Gefahr für das Ungeborene besteht, mit 5 mGy (500 mrad) angegeben. Allein die natürliche jährliche Strahlenbelastung beträgt in Westeuropa ca. 3,6 mGy.

Zur Frage der Strahlenbelastung im Rahmen der ERCP gibt es nur wenige Studien, eine sei repräsentativ hier erwähnt. In der Untersuchung von Kahaleh et al. [8] bei

15 schwangeren Frauen betrug die gemessene Strahlendosis im Durchschnitt nur 40 mrad (1 – 180 mrad) und lag damit deutlich unter der oben angegebenen Grenzdosis. Die mittlere Durchleuchtungszeit wird mit 14 Sekunden angegeben (1 – 48 Sekunden).

► **Untersuchungsablauf bei Choledocholithiasis:** Die Intubation der Papille kann bei genügend großem Orifizium primär mit einem leeren Kontrastmittelkatheter versucht werden. Die anschließende Galleaspiration bestätigt die richtige intraduktale Position. Häufig gelingt dies jedoch nicht, insbesondere bei präpapillär gelegenen Konkrementen. Hier ist es einfacher und vor allem sicherer, den Gallengang zunächst mit einem über den KM-Katheter geführten flexiblen Draht zu sondieren. Eine kurze Durchleuchtung überprüft sicherheitshalber den Befund. Anschließend wird der KM-Katheter vorgeschoben und der Draht entfernt. Die Galleaspiration signalisiert schließlich die korrekte Katheterlage. Nach Wechsel auf ein Papillotom erfolgt wie üblich die Papillotomie mit dem Versuch, die Steine mittels Körbchen oder Ballon zu extrahieren. Hierbei können jedoch 2 Probleme auftreten:

1. Die Untersuchung dauert schon relativ lange und es ist nicht gelungen, alle Steine zu entfernen. Hier ist es dann ratsam, um Komplikationen zu vermeiden, passager einen Plastikstent zu legen und nach wenigen Tagen die Untersuchung dann nochmals zu versuchen.
2. Die Steinsanierung ist derart kompliziert bzw. unsicher, sodass man gleichfalls besser einen Stent legt, um dann die Konkrementbeseitigung – wenn möglich – auf die Zeit nach der Entbindung zu verschieben.

Beide Varianten sind in der Literatur als erfolgreiche Möglichkeiten beschrieben [6].

► **Verzicht auf radiologische Kontrolle:** Auch ERCP-Untersuchungen, bei denen man komplett auf eine radiologische Kontrolle verzichtete, sind publiziert worden. Hier muss man jedoch auf die zum Teil gravierenden diagnostischen und therapeutischen Limitationen hinweisen. Bei tief mündendem Ductus cysticus besteht die Gefahr, dass man diesen statt den Ductus choledochus intubiert. Außerdem hat man keine Kontrolle über die Steinfreiheit des Gallenganges. Ganganomalien sind nicht zu diagnostizieren. Komplikationen sind kaum zu sichern und evtl. pathologische Zweitbefunde wie maligne Stenosen entgehen der Diagnostik. Deshalb empfehlen einige Autoren, abschließend mittels Cholangioskopie oder Endosonografie die postinterventionelle Situation zu überprüfen [1, 11]. Aber auch dies ist erfahrungsgemäß aufwendiger als durch eine kurzzeitige radiologische Dokumentation die Situation objektiv abzubilden.

Abschließend noch der Hinweis, dass es auch einzelne publizierte Kasuistiken gibt, in denen Gallengangssteine erfolgreich ausschließlich unter sonografischer Kontrolle entfernt werden konnten [7]. Aber auch diese Technik hat die gleichen Einschränkungen wie oben angegeben, zusätzlich erschweren hierbei die durch die Schwangerschaft bedingten, zum Teil schlechten Schallbedingungen, den Untersuchungsablauf. Trotzdem sollte man, insbesondere in der frühen Schwangerschaft, auch an diese Möglichkeit denken.

Sedierung unter anästhesiologischer Assistenz

Die Sedierung sollte immer mit anästhesiologischer Hilfe durchgeführt werden. Obwohl es zur Frage der Pharmakotherapie bisher keine einheitliche Empfehlung gibt – deutsche Leitlinien fehlen hierzu –, wird überwiegend **Propofol** als Mittel der ersten Wahl eingesetzt. Die Gabe von Propofol ist jedoch als „off label use" zu werten. Studien bei Schwangeren liegen nicht vor und auch die Hersteller weisen explizit in ihren Fachinformationen darauf hin, dass die Sicherheit der Anwendung von Propofol während der Schwangerschaft nicht belegt sei, zum Teil wird das Präparat aus haftungsrechtlichen Gründen sogar als in der Schwangerschaft kontraindiziert bewertet [12].

In der Realität gibt es jedoch kaum eine Alternative zu Propofol, wenn man von der wesentlich aufwendigeren Intubationsnarkose absieht, die evtl. ihre Indikation im ersten Trimenon sowie bei sonst nicht anders zu sedierenden Schwangeren besitzt. Jedem Untersucher sollte jedoch die Pharmakokinetik von Propofol bekannt sein: Propofol passiert aufgrund seiner Lipophilie schnell die Plazenta. Dosisabhängig können daher Atemdepression und erniedrigte Apgar-Werte auftreten. Berücksichtigt man jedoch eine Obergrenze von maximal 2 mg/kg Körpergewicht, so sind diese Probleme nicht zu befürchten. Ebenso wurden eine Teratogenität oder mutagene Schäden bisher nicht beobachtet [4, 9].

Als weitere wissenschaftliche Unterstützung für den Einsatz von Propofol in der Schwangerschaft können die Leitlinien der Amerikanischen Gesellschaft für Gastrointestinale Endoskopie herangezogen werden [2]. Darin wird Propofol als einziges Präparat in der von der FDA formulierten Risikoklassifikation für Medikamente in der Schwangerschaft in die Kategorie B eingeteilt (► Tab. 10.4). Alle anderen Substanzen, insbesondere die Benzodiazepine (Kategorie D) sowie Fentanyl (Kategorie C), werden als gefährlicher bewertet. Speziell bei den Benzodiazepinen (Diazepam, Midazolam) kann es aufgrund eingeschränkter fetaler Metabolisierungskapazität zur Kumulation im fetalen Gewebe kommen. Als unerwünschte Nebenwirkung bei Neugeborenen ist besonders das sog. „Floppy-infant"-Syndrom gefürchtet, das mit Muskelschwäche und Atemdepression einhergeht. Beide Präparate werden in den amerikanischen Leitlinien speziell für das erste Trimenon abgelehnt.

H

I

K